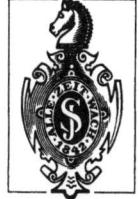

E. Habermann H. Löffler

Spezielle Pharmakologie und Arzneitherapie

Vierte, verbesserte und erweiterte Auflage

Mit 38 Abbildungen

Springer-Verlag
Berlin Heidelberg New York Tokyo 1983

Prof. Dr. Ernst Habermann
Rudolf-Buchheim-Institut für Pharmakologie der
Justus-Liebig-Universität
Frankfurter Straße 107, 6300 Gießen

Prof. Dr. Helmut Löffler
II. Medizinische und Poliklinik
der Christian-Albrechts-Universität
Metzstraße 53–57, 2300 Kiel

ISBN-13: 978-3-540-12624-9   e-ISBN-13: 978-3-642-69265-9
DOI: 10.1007/978-3-642-69265-9

CIP-Kurztitelaufnahme der Deutschen Bibliothek
Habermann, Ernst: Spezielle Pharmakologie und Arzneitherapie/E. Habermann; H. Löffler. – 4., verb.
u. erw. Aufl. - Berlin; Heidelberg; New York; Tokyo: Springer, 1983. (Heidelberger Taschenbücher;
Bd. 166: Basistext Medizin)
ISBN-13:978-3-540-12624-9

NE: Löffler, Helmut:; GT

Das Werk ist urheberrechtlich geschützt. Die dadurch begründeten Rechte, insbesondere die der
Übersetzung, des Nachdruckes, der Entnahme von Abbildungen, der Funksendung, der Wiedergabe
auf photomechanischem oder ähnlichem Wege und der Speicherung in Datenverarbeitungsanlagen
bleiben, auch bei nur auszugsweiser Verwertung, vorbehalten. Die Vergütungsansprüche des § 54 UrhG
Abs. 2 UrhG werden durch die „Verwertungsgesellschaft Wort", München, wahrgenommen.

© by Springer-Verlag Berlin · Heidelberg 1975, 1977, 1979, 1983

Die Wiedergabe von Gebrauchsnamen, Handelsnamen, Warenbezeichnungen usw. in diesem Werk
berechtigt auch ohne besondere Kennzeichnung nicht zu der Annahme, daß solche Namen im Sinne der
Warenzeichen- und Markenschutz-Gesetzgebung als frei zu betrachten wären und daher von
jedermann benutzt werden dürften.
Produkthaftung: Für Angaben über Dosierungsanweisungen und Applikationsformen kann vom
Verlag keine Gewähr übernommen werden. Derartige Angaben müssen vom jeweiligen Anwender im
Einzelfall anhande anderer Literaturstellen auf ihre Richtigkeit überprüft werden.

2127/3140-543210

Hinweise zur Verwendung dieses Buches
(anstelle eines Vorwortes)

> I look forward to the great advances in knowledge that lie around the corner, but I do sometimes wonder whether the vast sums of money now being spent in many countries on research, might not produce more rapid and spectacular improvement in world health if devoted to the application of what is already known.
>
> Lord Rosenheim

Das Buch ist entstanden aus der gemeinsam von Gießener Internisten, Dermatologen, Psychiatern und Pädiatern gehaltenen Vorlesung über Arzneitherapie. Zunächst war es als Skriptum für den *Kursus der speziellen Pharmakologie* des 2. klinischen Studienabschnitts gedacht. Dieser Kursus weist zu viele klinische Aspekte auf, als daß er den Pharmakologen allein überlassen werden könnte. Dementsprechend sieht die Approbationsordnung vor, daß seine Lehrinhalte auch in die Abschlußprüfung der klinischen Medizin (nach dem 3. Abschnitt des klinischen Studiums) einfließen. Dort wird zusätzlich das im letzten Studienabschnitt gewonnene arzneitherapeutische Wissen geprüft. Das Buch trägt dem Rechnung, indem es – stärker als andere Bücher zur Klinischen Pharmakologie – auf die *Nutzung* pharmakologischen Wissens abhebt. Es sollte sich also für den zweiten *und* den dritten klinischen Studienabschnitt eignen.

Was dieses Buch *nicht* ist:

- Es ist nicht vollständig, sondern zeigt nur die *Grundzüge* der Arzneitherapie im Sinne der „Exemplarischen Lehre" auf; es ist also kein therapeutisches Kochbuch.
- Es ist *kein Ersatz für Vorlesungen und Kurse,* weil die Darstellung stichwortartig gedrängt ist und, möglichst im Kleingruppenunterricht, vertieft werden muß.
- Es ist vor allem kein Ersatz für den *Kursus der allgemeinen Pharmakologie* des ersten Studienabschnitts, sondern führt ihn weiter. Pharmaka sind im 1. klinischen Studienabschnitt vorwiegend unter wissenschaftlichen Gesichtspunkten, im 2. klinischen Studienabschnitt vorwiegend als ärztliche Mittel (unter anderen möglichen) abzuhandeln. Lehrgegenstände aus früheren Studienabschnitten werden hier nur insoweit wiederholt, als sie zum Verständnis unbedingt erforderlich sind. In diesem Zusammenhang ist auf den Basistext „Allgemeine und systematische Pharmakologie und Toxikologie" zu verweisen, als dessen Fortfüh-

rung unsere „Spezielle Pharmakologie und Arzneitherapie" zu verstehen ist. Wir hoffen jedoch, daß unser Text durch Hinweise auf Pathophysiologie, experimentelle Pharmakologie und Klinik auch als Einzelband nützlich ist.
- Es ist *niemals völlig aktuell,* da es nur in jährlichen Abständen überarbeitet werden kann.
- Es *beschränkt sich* weitgehend auf die *Arzneitherapie,* gibt also nur gelegentliche Hinweise auf andere, z. B. physikalische, diätetische, chirurgische oder psychosomatische Therapieverfahren.

Nur wer regelmäßig den Kursus der speziellen Pharmakologie bzw. die arzneitherapeutischen Lehrveranstaltungen des dritten klinischen Studienabschnitts besucht, wird aus dem Buch vollen Nutzen ziehen. Die optimale Gruppengröße im Kurs sollte bei ca. 30 Studierenden liegen. Stets sollte ein Kliniker anwesend sein, der mit dem gerade behandelten Gebiet besonders vertraut ist. Die Kontinuität wird dadurch gewahrt, daß eine einzige, weniger spezialisierte Lehrperson die Gruppe durch den gesamten Kursus geleitet. Weil das Buch eine Übersicht über die wichtigsten Lehrgegenstände bietet, kann auf Vollständigkeit im mündlichen Unterricht verzichtet werden. Vielmehr bieten wir die einzelnen Kapitel in lockerer Folge dar. Die Lehrpersonen arbeiten durch Vortrag und im Frage- und Antwortspiel mit den Studenten die wichtigsten Gesichtspunkte heraus. Die Studenten übernehmen einzelne Fragestellungen zur gesonderten Bearbeitung anhand von Original-Literatur. Schier unerschöpfliche Themen liefern die Werbematerialien der Pharmazeutischen Industrie, deren Angaben durch Studium der dort angegebenen, aber auch weiterer Publikationen nachzuprüfen sind. Die Studenten erhalten ferner Krankengeschichten und Verlaufsdiagramme, anhand derer sie die medikamentöse Therapie beurteilen und Alternativen erwägen.

Gliederung, Kürze der Sprache und Begrenzung des Stoffes sind aus der Entstehungsgeschichte des vorliegenden Textes zu verstehen, der als Lehrhilfe konzipiert ist. Der Studierende wird bald bemerken, daß wir ihm Informationen in hochkonzentrierter Form verabreichen. Er möge sich Zeit lassen, jedes Wort bedenken und im Zweifelsfall seine Lehrer oder ein dickes Buch (das wir gerade *nicht* schreiben wollten) befragen.

An manchen Stellen bieten wir deutlich mehr Stoff, als für den zweiten klinischen Studienabschnitt benötigt wird, weil
- wir den zweiten und den dritten Studienabschnitt als didaktische Einheit sehen,
- die Arzneitherapie stets in die therapeutische Gesamtsituation eingebettet sein muß, also z. B. ohne Hinweise auf diätetische oder physikalische Verfahren unverständlich wäre.

Der Student tut sich besonders schwer mit den zahlreichen Namen der Arzneimittel. Wir helfen ihm, indem wir im Text jetzt nur noch Freinamen verwenden; diese haben wir als gesondertes Register dem Sachverzeichnis angegliedert und mit geläufigen geschützten Namen verbunden. Zur Beruhigung der Studenten sei festgehalten:

- Warenzeichengeschützte Namen sind weder Lehr- noch Prüfungsgegenstand.
- Warenzeichengeschützte Namen prägen sich bei der späteren ärztlichen Tätigkeit ganz von selbst ein – leider nur allzu gut.

Unser Pharmaka-Verzeichnis beschränkt sich auf Beispiele für die im Buch genannten ca. 400 Substanzen. Ein nahezu vollständiges Verzeichnis der hierorts üblichen Spezialitäten sowie der Kurzbezeichnungen ist in der „Roten Liste" enthalten, die 1983 neu erschienen und im ärztlichen Alltag griffbereit ist.

Zum Schluß danken wir allen Lehrpersonen und Studenten, welche der ersten Auflage ihre konstruktive Kritik angedeihen ließen. Vor allem haben wir Professor Prüll dafür zu danken, daß er das weitgehend neugeschriebene Kapitel 15 durchsah, und Doz. Dr. Rauskolb für das erstmals in dieser Form dargebotene Kapitel 16. Zahlreiche Diskussionen mit Gießener Kollegen, vor allem Professor Wellhöner, Professor Glossmann und Doz. Dr. Breithaupt waren überaus hilfreich.

Zur vierten Auflage

Schneller als erwartet waren die ersten Auflagen vergriffen. Die Autoren sind sich der Verantwortung bewußt, welche die Verbreitung dieses praktisch wichtigen Buches mit sich bringt. Sämtliche Kapitel wurden daher auf den neuesten Stand gebracht. Weiterentwicklungen, z. B. der Antiphlogistica, der Antibiotica, der H_2-Rezeptoren-Blocker, der Vasodilatantien, der Verschreibung von Betäubungsmitteln wurden eingefügt. Wegen der zunehmenden Häufigkeit der Digitalisvergiftungen wurden die Empfehlungen zur Digitalisierung wesentlich vorsichtiger gefaßt. In zwei neuen Kapiteln wurden die ophthalmologischen Aspekte der Arzneitherapie sowie die Behandlung akuter Vergiftungen dargestellt.
Hingegen führten wir die in der dritten Auflage eingeführte Sammlung von Literaturstellen nicht weiter; denn sie decken keinesfalls die zahlreichen Daten und Stellungnahmen ab, die inzwischen in dieses Buch eingeflossen sind. Wie die Verfasser von AMA Drug Evaluations, so sagen auch wir: „The evaluative or interpretive information in the book, particularly on controversial matters, may disagree with opinions from other sources. Statements are based on the convergent trend of information available from scientific literature, unpublished data, the advice of consultants, and the opinion of reviewers ..."
Wie ein Denkmal aus guter alter Zeit mutet unsere frühere Empfehlung (S. VI) zur Unterrichtsgestaltung an. Die Studentenlawine hat sie begraben. Hoffentlich hilft das Buch, den Inhalt der verlorenen Form zu retten.
Ein Vergleich der vier Auflagen des Buches widerlegt die Auffassung, es habe in den letzten 10 Jahren große Innovationen in der Arzneitherapie gegeben. Der Fortschritt vollzog sich in zahlreichen Optimierungen des bereits Bekannten. So entstand die auf den ersten Blick verwirrende Vielzahl von Arzneimitteln. Sie läßt sich bewältigen, wenn man sich an die Prinzipien der Pharmakologie und Arzneitherapie hält. Möge das Buch hierbei helfen.
Herr Dr. Gips hat das von Rauskolb stammende Kapitel über Arzneimittel zur Behandlung von Sexualfunktionen betreut, Herr Professor Krey den neuen Abschnitt über Ophthalmologica verfaßt, Herr Professor Hundeiker seinen Beitrag über Dermatotherapie überarbeitet, Herr Priv. Doz. Dr. Breithaupt das Kreislauf-Kapitel durchgesehen. Ihnen allen sei auch hier gedankt.

Inhaltsverzeichnis

1 Einige Prinzipien der Arzneitherapie 1
1.1 Historische Entwicklung 1
1.2 Soziale Dimension 2
1.3 Definition und Gang der Entwicklung eines Arzneimittels 3
1.4 Regulative zur Arzneimittelsicherheit 9
1.5 Information und Werbung bei Arzneimitteln 11
1.6 Placebo-Effekte 15
1.7 Elf Thesen zum Umgang mit Arzneimitteln 16
1.8 Wechselwirkungen zwischen Arzneimitteln 18
1.9 Unerwünschte Arzneimittelwirkungen 26

2 Arzneimittel bei Patientengruppen 33
2.1 Pharmakokinetische Grundlagen 33
2.2 Arzneimittel in der Schwangerschaft 41
2.3 Arzneimittel im Kindesalter 46
2.4 Arzneimittel im Alter 49
2.5 Arzneimittel und Niere 52
2.6 Arzneimittel und Leber 55
2.7 Beispiele für pharmakogenetische Faktoren in der Arzneitherapie 56
2.8 Arzneimittel, welche die Sicherheit im Straßenverkehr beeinträchtigen 56

3 Verschreibung von Arzneimitteln 59
3.1 Abgabe von Arzneimitteln (Apotheken) 59
3.2 Das Rezept 60
3.3 Kosten der Arzneiverschreibung 62
3.4 Betäubungsmittelverschreibung (BTMV) 65
3.5 Typische Arzneizubereitungen 68

4 Äußerliche Behandlung von Hautkrankheiten und Verordnung von Externa 71
4.1 Grundlagen der externen Therapie 71
4.2 Zubereitungsformen 72
4.3 Wichtige Wirkstoffe für Externa-Rezepturen 78
4.4 Unerwünschte Wirkungen von Externa 80
4.5 Bausteine für Rezepte: Einfache Grundlagen und geeignete Zusätze 82
4.6 Anwendungsbeispiele 85
4.7 Cutane Nebenwirkungen bei der systemischen Therapie 89

5 Mittel zur Behandlung von Infektionen ... 90

5.1 Prinzipien der Auswahl antimikrobieller Substanzen ... 90
5.2 Typische Fehler ... 96
5.3 Hinweise auf einzelne antibakterielle Mittel ... 100
5.4 Behandlung einiger Infektionskrankheiten ... 114
5.5 Mittel zur Behandlung der Tuberkulose ... 120
5.6 Mittel zur Behandlung von Wurmkrankheiten ... 125
5.7 Mittel zur Behandlung von Erkrankungen durch Protozoen ... 126
5.8 Mittel zur systemischen Behandlung von Mykosen ... 129

6 Mittel zur Therapie maligner oder immunologisch bedingter Erkrankungen ... 130

6.1 Chemotherapie maligner Erkrankungen ... 130
6.2 Mittel zur Immunsuppression ... 135
6.3 Mittel zur Behandlung allergischer Reaktionen ... 136

7 Mittel zur Behandlung von Anämien ... 141

7.1 Eisenmangel-Anämien ... 141
7.2 Megaloblasten-Anämien ... 143
7.3 Sonderformen ... 145
7.4 Arzneimittelbedingte Blutschäden – eine Übersicht ... 146

8 Mittel zur Verbesserung des Elektrolytstoffwechsels ... 147

8.1 Deckung des normalen Bedarfs ... 149
8.2 Ausgleich von Störungen des Haushalts von Natrium und Wasser ... 150
8.3 Störungen des Kalium-Haushalts ... 154
8.4 Störungen des Säure-Basen-Haushalts ... 157
8.5 Diuretica ... 159

9 Mittel zur Beeinflussung von Blutgerinnung und Fibrinolyse ... 165

9.1 Kurzzeittherapie und Kurzzeitprophylaxe mit Heparin ... 167
9.2 Langzeittherapie mit oralen Anticoagulantien ... 168
9.3 Hemmung der Thrombozyten-Aggregation ... 171
9.4 Thrombolytica-Therapie ... 171
9.5 Substitution von Gerinnungsfaktoren ... 173

10 Mittel zur Normalisierung von Kreislauffunktionen ... 175

10.1 Mittel zur Behandlung des akuten Kreislaufversagens ... 175
10.2 Mittel zur Therapie der Myokardinsuffizienz ... 181
10.3 Mittel zur Therapie kardialer Arrhythmien ... 191
10.4 Mittel zur Therapie ischämischer Herzerkrankungen ... 201
10.5 Mittel zur Therapie von Hochdruckkrankheiten ... 209

10.6 Mittel zur Therapie der unspezifischen orthostatischen
 Hypotonie 221
10.7 Mittel zur Therapie bei peripheren und cerebralen
 Durchblutungsstörungen 222

11 Mittel zur Behandlung von Störungen der Respirationsorgane 226

11.1 Mittel zur Therapie chronisch-obstruktiver
 Atemwegserkrankungen 226
11.2 Mittel zur Behandlung der allergischen Rhinitis 237

12 Mittel bei Störungen der Magen-Darmfunktionen ... 238

12.1 Mittel bei „echtem" Schwindel, Bewegungskrankheiten
 und Erbrechen 238
12.2 Abführmittel und Obstipation 239
12.3 Mittel zur Behandlung von Diarrhoen 241
12.4 Mittel zur Behandlung des Ulcus pepticum 244
12.5 Mittel zur Behandlung von Koliken und Steinleiden .. 248
12.6 Sonstige Hilfsmittel 250

13 Mittel zur Behandlung einiger Stoffwechselkrankheiten . 251

13.1 Arteriosklerose und Hyperlipidämien 251
13.2 Gicht und Nephrolithiasis urica 254
13.3 Therapie des Diabetes beim Erwachsenen 258
13.4 Mittel zur Therapie einiger Schilddrüsenerkrankungen . 267
13.5 Mittel zur Behandlung des gestörten
 Calciumstoffwechsels 275

14 Mittel zur Behandlung von Entzündungen und Gelenkserkrankungen 281

14.1 Glucocorticoide 281
14.2 Nicht-steroidale Antiphlogistica 287
14.3 Specifica in der Arzneitherapie der rheumatoiden
 Arthritis 289
14.4 Behandlung einiger Krankheiten des
 Bewegungsapparates 291

15 Mittel zur Beeinflussung zentralnervöser Funktionen .. 295

15.1 Psychopharmaka 296
15.2 Therapie der Cyclothymie mit Lithiumsalzen 311
15.3 Mittel zur Förderung des Schlafes (Sedativa und
 Hypnotica) 312
15.4 Mittel zur Behandlung von Anfallskrankheiten 319
15.5 Mittel zur Therapie des Parkinsonismus 326
15.6 Analgetica 328

16 Arzneimittel zur Beeinflussung der Sexualfunktionen . . 340

16.1 Mittel zur Modulation des Sexualtriebes 340
16.2 Arzneimittel, welche die Sexualfunktion des Mannes beeinflussen 340
16.3 Arzneimittel, welche die Sexualfunktion der Frau beeinflussen 343
16.4 Hormonale Behandlung der gestörten Ovarialfunktion . 346
16.5 Hormonale Behandlung geschlechtsspezifischer Beschwerden 349
16.6 Hormonale Kontrazeption 351
16.7 Sonstige Anwendung der Sexualhormone 356

17 Mittel zur Behandlung von Augenkrankheiten 358

17.1 Zur Pharmakokinetik am Auge 358
17.2 Antimikrobielle und antiphlogistische Mittel 360
17.3 Arzneitherapie des Glaucoms 362
17.4 Unerwünschte Arzneimittelwirkungen am Auge 364

18 Allgemeine Maßnahmen bei akuten Vergiftungen 366

Pharmakaverzeichnis 371

Sachverzeichnis 379

1 Einige Prinzipien der Arzneitherapie

1.1 Historische Entwicklung

Die Arzneitherapie ist nur z.T. naturwissenschaftlich faßbar. Nicht weniger wichtig sind psychologische und soziologische Faktoren. Die Zusammenhänge lassen sich am besten anhand der historischen Schichtung darstellen.

1. Schicht: *Magie*

    Stichwort: Heilung durch Glauben.

    Schwerpunkt: Alle Zeiten starker und selbstverständlicher Unterordnung (Stamm, Religion, Fortschrittsglaube).

    Heutige Residuen: Volksmedizin; Wallfahrtsorte; Akupunktur; Person des Arztes; wissenschaftliche Verbrämung; Arzneimittelwerbung; manche diätetische, abführende oder schweißtreibende Maßnahmen; Placebos (s. S. 15).

2. Schicht: *Signaturen* („deduktive Therapie")

    Stichwort: Oberflächliche Entsprechung als Zeichen der Wirksamkeit.

    Schwerpunkt: Renaissance bis Romantik (z.B. Alchemie des Eisens oder Quecksilbers).

    Heutige Residuen: Homöopathie; suggestive Namen von Heilpflanzen (z.B. Leberblümchen) und Arzneimitteln (z.B. Heparhorm®); zahlreiche Symbole der Arzneimittel-Werbung.

3. Schicht: *Oudenotherapie*

    Stichwort: Verzicht auf jede Arzneitherapie infolge übermäßiger Kritik.

    Schwerpunkt: Wiener Schule des 19. Jahrhunderts.

    Heutige Residuen: Keine.

4. Schicht: *Klassisch-naturwissenschaftliche Arzneitherapie*

    Stichwort: Chemische oder physikalische Wechselwirkung zwischen Arzneimittel und Organismus, welche objektivierbar und quantifizierbar ist.

    Schwerpunkt: Seit Ende des 19. Jahrhunderts.

5. Schicht: *Verbindung zwischen naturwissenschaftlicher und Psychotherapie*

    Stichwort: Bewußte Anwendung *objektivierbarer* naturwissenschaftlicher, psychologischer und soziologischer Faktoren.

    Schwerpunkt: Seit Ende des 19. Jahrhunderts.

Ziel dieses Buches ist die Einführung in Schicht 4 und 5 („induktive Therapie").

1.2 Soziale Dimension

Allein in der Bundesrepublik werden jährlich ca. 1 Milliarde Arzneimittelpackungen abgegeben. Infolgedessen besitzt jede Arzneitherapie eine individuelle *und* eine soziale Dimension. Die nicht selten konkurrierenden Aspekte der medikamentösen Therapie hängen von der Rolle des Betroffenen (Patient, Arzt, Pharmaziebetriebe, Gesellschaft) im Sozialgefüge ab. Sie tragen stets positive und negative Züge (Abb. 1.2-1).

Der *Patient* erwartet Heilung oder Linderung seiner Beschwerden, und befürchtet eine Giftigkeit des Medikaments. Der *Arzt* sieht im Medikament ein arzneitherapeutisches Hilfsmittel, das erwünschte und unerwünschte Wirkungen hervorruft. Für die *Gesellschaft* trägt das Medikament als Sozialleistung zum Wohlergehen ihrer Angehörigen bei. Zugleich aber belastet es sie durch seine Kosten und Gefahren. Für *Pharmaziebetriebe* (Industrie, Großhandel, Apotheke) schlägt das Medikament sich auf beiden Seiten der Buchführung nieder.

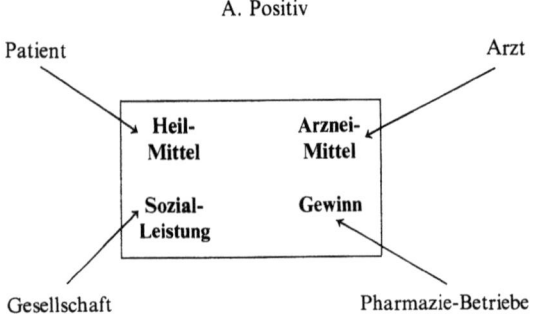

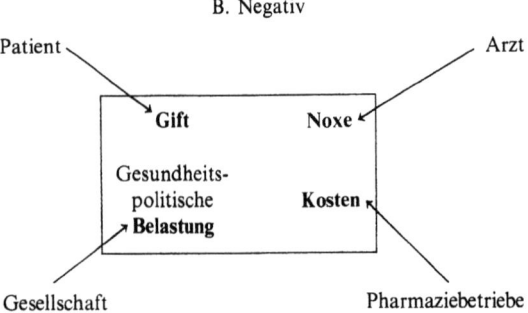

Abb. 1.2-1. Die vier Aspekte des Medikaments und ihre Negative

1.3 Definition und Gang der Entwicklung eines Arzneimittels

Definition

Arzneimittel sind Stoffe oder Zubereitungen aus Stoffen, die dazu bestimmt sind, durch Anwendung am oder im menschlichen oder tierischen Körper therapeutisch, diagnostisch oder prophylaktisch zu nützen.

Anmerkungen zur Definition
1. Ein Arzneimittel ist *nur selten identisch* mit dem zugrundeliegenden Pharmakon. So wäre Morphin in Reinsubstanz kein Arzneimittel; es müßte hierzu z. B. als Lösung vorliegen.
2. *Fließende Übergänge* bestehen z. B. zu den Kosmetica, Lebensmittelzusätzen, Desinfektionsmitteln.
3. Ob die Benennung einer Zubereitung als Arzneimittel gerechtfertigt ist, prüft und entscheidet das *Bundesgesundheitsamt* (vgl. hierzu S. 10).

Anstöße zur Entwicklung

Nicht die Institutionen des Staates, sondern die *Unternehmen der forschenden pharmazeutischen Industrie* greifen gesellschaftliche und wissenschaftliche Anstöße auf.

Gesellschaftliche Anstöße:

Der *Bedarf* kann aus sozialer, finanzieller und ethischer Sicht definiert werden. Er hat die Entwicklung aller Arzneimittelgruppen bestimmt. Die heute noch bestehenden großen Bedarfslücken sind aber nur schwer zu schließen; man denke an die cytostatische Therapie oder an Alters- und Abnutzungskrankheiten. Kleine Lücken hingegen liefern nur schwache Anstöße; denn die Behandlung seltener Störungen ist finanziell und sozial weniger attraktiv.
Die *Konkurrenz* um einen bereits bedienten Markt bringt immer neue, meist verwandte Arzneimittel hervor. Durch die Entwicklung von Analogpräparaten trägt sie zwar zur Optimierung bei. Die intensive Werbung schmälert jedoch den Etat für echte Neuerungen und verwirrt den Arzt.

Wissenschaftliche Anstöße kommen auf drei Wegen zustande:
- Überführung eines *theoretischen Konzepts* in die Praxis. Beispiele: Adrenerge β-Blocker oder Ca-Antagonisten bei Angina pectoris.
- *Zufällige Entdeckung* einer neuartigen Wirkung. Beispiele: Psychopharmaka, orale Antidiabetica, orale Anticoagulantien.
- *Systematische Erweiterung* einer bekannten Wirkstoffgruppe, um zu günstigeren Arzneimitteln zu gelangen.

Da es das „Arzneimittel am Reißbrett" nicht gibt, muß man neue Substanzen immer auf zahlreiche erwünschte und unerwünschte Wirkungen prüfen. Dieses „Screening" ist methodologisch eine Überlistung des Zufalls.

Ablauf der Entwicklung

Details werden festgelegt in den „Richtlinien über die Prüfung von Arzneimitteln" der Bundesregierung, sowie in den „Hinweisen auf die Besonderheiten für die Prüfung von Arzneimitteln beim niedergelassenen Arzt" des Bundesverbandes der Pharmazeutischen Industrie. Rahmenrichtlinien für die Schritte c) und e) (s. u.) gibt das Arzneimittelgesetz.

Man unterscheidet folgende Einzelschritte (vgl. Abb. 1.3-1):

(a) *Synthese* (evtl. Patentierung).

Federführend: Chemiker.
Name: Chemische Bezeichnung.

(b) *Pharmakologisch-toxikologische Prüfung* am Tier.

Federführend: Pharmakologe.
Name: Code-Nummer.

Die Prüfung muß umfassen
- Screening an gesunden Tieren und Krankheitsmodellen.
- Genauere Analyse an mehreren Tierspecies bezüglich
  Pharmakodynamik,
  Pharmakokinetik (ADME = *A*bsorption, *D*istribution, *M*etabolismus, *E*xkretion),
  akuter und subakuter Toxizität.
- Langfristige Versuche auf chronische Toxizität, Teratogenität, Mutagenität, Carcinogenität, Fertilitätsstörung.

(c) *Untersuchungen am Menschen.*

Federführend ist der Klinische Pharmakologe.
Name: Code-Nr.
Die Prüfung verläuft in vier Phasen:
- *Phase I* („Tolerance trial") umfaßt die Prüfung am Gesunden oder an wenigen ausgewählten Patienten auf Wirksamkeit, Verträglichkeit und Pharmakokinetik.
- *Phase II* („Controlled evaluation trial") heißt der kontrollierte therapeutische Versuch mit beschränkter Patientenzahl. Gründliche Überwachung und Untersuchung sind unentbehrlich.
- *Phase III* („Broad clinical trial") faßt Feldversuche an zahlreichen Patienten zusammen. Sie liefern die statistische Absicherung von Wirksamkeit und Unbedenklichkeit, besonders hinsichtlich seltener Nebenwirkungen.
- *Phase IV* („Controlled release"). Auch bereits eingeführte Arzneimittel müssen hinsichtlich Erfolg, Nebenwirkungen und Kosten-Nutzen-Relation laufend überwacht werden. Phase IV zählt allerdings nicht mehr zur Entwicklung und läuft daher parallel mit (f).

(d) Anmeldung unter *Warenzeichen-geschütztem Namen*.

ⓔ *Zulassung* durch das Bundesgesundheitsamt. Sie erlischt nach 5 Jahren. Einzelheiten regelt das Arzneimittelgesetz (vgl. S. 10).

ⓕ *Verbreitete Verwendung.* Mit ihr geht die Einführung des „generic name"[1] (= Freiname, z. B. Hexobarbital) einher, der nicht immer identisch mit dem „official name" der Pharmakopoen ist.

Einige Zahlen zur Entwicklung von Arzneimitteln:
Die Erfolgsquote liegt bei 1 : 10000; d. h. von ca. 10000 ad hoc synthetisierten chemischen Verbindungen wird nur eine einzige marktfähig.
Die Dauer der Entwicklung beträgt mehrere Jahre, ihre Kosten liegen bei 10–100 Mill. DM pro Neueinführung. Die mittlere Lebensdauer eines Arzneimittels ist demgegenüber kurz. „Evergreens" sind selten.
Wieviel arzneitherapeutisch wirksame Einzelsubstanzen werden benötigt? Die Minimal-Liste der WHO nennt ca. 200. Das vorliegende, mehr auf europäische Verhältnisse zugeschnittene Buch beschäftigt sich mit ca. 400 Substanzen, nicht immer im positiven Sinn. Die wissenschaftliche Arzneitherapie liefert also keine Begründung für das verwirrende Angebot, z. B. von ca. 8000 Präparaten in der Roten Liste.

Methodologisches zur Arzneimittelprüfung

Pharmakologie und Toxikologie sind in Experiment und Klinik nur auf der Basis von Dosis-Wirkungs-Beziehungen möglich. Auch unsere Aussagen über therapeutische Brauchbarkeit und toxikologische Risiken beziehen sich immer und nur auf *Dosisbereiche*. Korrelationen zwischen den Dosis-Wirkungs-Kurven therapeutischer und toxischer Effekte lassen sich in verschiedener Weise herstellen (vgl. Abb. 1.3-2).
Der resultierende *therapeutische Quotient* sollte möglichst günstig sein.
„Seltene" Arzneimittelnebenwirkungen und Therapieversager bedingen, daß sich die Dosis-Wirkungsbeziehungen dem Wert 100 oder Null nur asymptotisch nähern. Dies ist der graphische Ausdruck für die grundsätzlich beschränkte Wirksamkeit und Sicherheit von Arzneimitteln.
Die Wahrheitsfindung beim therapeutischen Versuch erfolgt fast stets durch quantitativen Vergleich von Kollektiven. Die durch Zählen und/oder Messen erhaltenen Daten müssen meist statistisch ausgewertet werden; dadurch gewinnt man Anhalte über die Vertrauenswürdigkeit der Aussagen. Die „ärztliche Erfahrung" steht nicht im Gegensatz zur Statistik, sondern ist deren (methodologisch primitiver) Vorläufer.

In der Tat verdanken wir ihr, und nicht der Pharmakologie, die Entdeckung wichtiger arzneitherapeutischer Gruppen (z. B. Antidepressiva, orale Antidiabetica, steroidale und nichtsteroidale Antiphlogistica, Opiate, Digitalis). Damit aber der subjektive Eindruck allgemein anerkannt wird, muß er durch Maß und Zahl belegt werden.

---

[1] Genauer: „non-proprietary name"

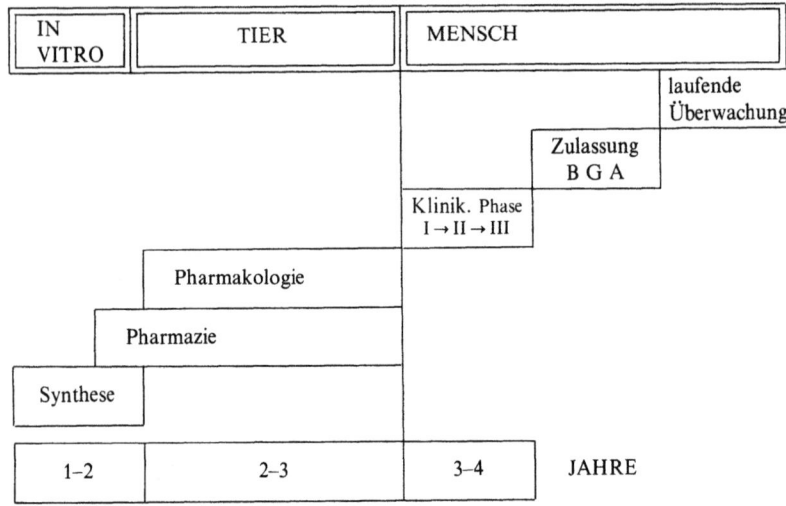

Abb. 1.3-1. Zeitlicher Verlauf der Entwicklung eines Arzneimittels

Jede Therapie besitzt grundsätzlich experimentellen Charakter. Der *therapeutische Versuch* hebt sich lediglich durch seine wissenschaftliche Zielsetzung heraus. Er sollte auf einer möglichst einfachen und klaren Fragestellung beruhen. Technik und Kontrollen sind den Fragestellungen anzupassen.

Die Möglichkeiten und Grenzen des therapeutischen Versuchs werden durch die nachfolgende Gegenüberstellung von Tierversuch und Versuch am Menschen deutlich.

Tierversuch

Vorteile

– Viele, ähnliche Objekte sind verfügbar.
– Toxische Dosen sind anwendbar.
– Die Manipulation des Tieres wird erst durch das Tierschutzgesetz begrenzt.

Probleme

– Die Verhältnisse am kranken Menschen sind oft nicht reproduzierbar.
– Z. T. bestehen beträchtliche *quantitative* Unterschiede zwischen Tier und Mensch bezüglich Pharmakokinetik und Pharmakodynamik. Dennoch ist die *qualitative* Übereinstimmung zwischen Versuchen am *gesunden* Tier und am *gesunden* Menschen meist befriedigend.

Der prädiktive Wert eines Tierexperiments ist desto geringer, je neuartiger die Substanz ist; dann fehlen nämlich die standardisierten Modelle. Beispiel: Nach Neuroleptica wird im Tierversuch häufig anhand ihrer extrapyramidalen Wirkungen gefahndet. So findet man keine *neuartigen* Neuroleptica *ohne* extrapyramidale Wirkungen!

Versuch am Menschen

Vorteil: Hohe Aussagekraft. Nutzen und Risiken eines Arzneimittels lassen sich abschließend nur am Patienten ermitteln.

Probleme
- Die Versuchspersonen reichen oft nicht zur Bildung hinreichend großer und homogener Kollektive aus.
- Toxische Dosen sind möglichst zu vermeiden, und nicht-invasive Versuchstechniken sind zu bevorzugen. *Die ärztliche Ethik rangiert vor dem Zugewinn an Wissen.*
- Alle Versuchspersonen sind voll zu informieren, und ihre Zustimmung ist zuvor einzuholen. Dieser „informed consent" kann als Selektionsfaktor für bestimmte Patientengruppen wirken und dadurch die Verallgemeinerung der Ergebnisse erschweren.
- Kontrollierte therapeutische Studien (s. u.) bedeuten stets einen mindestens zeitweisen Verzicht auf eine individuelle Therapie. Das kann zu falsch negativen Resultaten der Studie führen und den betroffenen Patienten benachteiligen.

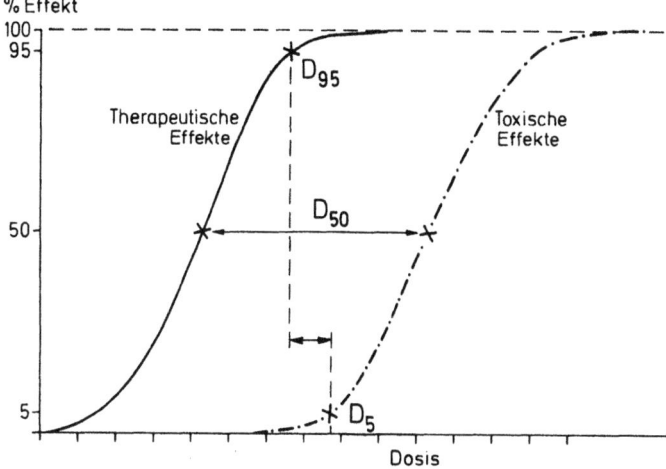

Abb. 1.3-2. Gegenüberstellung der Dosis-Wirkungsbeziehungen therapeutischer (—) und toxischer (–·–·) Effekte. Auf der Ordinate ist die prozentuale Wirksamkeit, auf der Abscisse der log Dosis aufgetragen. Da die Kurven gegen 100 und gegen 0 Prozent asymptotisch verlaufen, sind weder D_{100} noch D_0 exakt meßbar. Am genauesten läßt sich der Quotient aus Dosis toxica$_{50}$ und Dosis therapeutica$_{50}$ ermitteln. Da jedoch bei Arzneimitteln ein höheres Maß an Wirksamkeit und Unbedenklichkeit angestrebt wird, zieht man „schärfere" Quotienten vor, z. B. den aus Dosis toxica$_5$ und Dosis therapeutica$_{95}$. Nicht immer laufen die beiden Kurven parallel, wie für diese Abbildung unterstellt! Neben dem therapeutischen *Quotienten* (s. o.) benutzt man auch den Begriff des therapeutischen *Bereiches,* der als der *Abstand* zwischen der therapeutischen und der toxischen Dosis definiert ist

Dieser Nachteil wird aber mehr als aufgewogen durch die besonders sorgfältige Untersuchung und Verlaufskontrolle, welche dem Patienten beim therapeutischen Versuch zukommen muß.

Regeln für experimentelle und therapeutische Versuche am Menschen hat der Weltärztebund in den Deklarationen von Tokio bzw. Helsinki aufgestellt; das Arzneimittelgesetz enthält entsprechende Bestimmungen.

Statistische Vergleichsdaten über Nutzen bzw. Risiken der Arzneitherapie (Abb. 1.3-3) erhält man:

a) durch Verarbeitung vorgegebener Daten *(retrospektive Studie)*. Ihre Aussagen sind weniger sicher als die einer prospektiven Studie; nur massive Effekte sind erkennbar (z. B. bei Einführung von Penicillin oder Salvarsan). Oft wechselt das Krankheitsbild durch andere Ursachen. Das „natürliche" Krankheitsbild ist heute oft unbekannt.

b) durch den vorgeplanten therapeutischen Versuch (*prospektive* Studie). Jede *prospektive* Studie sollte den Bedingungen einer *kontrollierten* Studie entsprechen, also abgesichert sein durch:

- Bildung von zwei oder mehr vergleichbaren Gruppen durch zufällige (randomisierte) Verteilung einer hinreichenden Zahl von Individuen auf diese Gruppen.

  Bei chronischen Verläufen können gelegentlich verschiedene Behandlungsperioden verglichen werden.

- Ausschaltung der Voreingenommenheit von
  - Patient (einfacher Blindversuch), oder
  - Patient und Untersucher (doppelter Blindversuch);
- Korrekte statistische Verarbeitung der Ergebnisse.

Merke: Der Patient darf keinen Schaden durch Weglassen eines wirksamen Mittels erleiden.

Randomisierte kontrollierte **prospektive** Studie

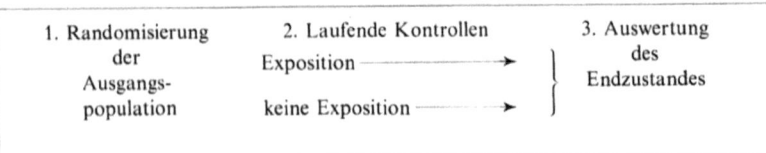

Retrospektive („case-control") Studie

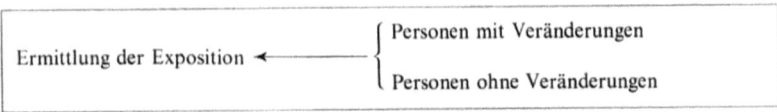

Abb. 1.3-3. Struktur prospektiver und retrospektiver Studien

Also vergleicht man nur gelegentlich gegen ein Placebo, meist gegen die bisherige Therapie. Aufgrund derartiger Versuche wagte man z. B., das bewährte, aber toxische Salvarsan durch das überlegene Penicillin in der Luestherapie zu ersetzen. Das Weglassen der Placebo-Serie bringt aber eine große Gefahr mit sich: Wenn die Untersuchungstechnik unbrauchbar ist, könnten *alle* angewandten Substanzen als gleich wirksam befunden werden!

Die Statistik sagt nichts über das Verhalten von Individuen (oder kleinen Gruppen) innerhalb größerer aus. Daraus ergibt sich
- eine statistische Verwischung von Minoritäten, die in größere Gruppen eingebracht sind;
- die Pflicht, therapeutische Maßnahmen anhand der besonderen Situation des Einzelfalles auszuwählen, auch wenn dadurch der therapeutische Versuch beendet wird.

> Eine Mißachtung der Regeln oder Ergebnisse des therapeutischen Experiments ist gleichwohl mit ärztlicher Ethik nicht vereinbar; denn die Anwendung ungeprüfter Arzneimittel benachteiligt den Patienten stärker als die Arzneimittelprüfung es tun würde.

Je höher der zu erwartende Nutzen und das therapeutische Risiko sind, und je geringere Unterschiede man gegen bestehende Therapieformen erwartet, desto wichtiger ist die Gewinnung statistisch gesicherter Vergleichsdaten. Hingegen lohnt es sich nicht, kontrollierte Studien über bedeutungslose Arzneimittel anzustellen. In (leider) seltenen Fällen lag der Nutzen einer Therapieform auch ohne kontrollierte Studien auf der Hand, z. B. als man mit Streptomycin die bis dahin tödliche tuberkulöse Meningitis heilen konnte.

1.4 Regulative zur Arzneimittelsicherheit

> Eine absolute Arzneimittelsicherheit kann es nicht geben. Anzustreben ist dagegen die Unbedenklichkeit („safety"): Das mit der Verwendung des Arzneimittels verbundene Risiko muß in vertretbarem Verhältnis zum erwarteten therapeutischen Erfolg stehen.

Während der Wissenschaftler in der Regel positive Ergebnisse (z. B. den therapeutischen Nutzen) anstrebt, soll der Toxikologe nicht selten zeigen, daß ein Schaden ausbleibt. Das ist aus Gründen der Statistik und der Versuchstechnik nur näherungsweise möglich. Die „Non-Toxicology" betrifft nicht nur Probleme der Arzneitherapie, sondern auch der Ernährung, Umwelt, Arbeit. Sie kann auch bei höchstem Einsatz von Geld und Personal nur Entscheidungshilfen liefern. Ob ein Risiko annehmbar ist, entscheidet im Einzelfall der Arzt, im Grundsatz aber die Gesellschaft.

Die Schwere eines Risikos wird vom Verursacher, vom Gefährdeten und von der Kontrollbehörde verschieden beurteilt. Der Arzt darf sich daher nicht auf einseitige, oft reißerische Aussagen verlassen.

Je *zwingender* die Indikation für ein Arzneimittel ist, desto größerer Wert ist auf seine *Wirksamkeit* zu legen (Beispiel: Cytostatica). Je *weicher* die Indikation, desto wichtiger ist die Vermeidung seiner *unerwünschten Wirkungen* (Beispiele: Tranquilizer, Laxantien). Da aber bei allen Substanzgruppen eine Beziehung zwischen pharmakodynamischer Wirksamkeit und Risiko besteht, gilt als wichtigster Satz zur Arzneimittelsicherheit:

> Ein rezeptiertes Arzneimittel wird erst durch die Tätigkeit des Arztes zum Risiko. Infolgedessen ist der Arzt das wichtigste Regulativ zur Arzneimittelsicherheit.

Folgende Institutionen sind hierzulande mit der Arzneimittelsicherheit befaßt:

1. Die *Herstellerfirma*. Auf sie wird das Verursacherprinzip angewandt, falls durch ihr Verschulden die Arzneimittelsicherheit beeinträchtigt wurde. Das Arzneimittelgesetz sieht eine Haftung auch für den Fall vor, daß der arzneimittelbedingte Schaden nicht vorhersehbar war, z. B. bei der klinischen Prüfung eines neuen Mittels oder bei neuartigen Nebenwirkungen.

2. Die *Arzneimittelkommission der deutschen Ärzteschaft* hat beratende und empfehlende Funktionen. Sie informiert frühzeitig über mögliche Schäden (Deutsches Ärzteblatt) und gibt Empfehlungen zu bestimmten Kapiteln der Arzneitherapie heraus. Sie sammelt Meldungen über Arzneimittelschäden.

3. Der *Staat*

    a) durch das *Arzneimittelgesetz*. Dieses schreibt z. B. vor
    - wie Arzneimittel kenntlich zu machen sind (Beschriftung, Inhalt der Packungsbeilage, Verbot der Täuschung);
    - wer Arzneimittel herstellen darf (Sachkenntnis, Eignung des Betriebes);
    - welche Bedingungen für die Zulassung bzw. Registrierung von Arzneimitteln erfüllt sein müssen;

    Die Zulassung erfolgt auf Grund der eingereichten Unterlagen und unter Heranziehung von Sachverständigen. Sie ist nicht gleichzusetzen mit Wirksamkeit. Die Zulassung darf u. a. erst dann versagt werden, wenn das Arzneimittel zweifelsfrei unwirksam ist. Dies nachzuweisen, ist jedoch häufig unmöglich, meist schwierig und immer undankbar. Die Verdrehung der Beweislast wirkt grotesk und macht das zuständige Bundesgesundheitsamt gegenüber arzneitherapeutischem Nonsens zum zahnlosen Löwen.
    Homöopathische Mittel werden nicht zugelassen, sondern nur registriert; Angaben über Wirksamkeit werden hierfür nicht benötigt.

    - auf welchem Wege und unter welchen Bedingungen Arzneimittel abgegeben werden dürfen (Vertriebswege, Apothekenpflicht, Verschreibungspflicht). Wichtig ist für den Arzt u. a., daß alle neuartigen Arzneimittel mindestens drei Jahre lang der Verschreibungspflicht unterliegen;
    - unter welchen Voraussetzungen eine klinische Prüfung statthaft ist; hierbei werden besonders scharfe Auflagen für die Prüfung am Gesunden

erteilt. Die Prüfung am Kranken ist nur gestattet, wenn diesem daraus keinerlei Nachteile entstehen. Möglichst umfassende Information und freiwillige, stets widerrufliche Zustimmung des Patienten bzw. seines Vertreters werden vorausgesetzt (s. S. 7);
- daß das Bundesgesundheitsamt arzneimittelbedingte Risiken zentral erfaßt. Gegebenenfalls muß es nach einem Stufenplan die Verwendung des angeschuldigten Arzneimittels zunächst überwachen, dann einschränken oder schließlich verbieten.

b) durch *Rechtsverordnungen*, z. B.
- Betäubungsmittel-Verordnung (s. S. 63 ff.),
- Verschreibungs-Verordnungen,
- Verordnungen zur Apothekenpflicht,
- Ordnungen für Betriebe der Herstellung und des Verkaufs.

c) durch das *Gesetz über das Apothekenwesen* (s. S. 59).

Eine weitere Verbesserung der Arzneimittelsicherheit wäre durch Beachtung der folgenden Thesen möglich.
- Der deutsche Arzt kümmert sich erschreckend wenig um Nebenwirkungen. Die automatische Rezeptpflicht ist nicht als Privileg für einen Berufsstand gedacht; sie ist nur sinnvoll, wenn ein Verdacht auf Nebenwirkungen auch *gemeldet* wird.
- Die Benennung der Arzneimittel müßte durch konsequente Verwendung *einfacher Freinamen* erleichtert werden und sollte vor Verwechslungen schützen.
- Der eher wirtschaftlich als wissenschaftlich bedingte *schnelle Wechsel* der Arzneimittel sollte *gebremst* werden; dann würden mehr Erfahrungen pro Arzneimittel gewonnen (vgl. 1.9).

1.5 Information und Werbung bei Arzneimitteln

> One of the duties of the physician is to educate the masses *not* to take medicine.
>
> Osler

Das *Gesetz über die Werbung auf dem Gebiet des Heilwesens*
- schränkt zwar die in der Werbung zulässigen Aussagen ein; so müssen die behaupteten Wirkungen durch wissenschaftliche Erkenntnisse oder durch belegbare praktische Erfahrungen hinreichend gesichert sein.
Aber: Der Ermessensspielraum ist so groß, daß irreführende Werbung kaum jemals gerichtlich geahndet wird;
- schreibt Vollständigkeit in der Arzneimittelwerbung vor, z. B. bezüglich Zusammensetzung, Indikationen, Kontraindikationen, Risiken;
Aber: Erinnerungswerbung (d. h. ausschließlich mit den Namen des Arzneimittels und der Herstellerfirma) ist gleichfalls gestattet.
- engt den Kreis der Umworbenen ein; z. B. darf für verschreibungspflichtige oder Schlafmittel außerhalb der Fachkreise nicht geworben werden;
Aber: Bedürfnisse können auch durch Berichte in der Laienpresse geweckt werden.

– verbietet Werbegeschenke, die über Kleinigkeiten hinausgehen, und auch die unaufgeforderte Abgabe von Ärztemustern.

Wichtig ist die *Selbstkontrolle* durch den Bundesverband der Pharmazeutischen Industrie.

Faktoren, welche den Arzneimittelverbrauch bestimmen

- Der Patient (sein „Arzneimittelbewußtsein" wird gefördert durch Massenmedien).
- Der Arzt und der Apotheker (als „Mediatoren").
- Das Angebot der pharmazeutischen Industrie.

Der *Anstieg des Arzneimittelverbrauchs* ist im wesentlichen mit dem Zivilisationsgrad verknüpft. Er tritt dementsprechend in kapitalistischen *und* sozialistischen Ländern hervor. Er ist Mitursache und Folge der erhöhten Lebenserwartung, ferner der verbreiteten Psychologie

- des „Probierers",
- des Konsumenten,
- des Sicherheitsbedürftigen,
- des maximal Fortschrittsgläubigen (s. u.).

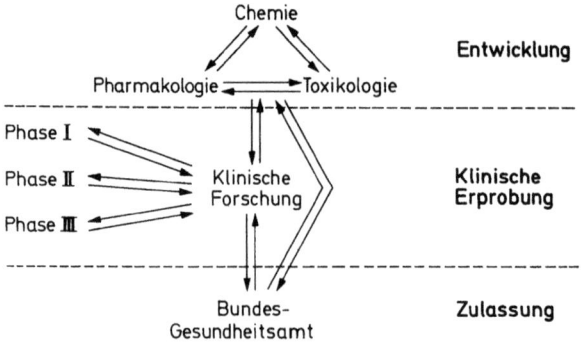

Abb. 1.5-1. Informationsfluß über Arzneimittel *vor* der Ausbietung (vgl. S. 4)

Informationsquellen für den Arzt sind

a) Fortbildungskurse.
b) Publikationen. Cave einseitige Darstellung! Besonders empfehlenswert sind Übersichten in medizinischen Zeitschriften.
c) Ärztebesucher (derzeit ca. 10 000).
d) Postsendungen.
e) Anzeigen in Zeitschriften.

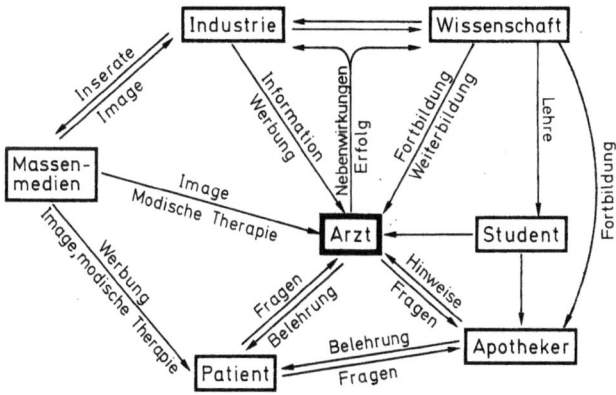

Abb. 1.5-2. Informationsfluß über Arzneimittel *nach* der Ausbietung

c)–e) sind produktbezogen und oft erschreckend informationsarm. Unterscheide: Information – Einführungswerbung – Erinnerungswerbung (vgl. Abb. 1.5-1 und 1.5-2; Tabelle 1.5-1).

Auch die sogenannte *wissenschaftliche Information* kann irreleiten. Stets werden sich einzelne Ärzte finden, die einem Mittel Sicherheit, Zuverlässigkeit oder Überlegenheit bescheinigen. Selbst die beliebte Aussage „geprüft im Doppelblindversuch" ist noch kein Gütesiegel, weil auch Doppelblindversuche falsch geplant, durchgeführt oder ausgewertet sein können. Wichtiger als eine interessante Einzelinformation ist der Konsens der wissenschaftlichen Gemeinschaft.

Der Arzt ist das wichtigste Ziel der **Werbung,** weil er in arzneitherapeutischen Dingen der Vormund des Patienten ist. Der Arzt verschreibt das Mittel, der Patient erhält das Mittel und die Krankenkasse bezahlt es. Daher ist hier der Preis (im Gegensatz zur Werbung für andere Gebrauchsgüter) kein zugkräftiges Argument. Die Werbung spricht den Arzt besonders an auf
- Vorteile, wie Zuverlässigkeit, Unbedenklichkeit und bequeme Handhabung des Arzneimittels;
- seine Vater-Rolle gegenüber dem Patienten.
- seine Teilnahme am wissenschaftlichen Fortschritt;

„Fortschritt" ist zwar als Wort werbewirksam, als Begriff jedoch vieldeutig. *Beispiele*
- Der Fortschritt in der Arzneitherapie ist geringer, als die Werbung behauptet; die Werbung bezieht sich, wie in der Automobilindustrie, vor allem auf Sicherheit, Bequemlichkeit, „Styling".
- Die Industrie ist an der Fortschrittsgläubigkeit des Arztes interessiert („neues", „einmaliges" Produkt).
- Der Arzt ist an der Fortschrittsgläubigkeit des Patienten interessiert (Magie der Arzneitherapie; s. S. 1).

Tabelle 1.5-1. Charakteristika der auf Arzneimittel gerichteten Informationssysteme

	Richtigkeit	Einfachheit	Aktualität	Obligat für alle	Erfolgskontrolle
Studium	ja	erreichbar	ja	ja	weitgehend
Eigene Erfahrung des Arztes	ja	nein	nein	ja	teilweise
Lektüre von Zeitschriften und Büchern	wechselnd	nein	ja	nein	nein
Fortbildungskurse	ja	ja	ja	nein	nein
Information durch die Pharmazeutische Industrie	ja, aber produktbezogen	ja, aber produktbezogen	ja, aber produktbezogen	nein	nein

Je gewissenhafter der Arzt ist, desto mehr wird er sich durch Information und Werbung verunsichert fühlen. Er sollte daher folgende *Notwehr-Regeln* anwenden:

- Nur Mittel verschreiben, die quantitativ und qualitativ *deklariert* sind (Cave: Tricks der Herstellerfirmen!). Bestehe auf Freinamen!
- Nur Mittel verschreiben, die *an größerem Patientengut kritisch getestet* wurden (Cave: „Wir haben Gutes gesehen von ..."; „Über 10 Fälle von ..."). Der praktisch tätige Arzt ist aus psychologischen und statistischen Gründen in der Regel nicht imstande, den Stellenwert eines neuen Mittels anhand seines Patientengutes zu ermitteln.
- *Abwarten*, bis genügend Berichte vorliegen. Nicht der erste, aber auch nicht der letzte sein, der ein neues Mittel verschreibt. Nicht selten sind neue Mittel schlechter als alte. Man akzeptiere nur solche Mittel, welche gegenüber den verfügbaren einen deutlichen Fortschritt bedeuten; denn jedes neue Mittel bedeuetet neue, oft noch unbekannte Risiken.
- Nur solche Mittel verschreiben, bei denen *Angaben über Nebenwirkungen und Risiken* gemacht werden.

Merke: Wenn keine Nebenwirkung bekannt ist, fehlt in der Regel auch die Hauptwirkung.

- Weniger die benötigte Gewichtsmenge (Absolutwert), vielmehr der *therapeutische Quotient* (Relativwert) ist entscheidend. Cave anders lautende Werbung!
- *Kombinationen* beflügeln die Phantasie der Werbefachleute, der Arzt halte sich besser an S. 25.

Es gibt zwei untrügliche Zeichen für Unsicherheit in arzneitherapeutischen Dingen: Medikamentöse Polypragmasie und schneller Wechsel von Medikament zu Medikament. Beides wird durch die Werbung gefördert.

1.6 Placebo-Effekte

Hierunter faßt man alle erwünschten und unerwünschten Arzneimittelwirkungen zusammen, soweit sie *subjektiv* bedingt sind. Man unterscheide:

Placebos 1. Art („reine Placebos") sind pharmakodynamisch völlig unwirksam. Beispiel: Milchzucker. *Placebos 2. Art* („unreine Placebos") sind pharmakodynamisch wirksam, aber nicht im Sinne der Indikation. Vorsicht beim therapeutischen Versuch; der Patient kann Placebos 2. Art an ihren pharmakodynamischen Eigenschaften (z. B. Geschmack oder Sedation) erkennen!

Differente Mittel dürfen keinesfalls als Placebos eingesetzt werden, weil neben den erwünschten psychologischen Effekten auch unerwünschte, pharmakodynamisch bedingte Nebenwirkungen zu erwarten sind.

Bedeutung

- Im *klinischen Experiment* kann man Placebos der unbehandelten Kontrollgruppe verabreichen. Wenn eine ernste Erkrankung vorliegt, gegen welche bereits wirksame Medikamente existieren, muß jedoch die bisherige Therapie der Kontrollgruppe zugute kommen.
- Placebos als *Diagnostica* sind höchst unsicher, weil psychogene Zustände Placebo-resistent, somatogene Zustände Placebo-empfindlich sein können.
- *Therapeutisch* sind Placebos niemals ein Ersatz für rationale Arzneitherapie oder Psychotherapie; denn das Placebo verbaut den weiteren Zugang. Andererseits ist der Nutzen von Placebos im Vergleich zu therapeutischem Nihilismus bei so vielen Erkrankungen und Beschwerden erwiesen, daß der Placebo-Effekt zu den wichtigsten Arzneimittelwirkungen zu zählen ist. Zahlreiche Patienten leiden, ohne im naturwissenschaftlichen Sinne krank zu sein. Ihnen ist mit einem suggestiv verabreichten Placebo besser gedient als mit einem differenten und daher riskanten Mittel. – Bedenke aber, daß Placebos auch psychologisch bedingte unerwünschte Wirkungen auslösen können. Meist sind diese subjektiv, wie Müdigkeit, Kopfschmerz, Obstipation. Selbst urticarielle Reaktionen sind beschrieben worden.

> Multivitaminpräparate, naturheilkundliche Mittel, niedrig dosierte Tranquilizer, sog. Geriatrica sind unter Praxisbedingungen meist Placebos. Besonders bei Schwangeren sollte man mit Placebos oder „Beinahe-Placebos" auszukommen suchen, weil die pharmakodynamisch bedingten Nebenwirkungen differenter Mittel auf den Fet nicht überschaubar sind.

Folgende Umstände *fördern* den psychologischen Effekt von Placebos, aber auch von im naturwissenschaftlichen Sinne wirksamen Mitteln:
- hoher Preis, den der Patient selbst zu zahlen hat;
- suggestive Verpackung und Benennung;

- ungewöhnliche Verabreichungsform;
- positive Suggestion durch Arzt und Umgebung;
- psychische Bereitschaft des Patienten, die wiederum durch die Art seines Leidens oder seine Persönlichkeit (Typ des „Placeboreaktors") bedingt sein kann.

Der naturwissenschaftlich ausgebildete Arzt pflegt den Placeboeffekt seiner Verrichtungen, besonders seiner Arzneitherapie, zu unterschätzen. Er wundert sich, daß unorthodoxe und gerade dadurch besonders placebowirksame Außenseitermaßnahmen einer lehrbuchmäßig richtigen, aber hölzern dargebotenen Therapie überlegen sind. Die Mißachtung des Placeboeffekts stellt eine der größten Schwächen der „Schulmedizin" dar. Der Arzt ist zwar im Interesse der **Gesamtheit** seiner Patienten zum ständigen, objektivierenden Zweifel an seinen Maßnahmen verpflichtet. Zugleich muß er aber den **einzelnen** Patienten möglichst in der Vorstellung wiegen, er (der Arzt) sei fest vom Nutzen seiner Maßnahmen überzeugt. Jeder arzneitherapeutischen Maßnahme wohnt ein Placeboeffekt inne, den es auszunutzen gilt!

1.7 Elf Thesen zum Umgang mit Arzneimitteln

1. Der Begriff „Arzneimittel" umfaßt mehr als nur den zugrundeliegenden Wirkstoff (s. S. 3). Die Wertigkeit eines Arzneimittels wird mitbestimmt durch seine Zubereitung (Galenik) und seine psychologischen Effekte.
   Beim Umgang mit Arzneimitteln sind also drei Schichten zu bedenken, welche sich gegenseitig beeinflussen können:
   - Die zugrundeliegenden Wirksubstanzen bestimmen Pharmakodynamik und (weitgehend) Pharmakokinetik.
   - Die Zubereitung beeinflußt Pharmakokinetik, Verträglichkeit und wirkt suggestiv, besonders bezüglich Annehmbarkeit.
   - Die psychologischen Effekte (s. Placebo).
2. Der Arzt muß *voll* über das anzuwendende Arzneimittel *informiert* sein:
   - Er muß Pharmakodynamik und Pharmakokinetik verstehen.
   - Er muß Indikationen, Kontraindikationen und Nebenwirkungen kennen.
   - Nicht weniger wichtig ist die *bewußte* Ausnutzung des psychologischen Faktors gegenüber dem Patienten (ohne ihm selbst zum Opfer zu fallen!).

3. *Falsche Verwendung von Arzneimitteln ist die häufigste Ursache iatrogener Erkrankungen.* Todesfälle sind bekannt z. B. durch Anticoagulantien, Glucocorticoide, Chloramphenicol, Phenylbutazon, Herzglykoside. Daher Vermeidung jeder Polypragmasie. Wenn man im Zweifel ist, ob man ein Arzneimittel verabreichen soll, tue man es besser nicht.

4. Qualität und Konstanz der Zubereitungstechnik (Galenik) müssen gesichert sein. Das wachsame Auge der Konkurrenz sorgt dafür, daß Fehler in der Galenik auch bei Billigfirmen heute kaum mehr ins Gewicht fallen.

Generell ist auf die *Normierung der oralen Resorbierbarkeit* zu dringen. Zerfallsgeschwindigkeit und Auflösungsgeschwindigkeit von Oralpräparaten in vitro liefern zwar Hinweise auf ihre Resorbierkeit, gestatten aber in der Regel keine sichere Voraussage. Prüfungen am Menschen sind unumgänglich. Selbst die Verwendung eines Markenpräparates schützt nicht vor Schwankungen in der oralen Resorbierbarkeit, solange keine Deklarationspflicht für die Resorptionsdaten besteht.

5. Achte darauf, daß die Mittel *tatsächlich* und in der *richtigen Dosierung* eingenommen werden. In der mangelnden „Compliance" liegt der häufigste Grund für Versager bei Langzeittherapie (z. B. Anämie, Epilepsie, Diabetes). Man gehe davon aus, daß etwa jeder zweite Patient sein Arzneimittel nicht bzw. nicht ordnungsgemäß einnimmt. Abhilfe:
   - Regelmäßiger Kontakt zwischen Arzt und Patient.
   - Möglichst einfache, den Patienten überzeugende Therapie.
   - Aktive Mitarbeit des Patienten suchen, z. B. bei Diabetes oder Hochdruck (Blutdruckmessung).
   - Genaue Instruktionen – jedoch versteht sie der Patient oft nicht.
   - Vertrauenspersonen einschalten – jedoch muß selbst das Pflegepersonal in Kliniken zur präzisen Abgabe von Arzneimitteln angehalten werden.
   - Parenterale Zufuhr sollte bei Langzeitmedikation bevorzugt werden, wenn diese streng indiziert ist, der Patient aber nicht zuverlässig erscheint.

So ist bei der Metaphylaxe des rheumatischen Fiebers parenterales Penicillin dem oralen überlegen; bei chronischen Schizophrenien sind parenterale Depotpräparate den oral gegebenen Neuroleptica vorzuziehen.
Daß die Nichteinnahme für den Patienten vorteilhaft sein kann, wenn er einem arzneitherapeutischen Polypragmatiker in die Hände fiel, steht auf einem anderen Blatt. Die Nichteinnahme von Arzneimitteln läßt sich nur selten durch Befragen feststellen, eher durch Kontrolle der Ausscheidung im Harn.

6. *Verschreibung laufend überprüfen, ob sie noch sinnvoll ist.*
   Beliebte Fehler sind
   - Ungeprüfte Fortsetzung der von anderer Seite begonnenen Therapie.
   - Ungeprüfte Fortsetzung der in der eigenen Praxis begonnenen Therapie durch Hilfskräfte.
   - Zu große Packungen.
   - Unfreiwillige Kombination dadurch, daß der Patient **mehrere** Ärzte aufsucht und sämtliche Rezepte befolgt.

7. Zu tadeln ist die *Rezeptur für Abwesende*. Die Rezeptpflicht soll das arzneimittelbedingte Risiko möglichst niedrig halten. Daher muß eine Rezeptur stets mit einem Gespräch, meist mit einer Beratung, oft mit einer Untersuchung des Patienten einhergehen. Überdies zerstört die anonyme Rezeptur einen für die Arzneitherapie äußerst positiven suggestiven Faktor (siehe Placebos!).

8. Jeder Patient, der dauernd Arzneimittel einnimmt, steht unter *erhöhtem Risiko* durch
   - Störung der normalen Verrichtungen (Beispiele: Sedativa und Verkehrssicherheit, Teratogene und Schwangerschaft).
   - arzneimittelbedingte körperliche Schäden (Beispiel: Phenacetin-Niere).

- Verschlimmerung von Krankheiten (Beispiel: Infektionen bei Glucocorticoidtherapie).
- Wechselwirkung mit anderen Fremdstoffen (Beispiel: Zentralnervös wirkende Arzneimittel und Alkohol).
- Gewohnheitsbildung, psychische und physische Dependenz (vom Laxans bis zum Opiat!).

> Ebenso wie der Chirurg sollte auch der Arzneitherapeut nur ausnahmsweise die *maximal mögliche* Therapieform anstreben; stets sollte er eine *angemessene* Therapie durchführen, die sich unter Berücksichtigung von Indikation, Erfolgsaussicht und Risiken ergibt.

9. Der *Patient ist* in arzneitherapeutischen Dingen oft *sein eigener Feind*. Noch stärker als viele Ärzte unterliegt er dem Irrglauben, jede Verstimmung sei mit einem Psychopharmakon, jede Schlaflosigkeit sei mit einem Schlafmittel, ein gewöhnlicher Virusinfekt sei mit einem Antibioticum zu behandeln. Viele arzneitherapeutische Fehler werden unter dem Druck des Patienten begangen. Er erwartet, daß etwas geschieht und zwar mit Hilfe von (möglichst neuen) Arzneimitteln. Erziehung erscheint dringend erforderlich (s. Motto über 1.5).

10. Naiv wäre es, eine Besserung **nach** Arzneitherapie mit einer Besserung **durch** diese Therapie gleichzusetzen. Zahlreiche Krankheiten tendieren auch ohne ärztliches Zutun zur Heilung oder Remission. Suggestive Faktoren sind äußerst wichtig (s. S. 15). So wird verständlich, daß zahlreiche Mittel im strengen therapeutischen Versuch weniger halten als begeisterte Heiler erwarten.

11. Der simple Glaube an die Wirksamkeit naturwissenschaftlicher, psychologischer oder soziologischer Heilverfahren mag eine Gemeinde von Gläubigen durchdringen. Er stellt aber keine Alternative zu den mit Hilfe von Logik und Erkenntnislehre abgesicherten Fakten dar. Der Arzt kann es sich im Interesse des Patienten nicht erlauben, vorhandenes Wissen zu ignorieren und stattdessen einer therapeutisch rechthaberischen Sekte beizutreten.

1.8 Wechselwirkungen zwischen Arzneimitteln

Fast jeder hospitalisierte Patient erhält mehrere Arzneimittel. Zahlreiche Fertigpräparate sind Kombinationen. Daher besteht eine hohe Wahrscheinlichkeit für Wechselwirkungen. Sie können erwünscht sein (z. B. bei sinnvollen Kombinationen); meist sind sie unbeabsichtigt und unerwünscht.
Eine Wechselwirkung kann sich äußern in der
- Zunahme der Wirkung eines Partners oder mehrerer Wirkstoffe (im Sinne von Synergismus oder Potenzierung), oder der
- Abnahme der Wirkung eines Partners oder mehrerer Wirkstoffe (fälschlich auch als Interferenz bezeichnet).

Die Änderung kann sich spezifisch auf einen Teil des Wirkungsspektrums beziehen.

So wirkt die Gabe von K^+ der ektopischen Reizbildung unter Herzglykosiden entgegen, fördert aber den glykosidbedingten AV-Block (s. S. 185).

Unerwünschte Wechselwirkungen sind zwar theoretisch häufig zu erwarten. Klinisch gewichtig ist aber nur eine beschränkte Anzahl. Man denke stets an Wechselwirkungen, wenn man Arzneimittel mit geringer therapeutischer Breite anwendet, so bei Herzglykosiden, oralen Anticoagulantien, oralen Antidiabetica, Glucocorticoiden, Cytostatica.

Die klinisch relevanten Wechselwirkungen sind im folgenden mit einem * versehen.

Pharmazeutische Wechselwirkungen

Sie treten außerhalb des Organismus auf. Sind sie unerwünscht, bezeichnet man sie als *Inkompatibilitäten*.

Sie sind keine Angelegenheit des Arztes, außer
- er verschreibt unkonventionelle Salben etc.* (vgl. 4.2);
- er mischt Arzneimittel in der gleichen Spritze*. Sogenannte „Mischspritzen" sind also nur in seltenen Ausnahmen gestattet.
- er setzt Arzneimittel komplexen Infusionsflüssigkeiten zu* (z. B. Penicilline zu alkalischen Lösungen; Tetracycline reagieren mit Ca^{2+}; Catecholamine sind oxidabel). Besser in den Schlauch spritzen oder über T-Stück infundieren! Fertige Gemische bevorzugen! Stets Beipackzettel konsultieren!

Pharmakokinetische Wechselwirkungen

Beeinflussung der Resorption

Hierbei handelt es sich stets um Grenzfälle zur pharmazeutischen Wechselwirkung; denn das Magen-Darm-Lumen und die Hautoberfläche stellen extracorporale Kompartimente dar.

a) *Enterale Resorption*

Vorbemerkung: Von der Oberfläche des Magen-Darm-Trakts entfallen (qm) auf: Mundhöhle 0.02, Magen 0.15, Dünndarm 100 (!), Dickdarm 0.5–1.0, Rektum 0.05. Der Dünndarm ist also nicht nur das wichtigste Resorptionsorgan, sondern auch der wichtigste Ort für enterale Arzneimittel-Wechselwirkungen.

- Wechselwirkungen mit Inhaltsstoffen der Nahrung sowie oral angewandten Arzneimitteln.
  Eisen* reagiert mit Phosphat, Antacida und Tetracyclinen.
  Tetracycline* bilden Chelate mit Antacida (Ca^{2+}, Mg^{2+}, Al^{3+}) sowie mit

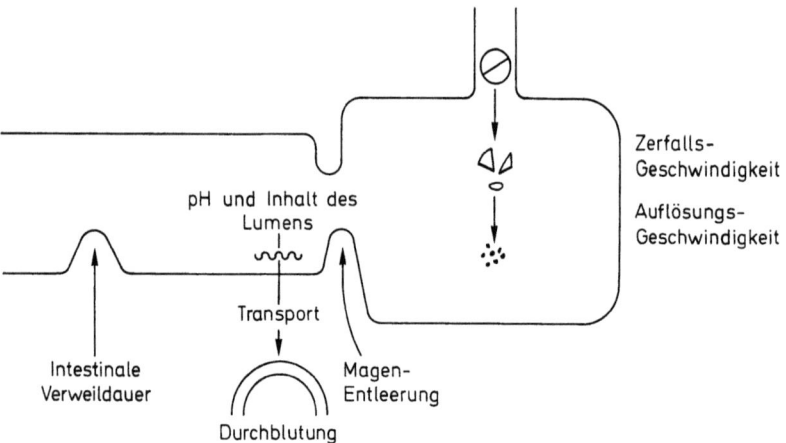

Abb. 1.8-1. Faktoren, welche die enterale Resorption beeinflussen und bei Wechselwirkungen beteiligt sein können

Fe^{2+}. Zwischen der oralen Gabe von Tetracyclinen bzw. Antacida und Eisen sollte man daher einen Abstand von mindestens drei Std einhalten.

Gibt man ein Arzneimittel auf vollen Magen, so hat man in der Regel mit einer *Verzögerung* der Resorption zu rechnen (Retard-Effekt), wie dies für Digoxin gezeigt wurde. Die Resorptions*quote** wird durch Nahrung (und auch durch Antacida) meist vermindert, manchmal aber auch erhöht; oft wird sie unsicher. – Gut verträgliche Arzneimittel, welche genau dosiert werden sollen, gibt man also auf leeren Magen, am besten mit etwas Flüssigkeit oder leichtem Frühstück (z. B. Oralpenicilline oder Levothyroxin). Schlecht verträgliche Arzneimittel (z. B. Fe^{2+}) gibt man lieber nach einer Mahlzeit und nimmt eher eine verminderte Resorption als eine Verweigerung durch den Patienten in Kauf.

- Die gastrointestinale Resorption hängt davon ab, wie lange ein Medikament in dem für seine Resportion entscheidenden Abschnitt bleibt. Verlängerung dieser *Verweildauer* würde die Resorption fördern, Verkürzung sie hemmen.

Beispiele: Laxantien oder Metoclopramid hemmen, das Parasympatholyticum Propanthelin fördert die Digoxin-Resorption aus Tabletten. Bei anderen Arzneimitteln, z. B. Paracetamol, ist jedoch mit einer Hemmung der Resorption durch Propanthelin zu rechnen.

- Eine Unterbrechung des *Gallensäurecyclus**, z. B. durch Colestyramin erschwert die Resorption lipophiler Arzneimittel. So wird gleichzeitig die Resorption oraler Anticoagulantien *und* von Vitamin K herabgesetzt!
- *Darmbakterien* spalten manche Arzneimittel aus ihren Glucuroniden und ermöglichen so die Rückresorption. Breitband-Antibiotica unterbrechen diesen enterohepatischen Kreislauf, was z. B. die hormonale Kontrazeption stören soll*. – Digoxin gelangt z. T. in tiefere Darmabschnitte, wo es

bakteriell zerstört wird. Die Gabe von Breitbandantibiotica wirkt dem entgegen und kann so die Toxizität von Digoxin erhöhen*.
- *Erwünschte Wechselwirkungen* resultieren z. B. aus der Gabe von Aktivkohle oder Paraffinöl bei oralen Vergiftungen (s. S. 368)*.

b) *Die parenterale Resorption* aus i. m. oder s. c. Depots wird beeinflußt durch
- Änderung der Durchblutungsverhältnisse. Beispiele:
  – Besserung der Schocksituation → bessere Durchblutung → bessere Resorption aus Arzneimitteldepots (etwa von subcutan verabreichtem Insulin bei erfolgreich behandeltem Coma diabeticum)*.
  – Lokalanaestheticum mit Vasoconstringens → verlängerte lokale und verminderte systemische Wirkung*.
- Änderung der Löslichkeit. Beispiele:
  – Penicillin mit Procain → schwerer lösliches Depot*. Das hat nichts mit Lokalanaesthesie zu tun, sondern folgt aus der Salzbildung zwischen der Säure Penicillin und der Base Procain.
  – Diverse Depot-Insuline* (s. 13.3).
  – Bestimmte Basen (z. B. Chinidin) oder Säuren (z. B. Phenytoin) sind nur in unphysiologischem pH-Bereich löslich. Injiziert man ihre Lösungen i. m., so wird sich der pH-Wert im Depot allmählich dem Gewebs-pH nähern, und die Wirkstoffe werden ausfallen. Die Resorption wird dadurch langsam und unsicher*.

c) *Cutane Resorption*

Über die unendlich vielfältigen pharmazeutischen, pharmakokinetischen und pharmakodynamischen Wechselwirkungen unterrichtet auszugsweise Abschnitt 4.

Beeinflussung der Verteilung

- Eine Kompetition um *Bindung an Plasmaproteine* ist zwar vielfältig möglich, wird aber in ihrer Bedeutung kräftig überschätzt. Sie kann nur kurzfristige Wirkungsverstärkungen eines Arzneimittels erklären, weil das freigesetzte Mittel sogleich in andere Kompartimente verteilt wird, wo es abgebaut, ausgeschieden oder erneut gebunden wird. In der üblichen Dosierung besetzen Arzneimittel überdies nur einen Teil der möglichen Bindungsstellen. Die Verdrängung kann nur bei hochgradiger (90–99%) Bindung des zu verdrängenden Arzneimittels relevant sein. Sie wird von der Affinität und der Dosierung *beider* Kompetitoren bestimmt. Nicht selten stören verdrängende Arzneimittel auch den Metabolismus der verdrängten Substanz (s. u.), was in praxi meist wichtiger ist.

Beispiele
- Manche Sulfonamide verstärken die blutzuckersenkende Wirkung von Sulfonylharnstoffen, was auf einer Freisetzung des gebundenen Arzneimittels beruhen soll.

- Orale Anticoagulantien können durch Phenylbutazon*, Sulfonylharnstoffe, vielleicht auch durch Clofibrat, Acetylsalicylsäure, Phenytoin aus ihrer Proteinbindung verdrängt werden (→ verstärkte Anticoagulation).
- Bilirubin kann durch Sulfonamide oder Salicylate verdrängt werden (→ Kernikterus).

• Verschiebung des Arzneimittels aus dem Gewebe ins Blut. Hierauf beruht wahrscheinlich der Anstieg des Digoxin-Spiegels (→ Toxizität!) unter Gabe von Chinidin* (s. S. 186).

Beeinflussung des Arzneimittel-Metabolismus

Lies hierzu auch Kap. 2.6, ferner den Abschnitt über Alkohol und Arzneimittel!

• Der Arzneimittel-Abbau kann *induziert* werden, vor allem durch Barbiturate*, Rifampicin*, Phenytoin*.
Induktion ist aber erst dann zu erwarten, wenn der Induktor mehrere Tage lang *regelmäßig* eingenommen wurde.

Beispiele: Induktion fördert den Abbau von

- Anticoagulantien (s. S. 169) → ungenügende Einstellung bei oraler Thromboseprophylaxe*.
- Phenytoin (s. S. 321, → ungenügende Einstellung bei Epilepsie*.
- Glucocorticoiden → z. B. erhöhten Bedarf bei Asthma bronchiale*.
- Sexualhormonen. Orale Contraceptiva sind dann weniger zuverlässig (s. S. 354).
- Colecalciferol → Tendenz zur Osteomalacie unter antiepileptischer Behandlung.
- Digitoxin bzw. Chinidin → ungenügende Einstellung bei Herzinsuffizienz.

Auch proteinreiche Diät, Rauchen oder Alkoholgenuß scheinen zu induzieren; doch ist die praktische Bedeutung dieser Faktoren nicht gesichert.

• Der Arzneimittelabbau kann *gehemmt* werden.
Hierzu genügt bereits eine *einmalige* Gabe des Inhibitors!

Beispiele: Hemmung des Abbaus von

- Phenytoin durch orale Anticoagulantien, Isoniazid (bei *langsamen* Acetylierern*, s. S. 57), Cimetidin, Phenylbutazon, Chloramphenicol, einige Sulfonamide, Barbiturate.
- Azathioprin und Mercaptopurin durch den Xanthinoxidase-Hemmer* Allopurinol (s. S. 130).
- Isoniazid durch Hydralazine.
- oralen Anticoagulantien (s. S. 169)*.
- Cholinestern durch Cholinesterase-Hemmer*.

- Bei der Therapie des M. Parkinson ist die periphere Hemmung der Dopa-Decarboxylase* erwünscht (s. S. 327). Daraus ergibt sich eine verlängerte HWZ für Levodopa *und* eine Erniedrigung der extracerebralen Dopamin-Konzentration.

Die *renale Arzneimittel-Ausscheidung* (lies hierzu auch 2.5!) wird beeinflußt

- durch Änderung der *Harn-Menge* (Diuretica, Infusionen). Beispiel: forcierte Diurese fördert die Ausscheidung nierengängiger Substanzen*.
- durch Änderung des *Harn-pH's*. Zur Erinnerung: Je stärker polar die Substanz, desto weniger diffundiert sie durch die Tubulusepithelien zurück. Dissoziation erhöht die Polarität. Daher werden schwache Säuren, z. B. Barbiturate, Acetylsalicylsäure, Sulfonamide besser im alkalischen Harn ausgeschieden, während Ansäuern die Ausscheidung von schwachen Basen, wie Chinidin, Amphetamin und Trimethoprim fördert. Klinisch genutzt* wird dieses Verhalten bei Vergiftungen mit langwirkenden (!) Barbituraten oder Acetylsalicylsäure.
- durch *Hemmung des aktiven Transportes* in den proximalen Tubulus. Beispiel: Probenecid hemmt die tubuläre Sekretion von Penicillinen und Cephalosporinen → erwünschte Verlängerung von deren HWZ*.

Pharmakodynamische Wechselwirkungen

- *Direkt am Receptor* treten therapeutisch verwendete Antagonisten in Wechselwirkung mit den physiologischen Transmittern oder deren Analoga (s. Kursus der Allgemeinen Pharmakologie).
- Einige der zahllosen *indirekten* Wechselwirkungen sind in Tabelle 1.8-1 und 1.8-2 aufgeführt.

Multiple Wechselwirkungen

Sie sind überaus häufig.

Beispiele:		
Sulfonamide bzw. Phenylbutazon	{	verdrängten Tolbutamid aus der Eiweißbindung hemmen den Abbau von Tolbutamid verdrängen Tolbutamid bei der tubulären Sekretion
Probenecid	{	verdrängt Penicilline aus der Eiweißbindung verkleinert das Verteilungsvolumen von Penicillinen verdrängt Penicilline bei der tubulären Sekretion
Phenobarbital	{	induziert den Abbau von Griseofulvin stört die Resorption von Griseofulvin
Phenobarbital oder Ethanol	{	induzieren den Abbau von Phenytoin bei chronischer Gabe und hemmen ihn (kompetitiv?) bei akuter Gabe

Tabelle 1.8-1. Praktisch wichtige Beispiele für unerwünschte Wirkungs-*Verstärkungen* an Erfolgsorganen

Kombination	Zu befürchten ist
Muskelrelaxantien bei Behandlung mit Aminoglykosidantibiotica	verstärkte curareähnliche Wirkung
Opiate und Sauerstoff	weitere Abschwächung des Atemantriebs
Ca^{2+} bei digitalisierten Patienten	verstärkte Glykosidwirkung
K^+ bei digitalisierten Patienten mit partiellem AV-Block	Komplettierung des Blocks
K^+-Mangel (z. B. durch chronische Gabe von Saluretica oder Laxantien) beim digitalisierten Patienten	verstärkte Glykosidwirkung
β-Sympathomimetica und Halogenkohlenwasserstoffe (z. B. Halothan)	Extrasystolen durch Sensibilisierung des Herzens für Catecholamine
Clofibrat bei gleichzeitiger Gabe von Anticoagulantien	verstärkte Blutungsneigung
Hemmer der neuronalen Aufnahme von Sympathomimetica, z. B. Guanethidin, tricyclische Antidepressiva	verstärkte Wirkung „direkter" Sympathomimetica (Blutdruckanstieg, Arrhythmien)

Tabelle 1.8-2. Praktische wichtige Beispiele für unerwünschte Wirkungs-*Abschwächungen* am Erfolgsorgan

Kombination	Zu befürchten ist
Saluretica (chronische Zufuhr) beim medikamentös behandelten Diabetes oder bei der Gicht	verschlechterte Einstellung des Diabetes oder der Gicht
Bacteriostatische mit bactericid wirkenden Mitteln	verminderte antibakterielle Wirkung (vgl. S. 93)
β-Rezeptorenblocker mit Insulin oder mit oralen Antidiabetica	Hypoglykämie durch Blockade der Gegenregulation
Sulfonamide mit Procain oder mit Procainamid	Hemmung der antibakteriellen Wirkung durch den Metaboliten p-Aminobenzoesäure
Zentralwirkende, zugleich sedierende Antihypertensiva (Reserpin, Clonidin, *a*-Methyldopa) bei antidepressiver Behandlung	psychopharmakologische Wirksamkeit tricyclischer Antidepressiva ist herabgesetzt

Wechselwirkungen zwischen Alkohol und Arzneimitteln

Pharmakokinetische Wechselwirkungen

Die *Resorption* wird nicht einheitlich beeinflußt. Ihre Förderung durch Alkohol ist bei lipophilen Arzneimitteln zu erwarten. Alkohol kann die Resporption aber auch stören, indem er die Entleerung des Magens verlangsamt.

Hemmung des Abbaus von Arzneimitteln durch *akute* Gaben von Alkohol wurde wahrscheinlich gemacht für Barbiturate, Meprobamat, orale Anticoagulantien.

Förderung des Abbaus von Arzneimitteln beim *chronischen* Alkoholismus wurde wahrscheinlich gemacht für Barbiturate, Phenytoin, Tolbutamid, orale Anticoagulantien. Alkohol induziert aber vergleichsweise nur schwach; die nach langfristiger Gabe zu erwartende Leberschädigung sollte der Induktion entgegenwirken.

Akute Unverträglichkeit von Alkohol oder Arzneimittel (Disulfiram-ähnliche Wirkung) wurde beschrieben für Metronidazol.

Der *Abbau von Alkohol* wird durch hohe (!) Gaben von Fructose (1–2 g/kg) gefördert; denn Fructose begünstigt die Wirkbedingungen von Alkoholdehydrogenase. Gleichwohl kann Fructose nicht zur Behandlung der akuten Alkoholvergiftung empfohlen werden; sie wirkt zu schwach und steigert die Konzentration von Lactat und Urat im Serum.

Pharmakodynamische Wechselwirkungen

- *Akute* Alkoholgabe kann die Wirkung **sämtlicher** zentralnervös wirksamer Mittel in nicht vorhersagbarer Weise verstärken, modifizieren oder abschwächen. Dies gilt z. B. für Sedativa und Schlafmittel, sämtliche Psychopharmaka, Analgetica, Mittel gegen Reisekrankheit (!), Antiepileptica, Antihistaminica.
- *Chronische* Alkoholgabe kann zu unspezifischer Toleranzentwicklung des ZNS nicht nur gegen Alkohol, sondern auch gegen andere zentral dämpfende Mittel führen (z. B. Barbiturate, Inhalationsanaesthetica).

Zur Problematik der Arzneimittelkombinationen

> Je zusammengesetzter unsere Rezepte sind, desto finsterer wird es in der Arzneimittelkunde.
>
> Samuel Hahnemann

Jedes, auch das chemisch einheitliche Arzneimittel erzeugt eine Kombination von Wirkungen, da es streng spezifische Mittel nicht gibt und wohl nicht geben kann. Kombinationen zwischen Arzneimitteln verbreitern manchmal das Spektrum der erwünschten, stets aber das der unerwünschten Wirkungen.

Vorteile der Kombinationen sind nur gegeben, wenn *alle* Inhaltsstoffe der Kombination benötigt werden. Beispiele:
- Man erhofft eine größere Zuverlässigkeit der Einnahme, wenn pro Tag nur *eine* Tablette zu nehmen ist (z. B. bei antihypertensiver Therapie (s. S. 218).
- Manche Kombinationen sind optimal abgeglichen. Beispiele sind Estrogen und Gestagen in Kontrazeptiva; G-Penicillin und Procain-G-Penicillin in Depot-Penicillinen.
- Manchmal gelingt die Aufhebung unerwünschter Wirkungen, z. B. durch Kombination zwischen Levodopa und Decarboxylase-Hemmern beim Parkinsonismus (s. S. 327).

Nachteile der Kombinationen sind *immer* gegeben:
- Fixe Kopplung verführt zur Fehldosierung eines Inhaltsstoffes (z. B. Glucocorticoide + Phenylbutazon; alle fixen Kombinationen mit Herzglykosiden).
- Die Wahrscheinlichkeit unerwünschter Wirkungen (z. B. bei Analgetica-Kombinationen) steigt.
- Wichtige Symptome können verschleiert werden (z. B. durch folsäurehaltige Eisenpräparate bei beginnender Perniciosa s. S. 143).
- Die Therapie wird schlechter durchschaubar, etwa durch Arzneimittel-Wechselwirkungen (s. S. 18).
- Ein falsches Gefühl der Sicherheit stellt sich ein, weil ja „alles getan wurde", s. hierzu Antibiotica, S. 92.

Merke: 1. Die meisten fixen Kombinationen sind historisch oder kommerziell bedingt.
2. Je riskanter ein Arzneimittel bereits bei alleiniger Gabe ist, desto weniger eignet es sich zur Kombination.

Allgemeine Regeln zur Minderung der Wahrscheinlichkeit von Wechselwirkungen:

Verschreibe nur solche Arzneimittel, welche der Patient benötigt.
Überzeuge Dich von der Zusammensetzung von Kombinationspräparaten. Wenn diese u. a. ein nicht benötigtes Arzneimittel enthalten, sollen sie nicht verschrieben werden.
Besondere Vorsicht ist bei Mitteln mit geringer therapeutischer Breite geboten, so bei Herzglykosiden, Cytostatica, oralen Antidiabetica, Glucocorticoiden, Anticoagulantien.

1.9 Unerwünschte Arzneimittelwirkungen

Motto: „Wir haben nur Gutes gesehen".

Die Klassifizierung in (erwünschte) Haupt- und (unerwünschte) Nebenwirkungen ergibt sich aus der ärztlichen Anwendung.

Beispiel: Verwendet man Atropin in der Ophthalmologie (Pupillen-Erweiterung), so sind seine Herzwirkungen (Tachykardie, verkürztes P-Q) unerwünscht. Benutzt man es dagegen in der Kardiologie, so werden seine ophthalmologischen Effekte als Nebenwirkungen klassifiziert.

Nebenwirkungen sind *häufig;* ca 2–4% der stationären Aufnahmen in internistische Abteilungen sind durch schwere Nebenwirkungen bedingt, und etliche hiervon enden letal. Sie liegen also den häufigsten „iatrogenen Erkrankungen" zugrunde. Sie können jede Krankheit bzw. jedes Syndrom imitieren. Im Alter sind sie gehäuft, weil mehr Arzneimittel genommen werden, die Pharmakokinetik weniger günstig ist, und die Regelmöglichkeiten eingeschränkt sind. Statistisch stehen im Vordergrund Analgetica-Antipyretica, Herzglykoside, orale Anticoagulantien, Glucocorticoide, Diuretica, Cytostatica, Antibiotica.

Unerwünschte Arzneimittelwirkungen sind im Tierversuch oft nur mit Mühe oder garnicht zu reproduzieren; daher *schützt der Tierversuch nicht* sicher vor späteren Nebenwirkungen am Menschen (Beispiele: Contergan-Katastrophe, Lupus-Syndrom bei Hydralazin). Andere Nebenwirkungen treten nur im Tierversuch auf, nicht beim Menschen.

Seltene Nebenwirkungen sind nur an einem großen Patientengut zu finden. Sie sind am ehesten durch prospektive Studien zu entdecken. Man sieht mit $\sim 95\%$ Wahrscheinlichkeit eine Nebenwirkung mit einer Häufigkeit von
1% bei ca. 400 Patienten,
0,1% bei ca. 4000 Patienten,
0,01% bei 40 000 Patienten.

In der Phase III der Arzneimittelprüfung (vgl. S. 4) sind möglichst viele Wirkungen im Rahmen kontrollierter Studien zu erfassen. Nach der Freigabe des Mittels sind Ärzte und Behörden weitgehend auf anekdotische Berichte angewiesen; manche seltenen, aber schweren Nebenwirkungen sind so gefunden worden. **Melde** daher jeden Verdacht auf eine noch nicht geläufige Nebenwirkung auf dem dafür vorgesehenen Formblatt (im Deutschen Ärzteblatt); der Erfolg derartiger retrospektiver Aktionen ist aber vergleichsweise bescheiden. Wegen der mangelnden Meldefreudigkeit der deutschen Ärzte sind zuverlässige Zahlen über die Häufigkeit geläufiger Nebenwirkungen in der Bundesrepublik kaum zu erhalten; Berichte über neue Nebenwirkungen findet man eher in der angelsächsischen Literatur.

Unerwünschte Wirkungen lassen sich nach ihrem Zustandekommen in drei Gruppen gliedern:

1. *Scheinbare* Nebenwirkungen („Nebenwirkungen der Placebos"; s. S. 15).
2. *Allergische* Reaktionen (s. S. 28).
3. *Arzneimitteltoxikologische* Nebenwirkungen. Sie sind gehäuft bei
   - absoluter Überdosierung,
   - relativer Überdosierung wegen
     – eingeschränkter Organfunktion, vor allem der Niere (S. 53),
     – individueller, z. B. genetisch bedingter Überempfindlichkeit (Idiosynkrasie, s. S. 57),
     – Wechselwirkungen mit anderen Arzneimitteln, mit Giften oder mit Inhaltsstoffen der Nahrung (S. 18).

Unerwünschte Wirkungen können durch Überschießen der erwünschten Wirkungen zustande kommen, wie z. B. die Agranulozytose bei Behandlung einer Leukämie. Sie können aber auch davon unabhängig sein, wie z. B. die zentralen Krämpfe bei Überdosierung von Penicillin G.

An vielen Stellen der Arzneitherapie wird von *„leichten"* und *„starken"* Mitteln gesprochen (vgl. Laxantien, Diuretica, Antitussiva, Schlafmittel, Analgetica). Diese Benennung hat nichts mit der absoluten Menge des Wirkstoffes zu tun,

welche zur Auslösung eines definierten Effekts (z. B. Schlafeintritt) erforderlich ist, sondern mit der Dosis-Wirkungs-Beziehung. Der Effekt eines „starken" Mittels folgt also strikt der Dosis bis zur Überdosierung im klinischen Sinn (z. B. akute Schlafmittelvergiftung). Vgl. hierzu Abb. 1.9-1.
Unerwünschte Wirkungen, die von der Hauptwirkung unanhängig sind, sind selbstverständlich auch von „leichten" Mitteln zu befürchten. Beispiel: Schwere Nierenschäden durch „leichte" Analgetica (S. 330).

Wie vermeidet man Arzneimittelschäden?

1. Der größte Teil der Arzneiverschreibungen ist unzureichend begründet. Wer also Arzneimittel *zurückhaltend einsetzt,* vermeidet den größten Teil der unerwünschten Wirkungen.
2. Die verbleibenden unerwünschten Wirkungen sind meist vorhersagbar, nur wenige beruhen auf individueller Disposition. Daher kein Arzneimittel ohne Arzneimittel-Anamnese anwenden!
3. Bei „heiklen" Arzneimitteln sorgfältig den Patienten beobachten; evtl. Plasmakonzentration messen.

Das Gros der Arzneimittelschäden ist vom Arzt zu verantworten (s. auch 1.7).

Arzneimittelallergie

Definition

Arzneimittelallergien sind eine besondere Form von unerwünschten Wirkungen, bei denen das Immunsystem eine maßgebliche pathogenetische Rolle spielt. Sie

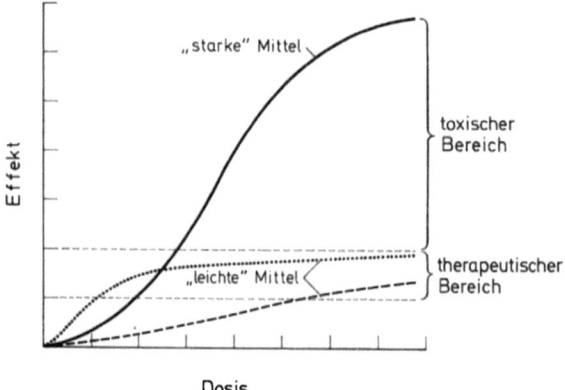

Abb. 1.9-1. Dosis-Wirkungs-Verläufe bei leichten" und „starken" Mitteln (schematisiert). Bei „starken" Mitteln treten also unerwünschte Wirkungen zwangsläufig ein, wenn man die Dosis weit genug steigert

lassen sich von toxischen Arzneimittelwirkungen anhand folgender Kriterien unterscheiden:

- *Zeitlicher Ablauf:* Eine Latenzphase tritt bei toxisch bedingten Reaktionen nur gelegentlich auf; sie beruht auf der Kumulation der Substanz bzw. der Wirkung. Bei erstmaligen allergischen Reaktionen ist eine initiale Latenzphase obligat; sie repräsentiert die Sensibilisierung. Anamnestische Reaktionen nach wiederholter Exposition laufen hingegen beschleunigt ab.
- Die *Dosisabhängigkeit* ist bei allergischen Reaktionen gering, weil der Verstärker-Mechanismus des Immunsystems entscheidend ist. Bei toxischen Reaktionen ist sie hoch.
- Das *klinische Bild* ist bei allergischen Reaktionen vor allem durch den Typ der Immunantwort bestimmt, bei toxischen Reaktionen durch die pharmakologischen Eigenschaften der Substanz. Einige wichtige allergische Syndrome sind S. 30 und S. 136 abgehandelt.
- Die *Disposition* des Patienten ist bei allergischen Reaktionen von größter Bedeutung. Bei toxischen Reaktionen tritt sie gegenüber der Bedeutung des Arzneimittels zurück, außer bei Idiosynkrasie infolge genetischer Defekte (s. 2.7).

Zur Pathogenese (s. auch 6.3)

Niedermolekulare Haptene, wie es die meisten Arzneimittel sind, müssen zunächst zum Vollantigen ergänzt werden, z. B. durch möglichst feste Bindung an „Träger" in Serum oder Gewebe. Da die Antikörper nicht nur mit dem ursprünglichen Hapten, sondern auch mit Teilen des körpereigenen hochmolekularen Trägers reagieren, sind *Autoimmunphänomene* zu erwarten.

Die wichtigsten allergenen Arzneimittel sind

- Penicilline und Cephalosporine. Sie erzeugen die häufigsten (Antikörper wahrscheinlich in fast allen Fällen) und gefährlichsten (Anaphylaxie!) Reaktionen.
- Barbiturate, Pyrazolone, Sulfonamide, Thyreostatica. Sie verursachen nicht selten dermatologische und hämatologische Manifestationen.
- Insulin (s. S. 265) und andere Proteo- bzw. Peptidhormone.
- Mittel der „Para"-Gruppe (s. u.).

Manche Substanzen werden erst durch den Stoffwechsel (Penicilline) oder durch Licht (s. S. 31) zu reaktionsbereiten Haptenen.

Parallel-Allergien sind praktisch bedeutsam bei
- Penicillinen untereinander,
- Cephalosporinen untereinander,
- zwischen Penicillinen und Cephalosporinen,
- Phenothiazinderivaten untereinander,
- Mitteln mit substituiertem Anilinrest (sogenannte „Para"-Gruppe), z. B. Sul-

fonamiden, Procain, Anilinfarbstoffen. Selten bestehen Parallelallergien zwischen dieser Gruppe und Estern der p-Hydroxybenzoesäure (sog. Parabenen), die zahlreichen Zubereitungen als Konservierungsstoffe zugesetzt sind.
Das Risiko der Allergisierung steigt mit der *Applikationsart:* oral < parenterale Injektion < cutan.

Allergische Syndrome (s. auch S. 136)

- Die *anaphylaktische Reaktion* ist eine Sofortreaktion vom Typ I. Manifestationsformen s. Tabelle 6.3-1. Der anaphylaktische *Schock* ist die gefährlichste Form der Arzneimittelallergie, z. B. nach Penicillinen. Einzelheiten s. S. 136 und S. 180.
- Die *Serumkrankheit* ist eine Mischform, vor allem aus Typ I und III. Neben den (heute bedeutungslosen) artfremden Seren sind Penicilline, Thiouracilderivate und Röntgenkontrastmittel als auslösende Agentien geläufig.
- „*Arzneimittelfieber*" ohne weitere Symptomatik sollte stets differentialdiagnostisch bei unklaren Fieberzuständen erwogen werden.
- *Cutane* Reaktionsformen.
Ein großer Teil der Reaktionsweisen der Haut kann allergisch bedingt sein. Entscheidend ist die Anamnese.

Durch *interne* Verabreichung ergeben sich bevorzugt folgende generalisierte Manifestationen an der Haut:
- Typ I als Urticaria und „rashes" (häufig!) - vor allem durch Penicilline und Cephalosporine, aber auch durch viele andere Mittel, z. B. Aminoglykoside, Corticotropin, Heparin, Barbiturate, Sulfonamide.
- Typ II als thrombocytopenische Purpura (s. S. 137).
- Typ III als Purpura, Schönlein-Henoch-Syndrom, Panarteriitis nodosa, Exanthem vom Typ der Serumkrankheit, z. B. nach Salicylaten oder Penicillin.
- Typ IV als fixe Arzneiexantheme (durch Barbiturate, Pyrazolone, Sulfonamide); Insulinspätreaktion (s. S. 265); hämatogen ausgelöstes Kontaktekzem.

Durch *externe* Verabreichung entwickelt sich, wahrscheinlich über eine Immunreaktion vom *Typ IV* gegen „verfremdete" Haut das
- *Kontaktekzem.*

Unter seinen zahlreichen möglichen Ursachen treten hervor: Penicilline, Sulfonamide, Lokalanaesthetica der Paraaminobenzoesäuregruppe, die daher sämtlich in arzneitherapeutischen Externa nichts zu suchen haben; dazu kommen zahllose nichtmedikamentöse potentielle Noxen. Parallelallergien sind besonders häufig. Die genannten Substanzklassen (vor allem Ampicillin) können auch beim Pflegepersonal Kontaktekzeme hervorrufen.
Einen Sonderfall bieten *medikamentöse Photodermatosen.* Unter Lichteinfluß (320–400 nm, also langwelliges UV) entsteht
- bei den *phototoxischen* Reaktionen ein toxisches Agens, z. B. aus Phenothiazinderivaten oder Tetracyclinen. Bei Psoriasis wird die phototoxische

Reaktion auf Psoralene therapeutisch genutzt. Die Manifestationsformen phototoxischer Reaktionen sind monoton und ähneln einem Sonnenbrand.
- bei den *photoallergischen* Reaktionen ein Hapten, welches sich zum Vollantigen mit einer körpereigenen Substanz verbindet. Beispiele sind die lokalchemotherapeutisch angewandten halogenierten Salicylanilide. Die Manifestationen sind meist exanthematisch und zu Typ IV zu rechnen.
- *Hämatologische* Reaktionen zählen meist zu Typ II und III.

Während toxische Reaktionen kumulativ zustande kommen und nur langsam abklingen, lassen sich allergische Reaktionen durch kleinste Mengen des Arzneimittels auslösen. Allergische Reaktionen sind gut reversibel, wenn der Patient die akute Phase überlebt. Manifestationen:
- *Thrombocytopenien* sind äußerst häufig, werden meist nicht diagnostiziert. Beispiele: Chinidin, Thiazid-Diuretica, Phenylbutazon, Rifampicin.
  Leukopenien und *Agranulocytosen*. Beispiel: Pyrazolon- und Pyrazolidin-Derivate, Thyreostatica, Sulfonamide.
- *Hämolytische Anämien.* Beispiel: Penicillin, α-Methyldopa, Phenacetin, Chinidin. Die unter Methyldopa entstandenen Antikörper sind auch gegen normale Erythrocyten gerichtet, d. h. hier liegt ein Übergang zu den Autoimmunkrankheiten vor.
- *Antinucleäre Antikörper* treten dosis- und zeitabhängig nach Procainamid und Hydralazin auf. Solche Patienten entwickeln nicht selten Symptome eines systemischen Lupus erythematodes.

Zur Diagnostik

Entscheidend sind *subjektive* Feststellungen, nämlich
- das klinische Bild,
- die sorgfältige Anamnese.

Objektive Verfahren sind nur in vivo zuverlässig, z. B.
- der Läppchentest beim Kontaktekzem,
- der Auslaß- und Expositionsversuch *(Vorsicht!).* Intracutantests bei anaphylaktischen Reaktionen vermeide man, weil z. B. Penicilline bereits in kleinsten Dosen den sensibilisierten Menschen töten können.

Beweisend ist beides Mal nur die positive Reaktion, weil das zu testende Arzneimittel nicht notwendigerweise mit dem Antigen identisch sein muß (Biotransformation!).

In vitro-Verfahren haben nur beschränkte Aussagekraft und sind Spezialisten vorbehalten.

Zur Prophylaxe

- Denke stets an allergische Reaktionen bei Penicillinen, Pyrazolonderivaten, Barbituraten.
- Bedenke, daß auch Trägerstoffe schuld sein können, vor allem bei Externa.
- Frage nach vorausgegangenen Expositionen und Reaktionen; suche dabei

nach verborgenen Identitäten. So findet man Chinin nicht nur in Grippemitteln, sondern auch in Tonic Water und manchen Bieren!
- Sei extrem vorsichtig bei atopischen Patienten (sogenanntes endogenes Ekzem, endogenes Asthma); sie neigen besonders zu anaphylaktischen Reaktionen.
- Vermeide die Gabe riskanter Externa (s. S. 80).
- Bemühe Dich um eine exakte Identifizierung des Allergens, wenn eine Arzneimittelallergie vorliegt. Das Allergen ist dann *lebenslang* zu meiden.
- Wenn ein allergenes Arzneimittel (z. B. Penicillin) trotz positiver Anamnese eingesetzt werden *muß*, sollte eine Schnell-Desensibilisierung unter Glucocorticoid- und Antihistaminica-Schutz versucht werden. Die Behandlung eines anaphylaktischen Schocks ist vorzubereiten.

Anaphylaktoide Reaktionen nach Arzneimitteln.

Pathogenese: Diese Reaktionen sind nicht oder nur z. T. antikörperbedingt; manifestieren sich aber ähnlich der Immunreaktion vom Typ I, also in Urticaria, Schwellungen im Gesicht und am Hals, Asthma, aber auch tödlichem anaphylaktoidem Schock. Anaphylaktoide Reaktionen können schon nach erstmaliger Exposition ausbrechen und sind deutlich dosisabhängig.

Auslösende Substanzen:
- Acetylsalicylsäure und Verwandte (auch in der Nahrung!) erzeugen meist Urticaria und Asthma (s. auch S. 231).
- Röntgenkontrastmittel und hochmolekulare Plasmaersatzstoffe können schweren Schock hervorrufen.

Die *Behandlung* entspricht derjenigen der anaphylaktischen Reaktion (s. S. 138 sowie S. 180).

2 Arzneimittel bei Patientengruppen

2.1 Pharmakokinetische Grundlagen

Pharmakokinetik im weiteren Sinne ist die Lehre von der Einwirkung des Organismus auf Fremdstoffe (Abb. 2.1-1). *Die Pharmakokinetik im engeren Sinne* (mathematische Pharmakokinetik) beschreibt die quantitativen Beziehungen zwischen Aufnahme, Verteilung und Elimination eines Pharmakons. Sie rechnet hierbei mit drei Größen: Volumen, Konzentration und Zeit, ohne zunächst nach Mechanismen zu fragen. Für den Organismus setzt sie ein System kommunizierender „Räume" (besser: Kompartimente), das nach außen offen ist.

Die meisten der in Abschnitt 2.1 besprochenen Beziehungen ergeben sich aus dem pharmakokinetischen Grundmodell:

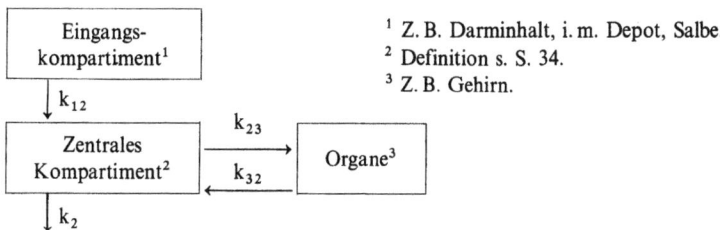

[1] Z. B. Darminhalt, i. m. Depot, Salbe.
[2] Definition s. S. 34.
[3] Z. B. Gehirn.

Die einzelnen Blöcke bedeuten Kompartimente (s. S. 34), die Pfeile bedeuten Substanzverschiebungen mit den jeweiligen Geschwindigkeitskonstanten k (s. S. 36).

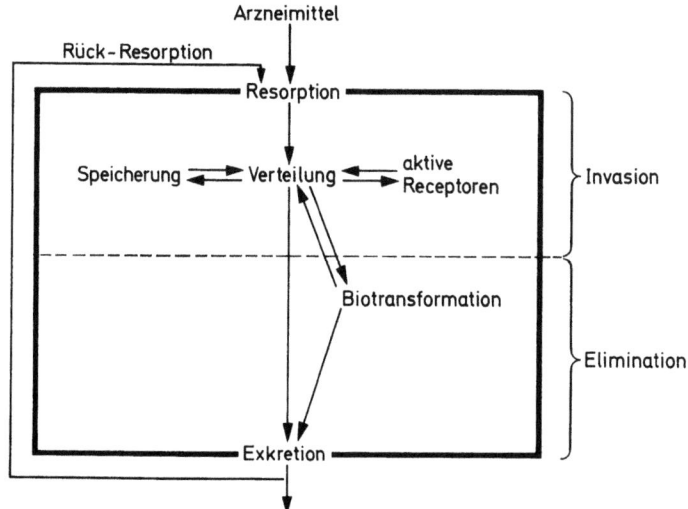

Abb. 2.1-1. Mögliche Einwirkungen des Organismus auf Arzneimittel

Kompartimente sind Verteilungseinheiten, welche in gegenseitigem Austausch stehen. „Tiefe" Kompartimente tauschen langsam aus, „oberflächliche" hingegen schnell.

Kompartimente können also nicht nur Räume sein (z. B. der Liquorraum), sondern auch Organe (z. B. Niere) oder sogar Bindungsstellen (z. B. an Plasmaproteinen). Das pharmakokinetische Grundmodell (s. S. 33) läßt sich um beliebig viele Kompartimente erweitern.
Beispiel für hintereinander angeordnete („catenäre") Kompartimente:
→ Plasma ⇌ Interstitieller Raum ⇌ Fettgewebe.
Beispiel für nebeneinander angeordnete („mammilläre") Kompartimente:

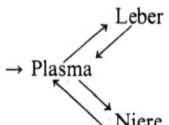

Die Kompartimente sind häufig durch morphologische und/oder Energieschranken getrennt, welche durch passive oder aktive Prozesse überwunden werden können.

Beispiel: Jonale und Wasserbewegungen bei der Elektrolyttherapie.

Die physikalisch-chemischen Eigenschaften von Kompartiment und Arzneimitteln beeinflussen nach dem Massenwirkungsgesetz (Eiweißbindung) bzw. der Löslichkeit (Lipid/Wasser) die Anreicherung in den einzelnen Kompartimenten.

Beispiel 1: Starke *Eiweißbindung* (d.h. Anreicherung im Kompartiment „Plasmaprotein") bedeutet in der Regel
- relativ geringere Konzentration im Receptor-Kompartiment (→ verminderte Wirksamkeit),
- verminderte glomeruläre Filtration und verlangsamten Abbau (→ längere Verweildauer).

Beispiel 2: Deutliche *Lipidlöslichkeit* bedeutet in der Regel
- gute Penetration durch Epithelien bei der Resorption;
- gute Penetration durch Zellmembranen in die Erfolgs- bzw. Eliminationsorgane; aber auch
- verstärkte Eiweißbindung (s. S. 21);
- Anreicherung in lipidreichen Organen (Fettgewebe, Gehirn);
- verstärkte renale Reabsorption → verlangsamte renale Elimination.

Die größte theoretische und praktische Bedeutung besitzt das *„zentrale" Kompartiment* (= Blutplasma + damit in schnellem Austausch stehende Organe); denn die Wirkungsstärke hängt weniger von der Dosis als von der Konzentration des freien, d. h. nicht-proteingebundenen Pharmakons im zentralen Kompartiment ab, sowie von der Zeit, für die sie besteht.

Diese Regel gilt allerdings nur bei
- *reversiblen* Prozessen (Gegenbeispiel: Alkylphosphate),
- *stetigen* Dosis-Wirkungs-Beziehungen (Gegenbeispiel: Immunreaktionen),
- *Korrelation* zwischen den Konzentrationen im Plasma und im Receptorkompartiment.
- Verwendung des pharmakologischen *Primäreffekts* als Meßgröße. Gegenbeispiel: Man mißt die *Konzentration* des Prothrombins, nicht die *Geschwindigkeit* seiner Synthese bei der Therapie mit Anticoagulantien.

Die Plasmakonzentration darf also nur unter Berücksichtigung weiterer pharmakokinetischer und pharmakodynamischer Daten als Kriterium der Wirksamkeit herangezogen werden. So kann die Plasmakonzentration eines Cephalosporins deshalb besonders hoch sein, weil es schlechter als andere ins Gewebe eindringt. Die pharmakodynamisch entscheidende Konzentration im *Receptor-Kompartiment* ist beim Menschen nicht direkt meßbar.
Verteilungsvolumen und Verteilungskoeffizient lassen sich vom Kompartimentbegriff ableiten.

Das *Verteilungsvolumen* ist eine (meist fiktive) Größe (V), die sich aus der Verdünnung einer (meist i. v.) vorgegebenen Dosis (D) errechnet

$$V = \frac{D}{y_0} \quad (y_0 = \text{Stoffkonzentration unmittelbar nach Durchmischung}).$$

Änderungen der Verteilungsvolumina lassen auf Änderungen des Zustandes des Organismus schließen.

Beispiel: Man kann durch Injektion von ^{131}I-Albumin das Plasmavolumen bestimmen.

Der *Verteilungskoeffizient* setzt das Verteilungsvolumen zum Körpergewicht (KG) in Beziehung.

$$\frac{V[ml]}{KG[g]} = \Delta$$

Würde sich z. B. die applizierte Substanz nur im extracellulären Wasser verteilen, so wäre $\Delta = 0,2$ (vgl. S. 147). Der Verteilungskoeffizient wird dagegen größer als 1, wenn ein stark konzentrierendes Kompartiment im schnellen Gleichgewicht mit dem Blutplasma steht.

Elimination

Die Elimination umfaßt Umwandlung (Metabolismus) und Ausscheidung (Exkretion).

Verschiedene Eliminationsprozesse können *parallel* geschaltet sein. Beispiel: Tetracycline werden mit Harn *und* Kot ausgeschieden.
Sie können *hintereinander* geschaltet sein. Beispiel: Chloramphenicol wird zunächst in der Leber glucuronidiert, dann im Harn ausgeschieden.
Kreisprozesse sind häufig. Beispiel: Tetracycline bzw. Digitoxin werden zunächst mit der Galle in den Darm ausgeschieden; anschließend werden sie rückresorbiert.

Bei beschränktem Eliminationsvermögen kann die Eliminationsgeschwindigkeit konstant sein (virtuelle Reaktion nullter Ordnung). Beispiel: Die Abbaugeschwindigkeit von Alkohol ist *unabhängig* von seiner Plasmakonzentration.
In der Regel ist jedoch die Beziehung zwischen Plasmakonzentration und Zeit als (virtuelle) Reaktion erster Ordnung, also als *Exponentialfunktion* zu beschreiben (vgl. Abb. 2.1-2). Sie wird charakterisiert durch die Eliminations-Halbwertzeit.

Beachte, daß Darstellung b) auch y_0 liefert, das für die Berechnung des Verteilungsvolumens (s. oben) benötigt wird!

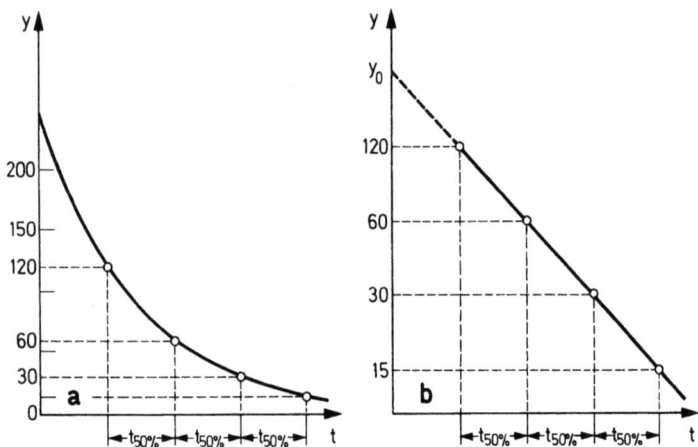

Abb. 2.1-2. Darstellung eines typischen Konzentrationsverlaufes im Blut
Ordinate: y = Konzentration im linearen (a) bzw. logarithmischen (b) Maßstab
Abscisse: t = Zeit im linearen Maßstab (nach Gladtke und v. Hattingberg)

Unter *Eliminations-Halbwertszeit* ($t_{\frac{1}{2}}$) versteht man diejenige Zeit, in welcher jeweils die Hälfte der Substanz aus einem Kompartiment (in der Regel Plasma) verschwindet. Anhand dieser wichtigen Größe untergliedert man zahlreiche Arzneimittelgruppen, z. B. Sulfonamide, Diuretica, Barbiturate, Allgemeinanaesthetica.

Man unterscheidet
- die *Plasma*-Halbwertszeit, in welcher die Konzentration im Plasma halbiert wird,
- die *biologische* Halbwertszeit, in welcher die Konzentration im Organismus halbiert wird. Wenn zwischen den Kompartimenten des Organismus ein Verteilungsgleichgewicht besteht, ist die biologische Halbwertszeit identisch mit der Plasma-Halbwertszeit.

Der biologische *Effekt* hat gelegentlich eine noch andere Halbwertszeit (s. Benzodiazepine S. 317).

Die *Eliminationskonstante* (k_2) gibt den Bruchteil der in einem Kompartiment (in der Regel Plasma) vorhandenen Substanz an, welcher pro Zeiteinheit eliminiert wird. Die eliminierte Menge ist der Konzentration proportional; also $\frac{dy}{dt} = -k \times y$ (1/Zeit).

Anmerkungen: a) Die Eliminationskonstante ist in der Regel (Ausnahme s. S. 35) eine Geschwindigkeitskonstante für einen Prozeß erster Ordnung. Daher steht sie in Beziehung zur Eliminations-Halbwertszeit $k_2 = 0{,}693/t_{\frac{1}{2}} = \ln 2/t_{\frac{1}{2}}$.

b) Halbwertszeiten gelten in strengem Sinn jeweils nur für ein einziges Kompartiment. Die Zahl der Kompartimente wird jedoch oft nicht angegeben, so daß den mitgeteilten Halbwertszeiten, auch in diesem Buch, eine erhebliche Willkür anhaftet.

Anhand von Eliminationskonstante und Verteilungsvolumen läßt sich eine wichtige weitere Größe errechnen, die *Totale Clearance* (Cl): $Cl = k_2 \times V$ [ml/Zeit]. Sie gibt das (virtuelle) Plasmavolumen an, welches pro Zeiteinheit von der Substanz (auf irgendeinem Wege) geklärt wird.

Anmerkungen: a) Erfolgt die Elimination auf einem einzigen Wege (z. B. Inulin durch die Niere), so läßt sich über die totale Clearance ein Anhalt für die Funktion des betreffenden Organs (hier: der renalen Clearance) gewinnen.
b) Eine Umstellung der Formel ($k_2 = Cl/V$) zeigt, daß k_2, und damit auch $t_{\frac{1}{2}}$, eine hybride Größe ist; k_2 ist also nur bei konstantem Verteilungsvolumen ein Maß der Eliminationsgeschwindigkeit.

Invasion

Die Invasion umfaßt Aufnahme und Verteilung. Sie ist formal (mit umgekehrten Vorzeichen) der Elimination gleichzusetzen, im Gegensatz zu dieser aber nur indirekt zu ermitteln, weil mit der Invasion bereits die Elimination beginnt.

Als **Resorption** bezeichnet man die Invasion aus einem Eingangskompartiment, z. B. dem Darmlumen, in ein körpereigenes Kompartiment. Der Begriff „Resorption" wird verschieden gebraucht. Bei der enteralen Resorption kann z. B. die Darmschleimhaut, das Pfortaderblut oder das zentrale Kompartiment (s. S. 34) als körpereigenes Kompartiment definiert werden.

Unter **Bioverfügbarkeit** faßt man das Ausmaß und die Geschwindigkeit zusammen, mit welcher der Wirkstoff eines Arzneimittels das zentrale Kompartiment (s. S. 34) erreicht. Der Begriff hat finalen Charakter; er wurde geschaffen, um die pharmakokinetischen Eigenschaften chemisch äquivalenter Präparate vergleichend zu erfassen. Hierzu ermittelt man die Flächen unter den Kurven, welche sich bei Auftragung der Plasmakonzentrationen gegen die Zeit ergeben (s. Abb. 2.1-3, Flächen unter I bzw. III). Wenn die Bioverfügbarkeit, z. B. nach oraler Applikation, vollständig ist, dann ist die Fläche unter der Kurve III gleich derjenigen nach i. v. Applikation (Dost'scher Flächensatz).

Anmerkungen: 1. Eine gute Bioverfügbarkeit garantiert noch nicht, daß der *Wirkstoff am Wirkort* hinreichend verfügbar ist. Beispiel: Zirkulierendes Penicillin erreicht nur schlecht den Inhalt von Abszessen.
2. Nur dann gelangt ein Wirkstoff in hinreichender Menge ins Zielorgan, wenn er im zentralen Kompartiment für eine *hinreichende Zeit* in hinreichender Konzentration verweilt. Der Faktor Zeit und seine Bedeutung lassen sich aber nur schwer quantifizieren und werden daher bei der Definition vernachlässigt. Beispiel: Manche Retardpräparate liefern trotz ausgezeichneter Bioverfügbarkeit unzureichende Plasmakonzentrationen, weil sie zu langsam resorbiert werden.
3. Bei der enteralen Resorption bestimmen u. a. folgende Faktoren die Bioverfügbarkeit:
- *Zerfalls- und Auflösungsgeschwindigkeit.* Diese Größen hängen nicht nur vom Wirkstoff, sondern auch von seiner Zubereitungsform ab.
- *Passage* durch Darmschleimhaut, Leber und Lunge. Auf diesen Stationen kann bereits die präsystemische Elimination einsetzen, die auch als *„first pass"*-Effekt bezeichnet wird. Beispiel: Manche intestinal angebotenen Wirkstoffe können schon bei erstmaliger Passage der Darmschleimhaut (z. B. zahlreiche Sympathomimetica) oder der Leber (z. B. organische

Nitrate) inaktiviert werden. Sie werden daher das zentrale Kompartiment kaum erreichen, obwohl sie aus dem Eingangskompartiment Darmlumen verschwinden.

Der Konzentrationsverlauf bei *gleichzeitiger Invasion und Elimination* wird durch die sog. *Bateman-Funktion* beschrieben, sofern es sich dabei um Prozesse erster Ordnung handelt. Diese Funktion wurde ursprünglich entwickelt, um den Zerfall einer radioaktiven Muttersubstanz in eine ebenfalls radioaktive Tochtersubstanz mit eigener Halbwertszeit zu beschreiben (Abb. 2.1-3).

Die von der Bateman-Funktion umschlossene Fläche ist unabhängig von der Geschwindigkeit der Invasion. Darauf beruht das Prinzip der korrespondierenden Flächen, anhand dessen die Invasion bei unterschiedlicher Zufuhr (z. B. i. v. gegenüber oral) verglichen werden kann (s. o.).

Fließgleichgewichte zwischen mehreren Kompartimenten

Im *Fließgleichgewicht* ist die Invasionsgeschwindigkeit gleich der Eliminationsgeschwindigkeit. Die beim Fließgleichgewicht erreichte Konzentration (y^*) im Verteilungsvolumen wird also um so höher sein, je größer die Invasions- und je geringer die Eliminationsgeschwindigkeit ist. Es gilt die Gleichung

$$y^* = \frac{\text{Geschwindigkeit der Zufuhr}}{\text{totale Clearance}}.$$

Diese stationäre Konzentration wird sich desto schneller einstellen, je kleiner (bei vorgegebener Invasionsgeschwindigkeit) das Verteilungsvolumen ist (vgl. Abb. 2.1-4).

Bei Kurzzeit-Versuchen treten die langsam austauschenden „tiefen Kompartimente" noch nicht hervor. Das bedeutet, daß das Verteilungsvolumen mit der Anwendungsdauer eines Wirkstoffs zunehmen kann.

Beispiel: Infusion von Hexobarbital führt zu einer *schnellen* Verteilung im Blut, zu einer *langsameren* Verteilung zwischen Blut und Gehirn, zu einer *noch langsameren* Verteilung zwischen Blut und Fettgewebe.

Beispiele für die Bedeutung der Fließgleichgewichte

Kumulation. Führt man ein Arzneimittel schneller zu, als es eliminiert wird, so reichert es sich im Organismus an, d. h. es kumuliert. Bei gleichmäßiger Verabreichung, z. B. durch Infusion, kumuliert das Arzneimittel stetig (vgl. Abb. 2.1-4), bei fraktionierter Verabreichung (z. B. als Injektion) stoßweise. Kumulation kann ärztlich erwünscht sein, z. B. bei Korrektur von Elektrolytstörungen (vgl. S. 147) oder bei der Digitalisierung (vgl. S. 189). Meist, z. B. bei Schlafmitteln oder zahlreichen Vergiftungen, ist Kumulation unerwünscht. Zwar wird ein langsam eliminiertes Arzneimittel eher kumulieren; der Arzt möge sich jedoch an die Formulierung halten:

> Jedes Arzneimittel kann kumulieren, aber kein Arzneimittel kumuliert ohne das Zutun des Arztes; denn der Arzt bestimmt die Geschwindigkeit der Zufuhr.

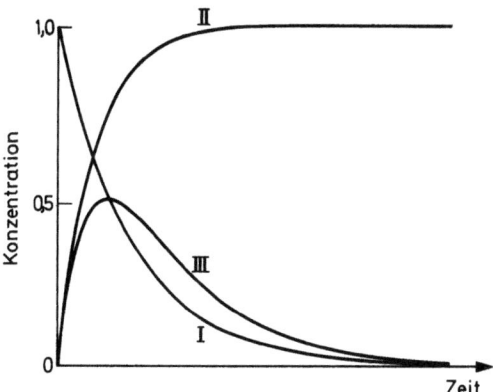

Abb. 2.1-3. Bateman-Funktion in linearem Maßstab. I = reine Elimination (bei i. v. Gabe). II = reine Invasion. III = Kurvenverlauf bei gleichzeitig stattfindender Invasion und Elimination. $k_{12} : k_{20} = 1 : 2$. Beachte, daß hier (im Gegensatz zu Abb. 2.1-4) nicht nur die Elimination, sondern auch die Invasion als Prozeß erster Ordnung eingesetzt ist! Ordinate: Konzentration im Blut; Abscisse: Zeit (nach Gladtke und v. Hattingberg)

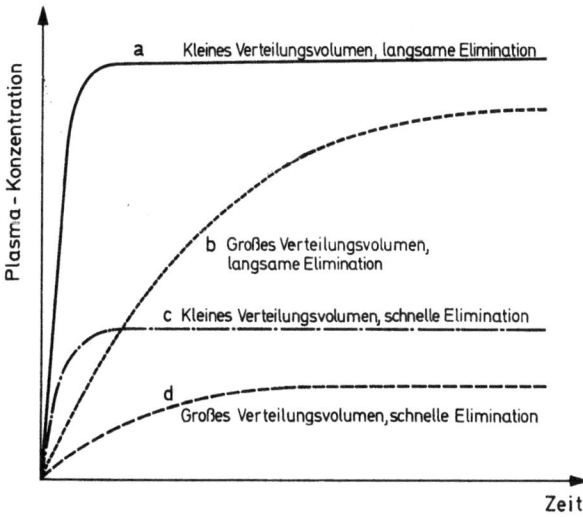

Abb. 2.1-4. Einfluß der Eliminationsgeschwindigkeit und des Verteilungsvolumens auf die Plasmakonzentration bei konstanter Zufuhr (z. B. durch Infusion). Das Fließgleichgewicht besteht, sobald die Plasmakonzentration konstant ist. Beachte bei diesem Beispiel, daß die Invasion als Prozeß nullter Ordnung, die Elimination als Prozeß erster Ordnung eingesetzt ist. Bei Gleichgewicht gilt
Zufuhr (mg/min) = Plasmakonzentration (mg/l) × Clearance (l/min)

Dosisfindung. Eine Arzneimitteldosierung ist dann richtig gewählt, wenn sie die Plasmakonzentration für die gewünschte Zeit in die gewünschte Höhe bringt. Dabei errechnet sich die *richtige Initialdosis* aus dem *Verteilungsvolumen*, die *richtige Geschwindigkeit* der Zufuhr hingegen aus der *Geschwindigkeit der Elimination*.

Häufig kann oder will man nicht das Mittel mit einer Dauerinfusion (Abb. 2.1-4) oder einer einzigen Gabe (Abb. 2.1-3) zuführen. Meist wird ein Arzneimittel *wiederholt* zugeführt werden müssen. Bei wiederholter Zufuhr ist auf die *Dosierungsintervalle* zu achten. Nicht selten ist der Arzt versucht, die Dosierungsintervalle zu verlängern, indem er zugleich die Einzeldosis erhöht. Mit dem Dosierungsintervall nimmt aber auch die Differenz zwischen Maximum und Minimum der Plasmakonzentration zu. Die Differenz liegt bei 30%, wenn das Dosierungsintervall die Hälfte der biologischen Halbwertszeit beträgt. Nun gibt man Arzneimittel häufig in 12stündigem Abstand, d. h. morgens und abends. So verabreichte Arzneimittel müßten eine Halbwertszeit von 24 Std. haben, wenn man innerhalb der genannten Schwankungsbreite bleiben wollte.

Die meisten Wirkstoffe werden im therapeutischen Bereich desto schneller eliminiert, je höher ihre Plasmakonzentration ist. Je stetiger man also ein Arzneimittel zuführt, desto geringere Mengen werden zur Haltung einer gewünschten Plasmakonzentration über die Zeit benötigt.

Eine stark vereinfachende Faustregel empfiehlt
– täglich einmalige Gabe bei Halbwertszeiten oberhalb 24 Std
– täglich zweimalige Gabe bei Halbwertszeiten unter 24 Std, auch falls Blutspiegelspitzen kurzwirkender Präparate erstrebt werden (Beispiel: Kurzinfusionen von Lactam-Antibiotica),
– Dauerinfusionen, wenn eine schnell eliminierte Substanz in konstanter Plasmakonzentration benötigt wird.

Viele *oral* anzuwendende Präparate besitzen eine so kurze Halbwertszeit, daß „3 × täglich" nicht einmal tagsüber eine hinreichende Plasmakonzentration gewährleistet. Solche Arzneimittel werden häufig in *Retard*-Form angeboten, d. h. man versucht, die zu schnelle Elimination durch Dehnung der Resorptionszeit auszugleichen. Durch Retard-Zubereitungen kann der Einfluß der Eliminationsgeschwindigkeit auf die Wirkungsdauer gemindert werden; die Eliminationskonstante wird jedoch **nicht** geändert!

> Daher Vorsicht! Das Fließgleichgewicht kann bei Retard-Präparaten so ungünstig liegen, daß therapeutisch hinreichende Plasmakonzentrationen ausbleiben.

Auch *intramusculäre oder subcutane Injektionen* können zu Fließgleichgewichten führen: Je schneller die Resorption aus dem gesetzten Depot abläuft, desto höher wird (bei gleichen Eliminationsverhältnissen) die Konzentration im zentralen Kompartiment ansteigen. Die Resorption hängt ab
– von der Löslichkeit der injizierten Zubereitung. Beispiel: Diazepam und Phenytoin liefern bei i. m. Injektion niedrigere Plasmakonzentrationen als bei intravenöser und sogar oraler Gabe;

– von den Durchblutungsverhältnissen. Subcutan gegebenes Insulin senkt die Blutglucose für längere Zeit als i. m. gegebenes.

Merke zur Beurteilung aller pharmakokinetischen Quantifizierungen

- Tierversuche liefern nur Anhaltswerte, die von den Verhältnissen beim Menschen oft sehr verschieden sind. Sie müssen am Menschen bestätigt werden. Die Aussagekraft von am Menschen gewonnenen Daten ist dagegen nicht geringer als die anderer klinisch-chemischer Befunde.
- Die alleinige pharmakokinetische Betrachtung gestattet noch kein Urteil über den Wert einer arzneitherapeutischen Maßnahme. Wir wissen z. B. nicht, ob hohe Spitzenkonzentrationen oder langanhaltende „Spiegel" im Hinblick auf Erfolg und Risiken der Antibioticatherapie günstiger sind.
- Pharmakokinetische Rechnungen haben stark abstrahierenden und deskriptiven Charakter; die eingesetzten Größen sind häufig fiktiv und müssen dann für die konkrete arzneitherapeutische Situation interpretiert werden. Pharmakokinetische Daten sagen zunächst nichts oder nur Negatives über den zugrunde liegenden Mechanismus aus.
- Pharmakokinetische Berechnungen setzen ein Kontinuum der biologischen Reaktionsabläufe voraus. Extrapolationen in experimentell nicht studierte Konzentrations- oder Zeitbereiche sind nicht gestattet. Gelegentlich liegen der Aufnahme oder der Elimination sättigbare Vorgänge zugrunde; dann ändert sich die Pharmakokinetik mit der Dosis.
- Ungeachtet dieser Einschränkungen sind die pharmakokinetischen Daten unentbehrlich
  – für die Kennzeichnung eines Arzneimittels,
  – für die Errechnung von Dosierungs-Schemata,
  – für das Verständnis unterschiedlichen „Ansprechens" sowie mancher Arzneimittel-Wechselwirkungen,
  – für die Prüfung von Körperfunktionen,
  – für die Erziehung des Studenten zu einer kritischen Haltung gegenüber Arzneimittelwerbung und Arzneimittelkombinationen.

2.2 Arzneimittel in der Schwangerschaft

Die möglichen Folgen einer embryotoxischen Schädigung sind nachfolgend zusammengestellt. Die Manifestation hängt vor allem vom Alter der Schwangerschaft sowie von Art und Dosis des Fremdstoffs ab.

Regeln für die Arzneitherapie

- Der Arzt ist *nie sicher,* ob bei Frauen im gebärfähigen Alter eine Schwangerschaft vorliegt oder nicht.

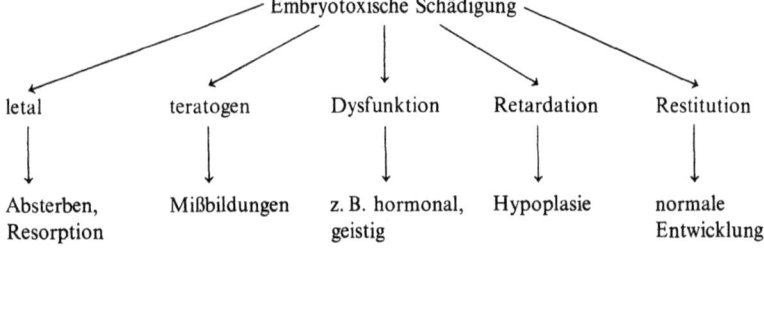

- Der mütterliche Organismus entwickelt eine *veränderte Pharmakokinetik* (erhöhter Extracellulär-Raum, erhöhter Wasserdurchsatz, Fruchtwasser als Depot).
- Der *Fetus* stellt einen *Ort des geringsten Widerstandes* dar, auch gegenüber Arzneimitteln. Es gibt keine zuverlässige Möglichkeit, das Risiko teratogener Effekte durch Tierversuche zu sichern oder auszuschließen. Nur retrospektive Studien am Menschen gewährleisten die Unbedenklichkeit.

> Möglichst wenige, bewährte Arzneimittel anwenden; strenge Indikation; aber auch kein therapeutischer Nihilismus. Je länger und öfter ein Mittel in Gebrauch war, desto unbedenklicher kann es Schwangeren gegeben werden. Also: keine neuen Mittel an Schwangere! Jede Mißbildung bei vorhergegangenem Arzneimittelgebrauch melden!

- *Psychologische Faktoren* sind während der Schwangerschaft besonders wichtig, auch bei der Anwendung von Arzneimitteln. Häufig sind *Placebos* sinnvoll (z. B. Honigpräparate statt Codein bei Husten; Baldrian oder Hopfen als Sedativa).
- Sehr häufig wird gefragt, ob die Anwendung eines Arzneimittels während der Schwangerschaft eine *Interruptio* zwingend erforderlich mache. Die Frage ist für die heute zugelassenen Mittel zu verneinen. Einige Mittel mögen statistisch die Zahl der Mißbildungen über den normalen Pegel von 2–3% anheben. Im Einzelfall tritt aber das arzneimittelbedingte Risiko gegenüber anderen Risiken (z. B. Alkohol) und den Motiven (z. B. Kinderwunsch) bei weitem zurück.

In der Frühschwangerschaft

Zur *Pharmakokinetik*

Über die *embryonale Pharmakokinetik* im 1. Trimenon ist praktisch nichts bekannt. Extreme Zurückhaltung mit Arzneimitteln in dieser Phase!

Arzneimittel in der Schwangerschaft 43

Risiken durch Fremdstoffe

Mittel, deren *teratogene Wirkung beim Menschen gesichert erscheint,* sind
- Thalidomid (obsolet),
- Cytostatica
- Alkohol → Alkohol-Embryopathie (Mikrocephalie, angeborene Herzfehler). Sie ist dosisabhängig und wohl die häufigste fremdstoffbedingte Mißbildung.
- Orale Antikoagulantien stören die Entwicklung des Nervensystems. Bei Schwangerschaft sofort auf Heparin umstellen!

Verdacht auf teratogene Wirkung besteht bei
- Phenytoin. Das „Phenytoin-Syndrom" soll sich vor allem in geringen Abweichungen des Gesichtsschädels äußern; auch Mikrocephalie und geistige Retardation werden genannt. Der Kausalbezug ist aber umstritten. Zur Prophylaxe reichlich Vitamin D, Calcium und Folsäure zuführen (vgl. S. 321);
- Valproinsäure (Verdacht auf spina bifida beim Menschen);
- Rifampicin (bis 12. Woche Kontraindikation!);
- Glucocorticoiden (nur im Tierversuch Mißbildungen);
- Benzodiazepinen: Berichte über Mißbildungen an Auge und Gaumen. Der Kausalbezug ist umstritten;
- Vitamin A und andere Retinoide, insbesonde das Dermaticum Etretinat (hohe Wahrscheinlichkeit von Mißbildungen im Tierversuch);
- Vitamin D: Häufung von supravalvulärer Aortenstenose, wenn in excessiven Dosen gegeben;
- Gestagen-Estrogen-Kombinationen, wie sie zu Schwangerschaftstests oder zur hormonalen Kontrazeption benutzt werden. Sie scheinen die Wahrscheinlichkeit von Mißbildungen am Kreislaufsystem etwa zu verdoppeln. Hormonale Schwangerschaftstests sind überflüssig!

Kontrazeptive Maßnahmen sind erforderlich, wenn eine riskante Arzneitherapie unumgänglich ist, z. B. bei cytostatischer, antituberculöser oder oraler Anticoagulantien-Therapie, ferner bei Therapie mit Retinoiden (s. S. 88). Das teratogene Risiko der antiepileptischen Therapie ist zu gering, als daß es eine Schwangerschaft verböte.

In der Spätschwangerschaft (Placenta vorhanden)

Zur Pharmakokinetik

In starker Vereinfachung läßt sich die Verteilung der Arzneimittel in der Schwangeren als *4-Kompartiment-Modell* darstellen. Es gibt die auch pharmakokinetisch bedeutsame „materno-feto-placentare Einheit" wieder. In den ersten drei Kompartimenten ist (in sehr unterschiedlichem Ausmaß!) eine Metabolisierung von Arzneimitteln (M) möglich. Die Placenta ist vor allem für Arzneimittel in apolarem Zustand durchgängig, in geringem Maß auch für polare Pharmaka und sogar für hochmolekulare Substanzen. Eine Placentarschranke im strengen Sinn gibt es also nicht. Entscheidend ist die Frage, wie schnell das Pharmakon (im Vergleich zur mütterlichen und fetalen Elimination) auf den Feten übertritt.

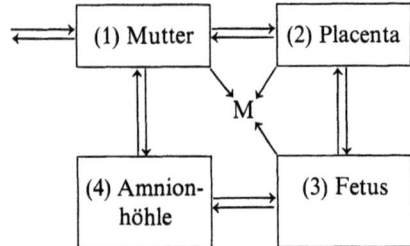

Weitere bedeutsame Faktoren
- Das *Extracellulärvolumen* und die *glomeruläre Filtrationsrate* sind in der Spät-Schwangerschaft erhöht. Das Fruchtwasser wirkt als zusätzliches Depot wasserlöslicher Arzneimittel. Die Placenta vermag, allerdings in stark wechselndem Maß, Arzneimittel zu metabolisieren. Einige Arzneimittel müssen also höher dosiert werden.
- Die *Blut-Hirnschranke* des Feten ist leichter durchgängig.
- Hydroxylierung von Arzneimitteln durch den Feten ist schon ab 4. Monat zunehmend möglich, Glucuronidierung erst ab 8.–9. Monat; beides steigt um die Geburt steil an.

Risiken durch Fremdstoffe

- Hormonale Faktoren
  - Androgene oder virilisierende Gestagene → Maskulinisierung.
  - Estrogene (für Diethylstilbestrol wahrscheinlich gemacht) in hohen Dosen → Vaginalcarcinom im späteren Leben („Zeitbombe"). Noch häufiger scheinen benigne Veränderungen an den Geschlechtsorganen männlicher oder weiblicher Nachkommen zu sein. Cave!!
  - Thyreostatica → Kropf; daher kleinstmögliche Dosis geben!
  - Orale Antidiabetica → Stimulation auch des fetalen Pankreas. Sie sind nur beim Altersdiabetes und deshalb kaum in der Schwangerschaft indiziert.
  - Insulinbedürftige Schwangere möglichst genau einstellen, sonst entstehen „Riesenkinder" mit erhöhtem Risiko von Mißbildungen sowie höherer Säuglings-Sterblichkeit.
- Antibakterielle Mittel
  - Tetracycline → Einlagerung in Zähne (Entwicklungsstörungen) und Knochen;
  - Aminoglykosid-Antibiotica → Innenohrstörungen;
  - Ethambutol nur bei strenger Indikation, weil Risiko der Opticusschädigung besteht;
  - Cotrimoxazol ist während der gesamten Schwangerschaft bedenklich, weil es einen Folsäure-Antagonisten enthält.
- Orale Anticoagulantien → Gefahr von Blutungen; grundsätzlich über die ganze Schwangerschaft hin Heparin verwenden, weil Heparin kaum placentagängig und besser steuerbar ist.

- Umweltgifte, welche den Fetus schädigen, sind Blei und Quecksilber; neurologische Schäden herrschen vor.
- Starkes Rauchen und/oder reichlich Alkohol (s. S. 43) → gehäuft „small-for-date babies" mit lang anhaltendem Entwicklungsrückstand und wahrscheinlich auch höherer Sterblichkeit. Starkes Rauchen erhöht auch die Abort-Häufigkeit.

Vor und während der Geburt

Perinatale Risiken bestehen in der Beeinflussung des Geburtsvorgangs, sowie in einer Vergiftung des Neugeborenen.

Beispiele

- Anticoagulantien → Blutungen im Fetus oder retroplacentar.
- Opiate → Entzugserscheinungen nach der Geburt; ab 6. Monat sollte man nicht entziehen, sondern mit Methadon substituieren.
- Alle Opiate, Anaesthetica, Sedativa und Schlafmittel → Atemdepression, Trinkschwäche; wenn unbedingt erforderlich, sollte man kurzwirkende Mittel verabreichen (z. B. Pethidin als Opiat, Triazolam als Schlafmittel, Suxamethonium zur Muskelrelaxation).
- Reserpin → verstopfte Nase, Trinkschwäche.
- Sulfonamide → erhöhtes Risiko des Neugeborenenikterus (Kompetition mit Bilirubin für Glucuronidierung und Albuminbindung). Auch Salicylate verdrängen Bilirubin.
- Phenacetin → Methämoglobinämie.
- Salicylate → Hemmung der Plättchen-Aggregation bei Mutter und Neugeborenem.

In der Lactation

Fremdstoffe können auf den Säugling übergehen. Grundsätzlich erscheinen alle Arzneimittel, besonders die schwachen Basen, in der Milch (pH ~ 6,5). Die Mengen sind aber zu gering und die verfügbaren Daten zu anekdotisch, als daß man daraus Kontraindikationen ableiten könnte. Vorsorglich sollten solche Mütter nicht stillen, welche riskante Arzneimittel erhalten (z. B. radioaktive Substanzen, orale Anticoagulantien, Thyreostatica, Antimetaboliten, Dihydrotachysterin). – Eine Quecksilbervergiftung der Mutter (Minimata-Krankheit) kann auf den Säugling übertragen werden.

Erythromycin und seine Verwandten sind in der Lactation unerwünscht, weil sie bis 40fach in der Milch konzentriert werden.

In allen Phasen wichtig ist die **Substitution**; denn Schwangere und Stillende brauchen mehr Eisen, Ca^{2+}, Vitamine am besten als Kombinationspräparat routinemäßig anwenden.

2.3 Arzneimittel im Kindesalter

Ausgangssituation

- Wachstumsstoffwechsel und Gedeihstörungen fallen besonders ins Gewicht.
- Die Arzt-Patient-Beziehung ist anders, weil
  - Simulation und Dissimulation entfallen,
  - Eigendiagnose und Eigentherapie entfallen,
  - die Beurteilung des Therapieerfolgs erschwert ist.
- Akute Krankheiten sind häufiger als chronische.
- Weniger Arzneigruppen sind erforderlich.

Bedeutsam sind: Antibiotica – Glucocorticoide – Sedativa + Hypnotica – Analgetica + Antipyretica – Hustenmittel (eigentlich nur Expectorantien) – Nasentropfen – Vitamine – Cytostatica.

- Die Mitarbeit der Mütter ist entscheidend. Sie sind über Sinn und Risiken (auch der Unterlassung!) der Arzneitherapie aufzuklären.
- Aus ethischen Gründen läßt sich der therapeutische Versuch (s. S. 7) nur selten am pädiatrischen Patienten durchführen. Die Anwendung der meisten Arzneimittel beruht daher auf Empirie am Kind und Extrapolation vom Erwachsenen her – ein wissenschaftlich wie ethisch zweifelhaftes Vorgehen.

Prinzip der „werdenden pharmakokinetischen Funktionen" bei jungen Säuglingen

Die Pharmakokinetik ändert sich mit dem Lebensalter:
- *Sprunghaft* ändert sie sich bei der Geburt durch Aufhebung der „materno-feto-placentaren Einheit". Das Neugeborene muß jetzt resorbieren und eliminieren!
- *Schnell* ändert sie sich durch Reifung der Elimination und Verschiebung der Kompartimentierung beim jungen Säugling, vor allem beim Frühgeborenen.
- *Immer langsamer* ändert sie sich bis hin zum Greisenalter.

Das Kleinkind steht also dem Erwachsenen pharmakokinetisch näher als dem Neugeborenen.

„Startpunkt" der *Arzneimittelelimination* ist die Geburt. Frühgeborene sind initial schlechter gestellt, holen aber auf. Beispiele:

- *Leber:* Zahlreiche Prozesse des Arzneimittelabbaus sind während der 1. Lebenswoche verlangsamt. Am stärksten ist die Glucuronidierung eingeschränkt; denn Glucuronidierungen durch den Fetus wären eher nachteilig wegen der geringeren Placentargängigkeit der stärker hydrophilen Metaboliten.

- *Niere*
  - Die glomeruläre Filtration ist herabgesetzt. Die Basalmembran ist dicker, nicht alle Glomeruli filtrieren. Dadurch ist z. B. die Streptomycin-Elimination

auf das Dreifache verlängert. Erwachsenenwerte sind etwa nach dem ersten Trimenon erreicht.
- Die tubuläre Sekretion reift erst binnen 7 Monaten. Beispiel: Penicilline und Kontrastmittel werden langsamer ausgeschieden.

Aus beidem ergibt sich: Extreme Vorsicht bei Chloramphenicol (prinzipiell analog: Sulfonamide). Seine Halbwertszeit beträgt
 beim Erwachsenen und Säugling   4–6 Std,
 beim Neugeborenen   26–28 Std,
 beim Frühgeborenen   > 28 Std.
Der Übergang Neugeborener → Säugling ist variabel, daher ist Chloramphenicol im frühen Säuglingsalter und davor nicht exakt dosierbar (Grau-Syndrom als Ausdruck iatrogener Vergiftung, s. S. 107).

Die geringe Eliminationsgeschwindigkeit im 1. Lebensmonat wird bei manchen Arzneimitteln, z. B. Antiepileptica, zum Teil dadurch kompensiert, daß auch die enterale Resorption verlangsamt ist.

Die *altersspezifische Kompartimentierung* bedingt eine andersartige *Verteilung* von Arzneimitteln beim Säugling. Beispiele:
- Das Kompartiment *„Proteinbindung"* ist kleiner; dazu kommt seine Belastung durch die *„Blutmauserung"*. Konsequenzen:
  - Arzneimittel verdrängen Bilirubin → Risiko des Kernikterus;
  - Bilirubin verdrängt Arzneimittel → höhere Konzentration an freien Arzneimitteln
- Das Kompartiment *„Flüssigkeit"* ist relativ vergrößert; dazu kommt, daß auch das Verhältnis Extracellulär-Raum/Intracellulär-Raum größer als beim Erwachsenen ist.
- Beim „Lipid"-Kompartiment ist der Anteil des Fettgewebes vermindert, der Anteil des Zentralnervensystems erhöht.

Veränderte Pharmakodynamik bei jungen Säuglingen

- Das geringere Reduktionsvermögen der Erythrocyten fördert die *Methämoglobin*-Bildung, auch nach Phenacetin.
- *Das unreife Abwehrsystem* macht eine höhere Dosierung von Antibiotica erforderlich. Bactericid wirkende Antibiotica bevorzugen!
- Das *Atemzentrum* des jungen Säuglings ist besonders labil, daher (und wegen der verminderten Glucuronidierung!) in diesem Lebensalter keine Opiate geben; später sind sie aber durchaus gestattet.

- Einige *Besonderheiten*
  - Naphazolin-Nasentropfen können Sedation und Kollaps bei Säuglingen auslösen. Sie sind daher kontraindiziert!
  - Die erhöhte O_2-Empfindlichkeit führt zu retrolentaler Fibroplasie bei Frühgeburten, die in conc. O_2 gehalten werden. Längerfristig erhöhte O_2-Zufuhr bei Säuglingen unter 9 Mon. muß anhand des arteriellen pO_2 dosiert werden.

> Früh- und Neugeborene erhalten also *kein* Sulfonamid, Cotrimoxazol, Salicylat, Phenacetin, Naphazolin, Morphin. Chloramphenicol oder reines O_2 sind nur ausnahmsweise gestattet.

Arzneitherapie beim Kind (gilt etwa ab 4. Lebensmonat)

Als *Dosierungsbezüge* dienen Alter, Körpergewicht, Körperoberfläche, stets gemischt mit einem kräftigen Schuß Empirie.

Es gibt keine allgemeingültige Formel; besser ist das „statistisch-kompilatorische Mittel", nachzuschlagen in den Dosierungstabellen von *v. Harnack*. Heute gibt es zunehmend Spezialitätenpackungen für die Pädiatrie mit beigefügten Tabellen.

> *Stets Alter des Kindes auf das Rezept schreiben!*

Pharmakokinetische Anmerkungen (s. Tabelle 2.4-1)

- Der Körperoberfläche sind nicht nur der Stoffwechsel und die Wärmeabgabe proportional, sondern auch das Volumen der Extracellulär-Flüssigkeit. Die Konzentration am Receptor ist wiederum der Konzentration im Extracellulär-Raum annähernd proportional. „Die Organe des Kindes hängen in einem größeren Organbad". Daher benötigen Säuglinge oft die doppelte Arzneimittel-Menge pro Gewichtseinheit im Vergleich zu Erwachsenen.

   Relativer Extracellulärraum des Neugeborenen: 38%,
   des Erwachsenen: 17%.
   Der Wasserdurchsatz/kg ist im 1. Lebenshalbjahr 3–4 × größer als beim Erwachsenen,
   im 7. Lebensjahr 2 × größer als beim Erwachsenen.

- Die Relation zwischen Fettgewebe und Körpergewicht ist beim älteren Säugling höher als beim Erwachsenen. Daher sind auch apolare Pharmaka beim Säugling relativ schwächer wirksam.
- Die Eliminations*konstante* ändert sich nur während des 1. Trimenons. Der Extracellulär-*Raum* hingegen ändert sich (relativ und absolut) bis ins Erwachsenenalter; Fieber, Durchfälle, Infusionen können ihn in kurzer Zeit massiv verändern.

Typische arzneitherapeutische Risiken beim Kind

- Keine radioaktiven Isotope (Gefahr genetischer Schäden).
- Keine oralen Antidiabetica (sind wirkungslos).
- Tetracycline vor dem 5. Lebensjahr nur, wenn eine vitale Indikation vorliegt (Zahnverfärbung).

- Vorsicht bei Aminoglykosid-Antibiotica (Hörstörungen werden zu spät erkannt).
- Vorsicht bei Hydantoinen (reversible und irreversible Kleinhirnschäden).
- Vorsicht bei Piperazin-substituierten Phenothiazinen und Metoclopramid (exogene Psychosen, Zwangsbewegungen; Therapie: Biperiden i. v.).
- Gefahr des Zugriffs zu Tabletten, Behältern mit potentiell giftigen Stoffen (weitaus am wichtigsten!).

2.4 Arzneimittel im Alter

„Alter" läßt sich weder biologisch noch klinisch definieren. Daher gibt es auch keine besondere Therapie des „Alters" oder bei alten Patienten. Sie wäre auch nur ausnahmsweise nötig; denn man stirbt nicht am „Alter", sondern an definierbaren Störungen, die eine spezifische Therapie erfordern.
Man beherzige folgende Sätze.

- Man muß alte Menschen *zurückhaltend* und *kontrolliert* therapieren, weil die Reaktionsweise des Patienten besonders schlecht voraussagbar ist.

- Beim alten Menschen liegen folgende (nur *quantitative!*) Besonderheiten vor:
  - Das Extracellulärvolumen ist häufig vermindert, d. h. „die Organe des alten Menschen hängen in einem kleineren Organbad".
  - Die glomerulären und tubulären Nierenfunktionen sind bereits physiologisch ab etwa dem 60. Lebensjahr eingeschränkt. Daher gelten alle Regeln, welche für die Arzneitherapie bei Niereninsuffizient formuliert wurden (s. S. 53).
  - Die Albuminkonzentration im Plasma und damit die Proteinbindung von Arzneimitteln (s. S. 21) ist vermindert.
  - Die Regelmöglichkeiten sind geringer, auch wegen vorhergehender oder gleichzeitiger Erkrankungen (Diabetes, Herzinsuffizienz, Arteriosklerose); bedenke „Multimorbidität"!
  - Die Multimorbidität, vor allem aber psychologische und soziologische Gründe bedingen, daß nicht wenige alte Patienten mehrere Arzneimittel einnehmen und dadurch möglichen Wechselwirkungen besonders ausgesetzt sind.
  - Manche alte Patienten verstehen die ärztlichen Anweisungen nicht, oder sie können sie nicht ausführen. Oft muß eine Vertrauensperson eingeschaltet werden.
- Für *qualitative* Änderungen der Pharmakodynamik gibt es keine Hinweise.

Beispiele für eingeschränkte Regelmöglichkeiten

Zentralnervensystem
Die altersbedingte *Schlaf-Wach-Störung* ist physiologisch sinnvoll (bei Tag →
„Nickerchen" infolge Inaktivität; bei Nacht → Aufwachen als Schutz gegen zu weitgehenden Blutdruckabfall).
Vigilanz, Merkfähigkeit und *Psychomotorik* reichen oft zur Bewältigung des normalen Lebens nicht mehr aus. Der zerebrale Leistungsabfall bestimmt das geläufige Bild des alten Menschen. Die damit zusammenhängende Problematik ist S. 51 gesondert abgehandelt.
Falsch wäre die Annahme, die Leistungseinbußen beruhten regelhaft auf einer Einschränkung der Hirndurchblutung. Die Gabe von durchblutungsfördernden Mitteln ist theoretisch falsch und therapeutisch nutzlos.

Zentral dämpfende Mittel (S. 312) können Verwirrtheitszustände verstärken. Opiate können beim Altersemphysem eine schwere Atemdepression auslösen. Cave!

Elektrolythaushalt
Er ist instabil; daher bestehen
- Tendenz zu hypertoner Dehydratation im Fieber.
- Acidose-Neigung, mitbedingt durch Cor pulmonale, pulmonale Obstruktion.
- Entmineralisierung → Osteoporose.
- Tendenz zu hypotoner Dehydratation durch mangelhafte Rückresorption. Besonders gefährlich wäre die Kombination von massiver NaCl- und Flüssigkeitseinschränkung mit Diuretica!

Vitamine
Ein leichter Vitaminmangel dürfte im Alter gehäuft sein; das ist aber keine Folge des „Alters", sondern von Fehlernährung oder Magen-Darm-Krankheiten. Vitamine sind also keine Geriatrica!

Hormone
Anabolica oder gar Sexualhormone sind nur ausnahmsweise indiziert. Bezüglich ihrer Risiken s. S. 341. Androgene können die Entwicklung eines Prostata-Carcinoms begünstigen! Cortisol: Es wird weniger gebildet, aber auch langsamer ausgeschieden. Glucocorticoide vorsichtig dosieren; denn ihre Nebenwirkungen, vor allem Osteoporosen, sind besonders häufig (s. S. 284).

Antihypertensiva
Orthostasereaktionen vermeiden, weil Risiko der Hirn-Ischämie besteht. Daher **milde** Mittel bevorzugen (s. S. 218).
Strörungen des Elektrolythaushalts vermeiden (s. S. 161).

Herzglykoside
Vorsichtig dosieren; denn die Halbwertszeit für Digoxin ist jenseits des 70. Lebensjahres verdoppelt. Gleichzeitig K^+-reiche Nahrung verordnen, weil die Hypokaliämie besonders häufig und riskant ist. Bradykarde Arrhythmien sind bereits ab 50 Schlägen pro min gefährlich; sie erfordern evtl. Implantation eines Schrittmachers.

> Nur die Herzinsuffizienz ist eine Indikation für Digitalis, nicht einfach „Alter"
> oder cerebrale Durchblutungsstörungen!

Antibiotica

Vorsicht bei Aminoglykosid-Antibiotica (Ausscheidungsstörung + Vorschädigung des Ohres → Hörstörung!);
Vorsicht bei Penicillin in höchsten Dosen (Ausscheidungsstörung + Cerebralsklerose → Focusentladungen bis zur Epilepsie);
Vorsicht bei Sulfonamiden (Ausscheidungsstörung → Störung der Hämatopoese und der Leberfunktion).

Immunsystem

Die Titer spezifischer antiviraler, antitoxischer und antibakterieller Antikörper fallen, obwohl die Gesamtkonzentration an IgG und IgA ansteigt. Wegen der Resistenzschwäche bevorzuge man bactericide Antibiotica.

Applikationsformen

Oral applizierte Arzneizubereitungen bevorzugen; die enterale Resorption ist im allgemeinen nicht beeinträchtigt.
I.m. Injektionen ergeben evtl. sterile Infiltrate; daher möglichst vermeiden!

Behandlung von Verwirrtheitszuständen im Alter

Symptome: Störung der Orientierung und der Bewußtseinslage (amnestisches Syndrom) bei psychomotorischer Unruhe.
Pathogenese: „Alter" > Cerebralsklerose ≫ hirnatrophische Prozesse > sonstige Ursachen.

Therapie
- Zunächst normalisiere man den Kreislauf durch
  - Digitalis, wenn indiziert;
  - blutdrucksteigernde Mittel, wenn die nächtliche Blutdrucksenkung stört. Der „paradoxe" Coffein-Schlaf ist therapeutisch nutzbar; Mutterkornalkaloide erscheinen diskutabel.
- Falls eine Sedierung erforderlich, geht man möglichst vorsichtig nach den in der Tabelle 15.1-1 wiedergegebenen Leitsymptomen vor. Paradoxe Reaktionen sind nicht selten. Sedativa nie auf Dauer geben!
  - Als *Tranquilizer* und leichte Schlafmittel sind Benzodiazepine (s. S. 316) nützlich. Die als Nebenwirkung bekannte Muskelrelaxation kann eine vorbestehende Hypotension verstärken!
  - Bei starker Unruhe gibt man oral *Neuroleptica*.
  - Unter den stärkeren *Hypnotica* ist Clomethiazol vorteilhaft, weil es schnell eliminiert wird. – Chloralhydrat ist auch beim alten Menschen ein gutes Schlafmittel; doch stört die erforderliche rectale Verabreichung. – Barbiturate strikt vermeiden!

Tabelle 2.4-1 Für die Arzneitherapie relevante Abweichungen gegenüber Erwachsenen

	Bei Kindern[a]	Bei Greisen
Resorption	normal	meist normal
Arzneimittel-Abbau	normal	normal bis vermindert
Relatives Extracellulär-Volumen	größer	normal bis kleiner
Albumingehalt (= Plasmaprotein-Bindung)	normal[b]	vermindert
Renale Elimination	größer	kleiner
Wahrscheinlichkeit permanent vorliegender Organschäden	gering	sehr groß
Langfristige oder multiple Arzneitherapie erforderlich	selten	häufig

[a] Etwa ab 4. Monat. [b] Bei jungen Säuglingen vermindert

Schlaflosigkeit im Alter beruht häufig auf einer Störung des Tagesrhythmus. Man kann seine Wiederherstellung anstreben, indem man morgens und mittags Coffein, am Abend ein Schlafmittel niedrig dosiert verabreicht.

Mildere Verwirrtheitszustände, aber auch die im Alter gestörte Vigilanz und Gedächtnisleistung sind das Hauptziel der *Geriatrica*, auch *Nootropica* genannt. Sie enthalten, nicht selten als Kombination, Hormone, gefäßaktive Mittel, Vitamine, Psychopharmaka, oder auch völlig Obskures (z. B, Procain). Einige Mittel, z. B. Pyritinol, Piracetam oder hydrierte Mutterkornalkoloide mögen die Vigilanz steigern. Gleichwohl sollten Geriatrica *nur als Hilfsmittel mit überwiegendem Placebocharakter* betrachtet werden. Dazu sind sie wiederum zu teuer. Viel wichtiger ist es, dem Alten eine angemessene Umwelt zu schaffen, die sein Interesse und seine Sympathie weckt.

2.5 Arzneimittel und Niere

1. Welche Maßnahmen *beschleunigen* die renale Elimination?
- Allgemeine *Förderung der Diurese*. Hierzu gibt man reichlich Flüssigkeit (mit Elektrolyten!) und Schleifendiuretica, wie Furosemid oder Ethacrynsäure. Beispiel: Therapie zahlreicher Vergiftungen.

  Die sog. *forcierte Diurese* (Ziel: ca. 20 l Harn/die!) wird unabhängig davon angewandt, ob das Gift vorwiegend hepatisch oder renal eliminiert wird; denn die aktuelle Funktionsfähigkeit der Leber kann man weder voraussagen noch beeinflussen. Eine Hämodialyse bietet gegenüber der forcierten Diurese keine Vorteile, es sei denn bei Niereninsuffizienz oder in Kombination mit Adsorptionsverfahren.

- *Erhöhung des Dissoziationsgrades* (d. h. der Polarität). Dies erreicht man
  - bei schwachen Säuren mittels Alkalizufuhr (als $NaHCO_3$);
    Beispiel: Phenobarbital, Salicylate.
  - bei schwachen Basen mittels Säurezufuhr (als NH_4Cl); jedoch besteht bei den meisten Vergiftungen ohnehin eine Acidose. Beispiel: Chinidin.

- *Hemmung der Rückresorption.*
  Beispiel: Hemmung der Rückresorption von Harnsäure durch Uricosurica.
- *Täuschung der Regelmechanismen.*
  Beispiel: Förderung der Li^+-Ausscheidung durch Gabe von Na^+; Förderung der Br^--Ausscheidung durch Gabe von Cl^-.

2. Eine *Verlangsamung* der renalen Elimination ist zu erwarten bei:
- *verminderter Nieren- und/oder Gewebsdurchblutung;*
  Beispiel: Schock, Herzinsuffizienz.
- *verminderter Diurese* (Gegenstück zu 1.); Beispiel: Niereninsuffizienz, Alter.
- *Erniedrigung des Dissoziationsgrades* (Gegenstück zu 1.);
- *Hemmung der tubulären Sekretion;*
  Beispiel: Hemmung der Sekretion von Penicillinen durch Probenecid.
- *Täuschung der Regelmechanismen* (Gegenstück zu 1.);
  Beispiel: verminderte Li^+-Ausscheidung bei Na^+-Mangel.

3. Richtlinien zur Arzneitherapie bei Patienten mit Niereninsuffizienz

Grundsätzlich sollten die Plasmakonzentrationen riskanter Arzneimittel bei Niereninsuffizienz *gemessen* werden. Solange dies noch nicht möglich ist, gilt:
- *Vermeide jede arzneimittelbedingte zusätzliche Schädigung der Niere*, z. B. durch Aminoglykosid-Antibiotica, Amphotericin, Sulfonamide (vgl. Tabelle 2.5-1), Phenacetin, Gold, Penicillamin.
- *Belaste die renalen Funktionen nicht unnötig!*
  Beispiele
  - Arzneimittelbedingtes Erbrechen (durch Herzglykoside) vermeiden.
  - Elektrolytverschiebungen (durch ansäuernde, alkalisierende, K^+-reiche Mittel) vermeiden; Vorsicht mit Antacida! Laxantien → Kaliumverluste (s. S. 154)!
  - Keine Uricosurica (sind unwirksam und obendrein gefährlich wegen drohender Gichtniere), sondern Allopurinol!
  - Antihypertensive Therapie mit großer Vorsicht, weil eine weitere Minderung der renalen Durchblutung droht.
- *Dosiere Arzneimittel, welche zu mehr als $1/3$ renal eliminiert werden, mit Zurückhaltung.* Evtl. Tabellen konsultieren. Die Kreatininclearance kann über weite Strecken als Maßstab dienen; denn eine insuffiziente Niere eliminiert Arzneimittel wie eine normale Niere, die einen Teil ihrer Nephrone eingebüßt hat. – Urämie kann aber auch die *hepatische* Arzneimittel-Elimination mindern!

> Je höher die Nephrotoxizität und/oder Allgemeintoxizität des Medikaments, desto mehr müssen seine Ausscheidungsverhältnisse in Rechnung gestellt werden.

Die Auswahl innerhalb wichtiger Arzneimittelgruppen wird also durch Niereninsuffizienz eingeschränkt. Hierzu drei Beispiele:

Tabelle 2.5-1. Eine Klassifikation antimikrobieller Mittel bei Nierenschäden

---

Nephrotoxische. Nur bei vitaler Indikation geben!
- Alle Aminoglykosid-Antibiotica;
- Polymyxine;
- Amphotericin B;
- Kurzzeit-Sulfonamide.

Beschränkt anwendbare
- Tetracycline (ihre Kumulation könnte Leberschäden hervorrufen). Doxycyclin ist vorzuziehen, weil es renal kaum eliminiert wird;
- Cotrimoxazol.

Gut geeignete
- Alle Penicilline;
- die neueren Cephalosporine;
- Clindamycin;
- Chloramphenicol (nur die glucuronidierte Form kumuliert!); aber nur bei zwingender Indikation geben (s. S. 107).

Bei Niereninsuffizienz *sinnlos* sind Nitrofurantoin und Nalidixinsäure, weil sie nur vom Lumen her wirksam sind.

---

1. *Antimikrobielle* Mittel (Tabelle 2.5-1)

2. *Diuretica* (vgl. S. 159)
   - Schleifen-Diuretica (z. B. Furosemid) benötigt man bei *stärker eingeschränkter* Filtration.
   - Thiazid-Diuretica sind bei *mäßiger Einschränkung* noch brauchbar.
   - Aldosteron-Antagonisten sind nur bei *normaler Nierenfunktion* wirksam und unbedenklich; sonst besteht die Gefahr der Kaliumretention.

3. *Antihypertensiva* (vgl. S. 211)
   Hierzu gibt es keine strikte Regel, wenn auch einzelne Mittel die Filtration steigern (z.B. Dihydralazin), andere sie senken (z.B. Clonidin oder β-Rezeptorenblocker). Man suche den Kompromiß zwischen erwünschter Blutdrucksenkung und unerwünschter Einschränkung der Nierenfunktion. Auf streng Na-arme Diät achten!

Tabelle 2.5-2. Fremdstoffe, welche eine Nierenschädigung hervorrufen können

Schwermetalle	Blei, Quecksilber, Cadmium
Organische Zellgifte	Phenole, Amanitin (im Knollenblätterpilz)
Manche Halogenkohlenwasserstoffe	Tetrachlorkohlenstoff, Methoxyfluran
Störungen im Ca-Haushalt	Hypercalcämie; Oxalsäure, Ethylenglykol
Analgetica-Abusus	Besonders Phenacetin

2.6 Arzneimittel und Leber

Die gezielte Beeinflussung der hepatischen Arzneimittel-Elimination befindet sich noch im experimentellen Stadium. Induktion und Hemmung des Arzneimittel-Abbaus zählen einstweilen zu den unerwünschten Arzneimittelwechselwirkungen (s. 1.8)

Folgende Faktoren ändern den Arzneimittelmetabolismus bei Lebererkrankungen in häufig gegensinniger Weise:
- Parenchymvermehrung fördert;
- Verfettung mindert, was aber z. T. durch Parenchymvermehrung kompensiert wird;
- Degeneration mindert;
- Hypalbuminämie begünstigt die Elimination proteingebundener Arzneimittel;
- Cirrhose mindert u. a. durch Beeinträchtigung der Leberdurchblutung, dürfte aber auch die Resorption beeinträchtigen.
- Erreicht weniger Galle den Darm, so werden lipophile Substanzen schlechter resorbiert, z. B. Vitamin A, D, K, orale Antikoagulantien. Zugleich wird die biliäre Ausscheidung von Fremdstoffen gestört.

Richtlinien zur Arzneitherapie bei Patienten mit Leberinsuffizienz

Der Arzneimittelabbau bleibt bei Leberschädigungen erstaunlich lange intakt. Eine Dosisreduktion ist im allgemeinen nicht erforderlich.
Bedenke aber:
1. *Jede fremdstoffbedingte zusätzliche Schädigung ist zu vermeiden* (vgl. Tabelle 2.6-1)! Alkohol ist das wichtigste Lebergift. Regelmäßige Aufnahme von 60 g tgl. beim Mann und deutlich weniger bei der Frau kann bereits die gesunde Leber schädigen!
2. *Schwere Störungen der Leberfunktion beeinträchtigen den*
   - Hirnstoffwechsel; daher kein (!) Morphin; möglichst kleine Dosen zentralwirkender Substanzen;
   - Elektrolytstoffwechsel, z. B. durch Störung des Aldosteron-Abbaus, der Albuminsynthese, des Portalkreislaufs. Als Diuretica werden folgerichtig Aldosteron-Antagonisten bevorzugt.

Sedativa bei Lebererkrankungen
- *Phenothiazin*-Derivate, bes. Chlorpromazin, Triflupromazin, Promethazin: Längere Anwendung bei Leberpatienten ist kontraindiziert, auch weil die Diagnostik gestört werden kann (vgl. Tabelle 2.6-1).
- *Benzodiazepin*derivate sind *Mittel der Wahl* bei Leberpatienten.
- *Halothan*-Narkosen:
  Halothan ist bei *einmaliger* Gabe nicht gefährlicher als andere Narkotica beim Leberpatienten. – *Mehrmalige* Gabe erhöht das Risiko; die Wahrscheinlichkeit eines schweren Leberschadens dürfte bei 0,01% aller Narkosen liegen. Halothan sollte grundsätzlich bei Leberpatienten nicht wiederholt werden. Die zahlreichen Vorteile des Halothan rechtfertigen es ansonsten, seine Hepatotoxizität in Kauf zu nehmen.

Tabelle 2.6-1. Gliederung hepatotoxischer Substanzen[a]

Fremdstoffe *mit* eindeutiger Dosisabhängigkeit
- Cytotoxische, hoher Krankheitswert: Alkohol, Knollenblätterpilz-Gifte (akut!), Tetrachlorkohlenstoff (akut!)
- Reine Cholestase, geringer Krankheitswert: anabole oder kontrazeptive Steroide.

Fremdstoffe *ohne* eindeutige Dosisabhängigkeit
- Virushepatitis-ähnlich, hoher Krankheitswert: Iproniazid, Isoniazid, Halothan, α-Methyldopa
- Entzündliche Cholestase, geringer Krankheitswert: Phenothiazine

---

[a] Die Gliederung soll nur einen Rahmen liefern; sie wird von zahlreichen Ausnahmen durchbrochen. So ruft Alkohol manchmal ein Hepatitis-ähnliches Bild hervor; und auch die Entstehung biliärer Cirrhosen aus zunächst harmlos erscheinenden Cholestasen wird diskutiert. Bezüglich Erythromycin s. S. 108

2.7 Beispiele für pharmakogenetische Faktoren in der Arzneitherapie

Pharmakogenetische Faktoren sind in stark wechselndem Ausmaß bei allen *Arzneimittel-Nebenwirkungen* beteiligt. Manche der als „Idiosynkrasie" eingestuften Nebenwirkungen sind in Wirklichkeit pharmakogenetisch bedingt. Viele genetische Andersartigkeiten werden erst bei Anwendung der Arzneimittel erkannt. Sie betreffen die Pharmakokinetik (Tabelle 2.7-1) oder die Pharmakodynamik (Tabelle 2.7-2).

2.8 Arzneimittel, welche die Sicherheit im Straßenverkehr beeinträchtigen

Die meisten diesbezüglichen Arzneimittel tragen einen deutlichen Warnhinweis. Der Arzt sollte jedoch auch mündlich warnen und auf die besonderen Gefahren der Kombination zwischen zentralwirksamen Arzneimitteln und Alkohol hinweisen.
- Allgemeinanaesthetica.
  In den ersten Std. nach Allgemeinanästhesie darf der Patient nicht ohne Begleitung aus dem Haus. Er darf an diesem Tag keinesfalls ans Steuer!
- Schlafmittel und Sedativa.
  Nur kurzwirkende Mittel verschreiben, um „Überhang" zu vermeiden. An sedierende Zusätze in Analgetica-Kombinationen denken! Vor rezeptfreien Schlafmitteln warnen! Viele Mittel sedieren „nebenbei", z. B. Antihistaminica, Mittel gegen Reisekrankheit (!), zentral wirkende Antihypertensiva, zahlreiche Psychopharmaka, manche β-adrenerge Blocker.
- Psychopharmaka und spinale Muskelrelaxantien.
  Der Arzt muß sein Einverständnis zum Lenken eines Kraftfahrzeugs davon abhängig machen, daß das Leistungsvermögen des Patienten nicht beeinträchtigt ist. Andererseits kann eine erfolgreiche psychopharmakologische Behandlung das Verkehrsverhalten bessern.

Tabelle 2.7-1. Beispiele für pharmakogenetisch bedingte Änderungen der Arzneimittel-*Elimination*

Die genetische Änderung drückt sich aus an	Bei Gabe des Fremdstoffs	ergibt sich
Pseudocholinesterase des Plasmas – qualitative (zahlreiche Varianten) oder quantitative Minderleistung – erhöhte Aktivität	Suxamethonium	Verlängerte Wirkung (Apnoe) Verkürzte Wirkung
N-Acetyl-Transferase der Leber	Isoniazid, Hydralazin, Procainamid, Salazosulfapyridin	Erhöhte Toxizität bei „langsamen" Acetylierern[a]
Mikrosomaler Hydroxylierung (Leber) – langsame Hydroxylierung – schnelle Hydroxylierung	Zahlreiche Substrate, besonders wichtig bei oralen Anticoagulantien, Phenytoin, Phenylbutazon, Imipramin	Wirkungen und Nebenwirkungen verstärkt bzw. abgeschwächt
Hydroxylierung von Vitamin D_3 (abgeschwächt)	Vitamin D_3	Vermindertes Ansprechen → Vitamin D-resistente Rachitis
Alkoholdehydrogenase (aktiver), bzw. Aldehyddehydrogenase (vermindert)	Ethanol	„Flush"

[a] Die antituberkulöse Wirkung des Isoniazid scheint bei schnellen Acetylierern nur dann eingeschränkt zu sein, wenn man sich auf eine intermittierende Gabe (1 mal/Woche) beschränkt. Bei langsamen Acetylierern steigern die genannten Stoffe auch die Toxizität anderer hepatisch eliminierter Substanzen, z. B. von Phenytoin

- Antiepileptica.
  Von den Medikamenten *und* von der Grundkrankheit her muß man strikt vom Steuern eines Kraftfahrzeugs abraten!
- Antihistaminica.
  Bei erstmaliger Therapie striktes Fahrverbot. Später tritt oft eine „Gewöhnung" an die Sedation ein. Die häufig anzutreffenden Coffein-Zusätze mögen die Sedation vermindern, jedoch ist der zeitliche Ablauf der Coffein- und der Antihistaminica-Wirkung nicht hinreichend synchron. Bedenken, daß zahlreiche Mittel gegen Reisekrankheiten die Fahrtüchtigkeit herabsetzen!
- Stimulantien (hierher gehören auch „Appetitzügler"). Unruhe und Koordinationsstörungen wirken sich negativ auf das Verkehrsverhalten aus. Cave Kombination mit Alkohol!
- Hochdruckmittel.
  Rauwolfia-Alkaloide, Clonidin, α-Methyldopa sedieren. Nur der optimal eingestellte, sein Verhalten kennende Hochdruckpatient darf fahren!
- Arzneimittel, welche das Sehvermögen beinträchtigen, machen dosisabhängig

verkehrsuntüchtig. Das gilt für alle Parasympathomimetica und Parasympatholytica, sowie tricyclische Antidepressiva wegen ihrer anticholinergen Begleitwirkungen.

Tabelle 2.7-2. Beispiele für pharmakogenetisch bedingte Änderungen der Fremdstoff-*Wirkung*

Die genetische Änderung drückt sich aus in	Bei Gabe des Fremdstoffs	ergibt sich
Enzymdefekten des Erythrocyten – meist Varianten der Glucose-6-Phosphat-Dehydrogenase, aber auch anderer Enzyme des Pentosephosphat-Stoffwechsels, der Glykolyse oder der Glutathion-Reduktion	Zahlreiche Antimalaria-Mittel. Zahlreiche Sulfonamide. Zahlreiche Antipyretica. Zahlreiche Nitrofurane. Zahlreiche gewerbliche Gifte, ferner Vitamin K, ferner Chloramphenicol. Auch „spontan" oder synergistisch	NADPH-Mangel → zu wenig Glutathion-SH → Hämolytische Anämie
– Mangel an Diaphorase-Aktivität	Potentielle Methämoglobinbildner, z. B. Sulfonamide Nitrite, Analgetica vom Phenacetin-Typ	Verminderte Met-Hb-Reduktion → Methämoglobinämie
Zahlreichen Hämoglobin-Varianten	Sulfonamide, Nitrite, Primaquin	Methämoglobinämie
Vermindertem Ansprechen der Leberzelle auf Anticoagulantien	Dicumarol, Warfarin.	Besonders geringer Effekt
Neigung zu Diabetes mellitus	Glucocorticoide, Thiazid-Diuretica	Manifestierung des Diabetes
Neigung zu Glaukom (flache vordere Augenkammer)	Glucocorticoide, Atropin	Anstieg des intraocularen Druckes
Hepatischer Porphyrie	Barbiturate	Induktion der Porphyrinbildung
Mangel an Fructose 1-Phosphat-Aldolase oder Fructose 1,6-diphosphatase	Fructose, Sorbit	Anstau von Fructose-1-phosphat → hepatocellulärer Icterus und Tubulus-Schäden, evtl. Tod.
Hyperbilirubinämie (Dubin-Johnson)	Hormonale Contraceptiva	Ikterus

3 Verschreibung von Arzneimitteln

3.1 Abgabe von Arzneimitteln (Apotheken)

Apotheken sind staatlich lizensierte Abgabestellen für Arzneimittel. Sie dienen der Normierung und Kontrolle der Arzneimittelabgabe.

> Die Aufgaben von Arzt und Apotheker sind verschieden:
> - Der *Arzt* ist allein zuständig für die *Anwendung* von Arzneimitteln. Also: Keine Therapie mit differenten Mitteln durch den Apotheker.
> - Der *Apotheker* ist allein zuständig für die *Herstellung, analytische* Korrektheit und *Abgabe* von Arzneimitteln. Also: Kein Arzneimittelverkauf durch den Arzt.

Gesetzliche Grundlagen

- *Das Gesetz über das Apothekenwesen* und die *Apothekenbetriebsordnung* regeln Ausstattung (z. B. Offizin, Laboratorium, Nachtdienst-Zimmer), Personal, Betriebsführung, Verkehr mit Arzneimitteln, Kontrollen durch Standesorganisation.
- *Pharmakopöen* setzen „Normen" für Arzneimittel. Sie sind gesetzlich anerkannte Sammlungen von Regeln betreffend pharmazeutische Beschaffenheit und Prüfverfahren, Abgabe und Bezeichnung. Derart genormte Mittel nennt man offizinell. Derzeit gelten das Deutsche Arzneibuch (DAB VIII) sowie das Europäische Arzneibuch.
- *Ministerielle Verordnungen,* welche die Apotheken- und Verschreibungspflicht für einzelne Arzneimittel regeln.

Der Apotheker muß

- vorrätig halten
  - ca. 27 „Prototypen" von Arzneimitteln,
  - eine Reihe von Arzneimitteln zur Behandlung von Notfällen (z. B. Mittel zur Volumensubstitution; Antidote bei Vergiftungen).
- Reinheit und Gehalt der offizinellen Mittel garantieren.
- Zweckmäßige Zubereitung und Verpackung (Klebezettel! Behältnisse!) garantieren.
- Die angeforderten Mittel eventuell beschaffen.
- Bei allen Unklarheiten, bes. bei Überschreitung der Maximaldosis ohne Kennzeichnung, den Arzt befragen.
- Er muß das *verschriebene* Mittel abgeben.

Tabelle 3.1-1. Gliederung der Arzneimittel nach den Erfordernissen beim Umgang

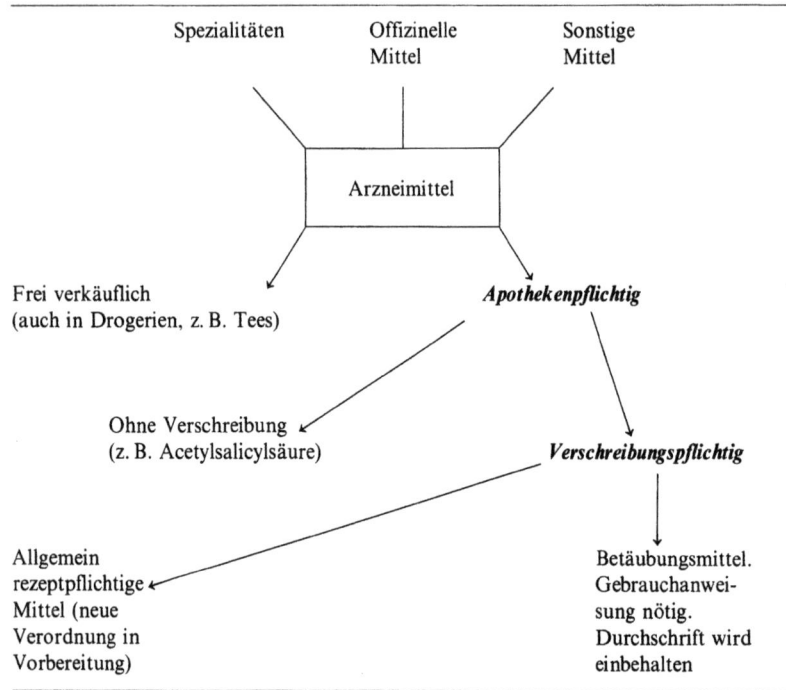

3.2 Das Rezept

Juristisch ist es eine Privaturkunde.
Medizinisch ist es eine schriftliche Anweisung zum Bezug eines Arzneimittels aus der Apotheke.
Es hat *grundsätzlich* zu enthalten: Ort, Datum, Heilmittel, Gebrauchsanweisung, Name des Kranken, Unterschrift und Adresse des Arztes.
Es muß *eindeutig* in seinen Angaben und sicher gegen Mißbrauch sein. Dazu dienen auch besondere Formulare für Betäubungsmittel (s. 3.4). Andere Rezepte gelten ohne besonderen Vordruck.

Ein Rezept gilt

- 7 Tage bei Betäubungsmitteln,
- 6 Monate (wenn nichts anderes vermerkt) bei Privatrezepten,
- eine vertragsabhängige Zeit (meist 3 Monate) bei RVO-Rezepten.

RVO- und Betäubungsmittelrezepte dürfen nur einmal beliefert werden.

Die Apotheker empfehlen:

- *Deutlich* schreiben!
- *Keine römischen Ziffern.* Sie erleichtern Fälschungen, werden manchmal mißverstanden und sind bei Betäubungsmittel-Rezepten verboten.
- „*Nr.*" vor Stückzahlen beibehalten, oder „Stück" dahinter setzen (zur Unterscheidung von z. B. „Valium 5")! Das Rezept-Latein ist unschön und bis auf einige Kürzel (s. Tabelle 3.2-2) überflüssig.

Gewichtsangaben macht man üblicherweise in Gramm *(ohne* das Symbol g); kleine Dosen gibt man besser in mg *(mit* Symbol) an, um Fehler zu vermeiden.
Die Rezeptur ist also meist einfacher, als der in Tabelle und Abb. 3.2-1 wiedergegebene Formalismus erwarten läßt. Auch das linke Rezept kann ausreichend sein. Zur Begründung s. S. 69.

Tabelle 3.2-1. Formale Gliederung des Rezepts (Anwendungsbeispiele s. 3.4 und 3.5)

- Inscriptio (gedruckt oder gestempelt): Ort, Datum; Name, Berufsbezeichnung und Anschrift des Arztes.
- Invocatio (überflüssig): Rp.
- Praescriptio = Ordinatio: Basis, Adjuvans, Constituens, Corrigens } Aufschlüsselung wäre bei offizinellen Präparaten oder Spezialitäten unnötig bzw. unmöglich.
- Subscriptio: Anweisungen an den Apotheker (z. B. M.D.S.).
- Signatur: Anweisungen an den Patienten. Eine Signatur ist stets bei Betäubungsmitteln erforderlich. Sonst genügt oft die gedruckte Gebrauchsanweisung der Spezialitäten. Bei komplizierten Behandlungsformen schreibe man einen besonderen Zettel für den Patienten.
- Adresse des Patienten. Bei Kindern: Alter und Gewicht.
- Besondere Vermerke (s. 3.4).
- Unterschrift.

Handschriftlich-dokumentenecht muß sein: alles (außer Inscriptio und Adresse) bei Betäubungsmittel-Rezepten, sonst nur die Unterschrift.

Dosisangaben

- Wichtig für den *Arzt* sind: ED = Einzeldosis, ND = Normdosis (meist, aber nicht immer 1 Amp. oder 1 Tabl.), TD = Tagesdosis.
- Wichtig für den *Apotheker* (kaum für den Arzt) sind MED bzw. MTD = Maximale Einzel-bzw. Tagesdosis. Eine Überschreitung dieser

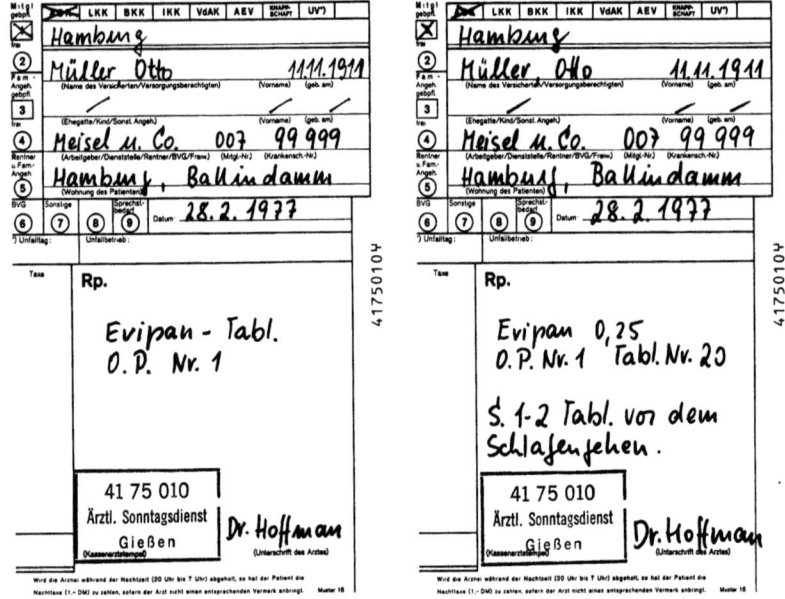

Abb. 3.2-1. Faksimile zweier Spezialitäten-Rezepte; links: Minimal-Rezept, rechts: komplettes Rezept

Höchstgaben ist auf dem Rezept zu kennzeichnen durch ! und Wiederholung der entscheidenden Zahlenangabe in Worten. Ein Beispiel findet man S. 68.
- Wichtig für *Juristen* ist die *Höchstmenge* der Betäubungsmittel (s. 3.4).

Sklavische Einhaltung von Dosisangaben kann ärztlich falsch sein, wie folgende Beispiele zeigen:

- Falscher Applikationsweg für Adrenalin (Normdosis i. v. ohne vitale Indikation).
- Häufige Wiederholung der TD von Digitoxin (Kumulation!).
- Änderungen der Pharmakokinetik bei Ausscheidungsstörungen (s. 2.5).
- Gleichzeitige Gabe mehrerer Arzneimittel (s. 1.8).

3.3 Kosten der Arzneiverschreibung

a) Erwägungen bei der Individualrezeptur

Der arzneitherapeutische Effekt sollte möglichst preiswert erzielt werden. „Preiswert" ist allerdings auch ein teures Arzneimittel, wenn es unersetzlich ist. Grobe Mißachtung wirtschaftlicher Verordnungsweise kann Regreßansprüche der Krankenkasse oder des Privatpatienten hervorrufen. Man beachte folgende Regeln:

- *Fertigpräparate* sind meist billiger als „Maßschneidereien" durch den Apotheker.
- Gelegentlich kann man von Warenzeichen-geschützten Präparaten auf *„generics"* ausweichen, die billiger sind (vgl. S. 16).
- Richtige *Packungsgröße* verschreiben. Dies wirkt zugleich der „Apotheke im Küchenschrank" entgegen. Siehe hierzu auch S. 69.
- Oft stellt die Arzneiverschreibung die einzige **Beziehung zwischen Arzt und Patient** dar. Näheres Eingehen auf den Patienten, verbunden mit Hinweisen zur Lebensführung oder auf physikalische Maßnahmen, könnten sie oft ersetzen.

b) Sozialmedizinische Erwägungen

Laut einer schwedischen epidemiologischen Studie erhielten 60% der Bevölkerung jährlich mindestens ein Arzneimittel verschrieben. Davon entfielen 21% auf antimikrobielle Mittel, 19% auf Analgetica, 18% auf psychotrope Mittel, je ca. 14% auf pulmonal bzw. gastrointestinal bzw. am Kreislauf angreifende Mittel. Da eine so hohe Morbidität wohl kaum unterstellt werden kann, müssen andere, arzneitherapeutisch nicht ableitbare Faktoren den Konsum bestimmen. Ein großer, vielleicht sogar der größere Teil der Arzneimittelkosten könnte eingespart werden, wenn es gelänge, die Verbrauchsgewohnheiten der Patienten und die damit zusammenhängenden Verschreibungsgewohnheiten der Ärzte zu ändern (vgl. S. 2 und S. 11).

Bedingt durch den steigenden Kostendruck auf die Träger der Sozialversicherung, sind in den letzten Jahren Vergleichslisten aufgestellt worden. Sie lassen sich in zwei Gruppen teilen.
1. *Preis*-Vergleichslisten stellen die Kosten gleichartiger oder ähnlicher Präparate gegenüber. Sie mögen kurzfristig die Ausgaben dämpfen. Langfristig bevorzugen sie den billigen Nachahmer, der keine Forschungskosten hat.
2. *Effizienz*-Vergleichslisten beruhen auf komplexen Voraussetzungen; denn sie müßten Nutzen, Risiko, Kosten und verfügbaren Etat in Rechnung setzen, etwa nach der Formel

$$\text{Akzeptanz} = \frac{\text{Nutzen} \times \text{Etat}}{\text{Risiko} \times \text{Kosten}}$$

Durch Effizienzvergleiche könnten unzureichend wirksame Arzneimittel, darunter weitaus die meisten Kombinationspräparate (soweit sie dubiose Zutaten enthalten), aus der Erstattungspflicht genommen werden. Ein Risiko solcher *Negativ*-Listen besteht darin, daß manche Ärzte auf (erstattungspflichtige) starkwirksame Präparate ausweichen könnten, obwohl schwachwirkende oder Placebopräparate ausreichten.

3.4 Betäubungsmittelverschreibung (BTMV)

Definition und Zielsetzung

Betäubungsmittel sind Stoffe, welche dem Betäubungsmittelgesetz (BTMG) unterliegen. Sie sind also juristisch, und nicht medizinisch, definiert. Ziel des

Tabelle 3.2-2. Gebräuchliche Abkürzungen in der Rezeptur (nach Lembeck)

Lateinisch	Abkürzung	Deutsch
	! Dosis in Worten anfügen	Höchstdosis absichtlich überschritten
ana	aa	zu gleichen Teilen
ad manum medici	ad man. med.	zu Händen des Arztes
ad usum proprium	ad us. propr.	zu eigenem Gebrauch
ad usum veterinarium	ad us. vet.	zu Tierarzneizwecken
ad vitrum adlatum	ad vitr. adl.	in eine Flasche mitgebrachte
ad vitrum guttatum	ad vitr. gutt.	in eine Flasche Tropf
ad vitrum nigrum	ad vitr. nigr.	in eine Flasche dunkle
ad vitrum pipettatum	ad vitr. pip.	in eine Flasche mit Pipette
aequalis	aeq.	gleich
Aqua destillata	Aq. dest.	destilliertes Wasser
Capsula amylacea	caps. amyl.	Oblatenkapsel
Capsula gelatinosa	caps. gel.	Gelatinekapsel
Capsula gelatinosa elastica	caps. gel. el.	elastische Gelatinekapsel
Capsula gelatinosa operculata	caps. gel. operc.	Gelatinekapsel mit Deckel
cito!	cito!	eilig!
concentratus	conc.	konzentriert
Da (detur, dentur)	D.	gib (es möge(n) gegeben werden)
Da tales doses Nr.	D. tal. dos. Nr.	gib (z. B. 6) solche Mengen (Dosen)
dilutus	dil.	verdünnt
Divide in partes aequales	Div. in part. aeq.	Teile in gleiche Teile
fiat (fiant)	f.	soll(en) werden
Gutta(ae), guttas	gtt., gtts.	Tropfen
Massa pilularum, suppositoriorum	Mass. pil., supp.	Pillenmasse, Zäpfchenmasse
Misce, da, signa	M.D.S.	Mische und verabfolge mit der Signatur
Misce fiat (fiant)	M.f.	Mische, so daß entsteht(en)...
Misce fiat (fiant) pulvis (pulveres)	M.f.pulv.	Mische, so daß Pulver entsteht
Ne repetatur	Ne rep.	Keine Wiederholung der Abgabe
Numerus	Nr.	Zahl, Anzahl
	O.P.	Original-Packung
Pro ordinatione (statione)	Pro ord. (stat.)	Für die Praxis (Station)
quantum satis	q.s.	so viel wie notwendig ist
Repetatur	Rep.	Wiederholung der Abgabe gestattet
Signa	S.	Signatur
Sine confectione		Ohne Verpackung
Spiritus (dilutus)	Spir. (dil.)	Äthylalkohol (90 Vol. %) bzw. (70 Vol. %)
Sterilisa!	Ster.!	Sterilisiere!
Suppositorium	Supp.	Zäpfchen
Tabuletta(ae)	Tabl.	Tablette(n)

BTMG ist es, die Gesellschaft vor sog. suchterzeugenden Mitteln zu schützen. Sie lassen sich in drei Gruppen teilen:

I. Stoffe, die nicht in den Verkehr gebracht werden dürfen, z. B. die Halluzinogene.
II. Die therapeutisch wichtigen Betäubungsmittel. Ihre medizinische Handhabung wird durch Rechtsverordnungen bestimmt. Derzeit gilt die Neufassung der Verordnung über das Verschreiben, die Abgabe und den Nachweis des Verbleibs von Betäubungsmitteln (BTMVV) vom 16. 12. 81.
III. Eine Reihe von Stoffen unterliegt zwar dem Betäubungsmittelgesetz; ihre Zubereitungen entgehen aber der BTMVV, wenn sie bestimmte Auflagen erfüllen. So sind Codein und Äthylmorphin von der BTMVV ausgenommen, solange sie pro abgeteilter Form nicht mehr als 100 mg Substanz und kein weiteres BTM enthalten. Bei Dextroproproxyphen liegt die Grenze bei 150 mg. Das Antidiarrhoicum Diphenoxylat muß mit Atropin „vergällt" sein, das Analgeticum Tilidin mit Naloxon (s. S. 335). Für Barbiturate und Barbiturat-ähnliche Verbindungen schränkt das Betäubungsmittelgesetz die Maximalgehalte pro abgeteilter Form ein, gestattet aber Kombinationen, z. T. sogar mit Codein.

Der gewissenhafte Arzt wartet nicht, bis eine „verdächtige" Substanz endlich juristisch klassifiziert ist. Er betrachtet z. B. jede Substanz mit der Wirk-Charakteristik des Morphins oder Amphetamins als suchterzeugend, bis das Gegenteil feststeht.

Was und wieviel wird verschrieben?

Betäubungsmittel dürfen von Ärzten, Zahnärzten und Tierärzten nur mit den in der BTMVV vorgeschriebenen Beschränkungen und nur dann verschrieben werden, wenn ihre Anwendung am oder im menschlichen oder tierischen Körper begründet ist. Die Anwendung ist insbesondere dann *nicht begründet, wenn der beabsichtigte Zweck auf andere Weise erreicht werden kann.*

Der Arzt darf für **einen Patienten an einem Tag nur eins** der folgenden Betäubungsmittel unter Einhaltung der nachfolgend festgesetzten Höchstmengen verschreiben:

Zentrale Stimulantien

Amphetamin	200 mg
Methamphetamin	100 mg
Methylphenidat	200 mg
Phenmetrazin	600 mg

Zentral dämpfend

Methaqualon	6000 mg

Antitussiva

Hydrocodon	200 mg

Normethadon	200 mg
Thebacon	200 mg

Analgetica

Cetobemidon	100 mg
Dextromoramid	100 mg
Dextropropoxyphen	1500 mg
Hydromorphon	30 mg
Levomethadon	60 mg
Levorphanol	30 mg
Morphin	200 mg
Opium-Zubereitungen	je nach Konzentration
Oxycodon	200 mg
Pethidin	1000 mg
Piritramid	220 mg

Lokalanaestheticum mit zentraler Stimulation

Cocain	100 mg, aber nur für das Auge (max. 2% als Lösung oder Salbe)

In besonders schweren Krankheitsfällen darf der Arzt für einen Patienten an einem Tag jeweils eins der in der Tabelle aufgeführten Analgetica über die dort festgesetzten Höchstmengen hinaus, jedoch nicht mehr als die *vierfache Höchstmenge* verschreiben. In diesen Fällen hat er auf der Verschreibung den eigenhändigen Vermerk „Menge ärztlich begründet" anzubringen.

Der Arzt darf für den Bedarf seiner **Praxis** an einem Tag nur verschreiben:
1. eins der in der Tabelle (außer Cocain; s. u.) genannten Betäubungsmittel bis zu den dort festgesetzten Höchstmengen.
2. Cocain 1000 mg
   zu Eingriffen am Auge, am Kehlkopf, an der Nase, am Ohr, am Rachen oder am Kiefer, und zwar
   a) als Lösung bis zu einem Gehalt von 20 vom Hundert oder
   b) als Augentablette oder als Salbe bis zu einem Gehalt von 2 vom Hundert und
3. Fentanyl 10 mg
   für Prämedikation, Anästhesie und Intensivmedizin.

Der Arzt darf für den Bedarf eines **Krankenhauses** oder einer Teileinheit eines Krankenhauses (Station), die seiner Leitung oder Aufsicht unterstehen, nur die oben genannten Betäubungsmittel verschreiben. Dabei darf natürlich pro Tag mehr als ein Betäubungsmittel verschrieben werden, und auch die Höchstmengen-Vorschrift entfällt.

Wie wird verschrieben?

Betäubungsmittel dürfen nur auf einem dreiteiligen amtlichen **Formblatt** (Teile I, II und III) im Durchschreibeverfahren verschrieben werden. Zur Verschreibung anderer Arzneimittel darf dieses Formblatt nur verwendet werden, wenn die Verschreibung neben einem Betäubungsmittel erfolgt.

Die Teile I und II des Formblatts sind zur Vorlage in der Apotheke bestimmt; Teil III verbleibt bei dem Verschreibenden. Er hat diese Durchschriften drei Jahre, nach Ausstellungsdaten geordnet, diebstahlsicher aufzubewahren und auf Verlangen der zuständigen Behörde auszuliefern.

Die **Verschreibung** muß **folgende Angaben** enthalten

1. *Name des verschreibenden Arztes,* Zahnarztes oder Tierarztes, dessen *Berufsbezeichnung und Anschrift;* im Vertretungsfall ferner die entsprechenden Angaben über den Vertretenen,
2. *Name,* Vorname und *Anschrift des Patienten,* für den das Betäubungsmittel bestimmt ist, bzw. der Teileinheit des Krankenhauses.
3. *Ausstellungsdatum,*
4. Bestandteile, Gewichtsmengen und Darreichungsform, bei abgeteilten Betäubungsmitteln ferner den Betäubungsmittelgehalt je abgeteilte Form und die Stückzahl. Stückzahlen werden in arabischen Ziffern angegeben und in Worten wiederholt. Gewichtsangaben macht man in g oder mg.
5. *Gebrauchsanweisung* mit *Einzel- und Tagesgabe,*
6. Falls erforderlich, den Vermerk „Menge ärztlich begründet" (s. S. 66).
7. Bei Verschreibung für die Praxis den Vermerk „Praxisbedarf" anstelle der Gebrauchsanweisung. Verschreibt man Cocain oder Fentanyl für die Praxis, so muß man auch den Verwendungszweck angeben.
8. *Ungekürzte Unterschrift* des verschreibenden Arztes, Zahnarztes oder Tierarztes.

Die Angaben nach Absatz 1 müssen auf allen Teilen des amtlichen Formblatts übereinstimmen und von dem Verschreibenden *eigenhändig* mit Tintenstift oder Kugelschreiber vorgenommen werden (außer Nr. 1 und 2).
Betäubungsmittel dürfen nicht abgegeben werden auf eine Verschreibung, bei der irgendeine Vorschrift nicht beachtet wurde oder die vor mehr als 7 Tagen ausgestellt wurde.

Wie ist der Verbleib nachzuweisen?
. . für Kliniks- und Praxisbedarf?

Über den Verbleib und den Bestand der Betäubungsmittel der Apotheken, des ärztlichen, zahnärztlichen und tierärztlichen Praxisbedarfs, der Krankenhäuser
sind *Karteikarten nach amtlichem Formblatt* zu führen. Bestehen Teileinheiten (Stationen), ist der Nachweis in diesen zu führen. In Teileinheiten (Stationen) können anstelle von Karteikarten auch *Bücher* mit fortlaufend numerierten Seitenzahlen nach amtlichem Formblatt (Betäubungsmittelbücher) verwendet werden.

Der *Apothekenleiter* bzw. der jeweils *verantwortliche* Arzt, Zahnarzt oder Tierarzt haben zu jedem Monatsende die Karteikarten oder Betäubungsmittelbücher zu prüfen und, sofern eine Änderung eingetreten ist, ihr Namenszeichen und das Datum anzubringen.

Die Karteikarten oder Betäubungsmittelbücher sind *drei Jahre, von der letzten Eintragung an gerechnet, aufzubewahren* und auf Verlangen dem Bundesgesundheitsamt oder der nach Landesrecht zuständigen Behörde zu überlassen.

... und bei Verschreibung für den einzelnen Patienten?

Diese Verschreibungen sind durch den beim Arzt verbliebenen Teil des dreifachen Rezeptes (vgl. S. 67) hinreichend belegt. Kommt also der niedergelassene Arzt ohne Betäubungsmittel für den Praxisbedarf aus, so braucht er weder Karteikarten noch Betäubungsmittelbuch.

Beispiele für BTM-Rezepte. Auch die Punkte 1, 2, 3 von S. 67 sind zu berücksichtigen.

Normales Rezept für BTM

Morphin Amp. 20 mg
10 (zehn) Stück
S. bei Schmerzen 1 Ampulle, aber nicht mehr als 3/Tag.

Komplikation: Verdopplung der Höchstmenge

Morphin Amp. 20 mg
20 (zwanzig) Stück
Menge ärztlich begründet
S. bei Schmerzen 1 Ampulle, aber nicht mehr als 3/Tag.

Komplikation: Überschreitung der MED, mögliche Überschreitung der MTD

Morphin Amp. 20 mg   (MED = 0,03;
10 (zehn) Stück   MTD = 0,1)
S. bei Schmerzen 2! (zwei) Ampullen,
aber nicht mehr als 6! (sechs) pro Tag.

3.5 Typische Arzneizubereitungen

Man unterscheidet Spezialitäten und Galenica.

Spezialitäten

Arzneimittelspezialitäten werden
– in gleichbleibender Zusammensetzung hergestellt,
– abgabefertig gepackt,
– unter besonderer Bezeichnung in den Verkehr gebracht,
– vom Bundesgesundheitsamt überwacht.

Typische Arzneizubereitungen

Sie entsprechen etwa 99% des Umsatzes. Achte auf Preis und angemessene Packungsgröße im Sinne einer wirtschaftlichen Arzneiverordnung! Dem dient die Empfehlung über *therapiegerechte Packungsgrößen*. Arzneimittelgruppen, bei denen dies sinnvoll erscheint, werden zur festen, oralen Verabreichung in drei verschieden großen Originalpackungen (OP) vertrieben:

N 1 (10–30 Zähleinheiten) für Krankheiten mit erfahrungsgemäß kurzer Dauer;
N 2 (20–50 Zähleinheiten) für Krankheiten mit mittlerer Dauer;
N 3 (50–120 Zähleinheiten) zur Dauertherapie.

Will der Arzt hiervon abweichen, so muß er wie bisher das volle Rezept ausstellen. Die Angabe der zu verabreichenden Einzeldosis ist erforderlich, wenn mehrere Dosierungen angeboten werden oder wenn es sich um ein BTM-Rezept handelt. Meist, aber nicht immer (z. B. nicht bei BTM-Rezepten), genügt die Gebrauchsanweisung auf der O.P. Beispiel:

Rp. Valium-Ampullen
5 Stück
(Gewichtsangabe überflüssig, weil nur *eine*
Ampullengröße im Handel !)

aber Rp. Valium-Tabletten 10 mg
20 Stück
(Gewichtsangabe nötig, weil *drei*
Tablettengrößen im Handel !)

Gelegentlich, z. B. bei der Cytostatica-Therapie, soll der Patient Namen und Indikation der Spezialität nicht erfahren. Dem dient der Vermerk „Sine confectione" (s. Tabelle 3.2-2).

Zubereitungen durch den Apotheker (= Galenica)

a) Pulver

Schachtelpulver sind nicht weiter abgeteilt.

Beispiele: ZnO + Talcum
NaHCO$_3$; MgSO$_4$

Rp.: Zinci oxydati
Talci $\overline{aa}$ ad 50,0
M.D.S. Wundstreupulver.

Abgeteilte Pulver

Rp. Codein-Phosphat	0,01	oder	Codein-Phosphat	0,12
Phenacetin	0,25		Phenacetin	3,0
Acetylsalicylsäure	0,25		Acetylsalicylsäure	3,0
M.f. pulvis			M.f. pulvis	
D.t. dos. Nr. 12			Divide in part. aeq. Nr. 12	
(= Dispensierverfahren)			(= Dividierverfahren)	

Die Verschreibung abgeteilter Pulver ist unpraktisch und nur selten psychologisch günstig.

Vereinfachung:

Gelonida Tabl.
Nr. 10
(hat die gleiche Zusammensetzung wie das genannte abgeteilte Pulver).

Pharmazeutische Besonderheiten:

- Füllmaterialien bei kleinen Wirkstoffmengen sind z. B.
  Saccharum lactis (innerlich),
  Talcum (äußerlich),
- Capsulae amylaceae bei schlecht schmeckenden Pulvern,
- Capsulae gelatinosae bei schlecht schmeckenden flüssigen, bes. öligen Substanzen, z. B.:
  Rp. Ol. Ricini 3,0
      D. tal. dos. Nr. 12 ad Capsul. gelatinos.
      (auch als Fertigpräparat).

- Mucilaginosa bei reizenden Substanzen, z. B.:

Rp. Chlorali hydrati 3,0	Einfacher:
Mucilag. Gummi arabic. 10,0	Chloralhydrat-Rectiole
Aq. dest ad 100,0	(0,6 g/3 ml).
S. für Klysma.	
(ED Erw. 1,5; Säugling 0,5)	

b) Pillen und Suppositorien

Eine Herstellung von Pillen und Suppositorien durch den Apotheker sollte unterbleiben, solange die biologische Verfügbarkeit der inkorporierten Wirkstoffe nicht angegeben wird.

> Die Resorption aus Suppositorien (gleich welcher Herstellung) variiert stark. Daher: Keine starkwirkenden Arzneimittel in dieser Zubereitungsform!

c) Lösungen

Maße: 1 Eßlöffel = 15 ml; 1 Kinderlöffel = 10 ml; 1 Kaffeelöffel = 5 ml.
1 ml einer wäßrigen Lösung ergibt ca. 20 Tropfen.
1 ml einer alkoholischen Lösung ergibt ca. 40–50 Tropfen.
Zur genaueren Abmessung dienen Spezialgläser mit standardisierter Tropffläche
= Vitrum patentatum.

Beispiel für Verschreibung „eßlöffelweise"	*Beispiel* für Verschreibung „tropfenweise"
Kalii jodati 20,0	Codein phosphoric. 0,5
Aq. dest ad 300,0	Aq. dest ad 20,0
M.f.sol.	M.f.sol.
S. 3 × tgl. 1 Eßlöffel	S. 3 × tgl. 20 Tropfen
(ED = 1,0 in 15 ml).	(ED = 0,025).

d) Externa

Sie sind (im Gegensatz zu a–c) auch heute noch aktuell. Ihre Verschreibung wird im Rahmen der Dermatotherapie gelehrt (s. Kap. 4).

4 Äußerliche Behandlung von Hautkrankheiten und Verordnung von Externa

Hautkrankheiten sind *häufig:* In der Allgemeinpraxis finden sie sich bei fast 20% der Patienten, vor allem als langwierige Mykosen, Ekzeme, Psoriasis, Venenleiden. Dermatica werden also sehr häufig verwendet.

4.1 Grundlagen der externen Therapie

Bei enteraler oder parenteraler Pharmakotherapie dienen Trägersubstanzen oder Lösungsmittel meist nur als indifferente Hilfsstoffe. In der äußerlichen Behandlung dagegen haben die „Grundlagen" (Vehikel) wesentlichen Anteil an der therapeutischen Gesamtwirkung.

Je akuter eine entzündliche Hautkrankheit, desto größer ist die Bedeutung der reinen „Grundlagen" (Extrembeispiel: feuchter Umschlag). Je chronischer die Krankheit, desto größer ist die Bedeutung des reinen „Wirkstoffes" (Extrembeispiel: reiner Teer ohne „Vehikel"). Den „Wirkstoffen" kommen dabei mehr echte pharmakologische Effekte, den „Grundlagen" mehr physikalisch-chemische Wirkungen zu. Hierzu zwei Beispiele:

Bei *akuten nässenden* Hautveränderungen strebt man eine Austrocknung an. Dies geschieht z. B. beim feuchten Umschlag („feucht auf feucht") ausschließlich physikalisch durch unterschiedliche Temperatur und Feuchtigkeit (Dochtwirkung) in Haut, Externum und Umgebung. Von eventuell zugesetzten „Wirkstoffen" sind keine wesentlichen Effekte zu erwarten; denn sie können kaum gegen den Wasserstrom in die Haut permeieren.

Bei *chronischen* Entzündungen hingegen soll die Grundlage einen geschlossenen Film auf der Haut bilden und die Abdunstung verhindern. Sie führt dadurch zur Aufquellung der Hornschicht, Aufhebung der Barrierefunktion der Epidermis und Umkehrung des Flüssigkeitsstromes. Infolgedessen dringen inkorporierte Wirkstoffe aus der Grundlage besser in die Haut. Man kann die Penetration noch verstärken, indem man mit einer Plastikfolie dichtschließend abdeckt (Okklusiv-Verband).

Aus den verfügbaren Vehikeln und dem Zustand der Haut ergeben sich die klassischen Prinzipien der externen Therapie entzündlicher Dermatosen:

Stadium	Vehikel
Akut (Bläschen, nässende Erosionen)	Feuchte Umschläge. Weniger macerierend sind feuchte Umschläge über „Öl" („Zinköl-feucht") oder feuchte Umschläge über Öl über Pinselung („Pyoctanin-Zinköl-feucht", bei Infektionen).
Subakut (Papeln, Erythem, Schwellung)	Feuchte Umschläge über Paste oder über Pinselung; dann Paste über Pinselung; schließlich Paste allein.
Chronisch (Lichenifikation, Schuppung)	Salben über Pinselung; dann allein Salben; dann wirkstofftragende Externa unter Okklusiv-Verband; schließlich z. B. reiner Teer (ein Beispiel für „Arznei als Vehikel").

Das Phasendreieck (Abb. 4.1-1) gibt die Prinzipien des Aufbaus von Vehikeln mit verschiedenen physikalisch-chemischen Eigenschaften wieder.

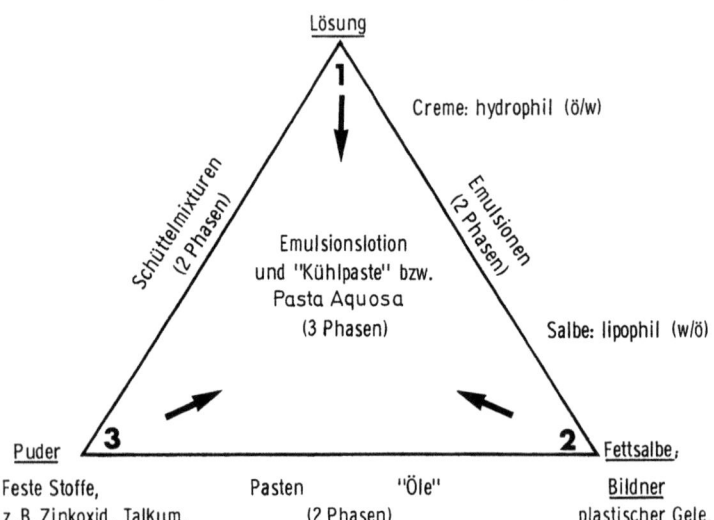

Abb. 4.1-1. Möglichkeiten der Zusammensetzung von Externa, dargestellt als Phasendreieck. Die Ecken (1, 2, 3) geben die „reinen" Phasen wieder; auf den Verbindungslinien sind die zwei- und dreiphasigen Zubereitungen aufgetragen

4.2 Zubereitungsformen

Die Einarbeitung von Wirkstoffen in Externa zwingt zu Kompromissen zwischen der für den jeweiligen Hautzustand physikalisch idealen Grundlage und den Löslichkeitsverhältnissen der Wirk-Substanz; denn Voraussetzung für ihre Wirkung sind die Freisetzung aus der Grundlage (Liberation), die Aufnahme in das Epithel (Absorption) und u. U. das Eindringen in tiefere Schichten (Permeation). So können z. B. Glucocorticoide gut in reine Paraffinkohlenwasserstoffe inkorporiert werden, werden daraus jedoch nicht so gut freigesetzt wie aus Emulsionen. Deshalb haben die meisten Fertigpräparate kompliziert zusammengesetzte

Grundlagen als Vehikel für die jeweiligen Wirkstoffe. Dafür werden Hilfsstoffe der Galenik benötigt: Lösungsvermittler, Emulgatoren, Konservantien. Die unterschiedlichen Zubereitungsformen sind in Tabelle 4.2.1 zusammengestellt.

Tabelle 4.2-1. Äußerliche Arzneizubereitungen und ihre Anwendung

Darreichungsform	Definition und Charakteristika	Anwendungsgebiet	Vorteile	Nachteile
1. Lösungen	Dünnflüssige Lösungen von Arzneistoffen in hydrophilen Lösungsmitteln, wie Wasser oder niederen Alkoholen	Akut entzündliche Dermatosen (vesiculöses, nässendes Ekzem) oder entzündliche Schwellung	Hemmung der Krustenbildung, Kühleffekt („Dochteffekt" am Sekretfluß)	Starke Austrocknung, schmerzhafte Spannung, wenn die Flüssigkeit nicht stetig ersetzt wird
Feuchte Verbände (Feuchtigkeit muß verdunsten können)	Wasser ohne oder mit desinfizierendem oder Gerbstoffzusatz	s. o.	s. o.	Mazeration
2. Tinkturen	Dünnflüssige Lösungen von Arzneistoffen, oder Drogenauszüge mit alkoholischen oder anderen niedrig siedenden Lösungsmitteln; auch in Verdünnungen mit Wasser	Chronisch infiltrierte und lichenifizierte Herde; vesiculäre Veränderungen besonders im Palmar- und Plantarbereich, auch an behaarten Körperstellen, Nagelbett	Penetrationsbeschleunigung; schnelle Austrocknung; keine Auflagerungen	Manchmal Brennen beim Auftragen, vorübergehende Reizung; dann u. U. Alkoholkonzentration verringern durch Wasserzusatz
3. Lotionen oder Schüttelmixturen	Frei fließende Suspensionen von Pulvern in hydrophilen Lösungsmitteln oder in Emulsionen, vorzugsweise des Typs O/W. Die Bezeichnung wird auch für mehrphasige Flüssigkeiten benutzt	Subakute Entzündung mit geringer Exsudation; von Maceration bedrohte Hautareale (z. B. submammär); auch bei flächenhaftem Pruritus	Wirkt wie ein „flüssiges Puder"; Kühleffekt, leichte Verteilbarkeit, geringere Austrocknung	Austrocknung, u. U. Krustenbildung mit Exsudat

Tabelle 4.2-1 (Fortsetzung)

Darreichungs-form	Definition und Charakteristika	Anwendungs-gebiet	Vorteile	Nachteile
4. Öle	Bei Raumtemperatur frei fließende Lösungen, sowie Suspensionen von Pulvern, in fetten Ölen oder fettartigen Grundstoffen	Akute bis subakute Entzündung. Kombinierbar mit Farbstoff-Lösungen und feuchten Umschlägen	Kühlend, aber weniger mazerierend als feuchte Verbände allein, schnell austrocknend	Krustenbildung, schwer entfernbar, vor Therapiewechsel Abölen oder Abbaden nötig
5. Salben	Streichfähige, praktisch wasserfreie Zubereitungen, die Arzneistoffe enthalten können.	Hyperkeratotische Veränderungen. Erweichen und Ablösen von Krusten, Lichenifikation; alle Formen „trockener Haut"	Aufweichender Effekt auf die Hornschicht; abdeckend. Hydrophobe Salben können besonders einfach (ohne allergenpotente Hilfsstoffe) zusammengesetzt sein	Geringe Verdunstung, Wärmestau, Einschränkung der Perspiratio insensibilis (zu dicke Salbenschicht vermeiden!). Bei hydrophilen Salben mit Wollfettemulgatoren und Konservierungsstoffen besteht höhere Allergisierungsgefahr, besonders bei Dauerpatienten (Ulcus cruris!)
Hydrophobe Salben	Salben, die aus fettartigen Grundstoffen bestehen, in die sich kaum Wasser einarbeiten läßt			
Hydrophile Salben	Salben aus unterschiedlichen Grundstoffen, die Emulgatoren enthalten und Wasser aufnehmen können			
6. Cremes	Streichfähige, nicht-transparente Zubereitungen aus Fetten oder fettartigen Grundstoffen und Wasser.	Dermatitiden ohne keratotische Veränderungen; subakute bis subchronische Dermatitiden	Gut dosierbar. Zuführung von Feuchtigkeit und „Fett" zugleich	Trotz „Fettanteil" durch Emulgatoren und Wasseranteil austrocknend. Galenisch komplizierter als Salben (Emulgatoren, Konservantien)
Lipophile Cremes	Cremes vom Typ Wasser in Öl			
Hydrophile Cremes	Cremes vom Typ Öl in Wasser			

Zubereitungsformen (Vehikel)

Tabelle 4.2-1 (Fortsetzung)

Darreichungs-form	Definition und Charakteristika	Anwendungs-gebiet	Vorteile	Nachteile
Amphiphile Cremes	Cremes vom Typ einer Mischemulsion			
7. Gele	Streichfähige, transparente Zubereitungen aus Quellstoffen und Flüssigkeit, die Arzneistoffe enthalten können	Therapie an Stellen, die leicht abwaschbare optisch unauffällige Mittel erfordern, z. B. im Haar. Andere Gele bilden einen festhaftenden mechanisch beanspruchbaren Wirkstoff-Film, z. B. an Extremitäten. Übergänge zu „flüssigen Pflastern"	Besonders leicht und gleichmäßig verteilbar, leicht abwaschbar. Ausgeprägt kühlende Wirkung nach Auftragen, verbleibender wirkstoffhaltiger Film, abwaschbar	Galenisch komplizierte Zubereitungsformen, bei organischen Quellstoffen mit Konservantien und allergenpotenten Hilfsstoffen; nur geringe Wirkstoffliberation nach Antrocknen
Lipogele	Wasserfreie „Gele" aus fetten oder fettartigen Grundstoffen.			
Hydrogele (Gel im engeren Sinne)	Wasserreiche Gele, die praktisch frei von Fetten oder fettartigen Substanzen sind. Evtl. Alkoholzusatz			
Emulsionsgele	Wasserhaltige Gele, die Fette oder fettartige Grundstoffe enthalten, also transparente Emulsionen darstellen			
8. Pasten	Noch streichfähige Zubereitungen mit hohem Gehalt an suspendiertem Pulver	Bei circumscripten akuten (z. B. Herpesbläschen) und bei flächigen erythematösen Herden; zur Langzeittherapie, Nachbehandlung chronisch verlaufender Hautkrankheiten und zur Anwendung an	Vereinigen die Vorzüge von Schüttelmixtur und Salbe: Arzneiträger mit Oberflächenwirkung, langer Haftung und langsamer Wirkstoffabgabe. Keine Einschrän-	Schlecht entfernbar, außer „Dreiphasenpasten". Bei Krustenbildung evtl. Wärmestau. Pasten müssen mindestens 1 × tgl. aufgetragen werden
Lipophile Pasten	Pasten auf der Basis von Salbengrundlagen, fetten oder fettartigen Grundstoffen oder li-			

Tabelle 4.2-1 (Fortsetzung)

Darreichungsform	Definition und Charakteristika	Anwendungsgebiet	Vorteile	Nachteile
Hydrophile Pasten	pophilen Cremegrundlagen Pasten auf der Basis hydrophiler Cremegrundlagen oder Grundstoffe.	intertriginösen Stellen. Abdecken unbeteiligter Haut bei Ulcus- oder Warzenbehandlung	kung der Perspiratio insensibilis. Aufnahme von Sekreten bei mäßiger Austrocknung (Kühleffekt)	
9. Puder	Pulver oder Pulvergemische, die geringe Mengen flüssiger oder halbfester Substanzen enthalten können	Wirkstoffhaltig auf Nähten und Wunden; sonst als Abdeckung, evtl. mit anderen (3.–8.) Grundlagen als Haftunterlage	Einfache Zusammensetzung und Applikation, austrocknend und abdeckend. Aufsaugvermögen für Sekrete	Haftet allein kaum, bildet mit Sekreten oder Blut harte Krusten. Wenig Permeation inkorporierter Wirkstoffe. Mineralpuder dürfen nicht in die Tiefe gelangen (Fremdkörperreaktion)
10. Sprays und Aerosole	Versprühbare Dermatica, die neben der Arzneizubereitung Treibgase enthalten können. Grundlagen 2–9 und 12 können mit eingearbeitet sein	Gleichmäßiger Wirkstoffauftrag bei Hautkrankheiten, bei denen Vehikel-Effekte nicht angestrebt werden	Gleichmäßige Stoffverteilung, auch ohne verbleibende Vehikel	Wenig gezielte Applikation, u. U. Irritation durch rasch verdunstende Lösungsmittel oder Treibgas; teuer
11. Pflaster	Zubereitungen, die als fester Film auf der Haut haften und Arzneistoffe enthalten können	Scharf umschriebene längeranhaltende Wirkstoffapplikationen; Befestigung anderer Wirkstoffträger, Verbände, Okklusion. Bei flüssigen Pflastern Übergang zu „Gelen"	Wirkstoffe werden einfach und genau angewandt.	Irritation durch Klebstoffe, Mazeration, bakterielle und Pilzinfektionen unter „feuchter Kammer"
Feste Pflaster	Gewebe oder Folien mit Klebemasse und evtl. Wundauflage aus Mull, Zell-			

Zubereitungsformen (Vehikel)

Tabelle 4.2-1 (Fortsetzung)

Darreichungs-form	Definition und Charakteristika	Anwendungs-gebiet	Vorteile	Nachteile
	stoff o. ä. Wundauflagen wie auch Klebemassen können Arzneistoffe enthalten			
Flüssige Pflaster, Lacke, Firnisse	Dünnflüssige Zubereitungen filmbildender Substanzen, die nach raschem Verdunsten der Lösungsmittel einen elastischen Film auf der Haut hinterlassen und Arzneistoffe enthalten können			
12. Therapeutische Badezusätze	Zubereitungen von flüssiger bis fester Konsistenz, die in wäßriger Verdünnung als Teil- oder Vollbad verwendet werden und Arzneistoffe enthalten können	Großflächige Schuppen- und Krustenablösung, Aufbringen und gleichmäßige Einwirkung z. B. von Fetten oder Gerbstoffen, Vorbereitung anderer externer Maßnahmen (bessere Permeation)	Gleichmäßige Wirkstoffverteilung, Entfernung von Auflagerungen ohne mechanische Beanspruchung	Großer Verlustanteil, u. U. schwierige Anwendung bei wenig mobilen Patienten
13. Therapeutische Kopfwäschen	Zubereitungen waschaktiver Substanzen, die mit Wasser an der behaarten Kopfhaut angewendet werden, mit eingearbeiteten Wirkstoffen	Bei Kopfhautkrankheiten, Schuppen und Krustenlösung, Entfernung anderer Externa-Grundlagen aus dem Haar.	Gleichmäßige Stoffverteilung, angenehmste Anwendung gegenüber anderen Grundlagen	Großer Verlustanteil, z. T. umweltschädliche Bestandteile, wie Kadmium- oder Selensalze

4.3 Wichtige Wirkstoffe für Externa-Rezepturen

Antimikrobiell, antimykotisch (unspezifisch) wirken Schwefel, $KMnO_4$ (beide nur schwach), $AgNO_3$, Rivanol, Chinoline (z. B. Vioform, Xeroform), vor allem aber Triphenylmethanfarbstoffe: Fuchsin, Brillantgrün, Pyoctanin (Gentianaviolett).
– Zu vermeiden sind halogenierte Salicylanilide an lichtexponierten Stellen sowie organische Quecksilberverbindungen, weil letztere leicht resorbiert werden. Auch Borsäure ist abzulehnen; denn sie ist antimikrobiell kaum wirksam und kann, auf größere Flächen aufgebracht, zu resorptiven Vergiftungen führen.

Antimikrobiell (spezifisch):
Penicilline sollten lokal niemals, Sulfonamide und Aminoglykoside lokal nur gezielt angewandt werden, weil sie häufig Allergien hervorrufen und die meisten Erreger eitriger cutaner Infektionen resistent geworden sind. Hingegen sind Tetracycline die nebenwirkungsärmsten Lokalantibiotica. Als Alternativen kommen Polypeptid-Antibiotica in Frage, so Bacitracin (bei Grampositiven) und Polymyxin (bei Gramnegativen). Meist können sie durch Desinfektionsmittel, z. B. Povidon-Jod, ersetzt werden. Nur solche Mittel sollten lokal angewandt werden, welche nicht systemisch genutzt werden (Resistenzentwicklung!). Lokalantibiotica sind

kontraindiziert bei
Wundinfektionen,
Abscessen, Angina, Tonsillitis,
Pharyngitis,
Spülung von Blasenkathetern,
kleinflächigen Verbrühungen
und Verbrennungen,
Ulcus cruris.

gelegentlich indiziert bei
Impetigo contagiosa
(zugleich systemisch),
chronischer Osteomyelitis,
eitriger Conjunctivitis,
Spülung eitergefüllter Hohlräume.

Die überaus häufigen Kombinationen zwischen Lokalantibiotica und Glucocorticoiden sind wegen ihres doppelten Risikos nur in Sonderindikationen sinnvoll, z. B. bei infizierten Ekzemen. Fehlerhaft wären sie bei nässenden Dermatosen, z. B. Windeldermatitis, Intertrigo, Stauungsekzem, weil hier vor allem das begünstigende feuchte Milieu beseitigt werden muß.

Antimykotisch (spezifisch) wirken Miconazol, Econazol, Clotrimazol, Amphotericin B. Mit weniger breitem Spektrum wird gegen Dermatophyten lokal Tolnaftat, systemisch Griseofulvin angewendet. Gegen Hefen wird lokal Nystatin, systemisch Isoconazol und Ketoconazol eingesetzt (s. S. 87 und 129).

Antiparasitär: Hexachlorcyclohexan (Lindan) tötet Läuse und Krätzemilben. Anwendungshinweise strikt beachten, sonst drohen resorptive Vergiftungen mit Krämpfen.

Antipsoriatisch: Dihydroxyanthranol (Cignolin) (s. S. 86) gilt als Specificum. Vermeide Chrysarobin wegen toxischer Begleitstoffe.

Antiphlogistisch und ***antiproliferativ*** wirken ***Schieferöle, Teere*** und ***Glucocorticoide***.

- *Teere* und *Schieferöle* wirken antiphlogistisch, vor allem bei chronisch-entzündlichen Infiltraten, daher stark antiekzematös und antipruriginös, auch leicht antimikrobiell. Wir ordnen sie in der „Teer-Reihe" nach ihrer Wirksamkeit (umgekehrt zur Verträglichkeit) ansteigend an: 1. Ichthyol (Ammonium sulfichthyolicum) aus Schiefer-Öl, 2. Tumenol (aus Schiefer-Öl), 3. Liquor carbonis detergens (L. c. d.), ein farb- und geruchloses, nicht lichtsensibilisierendes Teer-Derivat, nicht verträglich mit Ungt. molle oder Pasta zinci mollis; 4. Pix lithanthracis (ungereinigter Steinkohlenteer), 5. Ol. Rusci (Birkenteer). – Teere werden aus Fettgrundlagen leichter resorbiert (toxische Nebenwirkungen!) als aus Pasten. Man vermeide auch Teeranwendungen auf großen Flächen. Die Anwendungsmöglichkeiten im Gesicht sind eingeschränkt durch lokale Nebenwirkungen wie Teerfolliculitis.

- *Glucocorticoide* wirken antiphlogistisch, z. B. bei Ekzemen, Erythrodermien, Lupus erythematodes, Lichen ruber planus und antiproliferativ, z. B. bei chronischem Ekzem mit Lichenifikation oder bei Psoriasis. Die zahlreichen Glucocorticoide unterscheiden sich in ihrem Lösungs- und Penetrationsverhalten. Hinsichtlich der dermatologischen Wirksamkeit unterscheiden sie sich eher quantitativ als qualitativ. Ihre Permeation läßt sich durch Folienverbände steigern. Cortison bzw. Prednison eigenen sich nicht, weil sie erst im Organismus aktiviert werden müßten. Routinemäßige Kombination mit antiinfektiösen Mitteln zur Verhütung einer Superinfektion ist umstritten (s. Multikombinationspräparate!).

Erwünschte und unerwünschte Wirkungen sind bisher nicht zu trennen. Je stärker ein Mittel und je länger man es anwendet, desto wahrscheinlicher werden lokale Schäden, wie: Atrophie, Striae, Erytheme, Corticoidpurpura, Capillarektasien, Infektion. Im Gesicht entwickeln sich Steroidrosacea, periorale Dermatitis, Steroidakne. Deshalb: Corticoidexterna niemals über mehrere Wochen ohne Pause anwenden.

Glucocorticoide sind „Zeitraffer". Sie wirken nicht kurativ, sondern nur symptomatisch-suppressiv. Rezidive nach Absetzen möglich, wenn die Ursache inzwischen nicht gefunden und beseitigt ist. Sie dürfen niemals ohne Diagnose angewendet werden, wie dies leider häufig zu beobachten ist nach dem Motto: „Erstmal 14 Tage Steroide. Wenn's bis dahin nicht besser ist, müssen Sie zum Dermatologen."

Antiekzematös, juckreizlindernd wirken Schwefel, (schwach), Hg-Präcipitat (nahezu Specificum gegen seborrhoisches Ekzem), Teere, Glucocorticoide. Zu vermeiden sind äußerliche Anwendungen von Antihistaminica, Lokalanaesthetica auf Paraaminobenzoesäurebasis, oder Daueranwendung von Glucocorticoiden (s. oben).

Schälend wirken Salicylsäure, Harnstoff, Resorcin, Sapo kalinus, Vitamin A-Säure, Selen-Disulfid. Zu vermeiden ist β-Naphthol wegen der Intoxikationsgefahr.

Die Effekte der vielbenutzten *Salicylsäure* sind komplex. Sie wirkt
- breit antimikrobiell auf Bakterien, pathogene Hefen, Dermatophyten, Schimmelpilze ohne Resistenzerzeugung (bei Konzentrationen ab 0,5%);

- ansäuernd auf die Hautoberfläche;
- entzündungshemmend;
- in niedrigen Konzentrationen oberflächlich adstringierend und antipruriginös;
- in Konzentrationen von 5% bis 60% zunehmend stark keratolytisch (hornschichtabschälend) und schließlich epidermolytisch (macerierend, epidermisablösend), besonders bei längerer und okklusiver Applikation (z. B. Salicylpflaster bei Warzen). Von Konzentrationen um ca. 1% bis 4% werden parakeratotische Hornauflagerungen („Schuppen") erweicht und abgelöst. Eine überschießende Proliferation der Epidermis wird gebremst.

Je nach Konzentration, Vehikel und Hautzustand sind also unterschiedliche Wirkungen zu erwarten.

4.4 Unerwünschte Wirkungen von Externa

Sie beruhen auf Grundlagenbestandteilen, Konservantien oder Wirkstoffen. Zur Vermeidung bzw. leichteren Aufklärung ist es daher unbedingt erforderlich, daß jedes Externum voll deklariert ist.

- *Unspezifisch* wäre eine Reizung durch nicht dem Hautzustand entsprechende Grundlagen (s. S. 71) oder durch eine zu hohe Wirkstoffkonzentration.

- *Spezifische toxische Effekte* können auf Grundlagenbestandteilen (z. B. Vaselinakne) oder Wirkstoffen (Teerfolliculitis, Corticoidakne, Corticoidatrophie) beruhen (s. S. 78 ff.).

- *Sensibilisierungen sind häufig.* Manche Stoffe sensibilisieren gegen Licht (Tetracycline, Teere). Andere bilden unter der Lichteinwirkung hautreizende (z. B. Vioform) oder stark allergene (z. B. bei extern aufgebrachten Antihistaminica oder halogenierten Salicylaniliden) Verbindungen.

Allergische Lokalreaktionen zählen zu den wichtigsten cutanen Nebenwirkungen. Nur wenige Stoffe, wie Vaseline, Tetracycline, Triphenylmethanfarbstoffe sind im allgemeinen unbedenklich. – Andere sind nur mäßig potente Allergene, lösen aber bei häufiger Anwendung und/oder bestimmten Patientengruppen (Beinleiden!) oft Ekzeme aus, z. B. Wollwachsalkohole, Paraoxybenzoesäureester oder Neomycin. Sie müssen also unter Berücksichtigung von Anamnese und Zustand der Haut vorsichtiger eingesetzt werden. – Manche Mittel sind bei externer Anwendung an Haut oder Schleimhaut entweder so leicht durch weniger allergisierende Stoffe zu ersetzen oder mit einem so hohen Allergisierungsrisiko belastet, daß ihre Inkorporation in Externa nicht vertretbar ist. Hierzu zählen Sulfonamide, Antihistaminica, Penicillin, Mafenid, Paraaminobenzoesäure-Lokalanaesthetica wie Benzocain oder Tetracain.

Dabei können die gleichen Substanzen in der systemischen Therapie unverändert nützlich und u. U. viel weniger antigen sein als bei äußerer Anwendung, wie z. B. Penicilline oder Antihistaminica. Antihistaminica sind im übrigen systemisch weit besser wirksam. Sie sedieren unterschiedlich stark, was anfangs im Straßenverkehr berücksichtigt werden muß (s. S. 139). Meist läßt bei kontinuierlicher Einnahme die Sedation innerhalb der ersten Woche wieder nach.

- **Inkompatibilitäten** von Wirkstoffen miteinander (z. B. Schwarzfärbung nach gleichzeitiger Anwendung von Bleiverbindungen, wie in Ungt. diachylon, und Schwefel) oder mit Grundlagenbestandteilen lassen sich vermeiden. Man hüte sich vor vermeintlich raffinierten neuen Rezepterfindungen oder Mischungen! Wohl aber können Wirkstoffkombinationen vielfach variiert werden.

> Wegen der stets drohenden Nebenwirkungen sind für den Nichtspezialisten wenige nebenwirkungsarme, einfach zusammengesetzte Externa-Rezepturen sicherer als eine Polypragmasie oder komplizierte „Universalpräparate" (s. Tabelle 4.4-1).

Unter solchen *Multikombinationspräparaten* finden sich Zusammenstellungen, für die eine rationale Begründung fehlt. Wer denkt schon daran, welch unsinniges Gemisch an Küchengewürzextrakten im gewohnten „Franzbranntwein" auf die Haut gebracht wird? Noch schlimmer sind Kombinationen, die für die betreffende Indikation unnütze, aber mit Nebenwirkungen belastete Bestandteile enthalten (z. B. Glucocorticoide in sog. „Hämorrhoidenzäpfchen"). Eine Extremsituation liegt aber bei Spezialitäten mit Inhaltsstoffen vor, welche geeignet sind, die als Indikation angegebene Krankheit hervorzurufen! Halogene, aber auch starkwirkende Glucocorticoide können akneiforme Eruptionen auslösen; man wird also Aknetherapeutica mit solchen Zusätzen nicht verordnen!

Tabelle 4.4-1. Arten des Vorgehens bei der externen Therapie

	„Unspezifische" klassische Galenica, meist Eigenrezepturen (z. B. Farbstoffe)	„Spezifische" Therapeutica, meist Fertigpräparate (Glucocorticoide, Antibiotica)	Multikombinationspräparate („Schrotschußtherapie"), stets Fertigpräparate
Zusammensetzung	einfach, bekannt	meist kompliziert	unübersichtlich
Nebenwirkungsrisiko und Allergisierungsgefahr	gering	höher	sehr hoch
Vorauszusetzende Schärfe der Diagnostik	Gruppendiagnose, breiter Einsatz	spezifische Diagnose, gezielter Einsatz	keine Diagnose, ungezielter Einsatz
Verordnung	Einzelrezeptur	einfacher	ohne Nachdenken
Wirtschaftlichkeit	meist gut	meist geringer	meist geringer
Durchführung	oft weniger angenehm (Farbe, Geruch)	meist angenehm	angenehm, einfach
Behandlungserfolg	meist zuverlässig	meist zuverlässig	unvorhersehbar

4.5 Bausteine für Rezepte: Einfache Grundlagen und geeignete Zusätze

Die Darstellung folgt dem Prinzip des Phasendreiecks (Abb. 4.1-1). Sie ergänzt Tabelle 4.2-1. Die zugehörigen Rezeptbeispiele finden sich in Tabelle 4.5-1.

Einphasige Zubereitungen

Flüssigkeiten

Feuchter Umschlag mit Wasser, physiologischer Kochsalzlösung oder verdünntem Alkohol. Antimikrobielle Zusätze: $KMnO_4$ wird rezeptiert als 20%ige wäßrige Lösung, zu verdünnen bis zu einer hellrosa Farbe; $AgNO_3$ wird rezeptiert als 5%ige wäßrige Lösung, 1 : 100 zu verdünnen. – Rezeptbeispiel 1.

Pinselung mit wäßriger oder alkoholischer Lösung. Antimikrobielle Zusätze sind vor allem Triphenylmethanfarbstoffe: Pyoctanin als 0,5%–2%ige wäßrige Lösung, evtl. mit 1%igem Na-Bicarbonat gepuffert (weniger reizend), für die Mundschleimhaut auch in 70%igem Äthanol; Brillantgrün als 1%–2%ige wäßrige Lösung; Fuchsin als 1%ige alkoholische Lösung. – *Solutio Castellani DRF* enthält Acid. boric. 1,0, Aceton 6,0, Resorcin 10,0, alkoholische Fuchsinlösung 10,0, Aqua phenolat. ad 100. Sie ist breit antimikrobiell wirksam, aber nicht auf erosiven Flächen anwendbar; ihr Resorcin kann gelegentlich allergisieren. Als farbloser „Kompromiß" kann „Solutio Castellani DRF sine colore", d. h. ohne Fuchsin, verschrieben werden. – Eine Abwandlung der früheren *Tinctura Arning* wirkt ebenfalls antimikrobiell, auch antiphlogistisch. Sie enthält Tumenol 4,0, Anthrarobin 1,0, Äther 10,0, Tinct. Benzoes ad 30,0; vor Gebrauch schütteln. Achtung: Alkoholische Lösungen brennen auf erosiven Flächen! – Rezeptbeispiel 2.

Bildner plastischer Gele

Hierher gehören *Öle* oder *Fette*, wie Oliven- oder Erdnußöl, Jojobawachs, Vaseline. Vaselinhaltige Salben nicht im Gesicht anwenden (Mineralölakne)! Zahlreiche Wirkstoffzusätze sind möglich. Tetracyclinvaseline z. B. ist die einfachste, risikolose Antibioticasalbe. – Rezeptbeispiel 3.

Gemische von Bildnern plastischer Gele (einphasig): Ungt. Alcoholum lanae DAB 7 besteht aus Wollwachsalkoholen 6,0, Cetylstearylalkohol 0,5, Vaseline ad 100. – Ungt. emulsificans DAB 7 (hydrophile Salbe) enthält emulgierenden Cetylstearylalkohol 30,0, Paraffin. subliquid. 35,0 und Vaseline ad 100,0. – Ungt. Diachylon DAB 6 ist ein Gemisch aus Bleipflaster 40,0 und Vaseline ad 100,0.
Häufige Wirkstoffzusätze sind Salicylsäure 3%–10%, Schwefel 2%–30% (nicht in Ungt. Diachylon: Pb-Sulfid-Bildung!), Teere bis zu Pix lithanthracis, jeweils ca. 2% bis 10% bei chronischen Ekzemen. – Rezeptbeispiel 4 und 5.

Feste Stoffe (Puder)

Zinkoxid, Talcum, Titandioxid, auch Stärke. Wo Fremdkörperreaktionen vermieden werden müssen, verwendet man Milch- oder andere Zucker, auch als Grundlage antimikrobieller Puder. Vorwiegend antimikrobielle Arzneizusätze sind Salicylsäure 3% bis 5%, Schwefel 5% bis 10%, Vioform 5%–10%. – Rezeptbeispiel 6.

Zweiphasige Zubereitungen

Schüttelmixturen („flüssige Puder"): Lotio alba aquosa DRF besteht aus Zinkoxid 20,0, Talcum 20,0, Glycerin 30,0, Wasser ad 100,0. – Lotio alba spirituosa DRF besteht aus Zinkoxid, Talcum, Glycerin, Spiritus dilutus, Wasser $\overline{aa}$ ad 100,0. Zusätze: Schwefel, Teere, Vioform.

Dermatologische *Öle* und *Pasten* (Puder in Öl oder Fett): Ol. zinci DRF besteht aus Zinkoxid und Olivenöl $\overline{aa}$; häufige Arzneizusätze sind Brillantgrün 1%, Schwefel 5–10%, Teere 3–20%. – Pasta zinci DAB 7 besteht aus Zinkoxid 25,0, Reisstärke 25,0 Vaseline ad 100,0. Arzneizusätze sind Resorcin, Salicylsäure, Teere (z. B. Tumenol 2%–10% in der Ekzembehandlung). – Rezeptbeispiel 7 und 8.

Emulsionen aus hydrophilen und lipophilen Phasen (s. Tabelle 4.2-1, Nr. 5–7): Ungt. Alcoholum Lanae aquosum DAB 7 besteht aus Wollwachsalkoholsalbe und Wasser $\overline{aa}$ (Wasser-in-Öl). Arzneizusätze: Glucocorticoide, Teere. – Ungt. emulsificans aquosum DAB 7 besteht aus Ungt. emulsificans (s. o.) 30,0. Wasser ad 100,0 (Typ Öl-in-Wasser). Arzneizusätze: Salicylsäure, Schwefel, Teere, Glucocorticoide. – Rezeptbeispiel 9.

Dreiphasige Zubereitungen

Pastae aquosae sind Kühlpasten: Pasta zinci mollis DRF besteht aus Zinkoxid 30,0, Olivenöl 20,0, Lanolin (wasserhaltig) ad 100,0. Arzneizusätze: antipsoriatisch Dihydroxyanthranol 0,125%–5% jeweils mit 0,4% Salicylsäure als Konservans, das zusätzlich antimikrobiell und antiekzematisch wirkt; Salicylsäure 2%–10%, Schwefel 5%–30%, Tannin 2%–10%, Teere (z. B. Tumenol) 5%–20%. – Insbesondere bei Patienten mit Beinleiden, die häufig gegen Wollwachsalkohole usw. allergisiert sind, kann als Pastengrundlage statt Pasta zinci mollis auch eine durch Zusatz von bis 20% Oleum arachidis (Erdnußöl) weicher gemachte und mit dem indifferenten Aerosil (SiO_2) stabilisierte harte Zinkpaste (DAB 7) benutzt werden; sie ist nahezu universell verwendbar. – Rezeptbeispiel 10.

Tabelle 4.5-1. Rezeptbeispiele

1. Silbernitrat
   Wasser ad
   M. f. Solut. D. ad. vitr. nigr.
   S.: 1 : 100 verdünnen!
	2,5
	100,0
		Bei akuten erosiv nässenden infizierten oder superinfektionsgefährdeten Dermatosen, rasch lindernd, breit antimikrobiell, ohne Allergiegefahr. Nachteil: Wäscheverfärbung. Umschlag stets feucht halten.

2. Pyoctanin
   Natr. bicarbon.
   Wasser ad
   M. f. Solut.
   S. zum Aufpinseln auf die Haut
	1,0
	1,0
	100,0
		Breit antimikrobiell gegen Bakterien wie Pilze, zugleich juckreizlindernd. Kann unter zahlreichen anderen Mitteln wie Ölen oder Pasten angewendet werden. Praktisch keine Allergiegefahr, gut verträglich. Nachteile: Nicht in offene Wunden (proliferationshemmend), intensive Färbung.

Tabelle 4.5-1 (Fortsetzung)

3. Pix Lithanthracis 　Schwefel a̅a̅ 17,5 　Schmierseife 　Vaseline a̅a̅ ad　　　　　　　　100,0 　M. f. Ungt. Wilkinson	Stärkste „radikale" Salbe bei chronischen Ekzemen, ekzematisierten hyperkeratotischen Mykosen (über Farbstofflösung!), u. U. inveterierten Psoriasisherden. Bis zu 5 Tagen unter Verband einwirken lassen. Nachteile: Farbe, Geruch.
4. Dihydroxyanthranol　　　　　　0,5 　Salicylsäure　　　　　　　　　0,4 　Vaseline　　　　　　　　　　100,0 　M. f. Ungt. 　S.: Psoriasissalbe zum Einreiben (nicht in die Augen bringen!)	Typische Psoriasissalbe, sicherstes Präparat für diese Indikation. Dihydroxyanthranol (= Cignolin) wird von 0,125% bis zu mehreren Prozent immer erst dann verdoppelt, wenn kein Fortschritt der Besserung mehr erkennbar ist. Nachteile: Reizung, Verfärbung der Wäsche.
5. Salicylsäure　　　　　　　　5,0 　Ricinusöl q. s. 　Ungt. Diachylon ad　　　　　100,0 　M. f. Ungt. 　S.: zum Einreiben	Zum Ablösen von Hyperkeratosen, besonders z. B. bei chronischen Ekzemen, Mykosen, Psoriasis an Händen oder Fußsohlen. Nicht mit Schwefel kombinieren! Bleigehalt!
6. Vioform　　　　　　　　　　3,0 　Zinkoxid 　Talkum a̅a̅ ad　　　　　　　　50,0 　M. f. Pulvis 　S.: Streupulver	Bei oberflächlichen nässenden infizierten Veränderungen. Achtung: Mineralpuder nicht unter die Oberfläche geraten lassen (Fremdkörperreaktion).
7. Tannin　　　　　　　　　　2,0 　Schwefel　　　　　　　　　　5,0 　Zinkpaste DAB 7　　　　　　75,0 　Olivenöl ad　　　　　　　　100,0 　M. f. Pasta	Milde antiinflammatorische, antiekzematöse und antimikrobielle Paste, z. B. bei subakuten mikrobiell-entzündlichen Veränderungen, wie Windeldermatitis, Candidiasis, auch über Farbstofflösung.
8. Tumenol. ammon.　　　　　　5,0 　Zinkpaste DAB7　　　　　　75,0 　Olivenöl ad　　　　　　　　100,0 　M. f. Pasta 　S.: dünn einreiben	Milde „Ekzempaste" mit breiter Wirkung, besonders bei atopischer Dermatitis. Kann mit Farbstofflösungen unterlegt werden.
9. Hydrocortisonacetat　　　　　1,0 　Ungt. Alcohol. lanae 　aquos. ad　　　　　　　　　100,0 　M. f. Ungt.	Wirtschaftlich. Nicht zur Daueranwendung!
10. Dihydroxyanthranol　　　　　0,5 　Salicylsäure　　　　　　　　　0,4 　Past. zinci moll. ad　　　　　100,0 　M. f. Pasta 　S.: Psoriasispaste, dünn einreiben (nicht in die Augen bringen)	Psoriasispaste bei akuten stark entzündlichen Veränderungen, bei denen eine Vaselingrundlage (Beispiel 4) nicht der Akuitätsphase (s. S. 71) entsprechen und zu stark reizen würde.

Die rezeptierten Mengen müssen dem Bedarf bis zur Wiedervorstellung entsprechen (vgl. „Salbenmännchen", Abb. 4.6-1).

4.6 Anwendungsbeispiele

"Beinleiden"

Zunächst muß nach der zugrundeliegenden Krankheit (z. B. postthrombotisches Syndrom, primäre Stamm-Ektasie, Perforanteninsuffizienz, Diabetes) gefahndet werden. Die Therapie zielt auf

- *Normalisierung von Richtung und Geschwindigkeit des Blutstromes;* denn jedes insuffiziente, retrograd durchströmte Gefäß belastet nur die übrigen. Hierzu dienen
  - operative Korrektur anatomischer Veränderungen,
  - Verödung peripherer Varicen,
  - Kompressionsverband (textilelastische Binden, u. U. auch Kompressionsstrumpf oder -hose) und vor allem
  - Bewegung.

- *Behandlung des manifesten Ulcus* durch möglichst einfache nekrolytische (reiner Harnstoff, Zucker) oder granulationsfördernde oder antimikrobielle (Tetracyclinvaseline, Brillantgrün, Argentum-nitricum-Verdünnung) Externa. Nach Reinigung evtl. plastische Deckung. Nicht zu lange immobilisieren!

- Zum *Schutz der Umgebungshaut* bzw. bei *Dermatopathia cruris* trägt man möglichst einfache Externa (Farbstofflösungen, Tetracyclinvaseline) auf, bei Ekzematisation evtl. Pasten mit Teerzusatz. Keine Multikombinationspräparate!

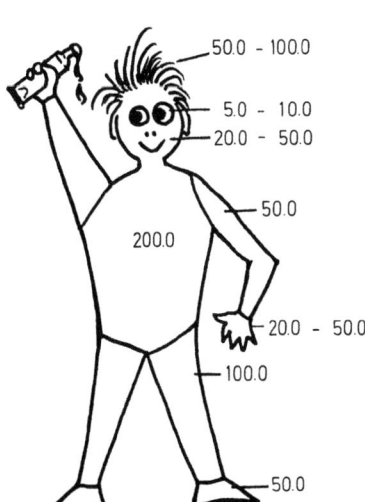

Abb. 4.6.-1. Übliche Mengen bei der Verordnung von Salben (nach Lembeck). Bei der Behandlung des ganzen Körpers sind täglich 80,0 bis 100,0 erforderlich!

> Patienten mit „Beinleiden" sind gegenüber potentiell allergenen Externa besonders exponiert. Sie entwickeln multiple iatrogene Allergien vom Spättyp gegen solche Stoffe, die durch eine geschädigte Haut besonders leicht eindringen: Vor allem Salben- und Cremekonservierungsmittel, Emulgatoren.

Verödungsmittel schädigen die Gefäßwände, die danach unter Kompression miteinander verkleben sollen. Deshalb ist intensiver Kontakt mit der Wand nötig: Hochlagerung, Vorausspritzen einer sehr kleinen Luftmenge (Air-Block) zur Verdrängung des Blutes aus der Lichtung. Nach Injektion Kompressionsverband und reichlich Bewegung. Die handwerkliche Technik muß speziell geübt werden. Geläufige Verödungsmittel sind Oxypolyäthoxydodecan, Na-Tetradecylsulfat, Na-Salicylat, jodfreisetzende Komplexe.

Psoriasis

Wegen der genetischen Disposition ist keine Dauerheilung möglich. Die Therapie beschränkt sich auf die Beseitigung der cutanen Erscheinungen.

- *Akute Formen* (Psoriasis pustulosa, Erythrodermie) darf man nicht lokal reizen. Glucocorticoide lokal und evtl. allgemein dämpfen die Entzündung.

- *Stabilisierte, schuppende Formen* gestatten eine aggressivere Therapie, z. B. Dihydroxyanthranol-Vaseline 1 bis 2 × täglich mit ansteigenden Konzentrationen (0,05%–4%); Salicyl-Schwefel-Teer-Salben; Ungt. Wilkinson mit oder ohne Zusatz von Dihydroxyanthranol. Neuere Derivate färben und reizen weniger.

Auf dem behaarten Kopf wendet man besser Tioxolon-haltige (3–5%) Salbe an, intertriginös Hg-Präcipitat als 10%ige Salbe.

- *Inveterierte Formen:*

  - *Lokal* wirken Verbände mit Dihydroxyanthranol- und teerhaltigen Salben (z. B. Dreuwsche Salbe) oder kurzfristige Glucocorticoid-Okklusivverbände.
  - Breit anwendbar ist die *Photochemotherapie*. Die durch örtlich oder systemisch verabfolgtes Methoxypsoralen sensibilisierte Haut wird bis zur Erythembildung mit UV-A-Licht bestrahlt. Methoxypsoralen reagiert unter Lichteinwirkung mit dem genetischen Material. Langfristige Studien müssen noch klären, ob die Haut unter dieser Therapie vorzeitig altert oder Carcinome bzw. Präcancerosen auftreten. Die Augen müssen, solange die Behandlung dauert, tags im Freien durch UV-A absorbierende Gläser geschützt werden. Ultraviolettlicht wird auch in Kombination mit oral verabfolgtem aromatischem Retinoid (Etretinat) angewendet.
  - Von den *Cytostatica* hat extern Schwefel-Lost-Vaseline größere Bedeutung erlangt (noch nicht als Arzneimittel registriert). Systemisch werden fast ausschließlich Folsäureantagonisten, z. B. Methotrexat angewendet. Weil die Psoriasis nicht das Leben bedroht, kommt eine solche Therapie bei jüngeren Patienten nur in Ausnahmefällen in Frage.

Ekzeme

Zunächst diagnostisch abklären: Was für ein Ekzem liegt vor? Bei Kontaktdermatitis muß man die auslösende Noxe erkennen und vermeiden!

- Allgemeinbehandlung
  - Juckreizkontrolle mit Antihistaminica, Tranquilizern oder Neuroleptica (s. S. 139 bzw. 300).
  - Erziehung des Patienten zur Vermeidung „kumulativer Reize", wie z. B. Kratzen. Seifen, Wasch- bzw. Spülmittel, zahlreiche Tätigkeiten der Hausfrau nach Möglichkeit einschränken.
  - Wenn das Ekzem nicht heilt: Prüfen auf Sensibilisierung durch Therapeutica (Neomycin, Lanolin) und Ausschluß einer überlagernden Mykose.
  - In schweren Fällen, z. B. von Kontakt-Dermatitis, sind kurzdauernde Perioden von Glucocorticoiden oral gerechtfertigt.

- Lokalbehandlung

  Sie folgt den allgemeinen Regeln (s. S. 71). Man paßt also die Vehikel an das Stadium an (Umschlag + Öl, dann Paste, dann Salbe, dann Okklusivverband und Teer). In subakuten Stadien eventuell Glucocorticoide lokal, bei Superinfektion Antibiotica (am besten systemisch).
  In chronischen Stadien Glucocorticoide unter Okklusivverbänden oder Teer (evtl. abwechselnd). Bei persistierenden Plaques auch Cortisol oder Triamcinolon intradermal.

Hautmykosen

- Für *umschriebene Infektionsherde der Körperhaut* kommen in Frage Tct. Castellani, auch „sine colore", Tct. Arning (s. S. 82), ferner Präparationen mit Tolnaftat, Undecylensäure, Bromsalicylchloranilid (Vorsicht, Photoallergie!). An den Füßen: Puder für Schuhe und Strümpfe.

- *Infektionen der Nägel* haben hohe Rezidivquoten! Man versucht orales Griseofulvin für mehrere Monate, und eine Lokaltherapie. Entfernung der Nägel und danach antimykotische Lokalbehandlung bringt weniger Dauererfolge als Okklusivverbände mit econazol- oder miconazolhaltigen Cremes (14 Tage täglich für 24 Std, dann monatelang 2tägig).

- *Ausgedehnte Infektionen* oder *Beteiligung von Kopf und Bart:* Verbände mit miconazolhaltigen Cremes, evtl. sogar über Farbstofflösungen. Kürzung der Haare. – Griseofulvin ist nur bei tiefen Trichophytien nötig. Man appliziert es für ca. 3 Wochen bei Mykosen der Körperhaut, ca. 6 Wochen bei Befall der Kopfhaut.

Candidiasis

- Bei *Infektionen der Körperhaut* sind Polyenantibiotica, wie Nystatin oder Amphotericin B lokal wirksam. Griseofulvin wäre wirkungslos.

- *Systemische Candidiasis* ist eine Indikation für Amphotericin B oder ein Imidazolderivat (s. S. 129).

- *Intestinale oder orale Candidiasis* reagiert auf Polyenantibiotica oral oder Chinolinderivate. Alkoholische Pyoctaninlösung, auf Mund- oder Genitalschleimhaut aufgebracht, ist sehr gut wirksam; sie haftet besser als wäßrige.

- *Vaginale Candidiasis:* Zwar sind zahlreiche Lokal-Antimykotica verfügbar (Polyen-Antimykotica, heterocyclische Chemotherapeutica, Povidon-Jod). Die gleichwohl sehr häufigen Rezidive beruhen auf
  - Persistenz der Erreger; daher langfristige Therapie!
  - Re-Infektion durch Geschlechtsverkehr; daher Partner behandeln!
  - Superinfektion aus dem Stuhl; daher nach Hefen im Stuhl suchen und evtl. intestinale Candidiasis behandeln.

Acne vulgaris

Die *Behandlung* setzt an drei pathogenetischen Faktoren an
1. Verhornungsstörung im Follikelostium – dagegen: schälende Maßnahmen
2. Talgproduktion durch Talgdrüsen, androgenabhängig – dagegen: Detergentien, Estrogene
3. Produktion freier Fettsäuren aus Talg durch Propionibacterien – dagegen: bakterienhemmende Mittel.

ad 1. **schälend:** *Lokal:* Vitamin A-Säure in Creme- oder Gelform läßt weniger festhaftende Hornlamellen entstehen, so daß sich keine geschlossenen Comedonen mehr bilden. Sehr dünn einreiben, sonst Reizung!
Systemisch gibt man Retinoide, aber nur in schwersten Fällen.

ad 2. **talghemmend:** *Lokal:* estrogenhaltige Emulsionen. Waschen!
Systemisch können estrogenbetonte Kontrazeptiva oder Cyproteronacetat (S. 342, S. 352) bei schwerer Akne bei Frauen eingesetzt werden.

ad 3. **bakterienhemmend:** *Lokal:* Erythromycin in Emulsionsgrundlage, Benzoylperoxid, vor allem aber Resorcinspiritus oder Milchsäurespiritus (z. B. Acid. lactic. 3,0, acid. salicylic. 3,0, Glycerin 3,0, Borwasser 30,0, Spiritus ad 100,0).
Systemisch werden Breitspektrum-Antibiotica oral angewendet.

Grundsätzlich sind alle Mittel dieser Art (auch Erythromycin und Clindamycin) wirksam. Am geläufigsten ist **Tetracyclin** (anfangs bei schweren Formen volle Dosen, sonst bis 500 mg, später u. U. nur 50 mg (!) täglich über Wochen bis Monate).
Stuhl auf Candida kontrollieren (s. oben)!

Vermeide chemische Noxen!

- Akneiforme Eruptionen entstehen durch längere innerliche Gabe von Bromid oder Jodid, gewerblich durch chlorierte Verbindungen, sowie äußerlich durch Öl- und Teereinwirkung, aber auch nach Kosmetika und Salbengrundlagen, die Vaseline enthalten!
- Steroide nach lokaler oder systemischer Anwendung → Steroid-Akne.
- Androgene und Gestagene fördern die Tendenz zur Akne.

Nie (!) Glucocorticoide bei Akne; denn es besteht die Gefahr der Corticoid-Akne und anderer Nebenwirkungen (S. 79)!

4.7 Cutane Nebenwirkungen bei der systemischen Therapie

Eine topische externe Dermatotherapie löst systemische Nebenwirkungen extrem selten aus – z. B. ein Cushingoid nach intensiver großflächiger Glucocorticoidbehandlung mit Okklusivverbänden, oder eine Schockreaktion auf epicutan (im Test) aufgebrachte Präparate. Hingegen ist bei 90% der unerwünschten Wirkungen einer internen Therapie die Haut mit betroffen. Dabei können verschiedenste Veränderungen auftreten:

Farbänderungen der Haut, z. B. durch Metalle (Silber, Quecksilber), Hormone, Antimalariamittel;
*Speicherungs*phänomene, z. B. durch Eisen.
Dermatochalasis, z. B. nach D-Penicillamin;
Toxische Reaktionen, z. B. Alopecie durch Cytostatica (s. S. 131).
Phototoxische Reaktionen, z. B. unter Tetracyclinen (s. S. 80).
Pseudo-Lupus-erythematodes-Syndrome, z. B. nach Procainamid, Hydralazin.
Psoriasiforme Exantheme, z. B. nach Bleomycin, Chloroquin;
Maculöse und papulöse Arzneimittelexantheme (z. B. Ampicillinexanthem, Goldpräparate);
Bromoderm und *Jododerm;*
*Pemphigus- oder pemphigoid*artige blasenbildende Dermatosen z. B. nach D-Penicillamin, Bleomycin, Goldpräparaten;
Nekrolytische Exantheme („medikamentöses Lyell-Syndrom") nach Barbituraten, Phenylbutazon, Sulfonamiden;
Multiforme Exantheme, z. B. nach Pyrazolonderivaten, Sulfonamiden, Barbituraten.

Bezüglich der cutanen Manifestationen *allergischer* Arzneimittelreaktionen s. S. 30.

5 Mittel zur Behandlung von Infektionen

5.1 Prinzipien der Auswahl antimikrobieller Substanzen

> Sie ergeben sich aus
> - der Empfindlichkeit des Erregers,
> - der Pharmakokinetik der antimikrobiellen Substanz,
> - den Besonderheiten des Krankheitsbildes.

Während alle anderen Bereiche der Arzneitherapie nur die Wechselwirkung zwischen Patient und Arzneimittel behandeln, ist bei der antimikrobiellen Therapie stets die nachfolgend dargestellte *Trias* zu bedenken:

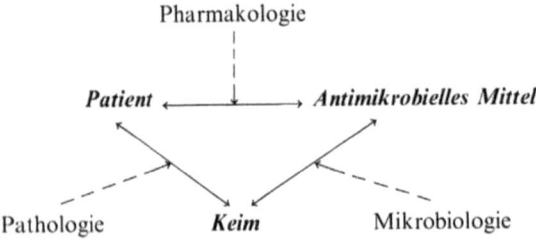

Empfindlichkeit des Erregers und Auswahl des Mittels

Ein Keim ist empfindlich, wenn hemmende Plasmakonzentrationen mit zulässigen Mengen des antimikrobiellen Mittels *in vivo* erreicht werden. Da die Konzentration am Wirkort meist niedriger liegt als im Plasma, strebt man im Blutplasma das 4–8fache der *in vitro* hemmenden Konzentration an.

Ideal wäre also eine Empfindlichkeitstestung vor Therapiebeginn, welche die Auswahl des Mittels bestimmen sollte. Oft wird dieser Weg jedoch nicht beschritten, weil
- die klinische Diagnose bereits die Wahl des Medikaments bestimmen kann (z.B. bei Scharlach, rheumatischem Fieber, Gonorrhoe, Lues, Typhus) oder weil
- auf das Ergebnis der Empfindlichkeitstestung nicht gewartet werden kann (z.B. Meningitis, Endokarditis, Tuberkulose).

Ein Flußdiagramm über den Zusammenhang zwischen Diagnose und Einsatz der antimikrobiellen Therapie ist auf S. 91 dargestellt.

> Vor jeder systemischen Therapie mit antimikrobiellen Mitteln ist möglichst Material zur Erregertestung zu entnehmen. „Blinde" Therapie wäre teuer, weniger zuverlässig und daher auch riskanter.

Einsatz und Kontrolle der antimikrobiellen Therapie [nach Moessner]

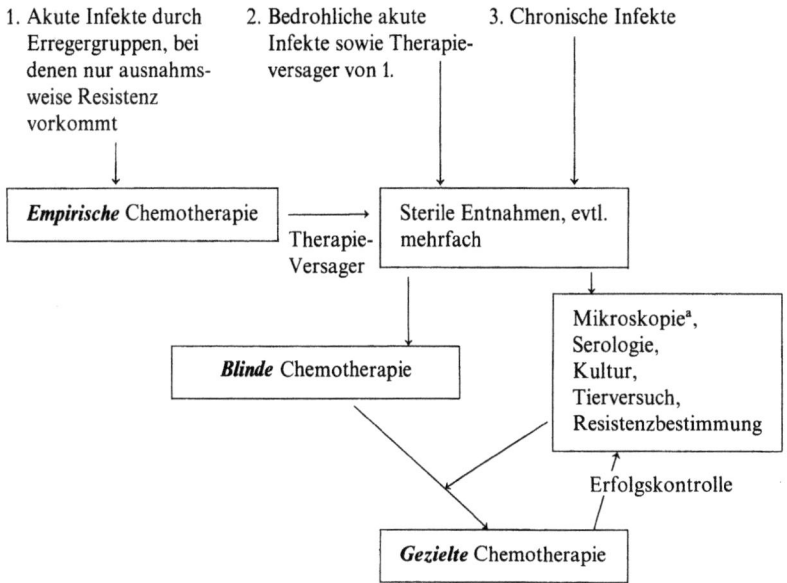

[a] Im Arztlabor möglich z. B. bei Gonorrhoe, A. Plaut-Vincent, Trichomonaden-Infektion

Auch bei sogenannten unspezifischen Infektionen sind in Abhängigkeit von der Lokalisation bestimmte Erreger bevorzugt zu erwarten (Tabelle 5.1-1). Erhebliche geographische Variationen sind zu erwarten.

Tabelle 5.1-1. Mit großer Wahrscheinlichkeit zu erwartende Mikroorganismen

Haut und Weichteil.	Staph. aureus, Strept. pyogenes (A + B), Dematophyten, Candida
Decubitalgeschwüre	Staph. aureus, E. coli, Enterokokken
Sinus paranasales	Strept. pneumoniae, Strept. pyogenes (A), Staph. aureus
Mittelohr	Viren, Staph. aureus, Strept. pneumoniae, Ps. aeruginosa
Bronchien und Lunge	Strept. pneumoniae, H. influenzae, Viren
Harntrakt	E. coli, Proteus, Klebsiellen, Enterobacter, N. gonorrhoeae (Urethra)
Meningen	Strept. pneumoniae, N. meningitidis, Haemophilus influenzae, Staph. aureus (nach Chirurgie), gramnegative Keime (seltener)
Knochen (Osteomyelitis)	Staph. aureus
Gelenke	Staph. aureus, Strept. pyogenes
Endokard	Strept. viridans, faecalis

Zur Bewertung der Diagnostik gelten folgende Sätze:
- Keime aus sonst sterilem Material (Blut, Liquor, Erguß) sind bei sachgerechter Entnahme praktisch immer ein Hinweis auf eine entsprechende Infektion.
- Obligat pathogene Keime (Salmonellen, Shigellen, Mykobakterien) sind auch in kleinen Mengen beweisend.
- Keime aus dem Harn, dem Sputum oder dem Duodenalsaft sind nicht unmittelbar beweisend. Hier sind Keimzählung und Würdigung des klinischen Bildes besonders wichtig. Resistenztests werden fehlinterpretiert, wenn man auf den falschen Erreger setzt.

Wenn die Diagnose nicht klar, aber eine antimikrobielle Therapie dringend erforderlich erscheint, versucht man vorsorglich eine
bactericide Kombination, bes. Ampicillingruppe + Flucloxacillin + Aminoglykosid, oder modernes Cephalosporin + Aminoglykosid (s. Meningitis-Therapie). Bei Verdacht auf penicillinasebildende Staphylokokken liegt eine *Kombination mit Isoxazolyl-Penicillinen* nahe, bei Verdacht auf Beteiligung von Pseudomonas oder indolpositiven Proteusarten eine Kombination von *Aminoglykosid mit Pseudomonas-Penicillin.*

Kombinationen zwischen antimikrobiellen Mitteln sind sinnvoll
– bei *Synergismus,* z. B. Cotrimoxazol (s. S. 113);
– zur *Verzögerung der Resistenzentwicklung,* z. B. bei Tuberkulose (s. S. 120);
– zur *Verbreiterung des Spektrums* der antibakteriellen Wirkungen bei Therapie *vor* Diagnose in riskanten klinischen Situationen, z. B. Meningitis.

Der Wirktyp des jeweiligen Antibioticums bestimmt, welche Kombinationen zulässig sind (Tabelle 5.1-2).

Risiken der Kombinationstherapie

- Man wird zum Verzicht auf die Diagnose verführt, weil das ,,breite Abdecken" ein trügerisches Gefühl der Sicherheit verleiht.
- Häufigkeit und Vielgestaltigkeit der Nebenwirkungen nehmen zu.
- Routinemäßige, unkritische Anwendung von Kombinationen ist der sicherste Weg, die Ausbreitung vielfachresistenter Keime zu fördern. In diesem Stadium hilft dann nur noch das *Weglassen aller bisher verwendeten Antibiotica!*

Krankheitsbild und Auswahl des Mittels

- Der *Status der Abwehrkräfte* entscheidet mit, wie schnell die Therapie zu beginnen ist und wie hoch zu dosieren ist.
  Bactericide Mittel sind also in besonderer Weise indiziert bei allgemein oder örtlich verminderter Widerstandskraft (Immunsuppression; Endokarditis; Leukämie; hohes Alter), bei besonders riskanten Infektionen (Meningitis, foudroyante Infektionen) sowie bei Dauerausscheidern.
- *Reserve-Antibiotica* sollen für anders nicht beherrschbare, vor allem hospitalbedingte Infektionen aufgespart werden. Sie sind kaum jemals die Mittel erster Wahl! Hierher rechnet man derzeit

- einige Ureidopenicilline
- die neueren Cephalosporine (s. S. 104)
- das Aminoglykosid Amikacin.
- Die Plasmakonzentration der Antibiotica, und damit Wirkungen und Nebenwirkungen, hängen stark vom *Eliminationsvermögen* ab. Besondere Dosierungs- und Auswahlkriterien gelten bei Patienten mit Niereninsuffizienz (s. S. 54). Umgekehrt wird die Konzentration im Harn bei Niereninsuffizienz, in der Galle bei Leberinsuffizienz, erniedrigt sein.
- *Begleitkrankheiten* können das Risiko erhöhen: Niereninsuffizienz → Schwerhörigkeit bei Aminoglykosid-Antibiotica. Epilepsie → Krämpfe bei Isoniazid.
- *Wechselwirkungen bei Gabe weiterer Arzneimittel* (s. 1.8) sind zu bedenken.

Tabelle 5.1-2. Wirktypen von antibakteriellen Mitteln und ihre Kombinationsmöglichkeiten

Wirktyp	Bacteriostatisch	Bactericid degenerativ	absolut
Stoffwechselzustand der Bakterien			
Ruhephase	kein Absterben	kein Absterben	Absterben, konzentrationsabhängig
Wachstumsphase	kein Absterben; Vermehrung wird konzentrationsabhängig gehemmt	Absterben; oberhalb der bactericiden Konzentration wenig konzentrationsabhängig	Absterben, konzentrationsabhängig
Mittel	Tetracycline, Chloramphenicol, Makrolide, Lincomycin, Sulfonamide, Folsäure-Antagonisten	Penicilline Cephalosporine	Aminoglykoside, Polymyxine
Kombinationen			
innerhalb der Gruppe	manchmal vorteilhaft, z. B. Sulfonamid + Folsäure-Antagonist → Cotrimoxazol	manchmal vorteilhaft zur Erweiterung des Spektrums	bakteriologisch möglich, aber insgesamt nachteilig wegen gleichgerichteter Toxizität
zwischen den Gruppen	Degenerativ bactericid + absolut bactericid: gestattet Degenerativ bactericid + bacteriostatisch: abzulehnen; Effekt meist ungünstig Absolut bactericid + bacteriostatisch: Der Nutzen hängt von der Art des Infekts ab; es gibt hier keine Regel.		

Unerwünschte Effekte, die mit der antimikrobiellen Wirkung zusammenhängen

Stets ist zu überlegen, ob die Therapie mehr Vorteile als Nachteile bringt; Nachteile liegen in

- *Selektion resistenter Keime.*

  Zur Erinnerung seien die verschiedenen Formen der Resistenz tabellarisch zusammengestellt:

Benennung	Ursache
Primäre Resistenz	Der Angriffspunkt für das antimikrobielle Mittel fehlte von vornherein.
Sekundäre Resistenz	Unter den einzelnen Keimen einer ansonsten empfindlichen Bakterienspecies gibt es stets solche, die durch Mutation oder Insertionssequenzen resistent geworden sind.
Infektiöse Resistenz	Durch sexuelle *Konjugation* zwischen gramnegativen Bakterien, auch solchen verschiedener Species, werden Resistenzfaktoren übertragen, die sich wie Genmaterial verhalten, aber im Plasmid lokalisiert sind und daher auch wieder verloren gehen können. Seltener ist die *Transduktion* mittels Phagen bei Grampositiven.

- *Superinfektion,* bes. mit Candida, Proteus, Staphylokokken, Pseudomonas droht, wenn die normale Bakterienflora durch Antibiotica, vor allem durch Breitband-Antibiotica, zerstört ist. Eine Superinfektion ist an der Haut und sämtlichen Schleimhäuten möglich.

Die *Antibiotica-assoziierte Pseudomembranöse Colitis* kann tödlich verlaufen. Sie tritt vor allem nach Clindamycin und Ampicillin auf, ist aber grundsätzlich nach allen Antibiotica möglich, welche die Darmflora zerstören und ein Überwuchern von Cl. difficile gestatten. Therapie: Absetzen des Antibioticums; orale Gabe von Vancomycin; Elektrolyte nach Bedarf. Es besteht Recidivgefahr; also nachbeobachten!

Bakterieller Hospitalismus[1] entsteht durch Hospital-spezifische Resistenzentwicklung und Superinfektion bes. durch
- Staphylokokken;
- Gramnegative, vor allem Pseudomonas;
- Tuberkulose.

Grundsätzlich ist Hospitalismus bei allen Bakterien möglich. Ob er sich manifestiert, hängt ab von
- Menge, Pathogenität und Infektiosität der Erreger,
- Empfänglichkeit und Disposition des Patienten.

---

[1] Unter Hospitalismus im weiteren Sinne versteht man alle körperlichen, geistigen und sozialen Schäden, die auf den Krankenhausaufenthalt zurückgehen

Resistenzentwicklung und Superinfektion werden desto wichtiger, je länger die Behandlung dauert. In den ersten Tagen der Antibiotica-Gabe sind sie zu vernachlässigen.

- *Maskierung von Infektionen*
  Beispiele: Die Therapie der Gonorrhoe mit Penicillinen maskiert frühe Stadien der Lues. Eine Streptomycin-Therapie maskiert frühe Stadien der Tuberkulose (evtl. mit Resistenz!).

- *Störung der Vitaminsynthese* durch Störung der Darmflora ist nur für Vit. K_2 bedeutsam, und auch dies nur bei verminderter K_1-Zufuhr mit der Nahrung oder bei oraler Anticoagulation (s. S. 169).
  Die Störung der Synthese von Folsäure, B-Komplex und B_{12} spielt keine Rolle, weil diese Substanzen aus distalen Darmabschnitten, wo sie entstehen, nicht resorbiert werden. – Massive Durchfälle, z. B. nach Gabe von Breitband-Antibiotica, stören allerdings immer die Vitamin-Resorption.

Probleme der prophylaktischen und suppressiven Therapie

Die Indikation ist die Ausnahme, die Kontraindikation ist die Regel! Hüte Dich vor zwei Fehlern:
– der Überschätzung des Nutzens der ungezielten Antibiotica-Therapie;
– der Unterschätzung der individuellen und epidemiologischen Risiken, besonders der prophylaktischen Anwendung von Breitband-Antibiotica.

Typen

- *Prävention* einer *neuen* Infektion
  z. B. durch Metaphylaxe nach rheumatischem Fieber (s. S. 292), bei Tonsillektomien, zur Scharlachprophylaxe nach Exposition – alles mit Penicillin G;
  Keuchhustenprophylaxe nach Exposition – mit Ampicillin
  Meningitis-Prophylaxe nach Exposition – mit Rifampicin
- *Suppression* einer bereits *vorhandenen* Infektion (z. B. bei Tuberkulose, Malaria, chron. Bronchitis).
- Verhütung pathologischer Effekte der *physiologischen oder aus der Umgebung einwandernden Flora*. Beispiele:
  – Agranulocytose: Schutz mit bakterizider Kombination.
  – Ausgedehnte Verbrennungen; wichtiger ist hier die lokale Behandlung.
  – Prophylaxe der Pneumonie bei Virusgrippe (nur bei besonders gefährdeten Fällen, z. B. Säuglingen, alten und geschwächten Menschen). Die Pneumonie ist meist bedingt durch Staphylokokken, H. influenzae, seltener Pneumokokken, Klebsiellen.
  – Suppression der Darmflora bei schwerer Leberinsuffizienz. Hierzu dienen schwer resorbierbare Antibiotica, z. B. Neomycin oder Paromomycin.
  – Urologische Eingriffe.
  – Operationen mit besonderer Infektionsgefährdung, z. B. bei offenen Frakturen oder bei Bauchverletzungen.

Sofern man bei chirurgisch „sauberen" Wunden, etwa bei der Chirurgie des Herzens, des Colons, der Gallenwege, Implantationen, eine Infektionsprophylaxe in Erwägung zieht, gibt man ein bactericides Antibioticum ca. 4 Std vor der Operation sowie über den folgenden Tag. Verlängerung dieser Periode erhöht die Kosten, aber nicht den Erfolg.

Enttäuschend ist die *ungezielte Prophylaxe* bei Infektionsmöglichkeit durch *viele Keime*, z. B. bei Bewußtlosen, Neugeborenen, Virusinfekten (außer Influenza). In diesen Fällen sollte man wegen der Vielfalt der zu erwartenden Infekte (mit Pilzen, Pseudomonas, Proteus, Klebsiellen) besser zuwarten und dann gezielt therapieren. Das gilt auch für den sogenannten „schweren Fall", der auf der Intensivstation liegt oder unter immunsuppressiver Behandlung steht. Da der jeweilige Zustand des Patienten stark in die Indikation eingeht, ist ein allgemeiner Konsens über die ungezielte Antibiotica-Prophylaxe nicht zu erwarten.

So erhöht eine ungezielte Pneumonie-Prophylaxe das Pneumonie-Risiko im Einzelfall und die Zahl der resistenten Keime im Hospital insgesamt. – Bei Beatmung wird regelmäßig die Trachea mit gramnegativen Stäbchen besiedelt. Hygienische Maßnahmen sind auch hier entscheidend. Antibiotica gibt man erst bei Krankheitszeichen.

Ungezielte Prophylaxe mit Antibiotica beruhigt zwar den naiven Arzt, kann aber den einzelnen Patienten gefährden und die allgemeine Resistenzlage verschlechtern.

5.2 Typische Fehler

Beeinträchtigung der nachfolgenden Diagnostik

Kein Antibioticum vor Einweisung ins Krankenhaus!
Kein Antibioticum vor diagnostischer Probenahme!
Erregerdiagnose und Einsatz des richtigen Antibioticums kann über die Heilung, sogar über das Leben entscheiden!

Falsche Indikationsstellung

„Fieber" sollte zunächst ein Anlaß zur *Diagnostik*, nicht zur Gabe von Antibiotica sein.
„Antibiotische Prophylaxe" wird oft zu weit gefaßt (Risiko resistenter Stämme!) (s. oben).

Ungerechtfertigte Erwartungen

- Antibiotica sind unwirksam bei *Virus*erkrankungen.
- Alle, besonders die bacteriostatischen Antibiotica brauchen *Zeit*. Daher ist es

unsinnig, schon nach 1–2 Tagen umzusetzen. Mindestens 3 Tage warten! Bei akuten Infektionen mindestens 2–3 Tage über Normalisierung der Temperatur hinaus therapieren, bei chronischen länger.
- Antibiotica *ersetzen nicht den Chirurgen*. Steine, Abscesse, Empyeme, Fremdkörper, Sequester, Mißbildungen sind zu beseitigen!

Unterdosierung bedeutet Gefahr der Verschleppung, Rezidive, Selektion resistenter Keime. Dosierung der Schwere des Krankheitsbildes möglichst anpassen!

Polypragmasie, s. Kombinationen, S. 92.

Überdosierung; vor allem die *kumulative Überdosierung* ist riskant. Richtzahlen/Kur sind in Tabelle 5.2-1 zusammengestellt.

Anwendung zur falschen Zeit:
Mittel auf leeren Magen (oder 1 Std vor der nächsten Mahlzeit) geben; sonst sind erhebliche Variationen des Blutspiegels möglich. Bei wiederholter Dosierung die Halbwertszeiten berücksichtigen (vgl. S. 40)!

Mißachtung von Besonderheiten bezüglich Pharmakokinetik und Nebenwirkungen
- Nierenerkrankungen: s. S. 54. Die Dosierung läßt sich bei eingeschränkter Ausscheidung anhand der Kreatininclearance errechnen. Tabellen konsultieren!
- Schwangerschaft und Säuglingsalter:
Folsäureantagonisten (teratogen), Tetracycline (Zähne, Knochen) und Aminoglykoside (Innenohr!) vermeiden (s. S. 44). Lactamantibiotica hingegen sind in der Schwangerschaft und im Säuglingsalter unbedenklich.
- Kleinkinder (< 5 J.): Tetracycline → Zahnveränderungen.
- Knochenmarksdepression: Kein Chloramphenicol, kein Cotrimoxazol.
- Lebererkrankungen: Potentiell lebertoxische Antibiotica meiden (z. B. manche Tuberkulose-Mittel, s. 5.5), dergleichen Tetracycline in hohen Dosen. Die Änderung der Elimination ist schwer vorhersagbar; daher sind hier Bestimmungen der Plasmakonzentration wünschenswert.

Blinder Glaube an Empfindlichkeitsspektren: Das Antibioticum erster Wahl darf man nicht automatisch aus Tabellen entnehmen. Gleich wichtig ist die örtliche Resistenzlage, die individuelle Testung, und das Nutzen/Risiko-Verhältnis des als wirksam befundenen Antibioticums. Die Tabelle 5.2-2 wurde unter Beachtung dieser Prinzipien zusammengestellt.

Übersehen einer Allergie: Stets fragen! Testung ist riskant und nicht zuverlässig.
Bei der Gabe von Penicillin erwartet man 2 Allergien/100 Patienten, oder 2 tödliche Allergien/100000 Patienten.

Wegen ihrer Wichtigkeit sei die **Liste typischer Gründe für Therapie-Versager** nochmals dargestellt (nach Sabath, New Engl. J. Med. *280,* 91 (1969)).
1. Therapie kam zu spät.
2. Falsches Antibioticum.

3. Ungeeignete Dosierung, weil
   - Dosis zu niedrig,
   - Intervalle zu groß,
   - Dauer der Kur zu kurz,
   - ungeeigneter Applikationsweg,
   - erforderliche Zusatztherapie nicht durchgeführt.
4. Keime „schlafend" oder resistent.
5. Ungünstige Wirkungsbedingungen (Anwesenheit von Eiter; ungünstiger pH-Wert).

Tabelle 5.2-1. Geläufige Dosierungen von Antibiotica. Ausnahmen s. Text. Die Dosierungen gelten *nicht* bei renalen Ausscheidungsstörungen. Bei Problemkeimen ca. 8fach hemmende Konzentration im Serum anstreben.

Antibioticum	Dosierung bei Anwendungsweg			Grenzwert pro	
	i.v.[a]	i.m.	oral	Tag	Kur
Penicillin G	1(−20) × 10^6 E− alle 4–6 Std	−	−	keiner	
Procain- Penicillin G	−	0,3–1,2 Mill E alle 6–24 Std	−	keiner	
Benzathin- Penicillin G	−	1,2 Mill E alle 2–4 Woch.	−	keiner	
„Oralpenicilline"	−	−	0,25–1 Mill E alle 6 Std	keiner	
Flucloxacillin	0,25–1 g alle 4–6 Std	0,25–1 g alle 4–6 Std	0,25–1 g alle 4–6 Std	keiner	
Ampicillin	0,5–6 g alle 6 Std	0,5–2 g alle 6 Std	0,5–2 g alle 6 Std	keiner	
Streptomycin	1–2 g tgl	0,5–1 g alle 12 Std	−	2 g,	30 g[b]
Gentamicin	0,04–0,08 g alle 12 Std	0,04–0,08 g alle 12 Std	−	0,32 g,	5 g[b]
Chloramphenicol[c]	0,25–1 g alle 6 Std	0,25–1 g alle 6 Std	0,25–1 g alle 6 Std	2–3 g	30 g[d]
Rolitetracyclin	0,25 g alle 8–24 Std	0,25 g alle 8–24 Std	−	1 g	−
Minocyclin	−	−	0,1 g alle 12 Std	keiner	

[a] „Spitzen" und extreme Ausscheidung vermeidet man durch Infusion. Unverträglichkeit mit anderen Bestandteilen ist möglich; daher, solange nichts anderes bekannt ist, nur Glucose, NaCl- oder Glucose-NaCl-Lösungen als Vehikel verwenden.
[b] Überschreitung gestattet, wenn strikte otologische Überwachung.
[c] Nur bei strenger Indikation z. B. Typhus, Haemophilus-Meningitis!
[d] Diesen Grenzwert keinesfalls überschreiten!

Typische Fehler

6. Ungünstige Pharmakokinetik durch
   - physiologisch geringe Penetration (Auge, ZNS),
   - pathologisch verminderte Penetration (Absceß, Fibrose).
7. Verminderte Widerstandskraft
   - durch Krankheit, z. B. maligne Tumoren, Diabetes, Antikörpermangel, Agranulocytose;
   - durch hohes Alter, oder perinatal;
   - durch Medikamente (Cytostatica, Immunsuppressiva, Glucocorticoide).

Tabelle 5.2-2. Wahl des Antibiotikums bei bekanntem Erreger[a]

	Mittel erster Wahl (Mittel späterer Wahl)
GRAMPOSITIVE KOKKEN	
Streptococcus pyogenes	Penicillin G (Erythromycin, Clindamycin)
Streptococcus viridans	Penicillin G + Streptomycin
Enterokokken	Ampicillin (Erythromycin)
Pneumokokken	Penicillin G
Staph. aureus	Flucloxacillin (Erythromycin, Cephalosporine, Clindamycin)
GRAMNEGATIVE KOKKEN	
Meningokokken	Penicillin G (Erythromycin)
Gonokokken	Penicillin G (Spectinomycin)
GRAMPOSITIVE STÄBCHEN	
Bacillus anthracis	Penicillin G (Erythromycin, Tetrazyklin)
Listeria monocytogenes	Penicillin G, Ampicillin (Erythromycin, Tetrazyklin)
Clostridium perfringens	Penicillin G (Tetrazyklin)
Corynebacterium diphtheriae	Penicillin G (Erythromycin)
GRAMNEGATIVE STÄBCHEN	
E. coli	Ampicillin + Gentamicin, Cotrimoxazol (Cephalosporine)
Klebsiellen, Enterobacter	Cotrimoxazol, Cephalosporine + Gentamicin (Azlocillin, Mezlocillin)
Serratia	Gentamicin (Azlocillin, Mezlocillin)
Salmonellen (typhöse oder septische Verlaufsform)	Ampicillin, Cotrimoxazol, Chloramphenicol
Proteus mirabilis	Ampicillin, Cephalosporine (Gentamicin)
Proteus non-mirabilis	Ampicillin, Cephalosporine, Azlocillin (Gentamicin, Cotrimoxazol)
Providencia	Gentamicin, Carbenicillin
Pseudomonas aeruginosa (Pyocyaneus)	Azlocillin (Piperacillin, Cefsulodin) + Tobramycin
- Brucellen	Tetracycline + Streptomycin
- Haemophilus influenzae	Ampicillin, Cotrimaxazol (Chloramphenicol)
BACTEROIDES-GRUPPE	
- Mundhöhle, Respirationstrakt	Penicillin G, Ampicillin
- Intestinaltrakt, Urogenitaltrakt	Clindamycin (Metronidazol, Chloramphenicol, Mefoxitin)

[a] Die Angaben gelten für Gießen 1983

5.3 Hinweise auf einzelne antibakterielle Mittel

Penicilline

Alle Penicilline sind Derivate der Aminopenicillansäure. Ihre unterschiedlichen Eigenschaften (s. Tab. 5. 3-1) sind durch die mit ihr amidartig verbundenen Säurereste bestimmt.

> *Versuche stets, das am besten geeignete Penicillin zu benutzen.*

Beispiele

- Penicillin G in extremen Dosen wirkt auch auf gramnegative Stäbchen; jedoch ist die Ampicillingruppe überlegen.

Tabelle 5.3-1. Klassifikation der Penicilline

Substanzen	Orale Wirksamkeit	Penicillinase-Festigkeit	bevorzugt für
1. Penicilline mit **schmalem** Spektrum			
a) Penicillin G, auch als Depotform mit Procain, Clemizol oder Benzathin	nein	nein	Zahlreiche Kokken (aber nicht die penicillinasebildenden Staphylokokken) und grampositive Stäbchen
b) Penicillin V, Pheneticillin, Propicillin	ja	nein	wie 1 a)
c) Oxazolyl-Penicilline, wie (Cl)oxacillin, Flucloxazillin	ja	ja	Penicillinasebildende Staphylokokken
2. Penicilline mit **breitem** Spektrum			
a) Ampicillin, Amoxicillin	ja	nein	Grampositive **und** Gramnegative; aber kaum gegen indolpositive Proteusarten oder Pseudomonaden
b) Acylureido-Penicilline, wie Mezlocillin	nein	nein	wie 2 a), aber breiteres Spektrum
c) „Pseudomonas" – Penicilline, wie Azlocillin (gehört chemisch zu 2b), Piperacillin und Ticarcillin	nein	nein	wie 2b), aber auch gegen zahlreiche Pseudomonaden

- Die Ampicillingruppe könnte grundsätzlich Penicillin G in den meisten Indikationen ersetzen; jedoch ist sie teurer, besitzt eine wesentlich höhere Quote an Nebenwirkungen und selektiert gramnegative Keime, soweit sie nicht ausreichend empfindlich sind.
- Oralpenicilline (z. B. Pheneticillin, Propicillin) sind weniger Penicillinase-empfindlich als Penicillin G; bei Penicillinase-bildenden Staphylokokken (oder Verdacht hierauf) sind jedoch die Isoxazolyl-Penicilline bei weitem vorzuziehen.
- Das Spektrum der Penicillinase-festen Penicilline ähnelt dem des Penicillin G; sie könnten also grundsätzlich Penicillin G ersetzen. Jedoch sind sie teurer, besitzen eine höhere Quote an Nebenwirkungen und sind (außerhalb ihrer eigentlichen Indikation) erheblich schwächer wirksam als Penicillin G.
- Das Spektrum der Pseudomonas-Penicilline ähnelt zwar dem des Ampicillins; doch sind sie teurer als Ampicillin.

Für *alle* Penicilline gilt bezüglich der **Pharmakokinetik**

- Ihre biologische Halbwertszeit ist bei intakter Nierenfunktion überaus kurz: ca. 30 min bei Penicillin G, ca. 1–2 Std bei Ampicillin.
- Sie penetrieren schlecht durch die intakte Blut-Liquor-Schranke, in den Knochen oder ins Kammerwasser des Auges; bei Meningitiden reicht die Liquorgängigkeit jedoch meist aus.
- Für die *Elimination sind* (bei den einzelnen Penicillinen quantitativ unterschiedlich) folgende Prozesse von Bedeutung: Tubuläre Sekretion $\gg$ glomeruläre Filtration $\gg$ Abbau.
Daher erhöht eine Gabe des Sekretionshemmers Probenecid die Plasmakonzentration von Penicillinen. Das gleiche gilt für die Niereninsuffizienz; dennoch sind Penicilline wegen ihrer besonders geringen Toxizität die Mittel erster Wahl auch bei Niereninsuffizienz. Man muß nur die Dosis reduzieren.

Für *alle* Penicilline gilt bezüglich *der unerwünschten Wirkungen und Vorsichtsmaßnahmen*

- *Allergische* Reaktionen sind häufig, besonders bei Ampicillin und Amoxicillin; bei Depot-Penicillinen ist manchmal der Procainzusatz schuld. Zur Genese und Therapie s. S. 28 ff. Eine *Parallelallergie* besteht in der Regel innerhalb der Gruppe der Penicilline und innerhalb der Gruppe der Cephalosporine, selten auch zwischen beiden Gruppen.

Daher:

- Stets nach Penicillinallergie bzw. Procainallergie fragen!
- Den Patienten nach der ersten Gabe möglichst 30 min beobachten.
- Penicillin hat in Salben, Pudern, Lutschtabletten etc. nichts zu suchen.

Als Ausweich-Mittel bei Penicillin-Allergie erwäge man Erythromycin, Clindamycin oder Cotrimoxazol.

Maculopapuläre Reaktionen nach Ampicillin sind jedoch nur eine *relative* Kontraindikation; sie sind nicht sicher allergisch bedingt und in der Regel Substanz-spezifisch.

- Krämpfe und Koma durch *zentralnervösen* Angriff werden begünstigt durch vorgeschädigtes Zentralnervensystem oder Niereninsuffizienz. Sonst sind sie nur bei excessiver parentaler Gabe (> 10^8 E tgl.) oder bei großen intralumbalen Dosen zu befürchten.

  Daher: Bei *Niereninsuffizienz* oder alten Patienten *Dosis* entsprechend der voraussichtlichen Ausscheidung *reduzieren*.

- Herxheimer-Reaktionen sind vor allem bei einer Lues-Therapie zu bedenken.

Besonderheiten

Überlastung mit K^+ ist möglich bei extremen Dosen von Penicillin G als Kaliumsalz. Daher: Dosierungen über 10 Mill. Einheiten pro Tag vorwiegend als *Natrium*-Salze anwenden!
Säuglinge erhalten kein Procain-Penicillin G, weil für dieses Lebensalter eine Procain-Toxizität zu befürchten ist.
Wie alle Breitbandantibiotica können auch die Ampicilline (s. S. 94) Durchfälle hervorrufen.

Schwangerschaft ist keine Kontraindikation gegen Penicilline. Sie erreichen den Feten, was bei der Luesbehandlung wichtig ist.

Einzelne Penicilline

Penicillin G und Oral-Penicilline (s. Tabelle 5.3-1)

Ihr gegenwärtiger *Indikationsbereich* umfaßt vor allem Streptokokken, Pneumokokken, Meningokokken, Staphylokokken (soweit keine Penicillinase-Bildner), Gonokokken, T. pallidum, C. diphteriae, Leptospiren. Penicillin G ist grundsätzlich auch bei Staphylokokken das Mittel erster Wahl; jedoch ist hier ein Empfindlichkeitstest unentbehrlich. Oralpenicilline vom G-Typ und Depotpräparate besitzen zwar dasselbe Spektrum wie das klassische Penicillin G; die mit ihnen erreichbaren Serumkonzentrationen genügen jedoch nicht bei schweren Infekten oder weniger sensiblen Keimen.

Die *Resistenzentwicklung* gegen die klassischen Penicilline ist vor allem bedingt durch Selektion Penicillinase-bildender Keime, seltener durch Selektion über andere Resistenzmechanismen. Sie ist in den letzten Jahren stark bei den Staphylokokken gewachsen. Keime aus der Klinik sind im allgemeinen resistenter als solche bei ambulanten Patienten. Eine Sekundär-Resistenz unter der Therapie entwickelt sich langsam (Mehrschritt-Resistenz).

Parallelresistenz von Staphylokokken besteht in der Regel zwischen Penicillin G, Oralpenicillinen und Ampicillin, manchmal auch zwischen Penicillinen und Cephalosporinen.

β-Lactamasen verschiedenster Art (mit Ausnahme des Enzyms von Pseudomonas) sind hemmbar durch *Clavulansäure*. Zugabe des Inhibitors erhöht die Wirksamkeit spaltbarer Penicilline gegenüber Penicillinase-Bildnern. Die klinische Erprobung ist noch nicht abgeschlossen.

Hinweise auf einzelne antibakterielle Mittel

Penicillinase-feste Penicilline

Ihr *Indikationsbereich* beschränkt sich auf vermutete oder erwiesene Infektionen mit Penicillinase-bildenden Staphylokokken.

Flucloxacillin ist lokal relativ gut verträglich und wird gut resorbiert. Es kann daher lokal und parenteral eingesetzt werden.

Ampicillingruppe

Ihr gegenwärtiger Indikationsbereich umfaßt vor allem H. influenzae, B. pertussis, Actinomykose, Meningokokken, Enterokokken, E. coli, P. mirabilis, Salmonellen, Shigellen.

Parallelresistenz der gramnegativen Bakterien gegen Mezlocillin, Pseudomonas-Penicilline und Cephalosporine ist bekannt.

Auswahl:

Ampicillin wird (individuell wechselnd) zu 30–70% enteral resorbiert. Nahrung beeinträchtigt die Resorption; daher parenterale Gabe bei schweren Infektionen. Ampicillin wird in der Galle angereichert. – Nicht selten (5–10% der Fälle) entwickelt sich ein für die Ampicillin-Gruppe spezifisches Exanthem (S. 101).

Amoxicillin wird besser resorbiert als Ampicillin, sollte also statt Ampicillin oral gegeben werden. Die enteralen Nebenwirkungen sind erwartungsgemäß seltener, die cutanen Reaktionen etwa gleich häufig wie nach Ampicillin.

Bacampicillin wird besser als Ampicillin resorbiert. Im Organismus entsteht daraus durch sofortige Spaltung Ampicillin.

Mezlocillin wirkt ampicillinähnlich, gehört allerdings chemisch zu den Acylureidopenicillinen. Vor allem bei gramnegativen Bakterien wirkt es stärker als Ampicillin. Wie dieses ist es nicht penicillinasefest. Seine orale Wirksamkeit reicht nicht aus. Eine Kombination mit Aminoglykosid-Antibiotica ist oft sinnvoll.

„Pseudomonas-Penicilline"

Bisher wurde *Carbenicillin* gegen Pseudomonas aeruginosa eingesetzt; es ist aber durch neuere Penicilline überholt, nämlich
– *Ticarcillin* (mit carbenicillinähnlicher Struktur) sowie
– *Azlocillin* und *Piperacillin* (mit mezlocillinähnlicher Struktur).
Diese Penicilline sind besonders wertvoll bei Pseudomonas-Infektionen. Im übrigen verhalten sie sich wie Breitspektrumpenicilline der Ampicillingruppe, wobei Piperacillin das vorteilhafteste Spektrum aufweist. Wie Mezlocillin sind sie Penicillinase-empfindlich und oral unzureichend wirksam.

Ihre Kombination mit Aminoglykosid-Antibiotica ist häufig sinnvoll (Erregertestung!); diese Kombination ist besonders wichtig bei Pseudomonas-Infektionen.

Penicilline und Aminoglykoside sind pharmazeutisch unverträglich (s. S. 19) und dürfen daher *nicht als gemeinsame Lösung* angewandt werden.

Zur Frage der Kombination von Breitspektrum-Penicillinen mit Penicillinase-festen Penicillinen.

Solche Kombinationen können *von Fall zu Fall* begründet sein; denn manchmal ist auf Grund des klinischen Bildes eine zusätzliche Infektion mit Penicillinase-bildenden Staphylokokken nicht auszuschließen. Bis das Kulturergebnis vorliegt, ist eine vorsorgliche Breitspektrum-Therapie (s. S. 92) gerechtfertigt.
Fixe Kombinationen zwischen verschiedenen Penicillinenen sind hingegen abzulehnen, weil sie zur Anwendung nicht indizierter Penicilline verführen und damit die Resistenzentwicklung begünstigen. Außerdem wird fast immer einer der Partner falsch ausgewählt oder fehldosiert.

Cephalosporine

Die verwirrend große Gruppe der Cephalosporine teilt man derzeit am besten in *drei Klassen:*
1. Von den *klassischen Cephalosporinen* werden die unter „Pharmakokinetik" genannten besonders häufig genutzt. Sie *unterscheiden* sich voneinander *deutlich* in der *Pharmakokinetik* (s. u.), aber *wenig* und nur quantitativ im *antibakteriellen Spektrum* und in den Nebenwirkungen.
   Ihr *Spektrum* entspricht grundsätzlich der Kombination von Penicillinase-festen Penicillinen + Ampicillin. Ausnahme: klassische Cephalosporine wirken schwächer bei H. influenzae und bei Enterokokken, etwas besser bei Klebsiellen. Auch Pseudomonas und Proteus-non-mirabilis-Arten sind häufig resistent. Gegen Staphylokokken-Penicillinase sind alle Cephalosporine weitgehend resistent, gegen β-Lactamasen gramnegativer Bakterien sind sie in wechselndem Ausmaß empfindlich. Als Mittel der 1. Wahl kommen diese Cephalosporine nur bei Infektionen mit Klebsiellen in Frage, und auch hier nur in Kombination mit Gentamicin. – Als Mittel 2. Wahl treten sie an die Stelle der Penicilline bei deren Unwirksamkeit oder bei einer Allergie. –
2. Die *neuen Cephalosporine* Cefoxitin, Cefuroxim und Cefamandol sind besonders stabil gegen β-Lactamasen gramnegativer Bakterien und penetrieren gut durch deren Zellwände. Sie treffen daher auch Stämme, welche gegen die klassischen Cephalosporine resistent sind; leider gilt dies bei Pseudomonas oder Enterokokken nur sehr eingeschränkt. Das Spektrum läßt sich noch verbreitern, indem man bei Verdacht auf gramnegative Erreger ein Aminoglykosid, bei Verdacht auf Bacteroides Clindamycin oder Metronidazol zugelegt.
   Wegen ihres breiten Spektrums werden diese Cephalosporine auch zur blinden Therapie bedrohlicher Infektionen bei noch unbekanntem Erreger parenteral eingesetzt, ferner bei der perioperativen Kurzzeitprophylaxe (s. S. 96). Ansonsten sollte man den Erreger testen, ehe man Cephalosporine einsetzt!
3. Zu den *Cephalosporinen der dritten Generation* gehören Cefotaxim, Latamoxef, Cefoperazon und das Pseudomonas-Cephalosporin Cefsulodin. Diese Cepha-

losporine sollten als Reserve-Antibiotica für Fälle zurückgehalten werden, bei denen eine Resistenz gegen die älteren Cephalosporine vorliegt oder zu befürchten ist.

Parallelresistenzen

bestehen für klassische Cephalosporine a) untereinander, b) bei manchen Penicillinase-bildenden Staphylokokken mit Isoxazolyl-Penicillinen, c) bei zahlreichen gramnegativen Stäbchen mit der Ampicillin-Gruppe.
Hingegen können die Cephalosporine der zweiten und dritten Gruppe auch beim Versagen der klassischen Cephalosporine noch wirksam sein. Cefsulodin gilt als besonders Pseudomonas- wirksam.

Pharmakokinetik

Von den *klassischen* Cephalosporinen müssen Cefalotin, Cefazolin und Cefacetril parenteral verabreicht werden; Cefalexin und Cefradoxil werden bei oraler Gabe gut resorbiert. Die orale Applikation reicht aber bei schwer beherrschbaren Infektionen meist nicht aus.
Die *neuen* Cephalosporine müssen sämtlich parenteral gegeben werden. Die Pharmakokinetik entspricht im übrigen grundsätzlich derjenigen der Penicilline. Das gilt auch für die Liquorgängigkeit.

Unerwünschte Wirkungen und Vorsichtsmaßnahmen sind grundsätzlich ähnlich wie bei den Penicillinen, also
- *Allergie:* kreuzweise mit Cephalosporinen, selten auch mit Penicillinen.
- *Neurotoxizität* bei hohen Liquorkonzentrationen.

- Die Nephrotoxizität der heutigen Cephalosporine ist gering. Bei vorgeschädigter Niere, gleichzeitiger Gabe von Aminoglykosid-Antibiotica oder Furosemid sollte die Nierenfunktion vorsorglich kontrolliert werden.
- Schmerzen, auch Phlebitis am Ort der Anwendung.

- Latamoxef kann schwere, sogar tödliche Hypoprothrombinämien hervorrufen. Therapie: Vitamin K.

Tetracycline

Wegen massiver Resistenzentwicklung und unerwünschter Wirkungen geht die Bedeutung der Tetracycline weiter zurück.
Gegenwärtige Indikationen als Mittel *1. Wahl* betreffen nur noch H. influenzae (in Konkurrenz mit Ampicillin und Cotrimoxazol), anaerobe Corynebakterien, Bacteroides, Brucellen, Malleus, Pseudomalleus (in diesen drei Situationen mit Streptomycin), V. cholerae, Borrelien (Rückfallfieber), Leptospiren, Rickettsien, Chlamydien, Mycoplasmen.
Tetracycline dienen als *Alternativen* bei der Behandlung unspezifischer Darm-, Lungen-, Gallen- oder Harnweginfektionen. Bedrohliche Infekte erfordern jedoch bactericide Antibiotica!

Resistenzen: in der Regel besteht Parallelresistenz zwischen den Tetracyclinen; falls sie nur relativ ist, kann sie durch stärker wirksame neuere Tetracycline, z. B. Minocyclin, überspielt werden. Sie betrifft häufig auch Chloramphenicol. Eine Resistenzbestimmung ist also grundsätzlich wünschenswert, außer bei H. influenzae.

Pharmakokinetik

Die neueren, stärker lipophilen Tetracycline Doxycyclin und Minocyclin haben die höchste Resorptionsquote (90%) und die längste Halbwertszeit (ca. 18 Std), aber auch die höchste Proteinbindung. Im Vergleich hierzu liegt die HWZ des klassischen Oxytetracyclin bei 8–9 Std, und seine Proteinbindung bei nur 22%. – Alle Tetracycline werden biliär, z. T. auch intestinal sezerniert. Die renale Elimination kann beim Doxycyclin und Minocyclin durch andere Wege kompensiert werden, so daß diese Mittel im Gegensatz zu den klassischen Tetracyclinen auch bei Niereninsuffizienz geeignet sind. Wegen ihrer niedrigeren Konzentration im Harn sind die stärker lipophilen Tetracycline bei Harnwegsinfekten weniger geeignet. Medikamente mit Mg^{2+}, Ca^{2+}, Fe^{2+} oder Al^{3+} oder Tierkohle mindern die orale Absorption aller Tetracycline. Auch Nahrungsmittel und Milch hemmen, außer bei Doxycyclin und Minocyclin.

Unerwünschte Wirkungen und Vorsichtsmaßnahmen sind für alle Tetracycline praktisch identisch, nämlich
– Störungen der Schleimhautflora, besonders im Darm;
– Einlagerung in Knochen, Zähne, Nägel; daher möglichst nicht in der Schwangerschaft und in den ersten 5 Lebensjahren. Indikationen für Tetracycline kommen in den ersten 8 Lebensjahren ohnehin kaum vor;
– Photodermatosen;
– Leberschäden, besonders bei Ausscheidungsstörungen;
– Katabolie durch Hemmung der Proteinsynthese, besonders bei Ausscheidungsstörungen.

Bei Ausscheidungsstörungen sollten also Tetracycline tunlichst vermieden werden.
Sonderfall: Längerdauernde Verwendung von Minocyclin kann reversible Gleichgewichtsstörungen hervorrufen.

Auswahl

– Für *orale Gabe* sind die langwirkenden Verbindungen praktisch, weil seltener zu applizieren.
  Häufig werden Kombinationen von Tetracyclinen mit Antimykotica angeboten (Nystatin, Amphotericin B). Vorteile sind nicht erwiesen.
– Für *parenterale Gabe* stehen Oxytetracyclin, Doxycyclin und Pyrrolidinomethyl-Tetracyclin zur Verfügung. Sie enthalten sämtlich Mg^{2+}, dessen Menge aber nur bei Myasthenie (Kontraindikation!) riskant wird. Am günstigsten erscheint Doxyxyclin, weil tgl. einmalige Injektion genügt und eine Niereninsuffizienz keine Kontraindikation bedeutet.

Chloramphenicol

> Heute dient Chloramphenicol nur noch als „Ausnahme-Antibioticum", wenn andere Mittel versagen. Gründe: Hämatotoxizität und Resistenzentwicklung.

Gegenwärtig bestehen Indikationen lediglich bei

- Typhus abdominalis, aber nicht mehr als Mittel erster Wahl, weil der Grenzwert/Kur (vgl. Tabelle 5.2-1) nicht zur vollen Behandlung ausreicht;
- Meningitiden im späteren Stadium (wenn die Blut-Liquor-Schranke wieder relativ dicht für Penicilline geworden ist);
- Resistenz gegen andere Antibiotica, z. B. bei H. influenzae-Meningitis.

Pharmakokinetik

Freies Chloramphenicol wird rasch und vollständig resorbiert. *Ester* des Chloramphenicols werden zunächst im Darm gespalten und daher langsamer resorbiert. *Injizierte Ester* werden im Organismus gespalten und erst dadurch wirksam. – Das Antibioticum erreicht alle Kompartimente, auch den Liquorraum, recht gut.

Die *Elimination* erfolgt

a) durch Filtration bei partieller Rückresorption des intakten Moleküls,
b) durch hepatische Glucuronidierung mit anschließender renaler Filtration und Sekretion.

b) überwiegt gegen a), so daß bei Niereninsuffizienz die Metaboliten kumulieren, bei Leberinsuffizienz dagegen das aktive Chloramphenicol. Bei Früh- und Neugeborenen besteht eine „physiologische Insuffizienz von Leber und Niere", die zu der hier besonders riskanten Retention von Chloramphenicol führt.

Unerwünschte Wirkungen und Vorsichtsmaßnahmen

- *Die Knochenmarksschädigung* kann zwei Formen annehmen:
  - Eine *Hemmung der Erythropoese* tritt schnell ein, ist stark dosisabhängig, regelmäßig vorhanden, reversibel, im wesentlichen durch das Arzneimittel bedingt.
  - Eine *Panmyelophthise* tritt langsam ein (oft erst nach Therapie-Ende) und ist wenig (aber eindeutig!) dosisabhängig. Sie tritt nur sehr selten auf, ist irreversibel und wird durch das Arzneimittel nur ausgelöst, wahrscheinlich auf der Basis eines genetischen Defekts. Äußerst gefährlich!!
- Grau-Syndrom bei Frühgeburten (s. S. 47).
- Störungen der Schleimhautflora, besonders im Darm.

- Hämolytische Anämie bei Glucose-6-Phosphatdehydrogenase-Mangel (s. S. 58).
- Hemmung des Abbaus von Phenytoin und oralen Antikoagulantien (s. S. 22).

Chloramphenicol darf also *keinesfalls* eingesetzt werden:
- wenn es nicht streng indiziert ist,
- wenn eine Störung der Knochenmarksfunktion vorliegt.
- Perinatale Anwendung ist nur in Ausnahmefällen (z. B. Haemophilus influenzae-Meningitis) gestattet.

Vorsorglich
- keine wiederholten Chloramphenicol-Kuren!
- Blutbild kontrollieren (vor Therapiebeginn und jeden 2. Tag), vor allem hinsichtlich der Reticulocytenzahl,
- keine anderen knochenmarksschädigenden Substanzen gleichzeitig anwenden.
- Maximaldosis/Kur (30 g beim Erwachsenen, 700 mg/kg beim Kind) nicht überschreiten!

Vor allem gegen grampositive Keime wirkende Mittel

Makrolidantibiotica

Aufgrund weniger günstiger Wirksamkeit und Pharmakokinetik sind Oleandomycin und Spiramycin auszuscheiden, so daß nur **Erythromycin** gegenwärtig empfohlen wird.
Sein Spektrum ähnelt bei niedriger Dosierung dem des Penicillin G, geht aber bei höherer Dosierung darüber hinaus. Daher kann es als Alternative bei Penicillinallergie dienen. Bei Pertussis und Diphtherie wird es gelegentlich als Mittel erster Wahl betrachtet. Bei außerhalb des Krankenhauses erworbenen Pneumonien trifft es die wichtigsten Keime, wie Pneumokokken, Chlamydien, Mykoplasmen und Legionella.
Resistenz ist häufig; Parallelresistenz mit Lincomycinen (s. u.) kommt vor. Eine Erregertestung sollte also grundsätzlich angestrebt werden.

Pharmakokinetik

Die Resorption reinen Erythromycins ist unsicher; bessere Plasmakonzentrationen werden mit Estern (Stearat, Estolat) erreicht. Nur das freie Erythromycin ist wirksam, jedoch werden bei Blutspiegelbestimmungen die Ester miterfaßt (→ typisch falsche Interpretation der Pharmakokinetik).
Erythromycin geht reichlich in die Muttermilch über; daher abstillen!
Erythromycin wird nur zum kleinen Teil renal eliminiert. In der Galle wird es angereichert.

Unerwünschte Wirkungen und Vorsichtsmaßnahmen

- Injektionen reizen lokal.
- Reversible Lebertoxizität, vor allem durch das Estolat (Ikterus in 2–4%, wenn

länger als 14 Tage genommen!). Positive Leberfunktionsproben kommen aber auch bei Stearat und Salzen des Erythromycins vor. Daher grundsätzlich Leberfunktionsprüfungen. Therapie mit Estern nicht über 14 Tage hinaus fortsetzen. Estolat vermeiden; in den USA ist es verboten.

Clindamycin, Lincomycin

Die *Indikation* für Clindamycin und Lincomycin ist wegen der Gefahr der Colitis (s. S. 94) *streng* zu stellen. Sinnvoll sind sie bei
- Staphylokokken, soweit resistent gegen Penicilline und Cephalosporine;
- Infektionen mit Bacteroides; alternativ oder zusätzlich ein Cephalosporin oder Metronidazol;
- pharmakokinetisch ungünstig gelegenen Herden, z. B. Osteomyelitis;
- Penicillin-Allergie.

Pharmakokinetik

Clindamycin wird oral schneller resorbiert als Lincomycin. Es verteilt sich erstaunlich gleichmäßig, dringt aber schlecht in den Liquor. Abbau in der Leber u. a. zum biologisch aktiven Desmethyl-Clindamycin. Ausscheidung des aktiven Produktes mit Harn und Kot. Niereninsuffizienz beeinflußt die HWZ von Clindamycin (im Gegensatz zu der von Lincomycin) nicht wesentlich, Leberinsuffizienz verlängert sie. Clindamycin sollte Lincomycin möglichst ersetzen, weil es (bei gleichem Spektrum) wirksamer ist.

Unerwünschte Wirkungen

- Beide Antibiotica stören die normale Schleimhautbesiedlung, was zu Glossitis, Vaginitis etc. führen kann. Vor allem manifestieren sich die Erscheinungen gastrointestinal: weiche Stühle, aber auch schwere Diarrhoen, sogar Colitis pscudomembranacea (s. S. 94)!
- Überempfindlichkeitsreaktionen, meist als Erytheme, selten Granulocytopenie, Leberfunktionsstörungen.
- Lokale Reizerscheinungen (Thrombophlebitis) bei Injektion.

Aminoglykosid-Antibiotica

Die Gruppe besitzt ein *breites* Wirkungsspektrum, wird aber wegen ihrer Toxizität nur für einen *schmalen* Indikationsbereich, fast ausschließlich gegen gramnegative aerobe Bakterien, eingesetzt.

Der Gruppe ist *gemeinsam*
- die Aminoglykosid-Struktur und der auf Bactericidie hinauslaufende Wirkungsmechanismus,

- das qualitative Wirkungsspektrum,
- die Möglichkeit eines Synergismus mit Penicillinen und Cephalosporinen,
- eine relative Parallelresistenz, allerdings mit „Resistenzgefälle" Streptomycin > Gentamicin ≈ Tobramycin > Amikacin,
- die qualitativen Nebenwirkungen, vor allem an Innenohr und Niere (s. unten),
- die Pharmakokinetik (günstige Verteilung im Extracellulär-Raum; Ausscheidung durch glomeruläre Filtration bei geringer Rückresorption; tagelange Speicherung in der Nierenrinde; kaum Durchtritt durch die Blut-Liquor-Schranke, auch nicht bei Entzündungen).

Verschieden ist
- das quantitative Wirkungsspektrum (s. Tabelle),
- das quantitative Spektrum der Nebenwirkungen (s. u.),
- die Geschwindigkeit und das Ausmaß der Resistenzentwicklung,
- die klinische Erfahrung, welche mit einzelnen Aminoglykosid-Antibiotica gewonnen wurde.

Auswahl und derzeitige Indikationen

Streptomycin	Gentamicin, Tobramycin, Sisomicin	Kanamycin, Neomycin	Spectinomycin	Amikacin, Netilmicin
Yersinia pestis; Francisella tularensis; Brucellosen (mit Tetracyclin); Malleus (mit Tetracyclin); Tuberkulose (als Kombination, s. S. 120)	*Gramnegative Keime,* soweit Penicilline und Cephalosporine nicht ausreichen, vor allem – Klebsiellen, – Enterobacter, – Pseudomonas *Grampositive Keime,* soweit Penicilline und Cephalosporine nicht ausreichen, z. B. Staphylokokken	Nur noch lokal bzw. enteral anzuwenden	Als Reservemittel für Gonorrhoe. Vorteil: Eine gleichzeitige Lues bleibt unbeeinflußt!	Als Reservemittel bei sonst Aminoglykosidresistenten Keimen

Nicht mehr *verwendet* werden sollen
Dihydrostreptomycin, Neomycin parenteral, Paromomycin parenteral, sämtlich wegen zu hoher Ototoxizität.

Streptomycin ist heute ein Antibioticum für Sonderindikationen (s. Tabelle); sonst wird Gentamicin vorgezogen. *Gentamicin ist wirksamer, besitzt ein breiteres Spektrum, erzeugt langsamer Resistenz, wirkt eher auf den N. vestibularis als auf den N. cochlearis.* Tobramycin ist deutlich wirksamer gegen Pseudomonas, entspricht sonst dem Gentamicin. Amikacin und Netilmicin sollten wegen ihrer (noch) günstigen Resistenzverhältnisse als Reserve-Antibiotica aufgespart werden.

Hinweise auf einzelne antibakterielle Mittel

Unerwünschte Wirkungen und Vorsichtsmaßnahmen

- Die *Ototoxizität* hängt ab von
  - dem Arzneimittel: z. B. schädigen Streptomycin und Gentamicin zunächst die Vestibularisfunktion, dann erst die des Cochlearis, während Dihydrostreptomycin zunächst die Cochlearis-Funktion beeinträchtigt;
  - der Dosis und der Zeit, über die es verabreicht wird;
  - der Nierenfunktion;
  - Vorschädigungen, z. B. durch Alter oder Lärm;
  - Erbfaktoren

  Also: Therapie möglichst auf 10 Tage beschränken. Sonst Prüfung der N. VIII-Funktionen vor und alle 4 Wochen während der Therapie. Risikofälle aussondern!
  Nicht bei Schwangeren (intrauterine Ototoxizität!).
  Nicht bei Säuglingen und Kleinkindern; denn Funktionsprüfungen wären schwierig!

  Intramuskuläre Injektion oder intravenöse Infusion sind der intravenösen Injektion vorzuziehen, denn „Blutspiegelspitzen" sind besonders riskant.

- *Tubulusschäden.* Sie sind bei normaler Dosierung und hinreichendem Harnfluß kaum zu erwarten.

  Also: Stets für ausreichenden Harnfluß sorgen. Vorsicht bei Niereninsuffizienz oder bei gleichzeitiger Gabe anderer potentiell nephrotoxischer Substanzen (s. S. 54).

- Tendenz zu neuromusculärer Blockade.
  Also: Vorsicht bei Kombination mit Muskelrelaxantien.

- Allergisierung (bes. bei Streptomycin).
  Also: Anamnese erheben.

- Lokalreaktionen an der Injektionsstelle.

Wechselwirkungen

Antibakterielle Synergismen mit anderen Tuberculostatica bestehen bei Streptomycin (s. S. 120). Antibakterielle Synergismen mit Penicillinen und Cephalosporinen sind klinisch wichtig bei zahlreichen Infektionen mit gramnegativen Bakterien, besonderns Pseudomonas.
Pharmazeutische Unverträglichkeit besteht zwischen Isoniazid und Streptomycin, ferner zwischen Aminoglykosid-Antibiotica und zahlreichen Inhaltsstoffen von Infusionsflüssigkeiten, auch Penicillinen und Cephalosporinen.

Sulfonamide

Das *Spektrum* umfaßt zahlreiche Keime, gegen die es heute wirksamere Antibiotica gibt.

Mittel erster Wahl bleiben sie bei
- Toxoplasmose (zusammen mit Pyrimethamin);
- einer Reihe exotischer Infektionskrankheiten, wie Ulcus molle, Trachom;
- Chemoprophylaxe des rheumatischen Fiebers bei Penicillin-Unverträglichkeit.

Das Spektrum aller Sulfonamide ist identisch, so daß die Testung eines einzigen Vertreters genügt. Im Laufe der Jahrzehnte nahm die Resistenz erheblich zu. Sie ist gegen *alle* Sulfonamide gerichtet.

Pharmakokinetik: Sie liefert die Basis der Einteilung in:

- Gut resorbierbare Sulfonamide.
  - mit Halbwertszeit ~8 Std = Kurzzeit-Sulfonamide, wie Sulfisoxazol,
  - mit Halbwertszeit 8–16 Std = Mittelzeit-Sulfonamide, wie Sulfadiazin,
  - mit Halbwertszeit 16–48 Std = Langzeit-Sulfonamide, wie Sulfamethoxydiazin.

  Ihre Harn- und Gewebegängigkeit variiert z.T. erheblich. Im allgemeinen sind die langwirkenden Sulfonamide schlechter harn- und gewebegängig, weil sie stärker proteingebunden sind.
  Die Ausscheidung erfolgt renal teils unverändert, teils nach Acetylierung an N_1 oder N_4, Glucuronidierung oder Sulfatierung (nach vorheriger Oxidation). Langzeitsulfonamide sind besser lipidlöslich und werden daher tubulär besser als andere Sulfonamide rückresorbiert.

  Man sollte also gegen Harnwegsinfekte in erster Linie Kurzzeitsulfonamide verwenden. Ansonsten werden Mittel- und Langzeitsulfonamide wegen ihrer einfacheren Anwendung bevorzugt.

- Schwer resorbierbare Sulfonamide dienen zur Behandlung von Darminfektionen.
- Ein Spezial-Sulfonamid zur Behandlung von Colitis ulcerosa und M. Crohn (s. S. 242) ist Salazosulfapyridin.

Unerwünschte Wirkungen und Vorsichtsmaßnahmen

- Nicht perinatal wegen Gefahr des Kernikterus (Verdrängung von Bilirubin).
- Nicht auf leeren Magen, weil sonst Magen-Darmbeschwerden.
- Nicht bei Behandlung mit Sulfonylharnstoffen, weil gelegentlich eine Hypoglykämie ausgelöst werden kann.
- Nicht bei Sulfonamid-Allergie (Exanthem, Fieber, Knochenmarksdepression). Mögliche Parallel-Allergien zu Diuretica und Antidiabetica vom Sulfonamid-Typ bedenken!
- Nicht bei renalen Ausscheidungsstörungen, weil manche Sulfonamide bzw. deren Metabolite als Konkremente ausfallen, wenn das Verdünnungsvermögen nicht ausreicht. Stets sind reichlich Wasser und Bicarbonat zu geben!
- Nicht bei Erythrocytenanomalien (→ Gefahr der hämolytischen Anämie und der Methämoglobinbildung).
- Toxische Leber- und Nierenschäden, Stevens-Johnson-Syndrom sowie Lyell-Syndrom sind äußerst selten.

Kombinationen aus Sulfonamid und Hemmer der Folsäurereductase

Wirkprinzip: Sulfonamide hemmen die Folatsynthese, „Folatantagonisten" hemmen die Reduktion der Folsäure zur biochemisch wirksamen Tetrahydrofolsäure; also *doppelter Angriff am Folatstoffwechsel*. Der beschriebene Synergismus ist aber nur zu erwarten, sofern keine Resistenz gegen einen Bestandteil besteht, und sofern das Mengenverhältnis in vivo konstant bleibt! Beides ist selten.
Der Prototyp der Kombination ist das *Cotrimoxazol*. Es besteht aus Sulfamethoxazol und Trimethoprim.

Gegenwärtige Indikationen: Cotrimoxazol ist häufig wirksam bei Atem- und Harnwegsinfekten, Salmonellosen (auch Typhus-Dauerausscheider) und Shigellosen.

Pharmakokinetik: Beide Komponenten verhalten sich im „zentralen" Kompartiment ähnlich; dies gilt für HWZ (ca. 10 Std) und Proteinbindung. Trimethoprim ist jedoch etwas besser gewebegängig, so daß dort die therapeutisch optimale Proportion nur ausnahmsweise besteht. Beide Komponenten unterliegen der renalen Ausscheidung. Die Konzentration im Harn reicht in der Regel zur Behandlung von Harnwegsinfekten aus.

Unerwünschte Wirkungen und Vorsichtsmaßnahmen

- Wie Sulfonamide (s. oben); am häufigsten stören Magen-Darm-Beschwerden.
- Der Trimethoprim-Anteil kann Knochenmarksdepression (0,5% der Fälle) hervorrufen, die spontan reversibel ist. Die Therapie läßt sich unter Zusatz von Folinsäure fortsetzen, was nur bei Enterokokken antagonistisch gegen Trimethoprim wirkt.
- Beide Teile zusammen ergaben im Tierversuch, aber *nicht* beim Menschen, Hinweise auf eine Teratogenität.

Anmerkung: Ungeachtet der scheinbaren Stimmigkeit der Kombination ist – zumindest bei Atem- und Harnwegsinfektionen – Trimethoprim als Monosubstanz ebenso wirksam. Seine gastrointestinalen Nebenwirkungen sind sehr viel geringer. Ein arzneitherapeutischer Vorteil der Kombination gegen die Monosubstanz erscheint nur bei Pneumocystis carinii gesichert.

Nitrofurane

Sie sind *keine* Chemotherapeutica im üblichen Sinne, sondern wirken sämtlich nur lokal, nämlich
- Nitrofurantoin und sein Hydroxymethyl-Derivat bei Harnwegsinfekten,
- Nifuratel bei Kolpitiden (auch durch Trichomonaden bedingten),
- Nitrofural zur lokalen Anwendung.

Nitrofurantoin

> Es hat eine *sehr kurze (ca. 20 min) Halbwertszeit und erreicht antibakterielle Konzentrationen nur in den Harnwegen*, nicht im Nierenparenchym. Daher ist es ungeeignet zur Behandlung akuter Infekte, welche das Nierenparenchym einschließen; eher ist es zur Prophylaxe oder Suppression von Harnwegsinfekten geeignet.

Zahlreiche Erreger in den Harnwegen sind heute resistent.

Risiken und Vorsichtsmaßnahmen
- Magen-Darmbeschwerden;
- Allergische und Fieberreaktionen;
- Periphere Polyneuropathien.
  Also: *Nicht* bei Niereninsuffizienz (wobei es ohnehin schlechter wirksam wäre!), *nicht* bei neurologischen Erkrankungen.
- Lungenfibrose, nach längerer Behandlung.
  Also: nur kurzfristige Therapie.
- Aus grundsätzlichen Erwägungen nicht in der Schwangerschaft oder perinatal.

Eine Überlegenheit der vielbenutzten Kombination Sulfadiazin + Nitrofurantoin ist nicht erwiesen.

5.4 Behandlung einiger Infektionskrankheiten

Allgemeine Maßnahmen bestehen in

> - Beseitigung des Infektionsherdes (meist chirurgisch);
> - Behandlung von disponierenden Erkrankungen (z. B. Diabetes, Herzinsuffizienz, NNR-Insuffizienz bei Glucocorticoidtherapie, Antikörpermangel-Syndrom);
> - Optimaler Versorgung (Wasser- und Elektrolythaushalt regeln, Kreislauf stützen);
> - Spezifischer Therapie (z. B. hyperbare Oxygenierung bei Gasbrand; Antitoxin bei Diphtherie und Tetanus);
> - Isolierung, falls erforderlich.

Einzelne Erkrankungen (Beispiele)

Obere Luftwege

Rhinitis, Pharyngitis, Tonsillitis sind zu über 90% viral bedingt. Virale Infekte werden nicht antibiotisch behandelt, solange eine Sonderindikation fehlt.

Eitrige Angina: Überwiegend liegen Streptokokken der Gruppe A vor, bei Epidemien bis 100% der Fälle. Diese Streptokokken sind stets gegen Penicillin G empfindlich. Konsequente Penicillinbehandlung mindert die Häufigkeit des rheumatischen Fiebers, nicht eindeutig die der Glomerulonephritis. Bei Nachweis von Streptokokken der Gruppe A muß also Penicillin G oder ein entsprechendes Oralpenicillin gegeben werden.

Das klinische Bild liefert keinen zuverlässigen Hinweis auf den verantwortlichen Erreger; daher sollte man zumindest bei einem Teil der Patienten Kulturen anlegen! Unbedingt Penicillin bei Epidemien geben, auch prophylaktisch.

Keine antibakteriellen Lutschpastillen! Anaesthetische Lutschpastillen nur, wenn unbedingt erforderlich.

Infektionen des Mittelohres und der Nasennebenhöhlen

Bei *akuten* bakteriellen Infektionen steht die *antimikrobielle* Therapie im Vordergrund. Die Ampicillingruppe (z. B. Amoxicillin) wird bevorzugt, weil sie besser als andere Penicilline auf den häufigen H. influenzae wirkt.
Chronische Infektionen verlangen meist ein *chirurgisches* Eingreifen.

Scharlach und *Erysipel* sind stets durch Streptokokken bedingt, daher stets mit Penicillin G zu behandeln.

Angina Plaut-Vincent oder *Diphtherie* erfordern Penicillin G, *Diphtherie* zusätzlich und sofort antitoxisches Serum.

Tiefe Luftwege

Akute Bronchitis bei einem anderweitig gesunden Patienten ist keine Indikation für eine antimikrobielle Therapie, zumal sie zu über 90% virusbedingt ist. Bei Abwehrschwäche hingegen muß man behandeln, so bei Säuglingen, Mucoviscidose, Immundefizienz. Mittel der Wahl sind Cotrimoxazol, Amoxicillin, Tetracycline. Auch dem Übergang in eine *chronische Bronchitis* (s. S. 226) muß man rechtzeitig entgegenwirken.

Keuchhusten. Antimikrobielle Therapie sowie Prophylaxe nach Exposition ist indiziert bei Kindern < 3 Jahren sowie bei geschwächten Kindern. Sie ist nur in der ersten Krankheitswoche sinnvoll. Zur Wahl stehen die Ampicillingruppe (hochdosiert), Cotrimoxazol oder Erythromycin.

Pneumonien

Als *allgemeine* Maßnahmen kommen in Frage:
- Expectorantien; Aerosole (s. S. 228);
- Analgetica gegen pleuritischen Schmerz;
- O_2-Nasenkatheter (Vorsicht bei chronischer pulmonaler Obstruktion);
- Antitussiva nur nach Bedarf.

Für den *Einsatz von Antibiotica* unterscheidet man

- *Primäre Pneumonie.* Sie wurde außerhalb des Krankenhauses ohne komplizierende Begleitumstände (Bewußtlosigkeit, Verletzungen) erworben. Zumeist (> 95%) liegen *Pneumokokken* vor; *Penicillin G* bringt binnen 1–2 Tagen Entfieberung. Seltener erscheinen *Mykoplasmen* oder *Chlamydien;* dann sind *Tetracycline* Mittel der Wahl.

- *Sekundäre Pneumonie.* Sie steht mit einem Krankenhausaufenthalt und/oder schwerer Grundkrankheit im Zusammenhang. Die Keimdiagnose aus dem Sputum oder (bei Problemfällen) dem Kehlkopfbereich ist unentbehrlich, weil sich die Therapie danach richtet.

    - Bei bedrohlichen Infekten mit noch *unbekanntem Erreger* beginnt man mit einem *Cephalosporin + Aminoglykosid.*
    - Bei *Staphylokokken* beginnt man mit einem *Penicillinase-festen Penicillin.* Wenn der Keim Penicillin G-empfindlich ist, auf dieses umschalten.
    - *Klebsiellen:* ein *Cephalosporin,* Gentamicin oder beides.
    - *Haemophilus influenzae* (meist bei viralen Infekten oder chronischer Bronchitis): *Ampicillingruppe,* evtl. *Tetracyclin* oder *Cotrimoxazol.*
    - Bei *Proteus:* Ampicillingruppe, ein „Pseudomonas"-Penicillin oder Cephalosporin und/oder ein Aminoglykosid.
    - Bei *Pseudomonas:* Kombination(!) eines „Pseudomonas-Penicillins" oder Cephalosporins mit einem Aminoglykosid.

Die Erfolgsaussichten der Pneumoniebehandlung bei Patienten über 60 Jahren bzw. unter 2 Jahren sind geringer als gemeinhin angenommen wird.

Infektionen des Harntraktes

Vorbemerkungen

Risikofaktoren bedenken, z. B. obstruktive Uropathien, urologische Eingriffe, Hyperuricämie, Diabetes, Schwangerschaft, Analgeticamißbrauch. Grundsätzlich sollte zunächst das Nierenparenchym als mitbeteiligt gelten!

Material zur *Erregertestung* gewinnt man aus dem Mittelstrahl-Urin oder (bei Problemfällen) durch suprapubische Blasenpunktion.

> Keine längere antibakterielle Therapie ohne Erregernachweis und Resistenzbestimmung!

Das *Kompartiment „Harnwege"* weist eine Reihe von pharmakokinetischen Besonderheiten auf. Die Niere ist Ausscheidungsorgan. Die Konzentration im Blut ist entscheidend für das Nierenparenchym; die Konzentration im Harn ist entscheidend für untere Harnwege. Die Konzentration im Harn wird wiederum von der Nierenfunktion bestimmt.

Beispiele:
- Niereninsuffizienz → niedrige Harnkonzentration; daher ist Nitrofurantoin hier unsinnig.
- Einseitige Niereninsuffizien → Ausscheidung auf der anderen Seite (!).
- Variation der Flüssigkeitsaufnahme → Variation der Harnkonzentration.
- Nitrofurantoin und Nalidixinsäure erreichen nur in den Hohlräumen ausreichende Konzentrationen! Sie werden daher auch als „Harnkosmetica" bezeichnet.
- Die klassischen Tetracycline sind den modernen (z. B. Minocyclin, Doxycyclin) vorzuziehen, weil sie höhere Harnkonzentrationen erreichen.

Zur Frage der *Nephrotoxizität* antibakterieller Mittel: s. S. 54.

Antimikrobielle Behandlung

Eine *primäre Harnwegsinfektion* (d. h. keine Abflußstörung, keine Cystoskopie, Erstereignis bei der Frau außerhalb des Krankenhauses) ist zu > 95% durch E. coli bedingt. Meist genügt Trimethoprim für 10 Tage. Die „Einmaltherapie" mit 1 g Amoxicillin ist noch in der Diskussion. Stets sind mehrfache Kontrollen erforderlich!
Von *sekundären* Infektionen spricht man bei Recidiven, Abflußstörungen, Cystoskopie, und immer beim Mann. Hier muß nach Antibiogramm behandelt werden. Achte auf Erregerwechsel. Dauerheilung gelingt oft nicht, so daß man sich mit suppressiver Therapie begnügen muß. Eine Langzeitprophylaxe liegt nahe, wenn die Schübe häufig, z. B. monatlich auftreten. Die Ergebnisse sind allerdings enttäuschend.
Asymptomatische Bakteriurie. Die Indikation für ihre Behandlung ist zwingend, wenn sie als sekundäre Infektion zu betrachten ist (s. o.). Sonst ist die Therapie umstritten.
Eine *akute Pyelonephritis* wird man sofort mit Amoxicillin, Trimethoprim oder einem Cephalosporin behandeln, bis das Antibiogramm vorliegt.

Tabelle 5.4.1. Relative Empfindlichkeit urologisch bedeutsamer Keime (Gießen, 1983)[a]

	E. coli	Hafnia/Serratia	Enterobacter	Proteus (undiff.)	Enterokokken
Cefazolin	+ +	−	(−)	+	+
Ampicillin	+	−	−	+	+ +
Tetracyclin	+	−	−	−	(+)
Gentamicin	+ +	(+)	+	+ +	(+)
Nitrofurantoin	+ +	−	+	−	+ +
Nalidixinsäure	+ +	(+)	+	+	−
Sulfafurazol	−	−	−	−	−
Cotrimoxazol	+ +	(+)	+ +	+	+

Empfindlichkeit: + + 80%; + 60–80%; (+) 40–60%; − 40% und darunter.
Serratia/Hafnia ist gelegentlich absolut resistent.

[a] Diese Tabelle verdanken wir Herrn Prof. Schiefer, Institut für Med. Mikrobiologie, Gießen

Darminfektionen

Die allgemeinen Maßnahmen sind auf S. 241 dargestellt. Die Antibioticatherapie lohnt erst bei invasiven Infektionen.

Salmonellen-Erkrankungen

- Gastroenteritis (nicht invasiv):
  Erreger sind nur aus dem Stuhl, nicht aus dem Blut kultivierbar. Darmsymptome herrschen vor. Hier genügt symptomatische Therapie, Flüssigkeit, Salz. Antibiotica gibt man nur beim Säugling oder bei septischen Formen; denn sie erhöhen die Gefahr, Dauerausscheider zu werden. S. auch Diarrhoe S. 241.
- Typhus und Paratyphus (invasiv):
  Die Erreger befinden sich auch im Blut. Septische, „typhöse" Symptome herrschen vor. Hier ist die antibakterielle Therapie entscheidend. Frühzeitig Cotrimoxazol oder Ampicillin oder Chloramphenicol (dies nur noch als Mittel letzter Wahl) 1 Woche über Entfieberung hinaus geben.

  Zusatztherapie: evtl. (bei sehr schweren Fällen) Prednisolon für einige Tage.
  Auf intestinale Komplikationen achten.
  Bei Dauerausscheidern versucht man Ampicillin oder Cotrimoxazol und exstirpiert evtl. eine anatomisch abnorme Gallenblase.

Shigellen-Infektionen

Bei Erwachsenen ist in der Regel spontane Heilung zu erwarten; daher genügt (außer in septischen Fällen) die symptomatische Therapie. Bei Kindern gibt man Cotrimoxazol; gegen andere Mittel besteht zunehmend Resistenz.
Besonders wichtig ist die Substitution von Elektrolyten und Wasser.

Lambliasis: s. S. 128
Amoebiasis: s. S. 128.
„Reisediarrhoe": s. S. 242.

Bakterielle Endokarditis

Bactericide Antibiotica in *hohen* Dosen führen in ca. 90% zur Entfieberung. Ein erneuter Fieberanstieg kann auch Folge einer Arzneimittelreaktion (3 Tage absetzen) oder einer Superinfektion (Diagnostik) sein. Therapie 3–4 Wochen über Entfieberung hinaus fortsetzen.
Die häufigsten *Erreger* sind
- Streptococcus viridans (ca. 50% der Fälle). Er ist gut gegen Penicillin empfindlich; daher ist Penicillin G in 90% der Fälle befriedigend (ca. 15 Mill. E tgl.).

- Enterokokken.
  Ihre Penicillin G-Empfindlichkeit ist zu gering (> 0.5 E/ml). Daher ist ein Mittel der Ampicillingruppe vorzuziehen.
  Die gleichzeitige Gabe von Streptomycin (1–2 g tgl. für 4–6 Wochen) wird unterschiedlich beurteilt.

Prophylaxe: Alle Patienten mit früheren rheumatischen oder congenitalen Herzerkrankungen erhalten Penicillin G unmittelbar vor und bis zu 36 Std nach operativen Eingriffen (Zahnextraktion, Geburten, Katheterisierungen etc.), bei urologischen Eingriffen zusätzlich Gentamicin. Ein Beleg für den Nutzen dieser vorsorglichen Maßnahmen fehlt allerdings.
Zur *Metaphylaxe des Rheumatischen Fiebers* s. S. 292.

Bakterielle Meningitis

Noch vor (!) Therapiebeginn sind die *diagnostischen Maßnahmen* (Lumbalpunktion) einzuleiten. Sie bestimmen den Erfolg einer *schnellen* und *gezielten* Therapie. Wegen der schweren Risiken muß man aber *blind beginnen*, d. h. ehe das bakteriologische Ergebnis vorliegt.

Der wichtigste Applikationsweg ist auch bei der Meningitis intravenös. Injektionen in den Liquorraum sind kein Teil der Routinetherapie, sollten aber bei Bedarf (z. B. Liquorstop, Infektion mit gramnegativen Bakterien) prompt erfolgen. Intralumbale Injektion erreicht die Ventrikel und die basalen Zisternen nur schlecht. Man sollte mindestens 10 ml injizieren!

Die Konzentration von Penicillinen und neueren Cephalosporinen im Liquor beträgt normalerweise ca. 1%, bei entzündeten Meningen bis 10% der Plasmakonzentration. – Sulfonamide und Tetracycline wirken nur bakteriostatisch und kommen daher trotz guter Liquorgängigkeit kaum als Therapeutica in Frage.

- Wenn die *Keimdiagnose nicht klar* ist, wird breit anbehandelt mit Penicillin G (10–20 Mill. E) zusammen mit Ampicillin, Flucloxacillin und Gentamicin. Bei dringendem Verdacht auf einen bestimmten Erreger kann entsprechend schmäler begonnen werden. Die Rolle der neuen Cephalosporine (Cefotaxim; Latamoxef) als Kombinationspartner wird diskutiert.

- Wenn die *Keimdiagnose klar* ist
  - Pneumokokken oder Meningokokken sind typisch für Erwachsene. Man gibt Penicillin G 15–20 Mill. E tgl. i. v., mindestens 5 Tage über Entfieberung hinaus.
  - Haemophilus influenzae ist typisch für Kinder. Man verwendet die Ampicillingruppe oder Chloramphenicol. Bei der Meningitis kleiner Säuglinge muß man mit E. coli, Gramnegativen, β-hämolysierenden Streptokokken und Listerien rechnen.
  - Staphylokokken treten meist sekundär nach chirurgischen oder otologischen Affektionen auf. Solange die Empfindlichkeit nicht feststeht, verwendet man

ein Staphylokokken-Penicillin. Bei Empfindlichkeit gegen Penicillin G sofort auf 20–30 Mill. E tgl. übergehen.
- Gramnegative Keime:
Bei Verdacht (Hinweis durch extrameningealen Focus) gibt man eines der neuen Cephalosporine sowie Amikacin intravenös. Sobald die bakteriologischen Befunde vorliegen, gezielt weiterbehandeln.

Sepsis

Wie bei der Meningitis geht man in drei Schritten vor:
1. Diagnostik vor (!) Therapiebeginn einleiten.
2. Beginn mit „blinder" Therapie, wobei man die Antibiotica auf Verdacht (s. Tabelle) auswählt.
3. Übergang auf das geeignetste Antibioticum, sobald der Erregernachweis es gestattet.

Auslösung	Wahrscheinliche Keime	Blinde Therapie
Unbekannter Eintritt	alles	Neues Cephalosporin – mit Gentamicin
Chirurgie, Implantate	Staphylokokken	– mit Flucloxacillin
Gynäkologie, Peritonitis	Anaerobier	– mit Clindamycin
Knochenmarksinsuffizienz Verbrennungen	Pseudomonas	Azlocillin + Tobramycin
Urosepsis Gallenwegssepsis	Gramnegative	neues Cephalosporin mit Gentamicin

5.5 Mittel zur Behandlung der Tuberkulose

Die Behandlungsverfahren sind vor allem an der *Lungentuberkulose* erprobt worden. Sie gelten aber grundsätzlich für alle Tuberkulose-Lokalisationen; Unterschiede bestehen nur in der nötigen Intensität der Behandlung, z. B. muß eine Meningitis tuberculosa besonders intensiv behandelt werden, während bei der Hauttuberkulose die Monotherapie (s.u.) genügt.

> Der bakteriologische Befund und die konsequente Chemotherapie sind entscheidend. Alle anderen Maßnahmen (auch die chirurgischen) *dienen* der Chemotherapie.

Bakterielle Sensibilität gegen die führenden Tuberculostatica:
Primäre Resistenz besteht zu 5–10% bei M. tuberculosis oder bovis; sie ist häufig bei atypischen Mycobakterien, z. B. Kansasii oder avium.
Sekundäre Resistenz ist häufig bei Rezidiven oder falsch anbehandelten Patienten; allerdings sind hier auch primäre Resistenzen denkbar.

Unterscheide

- *Bakterienreiche* Tuberkulose. Hier sind Bakterien mikroskopisch direkt nachweisbar, also auch resistente Keime zu erwarten. Mehrfachtherapie ist erforderlich.

- *Bakterienarme* Tuberkulose: Bakterien sind so selten, daß der Organismus nach chemotherapeutischer Bekämpfung der sensiblen Keime mit den wenigen resistenten oder persistenten Keime fertig wird. Hierin liegt die Begründung des Übergangs über die Zweifach- zur Einfachtherapie, sowie der präventiven Chemotherapie und der Chemoprophylaxe mit nur einem Mittel.

Therapie der bakterienreichen Tuberkulose

Sozialmedizinische Bedeutung: Jede bakterienreiche Tuberkulose führt zur Erkrankung von drei Gesunden. Eine chemotherapeutisch korrekt anbehandelte Tuberkulose ist alsbald nicht mehr ansteckend. Dadurch entfällt ein wichtiges Argument für die früher übliche langfristige Hospitalisierung.

- *Durchführung*
  - *Chemotherapie-Anamnese* erheben! Entsprechende Behandlung bei negativen Kulturen oder – bei positiven Kulturen – bis zum Eingang des Ergebnisses der Resistenzbestimmung; danach die Chemotherapie der Bakteriensensibilität anpassen. Resistenztests vor (!) Therapiebeginn ansetzen und alle Monate während der Initialphase wiederholen. Primäre Resistenz gegen INH, EMB oder RMP[1] ist so selten, daß bei Erstbehandlung zunächst schematisch vorgegangen wird. Eine Resistenzbestimmung dauert ohnehin 2 Monate.
  - Anwendung derjenigen Medikamente, welche *individuell* die beste Verträglichkeit und Wirksamkeit versprechen bzw. während der Behandlung aufweisen. Zweitkrankheiten an Ziel- und Ausscheidungsorganen berücksichtigen.
  - Verabreichung *jedes einzelnen Mittels in voll wirksamer* Einzeldosis und Tagesdosis; denn die Wahrscheinlichkeit der Primär- und Sekundärresistenz sinkt mit der Zahl der in voller Dosis angewendeten Mittel. Man benutzt eine *Dreifach*kombination aus INH + RMP + EMB in der *Anfangs*behandlungsphase (2–3 Monate) und eine *Zweifach*kombination aus INH + RMP in der *Stabilisierungs*phase (ca. 6 Monate). *Sinn der Kombinationen ist nicht der additive Effekt, sondern die Verhütung der sekundären Resistenz.*
  - *Pausenlose Behandlung;* jedoch würde es genügen, wenn der Patient 2 ×/Woche Tuberculostatica (in erhöhter Dosis) *unter Aufsicht* einnähme.

  RMP ist wegen des „influenza-like syndrome" (s. Tabelle 5.5-1) nicht zur intermittierenden Therapie geeignet.

- Typische *Fehler* vermeiden, z. B.
  - Beginn der Chemotherapie ohne diagnostische Maßnahme;
  - Anbehandlung mit Monotherapie. Pseudo-Kombinationstherapie, weil eine frühere Resistenzentwicklung nicht berücksichtigt wurde.

---

[1] Abkürzungen s. Tab. 5.5-1

- Mangelnde Mitarbeit des Patienten ist der häufigste Grund für Therapieversagen! Daher muß man beim geringsten Verdacht die Einnahme der Mittel überwachen lassen!
- Entlassung des Patienten ohne Klärung der weiteren Überwachung;
- Alkoholismus;
- Fixe Kombinationspräparate. Sie sind nur ausnahmsweise, und auch hier nur aus finanziellen Gründen erlaubt.
- Aufteilung der optimalen Tagesdosis auf mehrere, unzureichend wirkende Einzeldosen.

• Auf *Nebenwirkungen* achten, aber nicht bei jeder belanglosen Nebenwirkung die Therapie unterbrechen.

Routinemäßig prüfen:	besonders wichtig bei:
- Blutwerte	INH
- Leberfunktion	INH, RMP
- Gehör und Gleichgewicht	SM
- Auge	EMB
- Nierenfunktion	SM, EMB

Die meisten Tuberculostatica belasten die *Leber* (s. Tabelle 5.5-1). Daher Patienten über Hepatitis-Zeichen informieren! Lebererkrankungen ausschließen! Alkohol untersagen, weil er das Risiko der Leberschädigung erhöht.

Man setze RMP oder INH ab, wenn Zeichen einer Virushepatitis bestehen oder SGOT > 250. Geringere Anstiege der Transaminasen sind häufig; mit ikterischen Hepatitiden rechnet man in etwa 1% der Fälle.

Bei eingeschränkter *Nierenfunktion* sollte man die Dosis von SM und EMB senken, weil beide Substanzen renal ausgeschieden werden.

• *Kontrazeptive Maßnahmen* sind empfehlenswert, weil
  - Schwangerschaft das Risiko der Tbc erhöht;
  - mutagene Effekte einiger Tuberculostatica diskutiert werden;
  - Streptomycin, Capreomycin, Rifampicin und Ethambutol den Fetus schädigen können.
  Rifampicin induziert u. a. den Abbau der hormonalen Contraceptiva und mindert dadurch deren Schutz.

Glucocorticoide bei Tuberkulose?

Ziel ist die Minderung der entzündlichen Reaktionen bei schweren Fällen; aber nur kurzfristig geben, z. B. bei miliaren Formen, frischer Pleuritis, frischer Meningitis, entzündlichen Ureterenstenosen. Glucocorticoide sind **kein** Bestandteil der klassischen Tuberkulosetherapie. Eine chemotherapeutisch behandelte Tbc ist aber auch keine Kontraindikation gegen Glucocorticoide.

Mittel zur Behandlung der Tuberkulose

Tabelle 5.5-1. Übersicht über die antituberkulösen Mittel 1. Wahl

Substanz (Dosis/Tag)	Antibakterielle Eigenschaften	Pharmakokinetik	Unerwünschte Effekte
Isoniazid (INH) 1 × 5 mg/kg	Bactericidie vom degenerativen Typ (INH → Isonicotinsäure → „falsches" NAD?); Primärresistenz ~ 5%; Sekundärresistenz schnell	Gleichmäßige Verteilung, auch intracellulär. In der Leber metabolisiert – zu N-Acetyl-INH, – zu Isonicotinsäure. HWZ nur 1 Std bei „schnellen" Acetylierern, hingegen ca. 3 Std bei „langsamen" Acetylierern. Interaktionen: Kompetition mit dem ebenfalls acetylierten Hydralazin. Hemmung des Abbaus von Phenytoin.	– Neuritis (Antidot: Pyridoxin) – Krampfneigung, bes. bei Langsam-Acetylierern – Hepatopathie, bes. bei Langsam-Acetylierern (ca. 0.1–1% der Behandelten, Letalität ca. 10%). – L. E.-Syndrom
Rifampicin (RMP) 1 × 10 mg/kg	Bactericidie vom degenerativen Typ (Hemmung der DNA abhängigen RNA-Polymerase). Sekundärresistenz schnell.	Gleichmäßige Verteilung, auch intracellulär. In der Leber metabolisiert zu Desacetyl-RMP. Ausscheidung von RMP und Desacetyl-RMP vor allem biliär	– Leberfunktionsstörungen – Influenza-ähnliches Syndrom – Starke Induktion des Arzneimittelabbaus (s. S. 22)
Ethambutol (EMB) 1 × 25 mg/kg	Bacteriostase	Geht schlecht in den Liquor; wird unverändert renal ausgeschieden	Opticusschäden, nicht immer reversibel
Streptomycin (SM) 1 × 15 mg/kg	Bactericid (Störung der Ablesung der RNA)	Verteilung nur extracellulär. Kaum liquorgängig. Renal unverändert ausgeschieden	– Ototoxizität (s. S. 111) – Geringe Nephrotoxizität

Das für die Elimination entscheidende Organ ist also
    die Leber bei INH, RMP
    die Niere bei EMB, SM.

Über Mittel 2. Wahl, wie Paraaminosalicylsäure, Prothionamid, Capreomycin, Cycloserin. Tetracycline, informiere man sich in Spezialwerken. *Pyrazinamid* ist dem EMB in der Dreier-Kombination (S. 121) mindestens gleichwertig.

Erfolgsquote

	Sputum negativ	Dauerheilungen
Bei frischer Tbc mindestens	97%	ca. 95%
Bei Sekundär-Resistenzen	80–95%	75–90%

Zur Chemoprophylaxe und zur Therapie der bakterienarmen Tuberkulose

Zur *Chemoprophylaxe* setzt man INH (5 mg/kg tgl.) ein, weil nur dieses Mittel gleichzeitig oral wirksam, bactericid und preiswert ist. Am Menschen ist es *sicher wirksam:* INH reduziert das Risiko um 40–90%. INH-resistente Keime sind praktisch unbedeutend. Zwischen „langsamen" und „schnellen Inaktivatoren" (Tabelle 5.5-1) wurde kein Unterschied in der Wirksamkeit gefunden.

Das wichtigste *Risiko* liegt, wie bei der Behandlung der bakterienreichen Tuberkulose, in der Leberschädigung. Ihre Wahrscheinlichkeit steigt mit Alter, Alkoholbelastung und vorbestehendem Leberschaden. Monatliche Kontrollen sind angebracht. Bei Leberschaden und auch bei INH-resistenten Keimen stellt die Prophylaxe ein ungelöstes Problem dar.

Indikationen (Beispiele) zur Chemoprophylaxe
- Jede *positive Tuberculinreaktion* bei (nicht schutzgeimpften!) Kindern unter 3 Jahren, sowie jede nachgewiesene Tuberculin-Konversion innerhalb des letzten Jahres (alle Altersklassen). Grund: Eine Tuberkulose manifestiert sich heute häufiger bei positiv als bei negativ reagierenden Personen.
- Vorangegangene oder bestehende *massive Exposition*.
- Vorhandensein eines *Lungenbefundes* bei Pädagogen und Pädiatern.
- In Erwägung ziehen bei schwerem Diabetes mellitus, Cushing-Syndrom und langfristiger, hochdosierter Glucocorticoidbehandlung.

Dauer der Prophylaxe: ~ 6–12 Monate

Bei der *bakterienarmen Tuberkulose* ist der Sputum-Ausstrich negativ, der Kulturbefund aber positiv. Hier ist eine Zweier-Kombination für 6–9 Monate ausreichend.

5.6 Mittel zur Behandlung von Wurmkrankheiten

Parasit	Nachweis	Wirkstoff	Nebenwirkungen	Anwendung
Häufigere Parasiten:				
Ascaris lumbricoides (Spulwurm)	Eier (Stuhl)	Mebendazol	Appetitlosigkeit, Nausea; das Mittel wird praktisch nicht resorbiert	2 × tgl. 100 mg für 3 Tage; nicht bei Schwangeren.
Enterobius vermicularis (Oxyuren)	Eier (perianal, Klebestreifen!)	Mebendazol	S. o.	2 × 100 mg für 1 Tag. Wegen wahrscheinlicher Persistenz nach ca. 2 Wochen wiederholen.
		Pyrvinium	Nausea und Erbrechen	5 mg/kg einmalig, nach 10 Tagen wiederholen; hellroter Stuhl!
Taenia saginata (Rinderbandwurm)	Glieder und Eier im Stuhl	Niclosamid	Nausea und Erbrechen	Erwachsene 2 g, Kinder (2–8 J.) 1 g, einmalig nach dem Frühstück
Seltenere Parasiten:				
Ancylostoma duodenale (Hakenwurm)	Eier im Stuhl	Mebendazol	S. o.	S. o.
Strongyloides stercoralis und Trichiuris trichiura (Peitschenwurm)		Mebendazol	S. o.	S. o., aber doppelte Dosis
Trichinella spiralis, Larva cutanea migrans		Tiabendazol (unsicher, ob gegen Muskel-Trichinen wirkend)	Wie Mebendazol, dazu Kopfschmerzen, Sehstörungen	3–6 × 500 mg tgl. für 4 Tage

Abführen ist heute durchwegs *nicht* mehr erforderlich. Bei Obstipation zunächst Darmtätigkeit normalisieren. Nicht auf nüchternen Magen geben!

5.7 Mittel zur Behandlung von Erkrankungen durch Protozoen

Malaria

Anhand des Lebenszyklus des Erregers lassen sich vier *Ziele* definieren, die mittels Medikamenten erreicht werden sollen (s. Abb. 5.7-1).

Stadium des Erregers	Arzneitherapeutisches Ziel
1. Primäre Gewebsformen	Verhütung der Infektion
2. Asexuelle Blutformen	Suppression des klinischen Bildes
3. Sexuelle Blutformen	Verhütung der Übertragung
4. Latente Gewebsformen	Verhütung des Rezidives.

Folgende Mittel sind derzeit verfügbar

Substanzgruppen	Wichtigste Vertreter	Risiken
China-Alkaloide	Chinin	Magen-Darmbeschwerden, Seh- und Hörstörungen, Benommenheit, hämolytische Anämie (s. S. 194)
8-Aminochinoline	Primaquin	Methämoglobinbildung; Hämolyse bei G-6P-Dehydrogenase-Mangel (s. S. 58)
4-Aminochinoline	Chloroquin	Magen-Darmbeschwerden; nach langfristiger Gabe Sehstörungen und graue Hautverfärbungen (reversibel)
Diaminopyrimidine	Pyrimethamin	Folsäure-Antagonist; daher evtl. Knochenmarksdepression

Angriffspunkte: s. Abb. 5.7-1.

Wichtig ist auch die Kombination eines Sulfonamids (Sulfadoxin) mit einem Folsäureantagonisten (Pyrimethamin). Wie beim Cotrimoxazol (s. S. 113) erhöht der doppelte Angriff am Folatstoffwechsel die Wirksamkeit, auch bei chloroquinresistenten Formen. Leider verhütet auch diese Kombination nicht die auf extraerythrocytären Formen beruhenden Rückfälle bei einer Tertiana (P. vivax).

Chemoprophylaxe

Ein ideales Kausalprophylaktikum fehlt. Man begnügt sich daher mit der *Suppression* der bestehenden Infektion, was bei allen Erregern möglich ist. In den meisten Gegenden genügt 1 × 250–500 mg/Woche Chloroquin, bei Durchfällen oder Übergewicht das Doppelte. In Gegenden mit chloroquin-resistenten Keimen gibt man zusätzlich Pyrimethamin mit Sulfonamid. Nach Verlassen der Gefahrenzone behandelt man ca 1 Monat weiter. Chloroquin-resistente Stämme kommen in Südamerika, Hinterindien und Ozeanien vor. Multiresistente Stämme in Hinterindien sprechen nur noch auf Chinin und das nicht im Handel befindliche Mefloquin an.

Recidive werden meist aus dem extraerythrocytären Zyklus gespeist (vgl. Abb. 5.7-1). Bei Malaria tropica (Pl. falciparum) erlischt er einige Zeit nach der Infektion, so daß hier die Suppression in Heilung mündet. Bei Tertiana können später Rückfälle vorkommen, weshalb man bei dieser Malariaform die Chemoprophylaxe mit Primaquin abschließt.

Chemotherapie:

Wer aus einem Epidemiegebiet gekommen ist und fieberhaft erkrankt, muß auf Malaria untersucht werden.
Bei der *Tertiana* (Pl. vivax) und *Quartana* (Pl. malariae) genügt fast immer die Gabe von Chloroquin für eine Woche.
Malaria tropica ist hingegen immer ein Notfall. Zumeist spricht sie auf Chloroquin an, das möglichst (Kollapsgefahr!) oral anzuwenden ist. Bessert sich das Blutbild binnen 24 Std. nicht, so muß Chinin zugeführt werden, je nach Schweregrad oral oder i. v. Vorsorglich kombiniert man Chinin mit Pyrimethamin-Sulfonamid oder Cotrimoxazol.

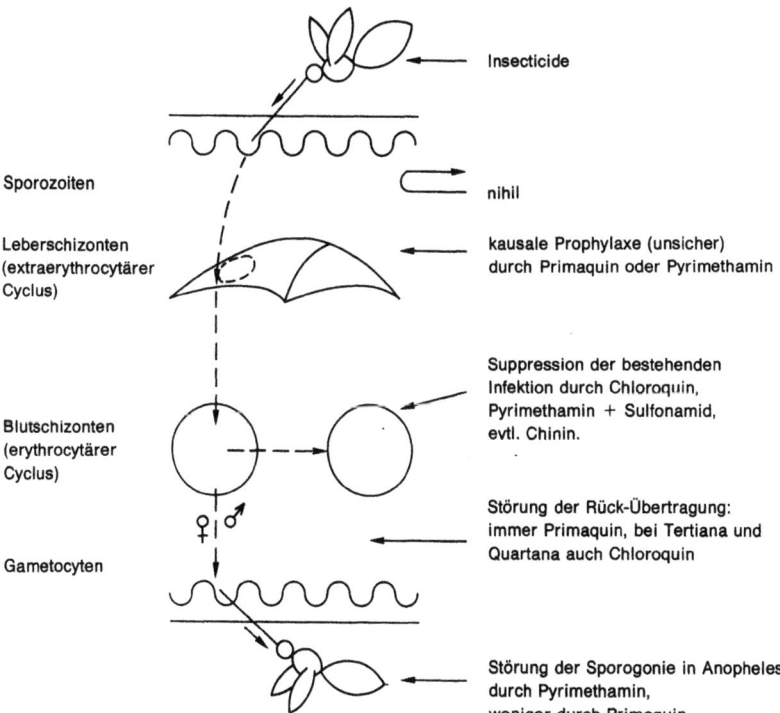

Abb. 5.7-1. Infektions-Stadien bei Malaria (links) und Eingriff der Chemotherapeutica (rechts). Der extraerythrocytäre Cyclus tritt primär bei allen Plasmodien auf und bleibt bei Pl. vivax und malariae bestehen

Sonstige Erkrankungen durch Protozoen

Erreger	Nachweis	Wirkstoff	Unerwünschte Wirkungen	Anwendung
Lamblia intestinalis	Im Duodenalsaft	Ein Imidazol-Chemotherapeuticum⁺)	Magen-Darm-Störungen, Kopfschmerz, Schwindel, Hautreaktionen	2 mal tgl. für 5 Tage
Trichomonas vaginalis	Im Ausfluss (♀) bzw. Urethra (♂)	Ein Imidazol-Chemotherapeuticum⁺)		Einmalig 1,5 g Ornidazol Stets auch Partner behandeln; sonst ist eine Ping-Pong-Infektion zu befürchten.
Toxoplasma gondii	Erregernachweis oder Titer-Anstieg	Pyrimethamin + Sulfonamid	Lediglich Suppressionstherapie. Pyrimethamin → Folsäureantagonismus (S. 144)	Pyrimethamin 50 mg tgl. + z. B. Sulfametoxydiazin 500 mg tgl. für 14 Tage bis 3 Wochen. Nicht in der ersten Schwangerschaftshälfte, weil teratogen! Bei Knochenmarksdepression Folinsäure als Antidot, Pyrimethamin bei Bedarf weitergeben.

⁺) z. B. Ornidazol oder Metronidazol oder Tinidazol

Amöbenruhr

Der Erreger, Entamoeba histolytica, tritt häufig nach Tropenreisen in Erscheinung. Man weist ihn im Stuhl nach.

Chemotherapie:

- Bei *leichten* oder *asymptomatischen* Formen genügen meist *intraluminal wirksame Substanzen* der Chinolinreihe (z. B. Clioquinol), oder Metronidazol für 1–2 Wochen.
- Bei *schweren Fällen* benötigt man die *stärker systemisch wirksamen* Imidazol-Verbindungen (Ornidazol, Tinidazol).
- Bei *Leberabszeß* gilt nach wie vor *Emetin* als Mittel der Wahl. Als Alternativen stehen Chloroquin oder Imidazolverbindungen zur Verfügung.

Über allgemeine Maßnahmen bei Diarrhoen s. S. 241

5.8 Mittel zur systemischen Behandlung von Mykosen

Antimykoticum	Wirkt gegen	Aber nicht ausreichend gegen	Mechanismus	Pharmakokinetik	Toxizität
Griseofulvin	Dermatophyten (Trichophytie, Epidermophytie, Mikrosporie, Favus)	Hefen, Erreger von System-Mykosen, Pityriasis versicolor, pathogene Schimmelpilze	Fungiastisch durch Mitose-Hemmung → Multinucleäre Zellen	Nur oral; Resorption abhängig von Partikelgröße, verbessert bei fettreicher Mahlzeit	Unbedeutend
Polyen-Antimykotica (Amphotericin B)	Hefen, einzelne System-Mykosen (z. B. Histoplasmose, Koccidioidomykose, Blastomykose)	Dermatophyten, Pityriasis versicolor, die meisten pathogenen Schimmelpilze	Fungistatisch (Komplexbildung mit Membran-Steroiden)	Nur i. v. Bei Hefen kann mit Flucytosin kombiniert werden, sofern sie empfindlich sind	*Häufig und schwer!* ZNS: Fieber, Krämpfe. Niere: reversible und irreversible Schäden. Anämie; Thrombophlebitis
Flucytosin	Die meisten Hefen (aber schnelle Resistenzentwicklung); einige pathogene Schimmelpilze	Einzelne Hefen; mehrere Schimmelpilze; die meisten System-Mykosen	Fungistatisch (Bildung von Fluoruracil)	Oral und i. v. angewandt	Gering (achte auf Blutbild und Leberfunktion)
Imidazol-Antimykotica, bes. Ketoconazol	Fast alle pathogenen Pilze und Hefen	Aspergillus	Fungistatisch	Oral wirksam	Achte auf Leberschäden! *Wegen seiner geringen Toxizität kann Ketoconazol als Mittel erster Wahl bei systemischen Mykosen gelten*

Spezifische *Lokal*-Antimykotica (s. S. 78):
Imidazol-Antimykotica, wie Econazol, Clotrimazol, Miconazol
– gegen fast alle Pilze und Hefen.
Dazu kommen die Polyen-Antimykotica:
Nystatin – vor allem bei Hefen auf Haut und Schleimhäuten;
Natamycin – vor allem bei Hefe-, Trichophytie- und Mikrosporie-Infektionen der Haut;
Peciloin – nicht bei Hefen, gut bei sonstigen Hautmykosen.

6 Mittel zur Therapie maligner oder immunologisch bedingter Erkrankungen

6.1 Chemotherapie maligner Erkrankungen

Sie gehört in die Hand des Spezialisten!
Man bedenke bei jedem Patienten beides
- *Cytostatische Therapie* mit strenger Indikationsstellung, in der Regel klinisch unter sachverständiger Aufsicht, in hinreichender Dosierung.
- *Supportive Therapie* durch Behandlung einer eventuellen Anämie; Infektschutz; Erythrocyten-, Granulocyten- oder Plättchen-Transfusionen.

Wichtig ist auch die Kontrolle der Serum-Harnsäure. Bei deren Anstieg durch Zellzerfall gibt man Allopurinol; dabei 6-Mercaptopurin oder Azathioprin auf $1/4$ der ursprünglichen Dosis reduzieren, weil ihr Abbau durch Allopurinol gehemmt wird. Uricosurica würden die Konkrementbildung fördern (S. 257).

Man stelle drei *Vor-Fragen*
- Sind Leber- und Nierenfunktion intakt?
- Liegen Infekte vor?
- Sind kontrazeptive Maßnahmen nötig?

Einteilung der Cytostatica

Die große Zahl der Einzelsubstanzen läßt erkennen, daß es ein universales Mittel nicht gibt. Nach dem Wirkungsmechanismus ergeben sich folgende Gruppen:

Alkylierende Substanzen
N-Lost-Derivate:
Cyclophosphamid, Ifosfamid
Melphalan
Chlorambucil
Busulfan

Antimetaboliten
Folsäureantagonisten:
Methotrexat; Antagonist: Folinsäure

Purinantagonisten:
6-Mercaptopurin
Azathioprin (wird z. T. metabolisiert zum Mercaptopurin)
Tioguanin. Sein Abbau wird durch Allopurinol nicht gestört; es sollte daher die bisher verwendeten Verwandten (Mercaptopurin, Azathioprin) ersetzen.

Pyrimidinantagonisten:
Fluoruracil
Cytarabin

Antimitotica
Vinca-Alkaloide:
 Vinblastin
 Vincristin
 Vindesin
Podophyllin-Derivate
Etoposid, Teniposid

Antibiotica
Dactinomycin
Daunorubicin
Doxorubicin
Bleomycin
Mitomycin C

Enzyme
L-Asparaginase

Hormone
Glucocorticoide (Prednisolon etc.)
Androgene
Estrogene
Gestagene
Antiestrogene (z. B. Tamoxifen, S. 343)

Diverse
Hydroxycarbamid
Carmustin
Procarbazin
Dacarbazin (Imidazolcarboxamid)
Cisplatin

Grenzen der bisherigen cytostatischen Therapie

- *Primäre Resistenz* liegt bei zahlreichen Tumoren vor (s. Tabelle 6.1-2). *Sekundäre Resistenz* entsteht durch Selektion besonders maligner Zellstämme und kann eine Progression der Malignität bedingen. Die Tumoren lassen sich nach ihrem Resistenzverhalten einteilen (Tabelle 6.1-2).

- *Geringe Spezifität*
  Die Wachstumshemmung betrifft nicht nur die Tumorzellen, sondern alle schnell wachsenden Gewebe. Daraus resultieren die obligaten Nebenwirkungen (Tabelle 6.1-1).

Tabelle 6.1-1. Unerwünschte Wirkungen von Cytostatica

Obligate Nebenwirkungen:	Dazu treten substanzspezifische Nebenwirkungen:	

Teratogenität ⎫ contra-
Mutagenität ⎭ ceptive
  Maßnahmen,
  falls erforderlich
	Daunorubicin
	und Doxorubicin
		Kardiotoxisch (kumulativ; daher empfohlene Totaldosis nicht überschreiten!)

Sterilität	Bleomycin	Lungenfibrose
Immunsuppression Knochenmarksdepression (außer bei Bleomycin)	Busulfan	Sehr selten Hautpigmentierung (M. Addisonähnlich), Lungenfibrose
Haarausfall (reversibel) Schleimhautschäden Häufung maligner Tumoren	Vincristin (ausgeprägter als beim Vinblastin)	Periphere Neuropathie bis zur Lähmung
	Methotrexat	Megaloblasten-Anämie
	Cytarabin	Megaloblasten-Anämie
	Cyclophosphamid	Blutungen in die Harnblase

Die cytostatische Therapie mindert also die *Resistenz des Patienten auch gegen die Tumorkrankheit*. Daher strenge Indikations-Stellung; keine lebenslange Therapie, sondern ca. 2–3 Jahre nach rezidivfreier Remission aufhören. Man hofft, in dieser Zeit die Zellzahl soweit herabgedrückt zu haben, daß die schwache körpereigene Abwehr zur Heilung ausreicht (Abb. 6.1-1).

Tabelle 6.1-2. Gliederung maligner Erkrankungen anhand ihrer Empfindlichkeit gegen Chemotherapeutica

---

Tumoren, bei denen häufig Vollremissionen, z. T. *Heilungen* zu erwarten sind:

Chorioncarcinom (der Frau!)	Methotrexat, Dactinomycin
Burkitt-Lymphom	Cyclophosphamid, Vincristin
Akute Lymphoblastenleukämie	Prednisolon, Vincristin u. a.
Lymphogranulomatose, andere maligne Lymphome	Strahlen- oder Chemotherapie, je nach Stadium
Wilms-Tumor, Rhabdomyosarkom, Ewing-Sarkom, Multiple actinische Präcancerosen der Haut, Testis-Teratome	Cytostatische, kombiniert mit chirurgischer und Strahlentherapie

Tumoren, bei denen *Remissionen* oder *palliative Effekte* zu erwarten sind:

Chronische myeloische Leukämie	Busulfan, Hydroxyharnstoff
Chronische lymphatische Leukämie	Chlorambucil, Prednisolon
Akute Leukämien außer der Lymphoblastenleukämie (s. o.)	Kombination mehrerer Mittel mit Cytarabin
Plasmocytom	Cyclophosphamid, Melphalan mit Prednison und Vincristin
Mammacarcinom	Abhängig von prognostischen Faktoren und vom Menopausen-Alter: Ablative oder additive Hormontherapie, cytostatische Kombinationstherapie
Prostatacarcinom	Estrogene
Ovarialcarcinom	Kombinationstherapie
Kleinzelliges Bronchialcarcinom	Kombinationstherapie
Carcinom des Corpus uteri	Gestagene
Gastro-intestinale Carcinome	5-Fluoruracil
Osteogenes Sarkom	Adriamycin, Cyclophosphamid, Methotrexat mit Folinsäure
Einzelne Plattenepithelcarcinome von Gesicht und Penis	Chirurgische, Strahlen- und Chemotherapie
Melanom	Dacarbazin

Tumoren, bei denen *keine oder geringe Effekte* zu erwarten sind:
Harnblasencarcinom; Pankreascarcinom; Hypernephrom; Cervix-uteri-Carcinom; Leberzellcarcinom; Carcinome von Mund, Rachen, Kehlkopf, Nebenhöhlen; Oesophaguscarcinom

---

- *Geringe körpereigene Abwehr*

  Während z. B. die Reduktion einer *Keimzahl* der körpereigenen Abwehr definitives Übergewicht verschaffen kann, wird die Reduktion der *Zahl maligner Zellen* nur eine vorübergehende Remission bringen. Wahrscheinlich aufgrund der Resistenzminderung treten Tumoren bei langfristiger immunsuppressiver Therapie (z. B. nach Organtransplantationen) häufiger auf; eine erfolgreiche aggressive Therapie der Lymphogranulomatose führt zur späteren Häufung von Leukämien.

- *„Ruhende" Zellen*

  d. h. Zellen außerhalb des Generationscyclus, sind gegen S-phasen-spezifische Cytostatica (z. B. Antimetaboliten) weniger empfindlich, d. h. sie persistieren.

Teilweise Umgehung der Nachteile durch besondere Anwendungsformen

- Früher therapierte man kontinuierlich, heute verabreicht man *intermittierende* Stöße, zwecks besserer Erholung der Wechselgewebe. Allerdings müssen phasenspezifische Mittel nicht nur in ausreichender Konzentration eingesetzt werden, sondern auch in einer hinreichenden Zahl von Generationscyclen.
- *Kombinationen* versucht man zur Minderung
  - der Toxizität (durch unterschiedlich akzentuierte Nebenwirkungen),
  - der Wahrscheinlichkeit der Resistenz (durch unterschiedlichen Angriffspunkt im Zellcyclus; s. Abb. 6.1-2).

Beispiele

- Eine chemotherapeutische Standardkombination bei Lymphogranulomatose besteht aus Vincristin + Prednisolon + Cyclophosphamid + Procarbazin.
- Folsäureantagonisten kann man initial hoch dosieren, wenn man den Organismus durch eine spätere Gabe eines Folsäurederivates schützt.
- Röntgenbestrahlung setzt man besser alternierend zur Chemotherapie ein.
- Kombination mit Chirurgie (z. B. partielle Tumorentfernung) schafft bessere Vorausset-

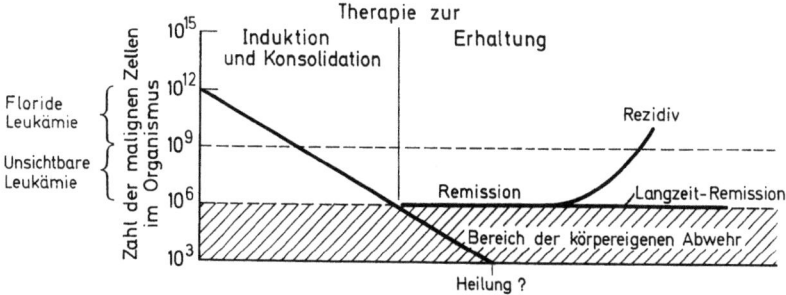

Abb. 6.1-1. Zeitschema der Chemotherapie von Leukämien

zungen für die Chemotherapie, weil dann das Tumorkompartiment kleiner ist und weniger Nebenwirkungen durch Zellzerfall zu befürchten sind.
Umgekehrt können zunächst inoperable Tumoren (z. B. Ovarial-Ca) durch Chemotherapie operabel werden.

- *Spezifische Applikationsformen*, z. B. regionale Perfusion, intrathecale Instillation, endolymphatische Therapie, sollen für eine möglichst hohe Konzentration am Wirkort sorgen.

Adjuvante Chemotherapie

Man versteht darunter eine postoperativ begonnene Chemotherapie mit dem Ziel, verbliebene Tumorreste oder bereits vorhandene Mikrometastasen zu beseitigen. Sie gründet sich auf die Vorstellung, daß ein Tumor umso besser zu beeinflussen ist, je kleiner die absolute Tumorzellzahl ist.

Bei folgenden Tumoren besteht derzeit eine Indikation für die adjuvante Chemotherapie:

Tumor	Zytostatikum
Wilms-Tumor	Dactinomycin
Osteogenes Sarkom	Doxorubicin oder Methotrexat mit Folinsäure
Ewing-Sarkom	Doxorubicin + Vincristin + Cyclophosphamid
Rhabdomyosarkom	Dactinomycin + Vincristin + Cyclophosphamid

Beim Mamma-Carcinom in der Prämenopause gilt ein Lymphknotenbefall in der Axilla als Indikation für die Chemotherapie. Ein anerkanntes Therapie-Schema fehlt noch.

Bei allen anderen Tumoren liegen entweder noch nicht genügend Erfahrungen vor oder die adjuvante Chemotherapie hat sich bisher nicht bewährt.

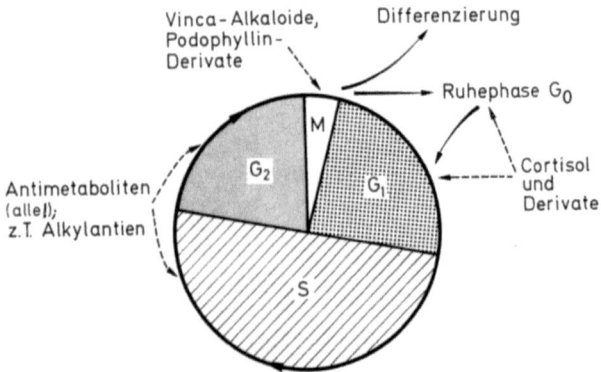

Abb. 6.1-2. Angriff der Cytostatica in verschiedenen Phasen des Zellcyclus.
Alkylantien wirken nicht phasenspezifisch. G_1 = präsynthetische Phase (RNS-Synthese); S = Synthesephase (DNS-Synthese); G_2 = prämitotische Phase; M = Mitose

Anhang: **Fremdstoffe, welche beim Menschen die Tumorhäufigkeit erhöhen.** Stets ist *langfristige* Einwirkung erforderlich!

Agens	Tumorart	Exposition besonders
Cytostatica, Ciclosporin	Zahlreiche Arten	Organtransplantation
Benzol	Leukämie	gewerblich
Vinylchlorid	Lebercarcinome	gewerblich
Arsen	Lebercarcinome, Hautcarcinome	gewerblich
Aflatoxine	Lebercarcinome	in den Tropen bei verpilzten Nahrungsmitteln
Polycyclische aromatische Kohlenwasserstoffe	Scrotum, Haut	gewerblich (Schornsteinfeger, Heizer, Teerarbeiter)
	Lunge, Kehlkopf, Harnblase	Raucher
Aromatische Amine	Blasencarcinome	gewerblich
Chromat, Beryllium	Lungencarcinome	gewerblich
Asbest	Pleuramesotheliom	gewerblich

6.2 Mittel zur Immunsuppression

Ziel ist die möglichst selektive Ausschaltung der autoreaktiven Lymphozytenclone, und die Unterdrückung der immunologisch bedingten Entzündung.
Die derzeit verfügbaren Mittel schädigen aber die verschiedensten immunreaktiven Zellen. Auch Suppressor-Zellen werden betroffen. Darüber hinaus dämpfen alle „Immunsuppressiva" auch nicht-immunologische Reaktionen, z. B. Entzündungen.

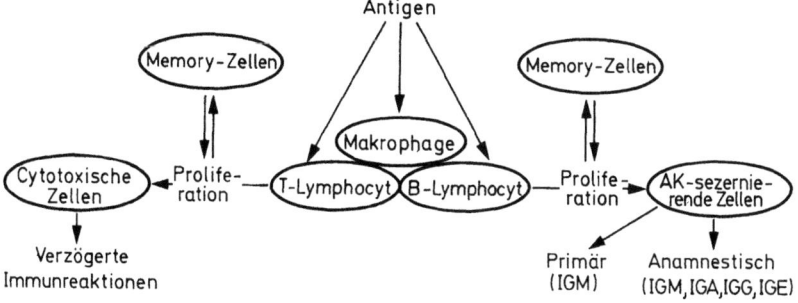

Abb. 6.2-1. Schema der Immunantwort, stark vereinfacht. Arzneitherapeutisch relevant sind auch folgende, nicht eingezeichnete Bezüge. **a** Eine Subpopulation von T-Lymphozyten fördert als Helfer-Zellen die Antikörperbildung durch die B-Lymphozyten. **b** Eine weitere Subpopulation der T-Lymphozyten hemmt als Suppressor-Zellen die Funktionen aller cytotoxischen T-Lymphozyten und antikörperproduzierenden B-Lymphozyten

Eingesetzt werden
- *Cytostatica,* und zwar Alkylantien (Cyclophosphamid, Chlorambucil) sowie Antimetabolite (Azathioprin, Methotrexat). Bezüglich ihrer Eigenschaften und Risiken s. S. 131.
- *Glucocorticoide.* Sie wirken beim Menschen offenbar nicht cytotoxisch. Sie hemmen aber die Funktion von T-Zellen sowie die von ihnen ausgelösten Folgeprozesse. Die Antikörperproduktion (B-Zellen) wird beim Menschen nicht gehemmt. Für eine volle Wirkung benötigt man 1–2 mg/kg Prednisolon. Bezüglich Risiken und Vorsichtsmaßnahmen s. S. 284.
- Das Peptid *Ciclosporin* hemmt reversibel die T-zellabhängige Immunantwort, ohne das Knochenmark zu schädigen. Das Medikament ist vielversprechend, aber steht noch in klinischer Erprobung. Unerwünscht ist seine Nephrotoxizität. Wie die Cytostatica, erhöht es die Wahrscheinlichkeit maligner Tumoren.

Die Immunsuppression ist aussichtsreich z. B. bei Transplantationen, visceralem Erythematodes, chronisch aggressiver Hepatitis (*nicht* bei persistierender Hepatitis), autoimmunhämolytischen Anämien oder Autoimmunthrombopenien, Panarteriitis nodosa. Vom Risiko der Autoimmunkrankheit hängt ab, wie intensiv und wie lange man behandelt. Die Immunsuppression zählt einstweilen zu den *riskanten* Maßnahmen.

6.3 Mittel zur Behandlung allergischer Reaktionen

Übersicht[1]

a) Klinische Bilder

	Allergische Reaktionen vom Soforttyp		*Allergische Reaktion vom Spättyp*
I. Anaphylaktisch[3]	II. Cytotoxisch	III. Immunkomplex	
Anaphylaktischer Schock, allergische Rhinitis, Urticaria, Quincke-Ödem, Allergisches Asthma	Hämatologische Manifestationen[2], a) Leuko- und b) Thrombopenien c) Hämolytische Anämien	a) Serumkrankheit (z. T.) b) Allergische Vasculitiden, z. B. Purpura Schoenlein-Henoch	a) Kontaktekzem b) Generalisierte Exantheme c) LE-Syndrom (wahrscheinlich) d) Transplantat-Abstoßung e) bei manchen Infektionen

---

[1] Bezüglich Arzneimittelallergie s. 1.9.
[2] Z. T. auch als Typ III.
[3] Bezüglich anaphylaktoider Reaktionen s. S. 32

Mittel zur Behandlung allergischer Reaktionen

b) Wirkstoffe

	Allergische Reaktionen vom Soforttyp			**Allergische Reaktion vom Spättyp**
	I. Anaphylaktisch	II. Cytotoxisch	III. Immunkomplex	
Ausgelöst durch Fremdstoffe	Penicilline, Insektenstiche, Lokalanaesthetica, Insulin, ACTH, Streptokinase	a) Aminophenazon, Butazolidine, Thioharnstoff-Derivate, Sulfonamide b) Chinidin c) α-Methyldopa, Penicilline	a) Fremdprotein b) Acetylsalicylsäure	a) Zahlreiche Externa, b) Insulin, Ampicillin c) Hydralazin, Procainamid, Phenytoin, Isoniazid d) Transplantations-Antigene; e) Bakterien, Viren
Finale Antigene	Proteine mit bzw. ohne daran gekoppelte(n) niedermolekulare(n) Substanzen	Gewebs- oder Blutzellen mit „verfremdeter" Oberfläche, z. B. infolge Anlagerung niedermolekularer Substanzen	Proteine mit „verfremdeter" Struktur, z. B. infolge Anlagerung niedermolekularer Substanzen	Bakterien, Viren, Transplantate, an die Epidermis gekoppelte Antigene
Antikörper	Reagine (IgE)	Komplementbindende Antikörper (IgG)	Präcipitierende komplementbindende Antikörper (IgG)	Lymphocytenständige Antikörper
Folgereaktionen	Mastzellschädigung → Freisetzung von Mediatoren	Cytolyse → Folgereaktionen	Subendotheliale Präcipitate → Leukocytenemigration	Entzündung

c) *Arzneitherapeutische Maßnahmen*

	Allergische Reaktionen vom Soforttyp			*Allergische Reaktion vom Spättyp*
	Anaphylaktisch	Cytotoxisch	Immunkomplex	
Antigen-Vermeidung	+	+	+	+
Desensibilisierung	+	O	O	O
Cytostatica	O	gelegentlich	O	+, vor allem bei Transplantationen
Glucocorticoide	+	+	kaum	+
Antihistaminica	+	O	gelegentlich	gelegentlich
Medikamente mit Spezial-Indikation				
beim Asthma[a]	Cromoglicat β_2-Stimulantien			
beim Anaphylaktischen Schock[b]	Adrenalin			
bei Transplantationen				Ciclosporin

+ = effektiv; O = nutzlos.   [a] Einzelheiten s. S. 229   [b] Einzelheiten s. S. 180

Einzelne Arzneimittelgruppen

Glucocorticoide

Im Zusammenhang mit immunologischen Erkrankungen wirken Glucocorticoide
- entzündungswidrig (gegen Exsudation, Infiltration und Proliferation),
- dämpfend auf die Funktion der Lymphozyten, vor allem der T-Zellen.

Glucocorticoide besitzen also keine spezifische antiallergische Wirkung. Unbefriedigend ist die Wirksamkeit der Glucocorticoide
- bei Sofortreaktionen vom Immunkomplex-Typ (s. Tabelle),
- bei sehr schnell ablaufenden Reaktionen, z. B. beim anaphylaktischen Schock (s. S. 180); denn *Glucocorticoide brauchen Zeit,* sind also eher zur Prophylaxe geeignet.

Bezüglich *Indikationen,* unerwünschter Wirkungen und Risiken s. S. 284.

Adrenalin und Verwandte

Adrenalin wirkt im Zusammenhang mit immunologischen Erkrankungen durch seine
- a-sympathomimetische Komponente → Vasoconstriktion.
- β-sympathomimetische Komponente → Zunahme des Herzminutenvolumens und Bronchialerweiterung.
- Hemmung der Freisetzung von Histamin.

Die Wirkung tritt sehr ***schnell*** ein.

Indikationen

- Anaphylaktischer Schock (hier *sofort* Adrenalin geben; erst dann Glucocorticoide; s. S. 180),
- Asthma bronchiale (s. S. 229); hier bevorzugt man die spezifischeren β_2-Stimulantien

Risiko: Kardiale Arrhythmie; daher fraktioniert verabreichen!

H_1-Antihistaminica

Ihre *Wirkungen* im Zusammenhang mit immunologischen Erkrankungen beruhen auf
- Antagonismus gegen Histamin. Das bedeutet aber nicht notwendig einen entsprechenden Antagonismus gegen allergische Reaktionen; denn selbst bei solchen vom anaphylaktischen Typ sind auch andere Mediatoren beteiligt.
- zentraler Dämpfung (wahrscheinlich bedeutend bei der Juckreizstillung).

Indikationen: Nur solche immunologischen Prozesse sprechen auf Antihistaminica an, welche mit pathophysiologisch bedeutsamer *Histaminfreisetzung* oder/und Juckreiz einhergehen. Gute Wirkungen sind also zu erwarten bei Sofortreaktionen vom Typ I, z. B. Urticaria, Quinckeödem, Heuschnupfen. Bei sehr schnell ablaufenden Reaktionen, z. B. anaphylaktischem Schock, sind Antihistaminica zwar indiziert; sie kommen jedoch zu spät. Beim allergischen Asthma sind offenbar andere Mediatoren wichtiger als Histamin; bei vielen Asthmaformen tritt die allergische Komponente überhaupt zurück.

Zentrale Dämpfung durch Antihistaminica hat mit dem Antihistamin-Charakter nichts zu tun. Nützlich ist sie zur
- Juckreizstillung,
- Verhütung und Behandlung von Schwindel und Erbrechen, bes. bei Bewegungskrankheiten, z. B. mit Meclozin (s. S. 238),
- Erleichterung des Schlafeintritts, z. B. beim Diphenhydramin (vgl. S. 316),
- Neurolepsis, z. B. beim Promethazin (s. S. 298). Die Neuroleptica leiten sich von den Antihistaminica ab!

Die Sedation ist *unerwünscht*, wenn eine antiallergische Wirkung angestrebt wird. Patienten auf „Vorsicht" im Straßenverkehr verpflichten! Keine anderen zentralwirksamen Substanzen gleichzeitig geben und vom Alkohol abraten! Häufig tritt nach 8–14 Tagen Gewöhnung ein. Man kann auch ein wenig sedierendes Mittel wählen; diese Mittel wirken aber schlechter gegen den Juckreiz (z. B. Clemastin, Mebhydrolin).

Periphere unerwünschte Wirkungen

- Oft anticholinergisch; daher Mundtrockenheit, Vorsicht bei Glaukom!
- Überleitungsstörungen am Herzen, vor allem bei parenteraler Gabe (via „Lokalanaesthesie").

– Allergisierend (dies ist eine Reaktion vom verzögerten Typ, hat also mit Histamin nichts zu tun!). Antihistaminica verwendet man *nicht lokal* (s. S. 80). *Vergiftungen* mit Antihistaminica ähneln der Schlafmittelvergiftung, besitzen aber oft eine excitatorische Komponente (bes. bei Kindern).

Cromoglicat s. S. 232.

Ca^{2+}-Salze

Ca^{2+}-Salzen, parenteral appliziert, wird eine antiödematöse Wirkung zugeschrieben. Sie treten jedoch hinter den vorgenannten Wirkstoffen an Bedeutung zurück und sollten vor allem deren Anwendung nicht verzögern. **Langsam** injizieren, weil eine akute Erweiterung der Hautgefäße („flush") zu erwarten ist. Nicht bei Digitalisierten anwenden (s. S. 186).

7 Mittel zur Behandlung von Anämien

Pathogenese

Eine Anämie kann bedingt sein durch
- inadäquate Bildung von Erythrocyten,
- gesteigerten Verlust von Erythrocyten,
- gesteigerte Zerstörung von Erythrocyten.

Sorgfältige Diagnose verhütet riskante und teure „Schrotschuß"-Therapie. Stets Ursache suchen!

> *Merke:* „Anämie" ist nur ein Symptom, keine vollständige Diagnose. Die einzige Indikation für Eisen ist der Eisenmangel, für B_{12} der B_{12}-Mangel, für Folsäure der Folsäuremangel. Jede weitere Indikation ist unsinnig, z.T. gefährlich.
> Bluttransfusionen sind nur dann indiziert, wenn die Anämie wegen der zugrundeliegenden Ursachen nicht anderweitig beeinflußt werden kann. Risiken bedenken!

7.1 Eisenmangel-Anämien

Eisenbedarf

Der Gesamtgehalt im Körper (ca. 4 g) verteilt sich zu ca. 75% auf „Funktionseisen", davon 9/10 im Hämoglobin, und zu ca. 25% auf „Speichereisen" (Hämosiderin und Ferritin). Der tägliche Verlust beträgt ca. 1 mg beim Mann. Bei der Frau kommen hinzu
- 30 mg / Regelblutung,
- ca. 5 mg tgl. bei Lactation,
- ca. 500 mg–700 mg / Schwangerschaft.

Die übliche Nahrung enthält 10–30 mg tgl., von denen 5–10% resorbiert werden. Die Resorption steigt auf ~ 30% bei Eisenmangel.

Diese Bilanzierung zeigt, daß die Frau im gebärfähigen Alter stets an der Grenze zum Eisenmangel steht.

Typische zusätzliche Verluste (bei Anämien bedenken!) entstehen durch okkulte, meist gastrointestinale Blutungen, sowie durch Blutspenden. 2 ml Blut entsprechen nahezu 1 mg Eisen!

Symptome und Abschätzung des Eisenbedarfs

- Zunächst geht die Füllung der Eisenspeicher zurück (weniger Hämosiderin im Knochenmark; weniger Ferritin im Serum). Dann sinkt auch das Serumeisen (normal: $\sim$ 1 µg/ml) während das Transferrin, d. h. die Eisenbindungskapazität (normal: $\sim$ 4 µg/ml) zunimmt;
- dann entwickelt sich eine geringe normocytäre Anämie,
- schließlich eine mikrocytäre hypochrome Anämie.

Die maximal täglich utilisierbare Eisenmenge liegt bei 50 mg, entsprechend einer Synthese von 15 g Hämoglobin. Etwa die 4fache Menge wäre (wegen des Resorptionsdefizits) oral zuzuführen. Jedoch begnügt man sich mit etwa halbmaximaler Geschwindigkeit der Hb-Synthese (s. Dosierung).

Eisenzufuhr

Die natürliche Eisenzufuhr ist medikamentös zu ergänzen bei
- Eisenmangel-Anämie infolge chronischer Blutverluste,
- Schwangerschaft,
- Malabsorptions-Syndromen,
- unreifen oder spät abgesetzten Säuglingen,
- der Behandlung schwerer perniziöser Anämien in der B_{12}-induzierten Remissionsphase,
- ungenügender Fe-Zufuhr mit der Nahrung.

Dosierung

- *Oral:* Optimal wäre $FeSO_4$ entsprechend 200 mg Fe^{2+}, verteilt auf 4 Dosen, *vor* den Mahlzeiten. Um Erbrechen und Durchfall (in ca. 25% der Fälle) und damit Einnahmefehler zu vermeiden, gibt man zunächst insgesamt 100 mg Fe^{2+} tgl. *mit* den Mahlzeiten (suboptimale Dosierung). Eine Normalisierung der Blutwerte wäre dabei in ca. 2 Monaten zu erwarten. Zur Auffüllung der Eisenspeicher sollte Fe^{2+} mehrere Wochen über die Normalisierung der Blutwerte hinaus gegeben werden.

Versuche zur Minderung der Nebenwirkungen sind meist mit verminderter Resorption verbunden: Mahlzeiten mindern um ca. 50%. Antacida binden Eisen. Nützlich ist hingegen die Aufteilung auf mehrere Einzeldosen/Tag; denn die Resorptionsquote ist desto besser, je niedriger die Einzeldosis. Vorteile anderer Verbindungen gegenüber $FeSO_4$ sind nicht erkennbar (s. S. 143). Unnütz ist der Zusatz von anderen Schwermetallen (Cu, Co) oder von Vitaminen (außer Vit. C, das die Resorption etwas begünstigt).

Merke:
- Therapieversager bei der oralen Eisentherapie beruhen meistens auf *Einnahmefehlern* des Patienten, sonst auf *Fortbestehen der Grundkrankheit.*
- Fe^{2+} *nicht zusammen mit Tetracyclinen* geben (s. S. 106)!
- Stets warnen: Eisendragees dürfen *nicht für Kinder greifbar* sein!
- Eisentherapie *nicht ad infinitum* (Hämosiderose-Gefahr).

- *Eine parenterale Eisentherapie* ist nur dann gestattet, wenn die orale Eisentherapie nicht durchführbar ist.

Das Blutbild wird durch die parenterale Therapie nicht schneller normalisiert als durch eine optimale orale, weil die Hb-Synthese im Knochenmark der begrenzende Faktor ist. Zur Berechnung des Bedarfs dient die einfache Formel: Hb-Defizit in g% × 0,25 = Eisenbedarf. Man injiziert maximal 1,5 mg/kg tgl., bis die berechnete Dosis erreicht ist. Für i. m. Injektionen steht Fe^{3+}-Sorbitol-Citrat zur Verfügung, für i. v. $Eisen^{3+}$-Gluconat (12,5 mg/ml). 2 Tage vor parenteraler Therapie soll die orale abgesetzt werden, um einen Teil des Transferrins freizumachen.

Unerwünschte Wirkungen der parenteralen Eisentherapie

- lokale Verfärbung; daher Z-Technik bei i. m. Injektion anwenden
- lokaler Schmerz,
- anaphylaktoide Reaktionen (daher mit 0,25 ml am ersten Tag Verträglichkeit prüfen),
- Eisenvergiftung durch akute Überdosierung: Nach 30 min bis 6 Std allgemeines Schmerz- oder Schwächegefühl, evtl. Schock und Tod. Therapie: Deferoxamin.
- Chronische Überdosierung (→ Hämosiderose).

Allgemeine Hinweise zur biologischen Verfügbarkeit

- Eisenpräparate werden oral häufig, parenteral stets als hydrophile *Komplexe* zugeführt. Ist der Komplex zu fest, so wird er schlechter als Fe^{2+}-Jonen resorbiert bzw. (bei parenteraler Gabe) schneller renal eliminiert. Falsch wäre es, die Brauchbarkeit von Eisenpräparaten allein anhand ihrer Resorptionsquote oder der risikolos injizierbaren Menge zu beurteilen; denn komplexiertes Eisen ist schlechter nutzbar.
- Fe^{2+} wird auch in Abwesenheit von *Magensalzsäure* resorbiert. Zusätzliche Säuregaben sind also überflüssig. Bei niedrigem pH-Wert steigt zwar die Dissoziation der Eisenverbindungen in der Nahrung und damit das Angebot an freiem Eisen im Duodenum. Exogene Zufuhr ist aber immer unzureichend (s. S. 250).
- Fe^{3+} wird zwar von der Darmschleimhaut wie Fe^{2+} aufgenommen. Es geht jedoch beim pH-Wert des Darmes mit OH^-, Phosphat etc. schwerlösliche Verbindungen ein. *Infolgedessen ist Fe^{3+} zur oralen Therapie nicht geeignet.*

7.2 Megaloblasten-Anämien

Die *Differenzierung zwischen B_{12}-Mangel und Folatmangel* ist äußerst wichtig, weil eine Behandlung eines B_{12}-Mangels mit Folat zwar die hämatologischen, nicht aber die neurologischen Symptome bessern würde.

Vitamin B_{12}-Mangel

Der tägliche *Bedarf* liegt bei 1–2,5 µg. Intestinal (im Dickdarm) gebildetes B_{12} wird nicht resorbiert. Der *Vorrat* (in der Leber) reicht für Jahre.
Mangelerscheinungen durch *verminderte Aufnahme* sieht man bei strengen Vegetariern, Perniciosa, Gastrektomie, Malabsorption, Fischbandwurmbefall.
Therapie: Man kann zwei Stufen unterscheiden:
- Speicher auffüllen mit 500 µg i. m. alle 3 Tage für 2 Wochen.
- Erhaltung mit 1000 µg 1 ×/Vierteljahr.

Diese hohen Dosen gehen zum großen Teil mit dem Harn verloren.

Präparate: Cyanocobalamin bzw. Hydroxocobalamin.

Erfolg: Binnen 8 Std beginnt die Normalisierung des Knochenmarks, erkennbar an starkem Abfall des Serum-Eisens und Beginn der Reticulocytose. Es besteht eine Tendenz zur Hypokaliämie binnen 48 Std (*Vorsicht!* Todesfälle beschrieben!). Vermehrung der Erythrocyten-Masse (ab 4.–12. Tag) erhöht die Gefahr einer Herzinsuffizienz. Der Thrombocytenanstieg bedingt eine verstärkte Thrombose-Neigung.

Orale Therapie mit mg-Dosen von Vit. B_{12}, oder zusammen mit intrinsic factor, ist grundsätzlich möglich, aber zu unsicher und daher abzulehnen.

Der Zusatz von Vitamin B_{12} zu Geriatrica und Kräftigungsmitteln ist beim Gesunden unnütz und beim Patienten mit Perniciosa unzureichend. Eine funiculäre Myelose kann dann wegen der fehlenden hämatologischen Zeichen unerkannt verlaufen.

Folsäuremangel

Der *Bedarf* liegt bei 50–100 µg/Tag, bei Schwangeren um 400 µg/Tag. Intestinal (im Dickdarm) gebildete Folsäure wird nicht resorbiert.
Der *Vorrat* (in vielen Geweben) reicht für Monate.

Mangel ist zu befürchten durch
- unzureichende Zufuhr und/oder schlechte Resorption (Darmerkrankungen; Alkoholiker; Alter),
- medikamentös bedingte Störung der Resorption (z. B. durch Phenytoin),
- Mehrbedarf (Schwangerschaft, Hyperthyreose),
- schlechte Utilisation infolge Behandlung mit sog. Folsäure-Antagonisten, welche die reduktive Aktivierung der Folsäure kompetitiv hemmen. So verwendet man Methotrexat als Cytostaticum; Trimethoprim und Pyrimethamin dienen als Chemotherapeutica.

Die *Zufuhr* ist fast immer oral möglich; sie kann bei Bedarf unbegrenzt lange fortgeführt werden.

Bei *Schwangerschaftsanämien* oder bei Resorptionsstörungen besteht oft ein kombinierter Mangel an Folsäure, Eisen und Vit. B_{12}.

Die „physiologische Schwangerschaftsanämie" beruht auf einer überwiegenden Vermehrung des Plasmavolumens. Verdacht auf „echte" Anämie besteht, wenn Hb < 10 g% liegt. Während der Schwangerschaft und Stillzeit sollten grundsätzlich Eisen und Folsäure (neben Colecalciferol und Calcium) vorsorglich verabreicht werden.

7.3 Sonderformen

Sideroachrestische Anämien

Sie sind charakterisiert durch hohes Serumeisen und Ringsideroblasten im Knochenmark.

Toxisch bedingte Anämien erwartet man z. B. nach Blei oder Cytostatica.
„Idiopathische" Formen können auf Vit. B_6-Mangel beruhen. Deshalb immer Pyridoxin oral (bis 300 mg tgl.) versuchen.
Cave Eisentherapie!

Aplastische Anämien

Bei „idiopathischen" Formen können *immunologische Faktoren* beteiligt sein; daher ist ein Therapieversuch mit Glucocorticoiden (1 mg/kg Prednisolon) oder Anti-Thymozyten-Globulin angebracht. Eine weitere Möglichkeit liegt in der Androgen-Therapie mit Testosteron und Derivaten, was bei Kindern besser wirkt als bei Erwachsenen.

Arzneimittelbedingte Formen sieht man vor allem nach Chloramphenicol, Phenylbutazon (und Verwandten!), Sulfonamiden. Bei Anwendung derartiger Medikamente ist jede Blutung ein Warnsignal! Die Arzneitherapie dieser Anämien kann nur symptomatisch sein. Therapie der Wahl ist heute die Knochenmarkstransplantation.

Hämolytische Anämien

Eine medikamentöse Therapie ist nur bei den extracorpusculären, *autoimmunhämolytischen* Anämien möglich. Hier gibt man zunächst Glucocorticoide (Beginn mit ca. 1 mg/kg Prednisolon); wenn ungenügender Effekt (Dauertherapie mit hohen Dosen nicht möglich!), sind Splenektomie und immunsuppressive Therapie mit Cytostatica zu erwägen.
Bei *chronischer Kälteagglutininkrankheit* ist in der Regel kein Effekt von Glucocorticoiden und Splenektomie zu erwarten. In schweren Fällen versucht man eine Immunsuppression.

Die symptomatische Anämie bei Hypothyreose spricht auf Schilddrüsenhormone an (s. S. 272).

7.4 Arzneimittelbedingte Blutschäden – eine Übersicht

- *Congenitale „Idiosynkrasien"* (s. S. 58) können beruhen auf
  - Mangel an Glucose-6-Phosphatdehydrogenase oder (selten) Glutathionreductase → Hämolyse;
  - Mangel an MetHb-Reductase → Methämoglobinbildung;
  - Abnormen Hämoglobinen → Methämoglobinbildung.

  Die genannten Defekte manifestieren sich, wenn Pharmaka das physiologische Gleichgewicht von Hämoglobin nach Methämoglobin und/oder von NADPH nach NADP verschieben.
  Beispiele: Nitrite, Sulfonamide, Phenacetin, Nitrofurantoin, Antimalariamittel.

  - Wahrscheinlich besitzt auch die Knochenmarksaplasie durch Chloramphenicol eine genetische Komponente (s. S. 107). Entscheidend ist die frühzeitige Erkennung des genetischen Defekts. Eine spezifische Therapie ist nicht möglich.

- *Toxische Reaktionen* am roten und/oder weißen Blutbild sieht man nach
  - Cytostatica;
  - Gold, Isoniazid, Blei, Phenylbutazon, D-Penicillamin;
  - Chlorpromazin und Verwandten.

  Sie sind dosis- und zeitabhängig, lassen sich also durch regelmäßige Kontrolle erkennen. Eine spezifische Therapie ist manchmal möglich, z. B. durch
  - hydrierte Folsäurederivate bei Folsäure-Antagonisten,
  - Vitamin B_6 bei Isoniazid (auch prophylaktisch),
  - Dimercaprol bei Gold, EDTA bei Blei.

- *Allergische Reaktionen* (s. 1.9)
  Sie sind meist wenig dosis- und zeitabhängig; daher bestehen auch nur geringe Aussichten, eine Thrombocytopenie unter Chinidin, Agranulocytosen unter Thyreostatica oder Pyrazolonderivaten durch regelmäßige Blutbildkontrolle zu vermeiden. Mit Blutbildkontrollen erfaßt man aber die eingetretene Schädigung schneller. *Patienten auf Mundulcerationen, Angina, Blutungen hinweisen* und das Mittel evtl. *sofort absetzen*.

  Man unterscheide also grundsätzlich zwei Arten von Agranulozytosen
  - Phenothiazin-Typ (*toxisch*, durch Störung der DNS-Synthese)
  - Pyrazolon-Typ (*allergisch*)

  Eine Sonderstellung nehmen Procainamid, Isoniazid, Hydralazin und wahrscheinlich einige weitere Arzneimittel ein, welche *antinucleäre Antikörper* hervorrufen. Die Immunreaktion manifestiert sich in einem Erythematodes-ähnlichen Krankheitsbild oder in einer reversiblen Leukopenie.

8 Mittel zur Verbesserung des Elektrolytstoffwechsels[1]

Ziele

der Therapie mit Elektrolyten und Wasser sind die
- Deckung des Erhaltungsbedarfs. d. h. der *prospektiven* physiologischen und pathologischen Verluste.
- Korrektur der *vorausgegangenen* Verluste und Überschüsse. Der Arzt muß hier in **Bilanzen** denken!
- Wiederherstellung gestörter Funktionen, vor allem von Kreislauf und Niere.

Häufig, aber nicht notwendig ist die Elektrolyttherapie mit der parenteralen Ernährung verbunden.

Pathophysiologische Aspekte

Wer die Elektrolyttherapie verstehen will, muß mit der Kompartimentierung des Organismus (s. u.) und dem Inhalt und dem Durchsatz der wichtigsten Kompartimente (zusammengefaßt in Tabelle 8-1, 8-2 und 8.2-1) vertraut sein. Er muß ferner die wichtigsten Regelprinzipien (s. S. 148) verstanden haben.

Verteilungsräume (KG = 100%)

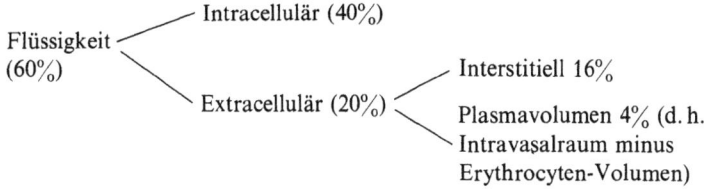

Tabelle 8-1. Daten zur Bilanz von Na^+ und K^+

	Na^+ (A = 23)	K^+ (A = 39)
Gesamtmenge/70 kg KG	ca. 4000 m Mol	ca. 3500 m Mol
Extracellulär (davon ca. 50% in Knochen)	98% oder 140 m Mol/l	2% oder 4–5 m Mol/l
Intracellulär	2% oder 10 m Mol/l	98% oder 160 m Mol/l
Aufnahme/Tag	ca. 2–6 g (ca. 100–300 m Mol)	ca. 2–6 g (ca. 50–150 m Mol)
Ausscheidung	ca. 95% Urin ca. 4% Stuhl ca. 1% Schweiß.	ca. 90% Urin ca. 10% Stuhl

---

[1] Dieses Kapitel verdanken wir in wesentlichen Teilen der Zusammenarbeit mit dem verstorbenen Professor Leber, Gießen

Folgende (gekreuzte!) Regelmechanismen sind zu berücksichtigen:

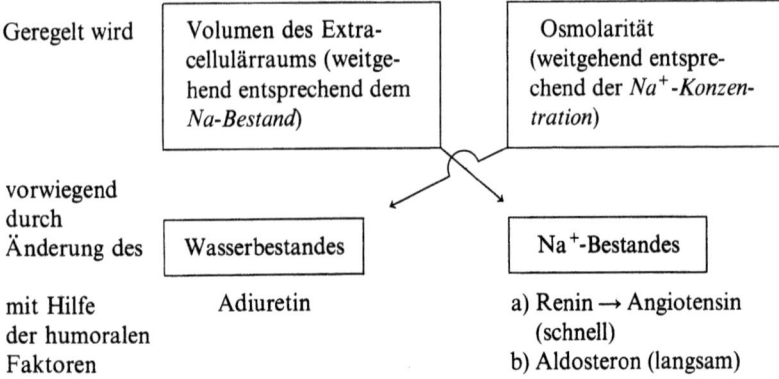

Aufgrund dieser Regelmechanismen ergeben sich auch für die Arzneitherapie die Sätze:

- Störungen des Volumens des Extracellulärraumes beeinflußt man in erster Linie durch Zufuhr oder Entzug von Na^+.
- Störungen der Isotonie beeinflußt man in erster Linie durch Zufuhr oder Entzug von Wasser.

Das nähere Vorgehen ergibt sich aus Tabelle 8.2-1, S. 151.

Befunde, die zur Abschätzung des Bedarfs nützlich sind

● Klinisch
  - Turgor, Ödeme, Aussehen der Zunge.
  - Körpergewicht.
  - Zentralvenöser Druck. Er beträgt normal 5–8 cm, hängt aber nicht nur vom Extracellulärvolumen ab, sondern auch von Körperlage und Herzleistung. Er ist abschätzbar anhand der Füllung der Jugularvenen.

Tabelle 8-2. Daten zur Isotonie und Isoionie des Plasmas (in m Mol/l)

Kationen		Anionen	
Na^+	140	Cl^-	104
K^+	5	HCO_3^-	27
Ca^{2+}	2,5	PO_4^{3-}	2
Mg^{2+}	1	SO_4^{2-}	0,5
		Proteine	19–22 (m Äq/l)
Gesamt	300 m Osmol/l		

- Labor
  - Blut: Hämatokrit, Erythrocyten-Zahl, Hb, Gesamteiweiß, Na^+, pH, „Basenexcess", Osmolarität.

  Der Hämatokritwert ist jedoch nur dann ein Maß der „Bluteindickung", wenn die Osmolarität (vorzugweise bestimmt durch Na^+) konstant blieb und die Erythrocytenzahl berücksichtigt wurde.
  - Harn: Menge, Dichte (Osmolarität), pH, Elektrolyte.
  - Sekrete: Menge und Zusammensetzung des verlorenen Volumens.

8.1 Deckung des normalen Bedarfs

Die *enterale Zufuhr* ist grundsätzlich gegenüber dem parenteralen Weg vorzuziehen, weil sie weniger riskant und billiger ist.

Die *parenterale Substitution* ersetzt die enterale Zufuhr, wenn diese kontraindiziert oder undurchführbar ist. Bei kurzzeitiger (d. h. einige Tage) Substitution ist nötig:

1. Wasser: Ca. 2 l tgl. Dazu kommen 300 ml „Verbrennungswasser" (ca. 25 ml/1000 kJ).

Die physiologischen *Verluste* betragen
ca. 400 ml durch Lunge und Haut,
ca. 100 ml mit dem Stuhl,
ca. 500 ml (mindestens!) mit dem Harn, um die osmotisch wirksamen Substanzen zu entfernen.

„Freies" Wasser führt man i. v. in Form von Glucose-Lösungen zu; der osmotisch wirksame Zucker wird metabolisiert, das Wasser bleibt erhalten.

> Faustregel: Harnausscheidung des Vortages + 800 ml = Bedarf.
> Bei Fieber 500 ml pro °C Übertemperatur zulegen.

2. Na^+: Bei Minderzufuhr geht der Organismus zunächst ein leichtes Defizit ein, ehe Na^+ fast ganz rückresorbiert wird.

> Übliche Zufuhr: ca. 5 g NaCl tgl., entsprechend ca. 90 m Mol.

3. K^+: Wird stets ausgeschieden, auch bei totaler Restriktion der Aufnahme.

> Bei intakter Nierenfunktion *40–80 m Mol tgl.* zuführen.

4. Kohlenhydrate: Zur Vermeidung von Proteinabbau und Ketose braucht der Patient tgl. ca. 150–200 g Glucose. Man infundiert nicht mehr als 0,8–1,0 g/min, weil die Glucosekonzentration im Blut sonst die Nierenschwelle überschreitet.

> Durch Addition von *1–4* ergibt sich als üblicher Ersatzbedarf
> 1500 ml 10% Glucose in Wasser
> + 500 ml 10% Glucose in 0,9% NaCl } dazu 40–80 m Mol K^+.

Dieses Regime würde bei längerer Zufuhr zu Mangelerscheinungen führen!

Bei kompletter und längerfristiger parenteraler Substitution sind zusätzlich zu decken:
- der *Energiebedarf* (tgl. ca. 125 kJ/kg) durch Gabe von zusätzlichem Kohlenhydrat. Die Gabe von Fettemulsionen ist in den USA verpönt; daher strenge Indikationsstellung für Fettemulsionen!
- der *Stickstoffbedarf* (tgl. ca. 1,5 g Aminosäuren/kg) incl. der Bedarf an essentiellen Aminosäuren. Der gesamte Energiebedarf läßt sich als Kohlenhydrat und Aminosäuren zuführen, sofern der Organismus die erforderlichen Mengen an Lösungswasser ausscheiden kann.

Die parenterale Zufuhr muß bei Verlust von Körpersäften variiert werden. So geht mit dem Magensaft viel H^+ und Cl^-, mit dem Darmsaft viel Na^+ und HCO_3^- verloren.

Risiken

a) *Venenschäden* entstehen bei langfristigen Infusionen oder reizenden Lösungen; daher
 - Asepsis der Stichstelle,
 - zentral liegenden Katheter (V. cava superior) anwenden.
b) *Mikrobielle Kontamination* sowie *Inkompatibilitäten;* daher möglichst keine nachträglichen Zusätze.
c) *Fructose-Intoleranz.* Todesfälle durch Fructose-Infusion bei dieser erblichen Stoffwechselstörung sind bekannt (s. S. 58). Kinder, sowie Patienten, bei denen keine entsprechende Anamnese aufgenommen wurde, dürfen daher keine Fructose erhalten. Sorbit geht im Organismus in Fructose über. Fructose und Sorbit sind also für die Notfallmedizin ungeeignet.
Fructose, Sorbit und die anderen „Glucose-Ersatzstoffe" bieten auch sonst keine Vorteile gegenüber Glucose. Fructose geht zu ca. 50% in Glucose über, steigert Lactat und Harnsäure im Blut und senkt den ATP-Gehalt der Leber.

8.2 Ausgleich von Störungen des Haushalts von Natrium und Wasser

Mangel an Extracellulärflüssigkeit („Kontraktion")

Die einzelnen Störungen (Tabelle 8.2-1) gehen häufig ineinander über. Meist steht die mangelhafte Füllung des Extracellulärraumes („Hypovolämie") am Anfang. Anschließend pflegt beim Bewußtlosen das Serum-Na^+ anzusteigen, weil die Wasserverluste überwiegen. Der wache Patient hingegen kann sein Serum-Na^+ bis unter die Norm senken, indem er trinkt. Eine reine Hypovolämie findet man fast nur nach Blutverlusten.

Tabelle 8.2-1. Substitution von Na$^+$ und Volumen: Eine Übersicht

Extracellulär-Raum (Na$^+$-Bestand)	Na$^+$-Konzentration (osM)	Klassifikation	Beispiel	Therapie
Vermindert	normal	Isotone Kontraktion	Cholera; Blutungen	Isotonische Elektrolyte, evtl. + Plasmaersatzmittel
Vermindert	erhöht	Hypertone Kontraktion	Excessives Schwitzen	Zunächst „freies" Wasser, dann isotone Elektrolyte
Vermindert	vermindert	Hypotone Kontraktion	NNR-Insufizienz. Auch postoperativ!	Meist genügt isotone Lösung; bei bedrohlichen Situationen hypertone Lösung
Vermehrt	normal	Isotone Expansion	Ödeme (cardial, renal)	Na$^+$-Restriktion, Saluretica
Vermehrt	erhöht	Hypertone Expansion	„Schiffbrüchige"	Na$^+$-Restriktion, freies Wasser, evtl. Saluretica
Vermehrt	vermindert	Hypotone Expansion	Wasser-Vergiftung	Vor allem H$_2$O-Restriktion, evtl. Na$^+$-Restriktion

Ursachen

- Minderzufuhr, z. B. bei Bewußtlosen.
- Erhöhte Verluste. Sie erfolgen meist über den *Darmtrakt* (z. B. Erbrechen, Durchfall, Absaugen, Drainage), seltener über die *Niere* (bei Gabe von Diuretica oder bei Störungen der Na$^+$-Rückresorption → Polyurie), noch seltener über die Haut (extremes Schwitzen; Verbrennungen). Bezüglich *Blutverluste* s. S. 178.

Zur Abschätzung der Verluste:
Veränderungen des ECR sind am besten erfaßbar durch Bilanzierungen und Wiegen (außer Ergüsse oder Ileus!). Eine massive Verkleinerung führt zu Schwäche, niedrigem Turgor der Haut, Kollapsneigung, evtl. Schock. Die direkte Messung des Extracellulär-Raumes ist in der Klinik nicht praktikabel. Veränderungen der Osmolarität beeinflussen das Zellvolumen! Der Hämatokrit zeigt dann falsch an!

Therapie: Flüssigkeiten und Salz ersetzen (s. Tabelle 8.2-1), wobei die benötigte Menge nach Verlust oder nach klinischem Erfolg abzuschätzen ist. Ein exaktes Maß gibt es nicht. Fein-Indikator des Ersatzes ist der zentralvenöse Druck.

Zu tadeln wäre die Gabe *salzfreier* Kohlenhydratlösungen, sofern das Serum-Na^+ normal oder gar erniedrigt ist; denn das Kohlenhydrat würde schnell metabolisiert und das verbleibende „freie" Wasser prompt ausgeschieden werden.

Überschuß an Extracellulärflüssigkeit („Expansion")

Konsequenz: Ödembildung. Sie wird aber erst sichtbar, wenn der interstitielle Raum um 2–6 l zugenommen hat.
Die *Behandlung* richtet sich nach der Pathogenese.
Kardiale Ödeme sind bedingt vor allem durch
- Minderdurchblutung der Niere mit verminderter Filtration und vermehrter Na^+-Rückresorption,
- erhöhten Venendruck.

Als Diuretica genügen hier meist die milden und länger wirkenden Thiazide. Ein eventueller sekundärer Aldosteronismus erfordert zusätzlich Aldosteron-Antagonisten (s. S. 162). Die Diurese durch Herzglykoside beruht auf der Normalisierung des Kreislaufs.

Renale Ödeme. Das *nephrotische Ödem* beruht auf einer Hypalbuminämie (ausgleichen!), evtl. mit sek. Aldosteronismus (gib Antagonisten!).

Nierenversagen. Zur Verhütung von *akutem* Nierenversagen ist die rechtzeitige Anwendung von osmotischen Diuretica und/oder Furosemid wichtig. Furosemid (und Etacrynsäure) wirken auch noch bei stark eingeschränkter glomerulärer Filtrationsrate (s. S. 161). Nicht selten ist das akute Nierenversagen durch den Arzt verschuldet, der Kontrastmittel oder Dextrane beim nicht hinreichend gewässerten Patienten anwendet.

Therapie: 100–200 ml Sorbitlösung und ca. 250 mg Furosemid infundieren; evtl. wiederholen. Oft lohnt ein Versuch mit Dopamin, das die Nierendurchblutung fördert. Ein Erfolg ist nur dann zu erwarten, wenn noch Glomerulumfiltrat gebildet wird. Schock und Acidose müssen also zuvor behandelt sein.

Bei *chronischer* Niereninsuffizienz versucht man das Behandlungsintervall bei manchen Dialyse-Patienten zu verlängern, indem man bis zu 3 g (!) Furosemid über den Tag hin infundiert. Auf möglichen, reversiblen Hörverlust hinweisen. Besonders günstig ist Furosemid, wenn Hypertonie und Ödeme vorliegen.

Hepatischer Ascites ist bedingt durch Stauung, Hypalbuminämie und Hyperaldosteronismus. Ascites-Punktionen sind manchmal unvermeidbar, verschlimmern aber die Hypalbuminämie.
Vorsichtige Diurese wegen Gefahr des Leberkomas und der Hyponatriämie!

Lungenödeme kardialer Genese reagieren auf Nitroglycerin und Furosemid. Beim Lungenödem mit kardiogenem Schock muß Furosemid vorsichtig gegeben werden, weil die Hämodynamik durch eine Hypovolämie weiter verschlechtert werden kann. – Beim *toxischen Lungenödem* versucht man frühzeitig Glucocorticoid-Aerosole, um die Gefäße abzudichten. Ein manifestes toxisches Lungenödem trotzt meist allen Therapieversuchen (s. S. 191).

Hirnödeme: Hier versucht man Dexamethason als direkt antiödematöse Substanz. Furosemid und osmotisch wirkende Substanzen dienen der allgemeinen und/oder lokalen Dehydration (s. S. 224).

Hyponatriämie

Ursachen

- Meist liegt eine Verdünnung *(hypotone Expansion)* zugrunde: Der Patient nimmt mehr Wasser auf, als er im distalen Tubulus (in Form „freien" Wassers) abgeben kann. Dieses mangelnde Verdünnungsvermögen beruht in der Regel auf einer Störung der Nierendurchblutung, z. B. bei Herzinsuffizienz.
- Seltener handelt es sich um eine *hypotone Kontraktion*. Ihr liegt ein Na^+-Verlust zugrunde, etwa infolge *gastrointestinaler* (Erbrechen, Absaugen, Diarrhoe), *renaler* (chronische Niereninsuffizienz, NNR-Insuffizienz, Diuretica-Therapie) oder *cutaner* (Schwitzen unter Wasserzufuhr) Störungen.

Konsequenzen: Verwirrtheit, Muskelzuckungen, Krämpfe. Der Hämatokrit ist hier unbrauchbar.

Therapie: Bedenke, daß bei Expansion des ECR der Na^+-Bestand vermehrt, bei Kontraktion dagegen vermindert ist. Die Therapie (s. Tab. 8.2-1) ist also verschieden!

Ein Sonderfall ist die Hyponatriämie als Konsequenz von Hyperglykämie oder Hyperlipidämie.

Hypernatriämie

Ursachen

- Meist wird mehr Wasser als Na^+ verloren (Hypertone Kontraktion), z. B. bei Bewußtlosen, bei renal oder extrarenal bedingter Polyurie, Durchfällen, Schwitzen.
- Gelegentlich wird zuviel Na^+ zurückgehalten, z. B. bei Hyperaldosteronismus.

Hämatokrit, Turgor, Kreislauf sind zunächst wenig verändert, weil Wasser aus den Zellen nachströmt. Der Hämatokrit ist hier unbrauchbar!

Therapie: s. Tabelle 8.2-1.

8.3 Störungen des Kalium-Haushalts

Bilanzprobleme: Die normale Diät enthält 50–100 m Mol K^+/Tag. Die normale Niere kann zwar K^+ gut ausscheiden, verliert aber auch bei fehlender Zufuhr immer noch ~ 10 m Mol K^+ tgl. in den Harn.
Die K^+-Menge im Plasma (3,8–5 m Mol/l) entspricht nur ca. 1% des Gesamtbestandes. Sie steht in pH-abhängigem Gleichgewicht mit dem Zell-Kalium. K^+ wird im Austausch gegen H^+ verschoben.
- *zum Plasma* hin bei *Acidose,*
- *in die Zelle* bei *Alkalose.*

Andererseits geht bei Alkalose mehr K^+ mit dem Harn verloren als bei Acidose (s. S. 158).
Veränderte Verteilung und Ausscheidung bedingen zusammen die Wechselwirkungen
- Alkalose $\rightleftharpoons$ Hypokaliämie,
- Acidose $\rightleftharpoons$ Hyperkaliämie.

Eine Verschiebung um 0,1 pH-Einheit entspricht etwa Δ 0,6 m Mol/l. Diese Wechselwirkungen werden nur zum Teil durch die gleichsinnigen, pH-abhängigen Verschiebungen des freien Ca^{2+} funktionell kompensiert. Normokaliämie bei Acidose bedeutet also funktionellen K^+-Mangel, Normokaliämie bei Alkalose funktionellen K^+-Überschuß.

Neben den klinisch-chemischen Daten liefert das EKG objektive Hinweise auf Störungen des K^+ (und Ca^{2+}) – Haushalts (Abb. 8.3-1).

Hypokaliämie

Ursachen

- Verluste von gastrointestinalen Flüssigkeiten; Laxantien-Abusus.
- Renale Verluste (Tubulusschäden; Therapie mit Diuretica, Carbenoxolon oder Corticosteroiden; primärer oder sekundärer Aldosteronismus).
- Iatrogen bei längerer K^+-freier parenteraler Ernährung.
- Verschiebung in die Zelle durch Normalisierung einer Acidose (z. B. während der Behandlung des Coma diabeticum).

Konsequenzen

- Schwäche bis zur Paralyse (extrem: hypokaliämische periodische Lähmung).
- EKG-Veränderungen vor allem als T-Abflachung; gesenktes ST, U-Welle (s. Abb. 8.3-1); gesteigerte Automatie → Arrhythmie; Überempfindlichkeit gegen Digitalis (s. 186).
- Nephropathie (kann also Ursache *und* Folge eines K^+-Verlustes sein!).
- Alkalose (meist), weil
  a) oft eine gemeinsame Ursache (z. B. Erbrechen) zugrunde liegt,

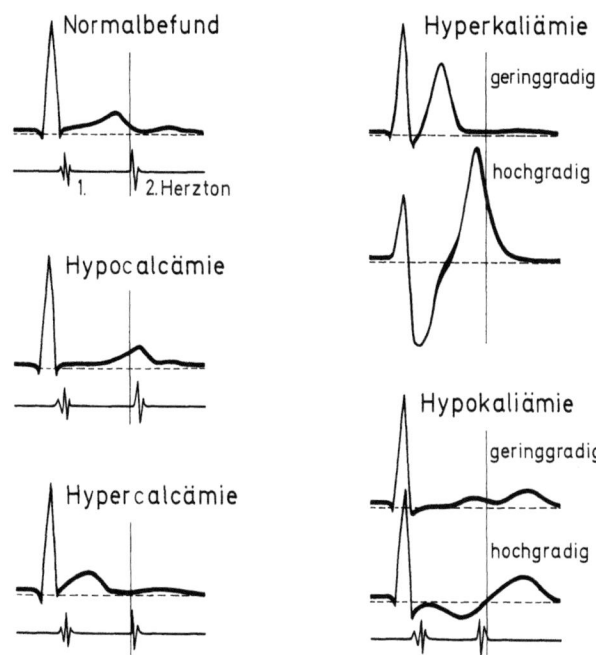

Abb. 8.3-1. Übersicht über typische EKG-Veränderungen bei Elektrolytstörungen. Markierung der frequenzentsprechenden QT-Dauer (und damit des normalen Beginns des 2. Herztons) durch eine senkrechte Linie (aus Heinecker, R.: EKG in Praxis und Klinik. Stuttgart: Thieme 1975)

b) Kompetition zwischen H^+ und K^+ bei der tubulären Sekretion vorliegt,
c) die Körperzellen bei Hypokaliämie K^+ abgeben, aber H^+ aufnehmen (s. S. 154).

Anmerkung: Eine hypokaliämische *Acidose* kommt bei Tubulusschäden oder Gabe von Carboanhydrase-Hemmern vor, ferner beim ketoacidotischen Coma diabeticum. Zu ihrer Korrektur benötigt man besonders viel Kalium, weil stets der Bestand an Kalium, und nicht nur die Plasmakonzentration, herabgesetzt ist.

Prophylaxe: K^+-Bestimmung im Plasma und dementsprechende Substitution, besonders bei Therapie mit Glucocorticoiden oder Diuretica, sowie bei Korrektur der diabetischen Ketoacidose. Kalium nie blind zuführen, weil sonst eine Hyperkaliämie droht (s. u.)! Wenn man eine Alkalose erfolgreich behandelt (s. S. 159), hebt dies die Kaliumkonzentration im Plasma und bewahrt zugleich den Kaliumbestand.

Oft werden Kaliumpräparate unbegründet verschrieben; dazu sind ihre Kosten und Risiken zu hoch! Milder und billiger ist es, Kalium mit Obst, z. B. Bananen, zu geben.

Therapie

- K^+ verabreicht man am besten *oral* (um das Risiko der akuten Hyperkaliämie zu vermeiden) als Retardpräparat. Einfache „Dragees" haben zu Dünndarm-Ulcera geführt. Besondere Vorsicht bei Niereninsuffizienz!
- Die *intravenöse* Zufuhr beschränke man auf dringliche Fälle (EKG verändert, Paralysezeichen); möglichst nicht bei oligurischen Patienten. Nicht mehr als 40 m Mol/Std in stark verdünnter (!) Lösung (40 m Mol/l) infundieren; dabei EKG und Serum-K^+ verfolgen. Nicht in Glucose, weil diese den Eintritt von K^+ in die Zellen beschleunigt und daher das Serum-K^+ weiter fällt.
- *Kaliumsparende Diuretica* (falls Diuretica erforderlich) geben. Sie verbieten sich aber bei Niereninsuffizienz. Mit Kaliumgaben dürfen sie nur unter stationärer Kontrolle verknüpft werden (s. S. 162).

Hyperkaliämie

Ursachen

- Meist *endogen* durch Ausscheidungsstörung bei akuter Nieren- oder Nebennieren-Insuffizienz; auch durch Austritt aus den Zellen bei größeren Läsionen, bei Acidose, oder bei übermäßigem Zellzerfall unter der Tumortherapie.
- Selten *exogen*, z. B. durch gelagertes Blut, orale Salzersatz-Präparate. Iatrogene Hyperkaliämie durch übermäßige K^+-Zufuhr oder kaliumsparende Diuretica kommt vor allem bei Niereninsuffizienz vor.

Cave: Fehldiagnose durch falsche Abnahme oder durch Aufbewahrung des Blutes (hämolytisches Serum)!

Konsequenzen: Grundsätzlich ähnlich der Hypokaliämie, nämlich
- Schwäche bis zur *Paralyse* (extrem: hyperkaliämische periodische Lähmung),
- *EKG-Veränderungen,* wie verbreiterter QRS-Komplex, hohes, spitzes T; AV- und Schenkelblock (s. Abb. 8.3-1).

Therapie: Sie ist *dringlich,* wenn das Serum-$K^+ > 7$ m Mol/l beträgt oder das EKG verändert ist.

1. *Ca^{2+}* i. v. (5—20 ml 10% Ca-Gluconat). Nur, wenn es um Minuten geht. *Nicht* bei Digitalisierten! Ca^{2+} wirkt als funktioneller Antagonist gegen K^+.
2. *$NaHCO_3$* (50–150 mVal) als Infusion, evtl. zusammen mit
3. *Glucose* (200–300 ml 20% Glucose mit 20–30 E Alt-Insulin). Die Maßnahmen 2. und 3. verschieben K^+ in die Zellen.
4. *Kationenaustauscher* oral (besser wirkend) oder rectal (schneller wirkend). Im Allgemeinen benutzt man den Na^+-beladenen Austauscher. Wenn aber Na^+-Zufuhr vermieden werden soll und Ca^{2+}-Zufuhr nicht stört, greift man zum Ca^{2+}-Derivat.
5. *Dialyse* (nur, wenn 1.–4. nicht ausreicht oder weitere Indikationen vorliegen).

Die Maßnahmen 4. und 5. dienen der Elimination von K^+ und greifen erst binnen Stunden.

Langfristig sorgt man für Einschränkung der K^+-Zufuhr. Säfte, Obst weglassen.

8.4 Störungen des Säure-Basen-Haushalts

Sie werden in 3 Stufen kompensiert (vgl. Lehrbuch der Pathophysiologie): mittels
- Pufferung durch Körperflüssigkeiten,
- pulmonaler Elimination von Kohlensäure,
- renaler Elimination pH-relevanter Ionen.

Daten zur Bilanzierung des Säure-Basen-Haushaltes

Renale Elimination von H^+:

- Freies H^+ ist mengenmäßig unbedeutend, weil das Harn pH stets über 4,5 liegt.
- Gepuffertes H^+ liegt titrierbar im $H_2PO_4^-$, nicht titrierbar im NH_4^+ vor.

Der normale pH-Wert des Blutes liegt bei 7,35–7,45.
Der normale pCO_2 beträgt 40 mm Hg; er korreliert mit der alveolären Ventilation (s. S. 236).
Unter „Pufferbasen" versteht man alle zur Pufferung fähigen Basen (gemessen als „Basenexcess"). Als Normalbereich gilt $\pm$ 3. Eine Korrektur durch Infusionen wird erforderlich, wenn die Abweichung größer als $\pm$ 10 ist.

Einzelne Formen

Metabolische Acidose

Definition: pH ↘; HCO_3^- ↘; pCO_2 ↘ „Basenexcess" negativ.

Ursachen: Acidose *mit Chlorid als Gegenion* ist zu erwarten bei Einnahme von Ammoniumchlorid, langdauernder Diarrhoe (Verlust von HCO_3^- mit dem Stuhl), Nierenerkrankungen (gestörte H^+-Ausscheidung);
Acidose mit *sonstigen Anionen* tritt auf bei Nierenerkrankungen (Retention von SO_4^{2-}, $H_2PO_4^-$), diabetischer Ketoacidose, Lactatacidose, Vergiftungen mit Acetylsalicylsäure oder Methanol (via Ameisensäure).

Konsequenzen: Hyperventilation; Hyperkaliämie; verminderte Herzleistung; Tendenz zur Gefäßerweiterung; circulus vitiosus → Schock.

Behandlung

- *Bei akuten* Formen (wenn der Patient komatös ist oder das Blut-pH unter 7,2 fiel), wird man $NaHCO_3$ langsam infundieren. Man benötigt mehr als aus den Blutwerten errechnet, weil die Zellen puffern; also ca. 50–200 m Mol.

  Dosierung nach Blut-pH und Basenexcess (BE).
  Formel: $|-BE| \times KG \times 0,3 = $ m Mol $NaHCO_3$ benötigt.

– *Chronische* Formen sind vor allem renal bedingt durch Versagen der H^+-Sekretion (distale Funktion) oder der HCO_3^--Rückresorption (proximale Funktion); oft sind sie mit Osteomalacie verknüpft.

Chronische Formen können bis zu mehreren Mol(!) Bicarbonat tgl. benötigen; nach Plasma-pH dosieren. Bicarbonat wird oft schlecht vertragen, besser sind Salze organischer Säuren (Na-Citrat, Na-Acetat); bei gleichzeitigem K^+-Mangel wird man ihre K^+-Salze verwenden. Die proximale Form der renalen tubulären Acidose kann auf Thiazid-Diuretica ansprechen; denn sie verkleinern den Extracellulärraum und begünstigen dadurch die proximale Bicarbonat-Rückresorption

Komplikationen der Therapie

– Na^+-Zufuhr → *Volumenbelastung* → evtl. Hypertension, Herzinsuffizienz, Lungenödem. Daher bei Bicarbonatgaben evtl. NaCl-Zufuhr vermindern.
– Umschlag in *Alkalose;* daher Vorsicht wegen Erzeugung einer Hypokaliämie oder einer Tetanie. Dämpfung der Hyperventilation ohne gleichzeitige künstliche Beatmung kann zu lebensbedrohlicher respiratorischer Acidose führen!

Lactatacidose

Sie ist ein seltener, sehr gefährlicher Sonderfall der metabolischen Acidose. Sie entsteht
– Sekundär bei schweren Gewebshypoxien (Schock, Atemdepression).
– „Spontan" bei Diabetes, Alkoholvergiftung, Behandlung mit Biguaniden.

Unterscheide davon die unbedeutenden kompensatorischen Lactacidämien bei metabolischer oder respiratorischer Alkalose.

Die *Therapie* ist sehr unbefriedigend; etwa jeder zweite Patient stirbt!
Man gibt hohe Dosen $NaHCO_3$ (200–400 m Mol innerhalb weniger Stunden). Dabei ständig den pH-Wert kontrollieren, weil er plötzlich umschlagen kann. Evtl. Hämodialyse.

Metabolische Alkalose

Definition: pH ↗, HCO_3 ↗, pCO_2 ↗. „Basenexcess" positiv.

Ursachen

– Verlust von fixen Anionen durch Erbrechen; Aufnahme von Alkali.
– Verlust von Kalium (s. S. 154), besonders durch langfristige Therapie mit Diuretica oder Glucocorticoiden. Die Alkalose wird verstärkt durch K^+-Mangel, der sogar zu paradoxer Acidurie führen kann.

Konsequenzen sind K$^+$-Verluste, Tetanie, verminderter zentraler Antrieb von Atmung und Kreislauf.

Therapie: Meist genügt die orale Gabe von NaCl, falls erforderlich KCl. Für parenterale Gabe in schweren Fällen steht Arginin-HCl zur Verfügung.

Respiratorische Alkalose

Sie entsteht durch Hyperventilation und ist sehr häufig. Die Alkalose mindert den Dissoziationsgrad des Ca^{2+} im Blut, was zur Tetanie führt.
Therapie: Patienten beruhigen, bei Bedarf auch mit Diazepam. In Plastikbeutel rückatmen lassen → pCO$_2$ ↗.

Injektion von Ca^{2+} wäre unnötig und manchmal gefährlich, z. B. bei Digitalisierten.

Zur *respiratorischen Acidose* s. S. 235.

Übersicht über alkalisierende und säuernde Substanzen

Alkalisierende Substanzen

- *NaHCO$_3$* wirkt sofort, ist aber per os oft schlecht verträglich. Die Na$^+$-Belastung ist bei Ausscheidungsstörungen bedenklich. Die Alkalose führt zu K$^+$-Abfall, bei Überdosierung sogar zur Atemdepression.
- *Na-Lactat* wirkt langsam, weil Lactat zunächst metabolisiert werden muß. Sind Stoffwechselstörungen zu erwarten, sollte kein Lactat gegeben werden. Na-Lactat ist keine unentbehrliche Substanz.
- Oral am besten verträglich ist *Na-Citrat-Lösung*.

Ansäuernde Substanzen

NH$_4$Cl; Arginin-HCl. Sie belasten den Stoffwechsel indem das jeweilige Kation metabolisiert wird, und werden nur selten benötigt.

8.5 Diuretica

Ziel der diuretischen Therapie ist es zumeist, den Na$^+$-Bestand des Organismus durch renale Mehrausscheidung zu senken (s. S. 148). Das im Tubuluslumen angereicherte Na$^+$ bedingt eine osmotische Diurese, woher der Name „Saluretica" stammt.

Ältere Prinzipien	Nachteile
Hg-Derivate	Hg-Retention und Überempfindlichkeit
NH$_4$Cl	nur kurz wirksam, wenn allein gegeben. Nicht bei Acidose, Alkalose, Leber- oder Nierenerkrankungen brauchbar.
Acetazolamid (hemmt die Carboanhydratase)	zu schwach wirkend. Bei langer Anwendung entsteht eine Acidose, dadurch nimmt die Natriurese ab.
Xanthine	zu schwach.

Die **modernen Diuretica** lassen sich nach ihrer Wirkungsintensität gruppieren:

Stärke und Geschwindigkeit der Wirkung	Vom glomerulär filtrierten Na$^+$ werden ausgeschieden bis zu	Beispiel
hoch	40%	Furosemid, Etacrynsäure
mittel	10%	Hydrochlorothiazid
gering	2%	Spironolacton, Triamteren

Thiazide (incl. Chlorthalidon) – *mittelstark*

Zum *Wirkungsmechanismus* s. Tabelle 8.5-1.

Ihre Wirkungsstärke besitzt einen Substanz-spezifischen Grenzwert, der auch bei massiver Dosissteigerung nicht überschritten wird und viel niedriger als bei Furosemid liegt. Unterschiede zwischen den zahlreichen Einzelsubstanzen bestehen nur hinsichtlich Wirkungs*dauer* und Wirkungs*stärke*. Die Hemmung der Carboanhydratase ist unbedeutend.

Anwendung

Kurzfristig bei *Herzinsuffizienz*, langfristig bei *Hypertonie*.

Eine „paradoxe" Sonderindikation besteht beim *Diabetes insipidus renalis*.

Hinweise zur Anwendung

– Initial ist oft eine höhere Dosis nötig. Der Bedarf ist individuell variabel.
– Kombination mit anderen Diuretica ist oft vorteilhaft, z. B. mit Triamteren oder Spironolacton zur K$^+$-Einsparung (s. S. 162).
– Bei Ödempatienten vormittags geben (Nachtruhe)!

– Massive Diurese führt zur Abnahme des Extracellulär-Raumes, diese zu Kompensationsmechanismen (sekundärer Hyperaldosteronismus, und auch verstärkte proximale Na$^+$ Rücknahme).

Unerwünschte Wirkungen

- K^+-*Verluste* mit sekundärer *Alkalose*. Besonders riskant sind langwirkende Diuretica, weil sie zu häufig gegeben werden und daher kumulieren. Chlorthalidon wirkt für 2–3 Tage!
Zur Prophylaxe empfielt man reichlich Obst. Weitere Zulagen von K$^+$ nur anhand der Labordaten. Hilfsmaßnahmen bestehen in intermittierender Therapie (z. B. 2 Tg. Diureticum, 2 Tg. nicht), oder gleichzeitiger Gabe von Triamteren oder Spironolacton. Wenn eine K$^+$-Substitution erforderlich ist, strebe man eine Gesamtzufuhr von 80 mMol tgl. an, initial bei Hypokaliämie oft mehr. Vgl. S. 155.

Da eine Hyperkaliämie ebenso bedenklich ist wie eine Hypokaliämie, sollte bei jedem längerfristig mit Diuretica behandelten Patienten regelmäßig das Plasma-K$^+$ bestimmt werden. Aus dem gleichen Grund sind fixe Kombinationen zwischen Diuretica und Kaliumsalzen abzulehnen.

- *Hyperuricämie und erhöhtes Gicht-Risiko;* denn Thiazide konkurrieren mit der tubulären Sekretion von Harnsäure und (!) mit Uricosurica. Jedoch ist eine Gicht-Anamnese keine Kontraindikation. Gib evtl. Allopurinol (s. S. 258).
- *Hyperglykämie:* Ein bereits bestehender Diabetes mellitus ist zwar keine Kontraindikation, erfordert aber sorgfältige Überwachung, eventuell erneute Einstellung. Die Hyperglykämie ist z. T. eine Folge der Hypokaliämie.
- Eine *Expansions-Hyponatriämie* entsteht meist dadurch, daß Patienten mit Herzinsuffizienz mehr trinken als sie ausscheiden können. Sie wird durch Diuretica verschlimmert. Therapie: Diuretica absetzen, Flüssigkeit limitieren.
- *Eine zu schnelle Minderung des Na$^+$-Bestandes* ist vor allem bei älteren Patienten mit Herzinsuffizienz oder massiver antihypertensiver Therapie zu befürchten, weil die Regelmöglichkeit eingeschränkt ist. Folgen: Hypotension, Azotämie bei bestehender Niereninsuffizienz. Therapie: Diuretica weglassen; in schweren Fällen NaCl.

Schleifendiuretica – sehr stark

Hierher gehören Furosemid und Etacrynsäure.
Zum Wirkungsmechanismus s. Tabelle 8.5-1.
Klinisch entscheidende Unterschiede gegen Thiazide:
– *Schneller* Wirkungseintritt (Maximum 60–90 min nach i. v. Injektion); daher vor allem bei Notfällen (Lungenödem; Vergiftungen).
– *Stärker* wirkend; daher auch noch bei niedriger Filtrationsrate (eingeschränkter Nierenfunktion) oder schweren Elektrolytstörungen brauchbar.
– Furosemid kann die *glomeruläre Filtration erhöhen,* Thiazide können sie *senken.*

> Furosemid und Etacrynsäure sind vor allem Mittel zur akuten oder kurzfristigen Anwendung. Langfristig sollten sie nur dann benutzt werden, wenn der Patient auf Thiazide nicht mehr anspricht.

Ihre unerwünschten Wirkungen bei längerer Anwendung entsprechen denen der Thiazide (s. o.). Zusätzlich sind zu bedenken:
- stärkere Tendenz zur Hypovolämie,
- Möglichkeit reversibler Ertaubung (Patienten vor massiver Therapie vorwarnen!).

Renale oder Leberinsuffizienz (Cirrhose) sind keine Kontraindikationen; man muß aber die Serumelektrolyte sorgfältig verfolgen und evtl. intermittierend oder in Kombination mit Aldosteron-Antagonisten bzw. Triamteren behandeln. – Vorsicht bei Pankreatitis wegen Eindickung des Sekrets.

Kaliumsparende Diuretica – sehr schwach

Hierher gehören Triamteren, Amilorid und Spironolacton.

Gemeinsam ist ihnen die Hemmung des Austausches von Na^+ gegen H^+ und K^+. Sie greifen also vorwiegend am distalen Tubulus an. Spironolacton ist ein echter Aldosteron-Antagonist, während Triamteren und Amilorid unabhängig von Aldosteron wirken und daher als Pseudo-Aldosteronantagonisten bezeichnet werden. Das Wirkungs-Maximum von Spironolacton ist erst nach 16 Std., das von Triamteren nach 1 Std. zu erwarten. Sie sind also nicht geeignet für akute Situationen.

Aus dem Wirkprinzip ergibt sich:
- Eine Hyperkaliämie ist möglich; daher *nicht* bei bestehender Hyperkaliämie oder bei Niereninsuffizienz anwenden! Größte Vorsicht bei gleichzeitiger K^+-Substitution. Kaliumsparende Diuretica sind vorteilhaft, wenn ein Hyperaldosteronismus das Krankheitsbild mitbestimmt, z. B. bei Lebercirrhose oder nephrotischen Ödemen.
- Bei alleiniger Gabe reicht ihre Wirkung meist nicht aus. Vorteilhaft ist ihre Kombination mit Thiaziden oder Schleifendiuretica, weil diese mehr Na^+ in den distalen Tubulus bringen.

Unerwünschte Wirkungen (neben Elektrolytverschiebungen, s. o.):
Spironolacton macht gelegentlich hormonale Veränderungen,
- beim Mann Gynäkomastie und Potenzstörungen,
- bei der Frau Hirsutismus, tiefe Stimme, Regelstörungen.

Deutliche Sedation → Unverträglichkeit mit Alkohol.
Triamteren erzeugt gelegentlich Erbrechen, Durchfälle und Erhöhung des Plasma-Harnstoffs.

Bei Kombinationen sind die unterschiedlichen Plasma-Halbwertszeiten zu bedenken, die beim Spironolacton um 15 Std., beim „Partner" Furosemid jedoch bei ca. 50 min liegen.

Osmotische Diuretica (z. B. Mannit, Sorbit)

Für sie gibt es vier Indikationen
- Osmotischer Effekt *im Tubulus* – daher bei drohendem akuten Nierenversagen als isotone Lösung (vgl. S. 152).
- Osmotischer Effekt *gegenüber Zellen* – daher bei Hirnödem als hypertone Lösung (vgl. S. 224).
- Osmotischer Effekt im *Darm* – daher als osmotisches Laxans (S. 240).
- Osmotischer Effekt am *Glaskörper;* daher beim akuten Glaukom (S. 363).

Risiken: Stets wird der Extracellulärraum auf Kosten des Intracellulärraums akut vergrößert. Erfolglose Anwendung → evtl. Verbleib im Organismus → Verstärkung von Ödemen. Daher mit Furosemid nachhelfen, wenn die Harnproduktion nicht ausreicht!

Anmerkung: Diuretica und Erdalkalien

Furosemid erhöht die Ca^{2+}-Ausscheidung und kann daher bei einer Hypercalcämie eingesetzt werden.

Alle Saluretica fördern die Mg^{2+}-Ausscheidung ähnlich wie die Ausscheidung von K^+; die resultierende Hypomagnesiämie trägt zur erhöhten Digitalistoxizität nach Diuretica bei.

Tabelle 8.5-1. Synopsis der Diuretica (in Anlehnung an Lembeck und Sewing)

Chemischer Typ	Wirkort (vorwiegend)	Mechanismus	Ausscheidung (vermehrt +, vermindert −) Na^+ K^+ H^+			Wichtigste Indikation	Wichtigste unerwünschte Wirkungen
Thiazide und Verwandte	Distaler Tubulus (proximaler Teil)	Hemmung der Na^+-Resorption	+ +	+	+	Kardiale Ödeme, Hypertonie. Diabetes insipidus	Hypokaliämie, Alkalose, Hyperuricämie Hyperglykämie (Hypovolämie)
Furosemid und Etacrynsäure	Aufsteigender Schenkel der Henleschen Schleife	Hemmung der Chlorid-Resorption (ist entscheidend!)	+ + + +	+	+	Wenn schnelle und massive Diurese nötig (Lungen- und Hirnödem, Vergiftungen, Oligo-Anurie)	Wie Thiazide
Spironolacton	Distaler Tubulus (distaler Teil)	Aldosteronantagonist	+	−		Ödeme mit Tendenz zur Hypokaliämie oder mit Hyperaldosteronismus	Nicht bei Niereninsuffizienz wegen Gefahr der Hyperkaliämie
Triamteren, Amilorid	Distaler Tubulus (distaler Teil)	Pseudoaldosteronantagonisten	+	−	(−)	wie bei Spironolacton	Erbrechen
Mannit	Gesamter Tubulus	Direkte osmotische Diurese	+	(+)	(+)	Hirnödem, Förderung der renalen Ausscheidung	Hypervolämie Hyperosmolarität bei chron. Nieren- oder Herzinsuffizienz
Acetazolamid	Proximaler Tubulus	Carboanhydratase-Hemmung	+	+	−	Nur noch in der Ophthalmologie	Selbstbegrenzung durch die resultierende systemische Acidose

9 Mittel zur Beeinflussung von Blutgerinnung und Fibrinolyse

Übersicht

Ziel ist die Verhütung bzw. Wiedereröffnung gerinnungsbedingter Gefäßverengungen. Die Erfolgsaussichten sind bei venösen Thromben und davon ausgehenden Emboli besser als bei arteriellen; denn venöse Thromben sind vor allem ein Produkt der Gerinnung (Fibrin), arterielle vor allem ein Produkt der Aggregation (Plättchen).

Folgende *Wege* können beschritten werden:
- Minderung von Menge und Aktivität *plasmatischer Gerinnungsfaktoren*
  - *Heparin* (s. 9.1) hemmt in *niedriger Dosis* den Faktor *Xa* und dadurch die Thrombinbildung, in *höherer Dosis* auch die *Thrombinwirkung*. – Antidot: Protamin.
  - *Orale Anticoagulantien* (s. 9.2) stören die Synthese wirksamer Formen der *Faktoren II, VII, IX, X*. – Antidot: Gerinnungsfaktoren; in Ausnahmefällen Vitamin K.
- Hemmung der *Plättchen-Aggregation* durch Acetylsalicylsäure, Dipyridamol und Sulfinpyrazon (s. 9.3).
- *Förderung der Fibrinolyse* (Thrombolyse, s. 9.4).
  - Streptokinase fördert die Aktivierung von Plasminogen. – Antidot: Fibrinolyse-Hemmer.
  - Urokinase aktiviert Plasminogen.
  - Schlangengift-Enzym erzeugt ein schnell eliminiertes Fibrinderivat. Antidot: Antiserum.
- *Verdünnung der Gerinnungsfaktoren* und *Verbesserung der Fließeigenschaften* des Blutes durch kolloidale Plasmaersatzmittel (s. S. 177).

Bezüglich der **Wirkungsstärke**, und damit auch der Risiken und der Schärfe der Kontraindikationen, ergibt sich folgende abfallende Reihe: Fibrinolyse > orale Anticoagulantien > Heparin hochdosiert > Heparin niedrig dosiert > Aggregationshemmer, Dextran.

Indikationen (prophylaktisch sowie therapeutisch) sind
- Periphere und Lungenembolie,
- Venenthrombosen (bes. tiefe),
- Arterielle chronische Gefäßverschlüsse,
- Myokardinfarkt,
- Verbrauchscoagulopathien (hier Heparin).

Kontraindikationen

- Hämorrhagische Diathese (Ausnahme: Verbrauchscoagulopathie);
- Hypertonie (diast. > 110 mm Hg);
- Blutungsneigung oder Blutungen im Atem-, Harn- oder Darmtrakt (außer, wenn emboliebedingt),
- alle schweren cerebralen Durchblutungsstörungen.

Vorsicht bei Endokarditiden, Perikarditiden, chirurgischen Eingriffen, Aneurysmen, schweren Leber- und Nierenerkrankungen, Langzeittherapie bei niedrigem IQ, gleichzeitiger Gabe anderer Arzneimittel (s. Tabelle 9.2-1). In der Schwangerschaft nur Heparin verwenden (s. S. 170), weil es nicht wesentlich auf den Feten übergeht.

I. m. Injektionen sind strikt zu vermeiden, weil Hämatome entstehen können.
Bei *langfristiger Therapie ist regelmäßig zu prüfen:*
- Gerinnungsstatus,
- Erythrocyten im Harn,
- Blut im Stuhl.
- Männliche Patienten nach Blutung beim Rasieren fragen!

Je höher die Wirkungsstärke, desto sorgfältiger muß das Gerinnungssystem überwacht werden. *Gerinnungstests* sind meist nicht erforderlich bei Gabe von niedrig dosiertem Heparin oder von Aggregationshemmern.

Die umrahmten Felder geben an, welcher Teil des Gerinnungssystems durch die Tests jeweils geprüft wird.

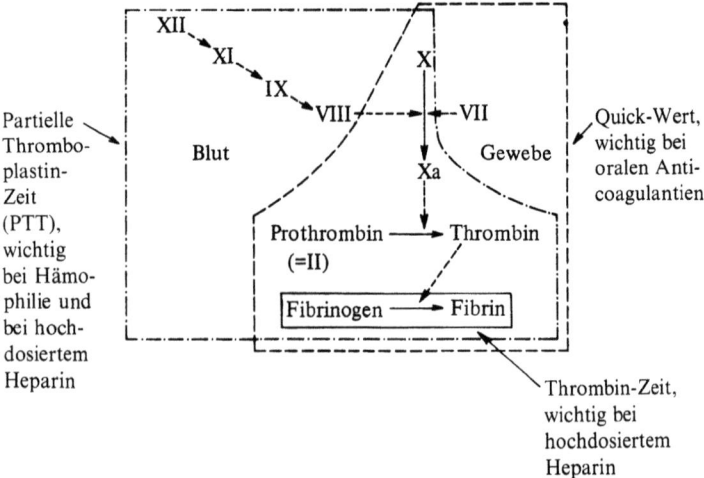

9.1 Kurzzeittherapie und Kurzzeitprophylaxe mit Heparin

Wirkprinzipien

- Heparin hemmt die *Thrombinbildung* (F. XIa, IXa, Xa) bereits in kleinen Dosen.
- Heparin hemmt auch die *Thrombinwirkung*, aber erst in höheren Dosen.

Beides geschieht durch eine Komplexbildung mit Antithrombin III. Außerdem aktiviert Heparin die Lipoproteinlipase. Die Plättchenaggregation wird gefördert.

Eine Heparin**therapie** ist nur für beschränkte Zeit durchführbar, weil sie teuer und nur parenteral möglich ist. Ausreichende, gleichmäßige Plasmakonzentrationen werden erreicht mit 4–6 i. v. Injektionen tgl. oder durch Infusionen. Eine s. c. Injektion hält zwar länger (8–12 Std) an als i. v. (4 Std), gibt aber stärker variable Spiegel.

Meist reichen 10 000 E/Dosis hin. S. c. Therapie oder i. v. Infusion (400 E/kg/24 Std) mit einer i. v. Injektion (5–10 000 E) einleiten. – Depot-Präparate stehen für ambulante Patienten zur Verfügung. Indikationen: s. S. 165.

Die low-dose-Heparin-**Prophylaxe** ist vergleichsweise wenig bedenklich. Sie sollte immer bei drohender Thrombose und Embolie Anwendung finden, sofern keine Kontraindikation gegen Heparin bestehen. Sie mindert die Häufigkeit der Lungenembolie, wahrscheinlich auch die der venösen Thrombosen. Acetylsalicylsäure und Dextrane sind dem Heparin deutlich unterlegen.

Die *Dosierung* ist so niedrig, z. B. 5000 E 2–3 mal tgl., daß keine Gerinnungsänderung meßbar ist. Die erste Injektion kann schon 2 Std *vor* einer geplanten Operation gegeben werden, was den prophylaktischen Nutzen im Vergleich zum postoperativen Start noch erhöht.

Kontrollen sind nur bei therapeutischer Dosierung erforderlich, nicht bei der niedrig dosierten Prophylaxe. Partielle Thromboplastinzeit oder Thrombinzeit sollen auf das Zwei- bis Dreifache verlängert sein. Tägliche Bestimmung! Das Blut wird frühestens 4 Std nach der letzten Injektion entnommen. Der Quick-Wert rührt sich nicht, wenn man diesen Abstand einhält. Das ist wichtig bei überlappender Gabe von Heparin und oralen Anticoagulantien.

Unerwünschte Wirkungen

- Bei kurzfristiger Anwendung ist fast nur an *Hämorrhagie* zu denken. Insbesondere besteht die Gefahr der lokalen Blutung; daher injiziert man Heparin stets i. v. oder unter die Bauchhaut, nie i. m.
- Die *Thromboseneigung* kann „paradox" gefördert werden durch Zunahme der Plättchen-Aggregation und Depletion von Antithrombin III.
- Manchmal entsteht eine (meist reversible) *Alopecie*.
- Selten erscheinen cytotoxische Antikörper gegen Thrombocyten und erzeugen schwere *Thrombocytopenien*.
- *Klinisch-chemische Tests*, z. B. die Komplementbindung, können gestört werden.

Ein *Antidot* ist wegen der kurzen Wirkungsdauer des Heparins meist unnötig. Falls erforderlich, z. B. nach Operationen mit der Herz-Lungen-Maschine oder bei Blutung unter einer Heparintherapie verabreicht man *Protamin,* möglichst nicht mehr als 50 mg; die Menge richtet sich nach der vorhergegangenen Heparindosis. Protamin selbst fördert *und* hemmt die Gerinnung! Außerdem wirkt es hypotensiv. – Bluttransfusionen sind kein Antidot gegen Heparin, sondern ersetzen nur den Blutverlust.

9.2 Langzeittherapie mit oralen Anticoagulantien

Wirkprinzip: Orale Anticoagulantien *stören* die posttranslationale Fertigstellung Ca^{2+} *-abhängiger Gerinnungsfaktoren,* also von Prothrombin (HWZ = 65 Std), F. VII (5 Std), IX (24 Std) und X (48 Std). Die Gerinnungsfaktoren haben also recht lange HWZ und werden entsprechend langsam synthetisiert; daher ist ein langsames (mindestens Tage!) An- und Abklingen der Wirkung oraler Antikoagulantien zu erwarten. Dazu kommt deren eigene lange HWZ (s. u.). *Heparin wirkt sofort, orale Anticoagulantien brauchen Zeit.* Daher bei akuter Indikation mit Heparin beginnen.

Kontrollen sind alle 1–4 Wochen, je nach Stabilität der Einstellung erforderlich.

- Die Thromboplastinzeit nach Quick soll das 2–3fache (25–30 sec) der Norm (12 sec) betragen. Sie kann abhängig vom Thromboplastinpräparat sein! Eichen!
- Der Thrombotest nach Owren ist spezifischer, weil er auch F. IX anzeigt, und auch empfindlicher gegen Kontaktaktivierung.

Die *Prothrombinkonzentration* (anhand des Quick-Werts gemessen) soll *ca. $20^0/_0$ der Norm* betragen. Die therapeutische Breite ist überaus gering; denn schon ein Quickwert um 30% bedeutet unsichere Prophylaxe, und Werte um 10% signalisieren Blutungsgefahr. Bei Benutzung des Thrombotests sind diese Richtwerte durch 2 zu teilen.

Präparate

Meist benutzt man Phenprocumon. Seine HWZ liegt bei 6 Tagen, seine Proteinbindung oberhalb 99%.

Die *Dosierung* schwankt von Patient zu Patient. Vereinzelte Patienten sind resistent. Stets nach Wirkung dosieren! Die Therapie mit oralen Anticoagulantien ist ungemein störanfällig! S. Tabelle 9.2-1.

Die *Indikation* hängt ab von der Wahrscheinlichkeit einer Thrombose oder Embolie. Antikoagulation von unbegrenzter Dauer ist unbestritten bei Patienten mit künstlichen Herzklappen, bei erweitertem, flimmerndem Vorhof (Mitralvitien!), bei recidivierenden Venenthrombosen mit oder ohne Lungenembolien. Bezüglich Herzinfarkt s. S. 208.

Dem sind die *Risiken* und *Kontraindikationen* gegenüberzustellen (s. S. 170), ferner die zahlreichen *Wechselwirkungen* (s. Tab. 9.2.1).

Salicylate sollte man nicht zusammen mit oralen Antikoagulantien geben; denn sie fördern auf dreifache Weise die Blutungsneigung:
- sie hemmen die Thrombocyten-Aggregation
- sie schädigen die Magenschleimhaut
- sie mindern, allerdings erst in hohen Dosen, die Prothrombinsynthese.

Tabelle 9.2-1. Verstärkung oder Abschwächung der Wirksamkeit oraler Anticoagulantien

Gestört ist die	durch	Anticoagulantien wirken daher
Vitamin K-Versorgung	*Verstärkte* Vit. K-Aufnahme. Daher keine K-haltigen Vitaminpräparate gleichzeitig! Eine spezielle Diät ist jedoch nicht nötig	schwächer
	Verminderte Vit. K-Aufnahme, z. B. bei a) Mangeldiät, vor allem wenn zugleich die K-synthetisierenden Darmbakterien durch Antibiotica zurückgedrängt werden. Bei normaler Ernährung machen Antibiotica dagegen keinen K-Mangel b) Störungen der Resorption, z. B. unter Colestyramin (s. S. 254) oder allen Störungen der Fettresorption	stärker
Pharmakodynamik der Anticoagulantien	a) Hereditäre relative Resistenz gegen Anticoagulantien b) Überproduktion von Gerinnungsfaktoren, z. B. unter oralen Contraceptiva	schwächer
	a) Salicylate (s. oben) b) Parenchymerkrankungen der Leber mit Unterproduktion von Gerinnungsfaktoren.	stärker
Pharmakokinetik der Anticoagulantien	a) Hereditär bedingte Überfunktion des Anticoagulantien-abbauenden Systems b) Induktion des Abbaus von Anticoagulantien, z. B. durch längere Gabe von Barbituraten und Verwandten, Rifampicin, chronischen Alkoholismus	schwächer
	a) Hemmung des Abbaus von Anticoagulantien, z. B. durch Phenylbutazon, Chloramphenicol, Alkohol (akut), Cimetidin b) Verdrängung aus der Plasmaeiweißbindung (Anticoagulantien sind zu > 95% gebunden!), z. B. durch Phenylbutazon, Sulfonylharnstoffe, Sulfonamide	stärker

Unerwünschte Wirkungen

- **Blutungen** sind auch bei richtiger Einstellung möglich. Daher
  - regelmäßige *Harnkontrolle* auf Erythrocyten;
  - nicht in der *Schwangerschaft* (auch deshalb nicht, weil orale Anticoagulantien auf den Fetus übergehen und Mißbildungen hervorrufen können (S. 43); stattdessen Heparin). Auch nicht beim Stillen (Übergang in die Milch);
  - keine i. m. *Injektionen,* weil Gefahr der Blutung;
  - nicht bei *Gewebedefekten* im Magen-Darm-Trakt (z. B. Ulcus), Vorsicht mit potentiell ulcerogenen Medikamenten (s. S. 244);
  - Ca 1/3 aller Einstellungsprobleme beruhen auf *Wechselwirkungen* mit anderen Medikamenten (s. Tabelle 9.2-1). Extreme Aufmerksamkeit ist angezeigt;
  - Vorgehen bei *Operationen unter Anticoagulantien:* Eingriffe *ohne* besondere Blutungsgefahr, wie Incisionen und auch einfache Zahnextraktionen sind ohne Unterbrechung der Therapie erlaubt. Vor Eingriffen *mit* Blutungsgefahr, z. B. Kieferoperationen oder Tonsillektomien, setzt man ab und wartet 3–4 Tage. Der Quickwert sollte dann 18 sec betragen. Sind derartige Eingriffe *akut* erforderlich, gibt man Faktorenkonzentrate, bis der Quickwert ca. 18 sec erreicht hat.

  - Vorgehen bei *Spontanblutungen* unter Anticoagulantien

  Nicht jede Blutung zwingt zum Absetzen der Therapie. Entscheidend ist die Gefährdung des Patienten, die z. B. bei cerebralen Blutungen besonders hoch wäre. Ist der Patient nach Ausweis der Laborwerte richtig eingestellt, so weisen Blutungen oft auf einen organischen Schaden hin. Suchen!
  Man setzt bei ernsthaften Blutungen das Anticoagulans ab und überbrückt, falls erforderlich, die Zeit bis zur Erholung mit Faktorenkonzentraten. Vitamin K, das physiologische Antidot, sollte vermieden werden; denn die Neusynthese der Gerinnungsfaktoren braucht Zeit. Außerdem wäre der Patient anschließend schlecht einstellbar und daher Thrombose-gefährdet.

- *Nebenwirkungen, die nicht mit Gerinnungsstörungen zusammenhängen,* sind
  - Haarausfall (auch bei Heparin),
  - Vasculitis (Cumarin-Nekrose, selten),
  - Minderung des Abbaus anderer Pharmaka, wie Phenytoin oder Sulfonylharnstoffe.

Beendigung der Anticoagulantientherapie

Ausschleichen nach langfristiger Gabe ist unnötig, weil die Wirkung ohnehin nur langsam abklingt. Ein Rebound-Phänomen ist **nicht** erwiesen; jedoch steigt unter kurzfristiger Gabe (z. B. 1–2 Wochen zur postoperativen Prophylaxe) der Fibrinogenspiegel an. Daher pflegt man in diesen Fällen langsam abzusetzen. Vor Absetzen schließe man ein vielleicht noch bestehendes Risiko der Thromboembolie aus.

9.3 Hemmung der Thrombozyten-Aggregation

Wirkprinzip: Thrombozyteneigene Thromboxane fördern die Aggregation, während die endotheleigenen Prostacycline und das thrombozyteneigene cAMP die Aggregation hemmen. *Ziel* ist es, das System in Richtung auf Hemmung der Aggregation zu beeinflussen. Die verwendeten Substanzen bewirken dies auf verschiedene Weise:

- *Acetylsalicylsäure* in kleinen Dosen hemmt die thrombozytäre Prostaglandinsynthetase definitiv, während das endotheliale Enzym schwächer gehemmt und überdies ersetzt wird. In den empfohlenen Dosen (250–500 mg/die) sind die gastrointestinalen Nebenwirkungen unbedeutend.
- *Dipyridamol* hemmt die Phosphodiesterase und steigert dadurch den cAMP-Gehalt. Unerwünschte Wirkungen sind Kopfschmerzen und Tachycardie. Nicht bei coronarer Herzkrankheit anwenden!
- *Sulfinpyrazon* hemmt wahrscheinlich die Plättchenadhäsion.

Anwendung:

Acetylsalicylsäure, allein bzw. zusammen mit Sulfinpyrazon, scheint dem *plötzlichen Herztod* in den ersten Monaten nach Infarkt entgegenzuwirken.
Acetylsalicylsäure scheint (nur bei Männern!) das Risiko *transienter ischämischer cerebraler Attacken* zu mindern.
Acetylsalicylsäure bzw. Sulfinpyrazon scheint der Entwicklung einer *Venenthrombose* (nur bei Männern!) entgegenzuwirken.

Der Nutzen der Aggregationshemmer ist aber noch nicht soweit gesichert, daß sie zur breiten Prophylaxe angewandt werden könnten.
Das *Risiko* der Monotherapie besteht in einer geringen Erhöhung der spontanen Blutungsneigung. Es kann unannehmbar hoch werden bei gleichzeitiger Gabe von oralen Antikoagulantien oder von Heparin.

9.4 Thrombolytica-Therapie

Wirkprinzip: Thrombolytica aktivieren das fibrinolytische System des Blutplasmas. Gemeinsame Endstrecke ist die Erhöhung der Plasmin-Konzentration.

Substanzen
- *Plasmin* selbst wäre verfügbar, aber überaus teuer. An seiner statt benutzt man indirekt wirkende Agentien, nämlich
- *Streptokinase* (fördert die Bildung von Plasminogenaktivator), oder
- *Urokinase* (fördert die Bildung von Plasmin).

Indikationen für Thrombolytica bestehen
- vor allem bei arteriellen Gefäßverschlüssen thrombotischer oder embolischer

Art (z. B. massiver Embolie der Lunge bzw. peripherer Arterien, Myocardinfarkt)
- gelegentlich bei tiefen, proximalen Venenthrombosen, wobei die Risiken (s. u.) gegen den Erfolg – Wiederherstellung der Venenfunktion – abzuwägen sind.

Thrombolytica können Thromben auflösen, während Antikoagulantien zunächst nur deren Weiterwachstum verhindern. Ein Erfolg ist aber nur dann wahrscheinlich, wenn der Thrombus jünger als eine Woche ist. An die Thrombolyse schließt sich eine Therapie mit Heparin oder oralen Anticoagulantien an.

Kontraindikationen: s. S. 166

Absolute Kontraindikationen sind bestehende innere Blutungen, oder cerebrovaskuläre Ereignisse innerhalb der letzten zwei Monate. Als relative Kontraindikation gelten chirurgische Eingriffe, laufende Therapie mit Anticoagulantien oder Aggregationshemmern, oder ein hoher Anti-Streptokinase-Titer (dann Urokinase oder Plasmin).

Unerwünschte Wirkungen

- *Blutungen* beruhen auf dem Abbau von Fibrin und Gerinnungsfaktoren (Fibrinogen, Faktor V, Faktor VIII);
- *Gefahr der Embolisierung* von Thromben im Vorhof (Kontraindikation!);
- Wirksamkeitsverlust durch *„Verbrauch"* von Plasmin(ogen)
- *Antikörperbildung.* Daher ist Streptokinase höchstens 3 Wochen lang anwendbar. Allergische Reaktionen können einen vorzeitigen Abbruch der Therapie erzwingen.

Die Therapie wird durch Messung der Thrombinzeit überwacht. Bei Überdosierung substituiert man Fibrinogen (3–5 g) und injiziert Aprotinin (100 000–250 000 E) als Plasmin-Inhibitor. Niedermolekulare Antifibrinolytica (z. B. Tranexamsäure) vermeide man, weil sie stärker als Aprotinin auch innerhalb der Thromben wirken.

Anhang: Lungen-Embolie

Der Embolus stammt fast immer aus den, bei bettlägerigen Patienten überaus häufigen tiefen Venenthrombosen der unteren Extremität und des Beckens. Verläßliche Indikatoren für eine drohende Lungenembolie gibt es nicht. Entscheidend ist daher die *generelle Prophylaxe* bei allen Risikopatienten durch
- Minderung der venösen Stase (elastische Strümpfe, Übungen, frühzeitiges Aufstehen nach Operationen),
- Niedrig dosiertes Heparin (s. S. 167). Aggregationshemmer befriedigen nicht, orale Antikoagulantien sind für Kurzzeitprophylaxen zu langsam und zu riskant. Nur bei Hüftgelenksoperationen ist bisher der Nutzen des Heparins ungewiß.

Zur *Behandlung*

Die meisten Todesfälle treten in der ersten Stunde ein, fast alle binen 24 Std. Die Diagnose der übrigen Fälle ist häufig schwierig.

Die einzigen kausalen Maßnahmen sind *Heparin* i. v., *Embolektomie* (sofort), *Fibrinolyse* (langfristig). Die übrigen Sofortmaßnahmen sind weitgehend symptomatisch:

- Bekämpfung von *Schmerz* und *Angst*, je nach Schweregrad mit Diazepam (10 mg i. v.) oder Opiat;
- *Spasmolyse* durch i. v. Injektion von Spasmolytica;
- Schockbehandlung nach Bedarf; hierbei Vorsicht mit Volumenzufuhr, weil kein Volumenmangel besteht.
- *Sauerstoffzufuhr* (Nasensonde) nach Bedarf.
- *Herzglykoside* nach Bedarf.
- Prophylaktisch *Antibiotica* gegen die häufige Infarkt-Pneumonie.

9.5 Substitution von Gerinnungsfaktoren

Jede Behandlung mit Blut und rohen Fraktionen aus Blut ist Sache des Fachmanns; denn sie ist *teuer* und birgt *besondere Risiken:* Infektion mit Hepatitis-Virus; allergische Reaktionen; Bildung neutralisierender Antikörper → Resistenz; Bildung cytotoxischer Antikörper → Hämolyse.
Möglichst kein Gesamtblut verwenden, weil es stärker als seine Fraktionen belastet und gefährdet.

Thrombocyten: Als bedenklich gilt ihr Abfall unter 100 000/mm^3; eine Blutung ist zu erwarten, wenn die Anzahl unter 25 000/mm^3 sinkt. Nach Ursachen fahnden! Die Substitution ist Angelegenheit der Spezialisten.

Hämophilie

Ziel der Behandlung ist die ausreichende Substitution von Faktor VIII (Hämophilie A) bzw. Faktor IX (Hämophilie B). Die Therapie richtet sich nach dem klinischen Erfolg, d. h. der Vermeidung der Blutungen und der nachfolgenden Arthropathien und Kontrakturen, weniger nach den Gerinnungswerten.
Faktor VIII hat eine besonders kurze Halblebenszeit (etwa 12 Std). Verwendet man Frischplasma, so muß man alle 4–6 Std 12 ml/kg anwenden! Besser verträglich sind äquivalente Faktor VIII-Konzentrate, die im Abstand von 12 Std gegeben werden können. Eine Dauersubstitution wäre durch Gabe eines hochkonzentrierten Präparates alle 10 Tage möglich, ist aber extrem teuer. – Faktor IX hat eine etwas längere Halblebenszeit als Faktor VIII (etwa 24 Std).

Gerinnungskontrollen:
Die partielle Thromboplastin-Zeit sollte unter 80 sec liegen, in Abhängigkeit vom Blutungsrisiko. Minimale Anforderungen stelle man bei der Erhaltungstherapie, erhöhte bei Spontanblutungen, maximale bei Operationen. Der Quickwert ist hier unbrauchbar.

Komplikationen:
- Resistenzentwicklungen sind möglich. Sie beruhen meist auf Immunoglobulinen (→ Hemmkörperhämophilien). Dann sind excessive Dosen nötig.
- Ein Hepatitisrisiko ist mit allen Präparaten verbunden, wenn auch in verschiedenem Ausmaß.

Bei **erworbenen Coagulopathien** steht die Behandlung der Grundkrankheit im Vordergrund, nicht die Substitution.

Merke: Nur Gerinnungs*defekte* sind der systemischen Therapie zugänglich. Blutungen bei *normalem* Gerinnungssystem bringt man nicht durch systemische Applikation von Gerinnungsfaktoren oder anderen potentiell gerinnungswirksamen Substanzen (z. B. Gewebeextrakte, Ca^{2+}) zum Stehen, sondern durch lokalen, meist mechanischen Zugriff.

10 Mittel zur Normalisierung von Kreislauffunktionen

10.1 Mittel zur Behandlung des akuten Kreislaufversagens

Definition: Akutes Kreislaufversagen ist bestimmt durch *unzureichende Perfusion,* welche im Schock zur Funktionseinschränkung lebenswichtiger Organe, wie Niere und Gehirn, führt.

Die therapeutischen **Ziele** bestehen in der Wiederherstellung einer ausreichenden Zirkulation sowie einer ausreichenden O_2-Sättigung des Blutes (daher stets O_2-Insufflation).

Drei Stufen der Arzneitherapie (s. Tabelle 10.1-1) gehen ineinander über:

– Sauerstoffzufuhr
– Volumensubstitution bei Hypovolämie
– Gefäß- und herzwirksame Mittel.

Im Notfall treten die *physikalischen Maßnahmen* der Reanimation hinzu. Als Merksatz für die Reihenfolge des Vorgehens diene das ABC der Intensivmedizin:

– **A**temwege freimachen bzw. freihalten,
– **B**eatmung bei Bedarf,
– **C**irculation wiederherstellen.

Physikalische Maßnahmen und O_2-Zufuhr

Akut: Externe Herzmassage, Mund- zu Mund-Beatmung. Geeignete Lagerung.
Langfristig: Sauerstoffzufuhr durch Nasensonde oder Gesichtsmaske; rechtzeitige Intubation; assistierte oder kontrollierte Beatmung. Auf „schleichende" Hypoxien, z. B. infolge Atemdepression, fortbestehender Hypovolämie oder Shunts achten. Luxusversorgung mit O_2 vermeiden, weil irreversible Lungenschädigungen durch Membranverdickungen drohen. O_2 ausreichend anfeuchten, sonst trocknen die Sekrete in den Atemwegen ein.

Substitution bei Hypovolämie

Eine *Hypovolämie* muß vor allem „aus der Sicht des Herzens" betrachtet werden; denn die Minderung des venösen Angebots ist pathogenetisch entscheidend und therapeutisch zu beheben. Eine Hypovolämie kann Schock verursachen, z. B. bei Blut- oder Elektrolytverlusten; sie kann aber auch durch den Schock (mit) verursacht sein, weil jeder Schock zu Schrankenstörungen führt. Das venöse Angebot bestimmt den zentralen Venendruck (normal 5–8 cm H_2O); nach dieser wichtigen Größe ist die *Infusionsmenge* einzustellen.

Bedenke jedoch, daß der zentrale Venendruck trotz Volumenmangel erhöht sein kann, wenn eine Herzinsuffizienz vorliegt oder die Lungenstrombahn eingeengt ist, z. B. bei Überdruckbeatmung!

Ziele der Infusionsbehandlung sind
- Erhöhung des venösen Angebots an das Herz → erhöhtes Herzminutenvolumen;
- Normalisierung des gestörten Flüssigkeits- und Elektrolythaushalts (s. S. 147).

Tabelle 10.1-1. Ableitung der Arzneitherapie des Schocks aus seinen pathogenetischen Faktoren

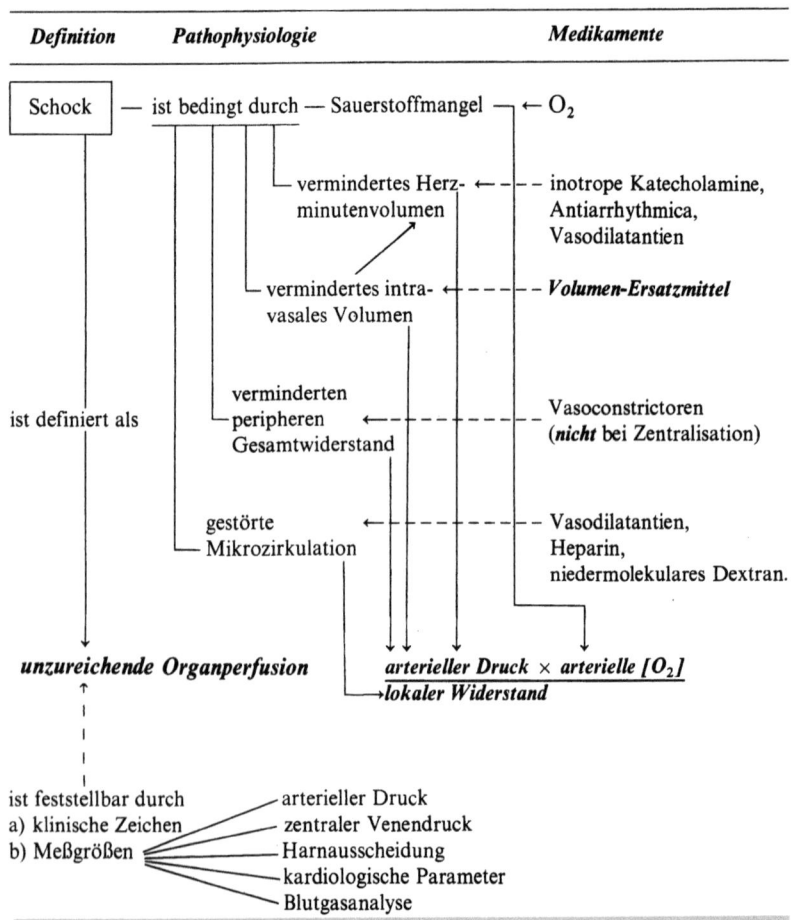

Je niedriger der arterielle Druck und die arterielle Sauerstoffkonzentration, und je höher der lokale Gefäßwiderstand sind, desto schlechter steht es mit der Organperfusion.

Wenn eine Hypovolämie trotz Therapie fortbesteht, suche man nach folgenden typischen Gründen:
- Der aktuelle Verlust wurde unterschätzt.
- Ein fortbestehender Verlust durch Schrankenstörungen wurde nicht erkannt bzw. unterschätzt, z. B. bei Ileus oder Verbrennungen.
- Der normale Tagesbedarf wurde nicht in Rechnung gestellt.

> Ersatz von Flüssigkeit und Salz einerseits, Normalisierung des Plasmavolumens andererseits sind scharf zu unterscheiden!

Volumenwirksame Zubereitungen

- *Kolloidfreie* Elektrolytlösungen sind bei intakten Organfunktionen (z. B. im akuten hämorrhagischen Schock) brauchbar. Sie *verlassen* jedoch die Gefäßbahn *schnell* und treten ins Interstitium ein → Risiko des Lungenödems (bei Herzinsuffizienz) oder des Hirnödems (bei organischer Hirnschädigung oder Hochdruck).
- *Kolloidhaltige* Elektrolytlösungen wirken infolge ihres kolloidosmotischen Druckes dem kapillären Filtrationsdruck entgegen und können, wenn sie hyperonkotisch sind, sogar *Flüssigkeit* aus dem Interstitialraum ins Blut zurücknehmen („Plasmaexpander").

Die Rücknahme fällt bei stärker hyperonkotischen Mitteln (z. B. Dextran 40) ins Gewicht, wenn diese schnell infundiert werden. Man hüte sich aber vor einer Über-Infusion und gebe hyperonkotische Lösungen erst dann, wenn der Flüssigkeitshaushalt restituiert ist.

Präparate (vgl. Tabelle 10.1-2)

- *Dextrane* sind Poly-Glucosen und bei gleichem Molekulargewicht stärker hydratisiert als Proteine. Das mittlere Molekulargewicht liegt für Dextran 75 bei 75 000, Dextran 40 bis 40 000 etc. Je höher das Molekulargewicht, desto größer die Viscosität. Die Elimination erfolgt renal mit zunehmender Geschwindigkeit bei Molekulargewichten unter ca. 50 000; daher gibt man kein Dextran 40 bei drohendem Nierenversagen, weil sonst zu hohe intratubuläre Konzentrationen erreicht werden. Dextrane werden langsam, aber vollständig enzymatisch hydrolysiert.
Die Dextranbeladung der Gefäßwände und der corpusculären Bestandteile führt zu einer „glatteren" Mikrozirkulation (besonders mit Dextran 40). Dextrane hemmen die Plättchenaggregation leicht, in höheren Dosen auch die plasmatische Gerinnung. *Entscheidend für die Verbesserung der Mikrozirkulation ist jedoch die Hämodilution* mit der daraus resultierenden Minderung der Viscosität.
Nachteil: in ca. 0,05% der Fälle Überempfindlichkeitsreaktionen, die zu ca. 10% tödlich enden. Prophylaktisch kann man eine kleine Menge eines monovalenten Dextrans injizieren, was die Wahrscheinlichkeit von Zwischenfällen mindert.
- *Gelatine-Derivate* weisen Molekulargewichte um 30 000 auf und werden daher relativ schnell renal eliminiert. Sie sind nicht hyperonkotisch. Vorteil: Diureseförderung. Nachteil: Hypovolämie kommt wieder.

Eine Histaminfreisetzung spielt bei den neueren Präparaten keine Rolle mehr.
Die Gerinnung ist nicht betroffen.
- *Hydroxyethylstärke* besitzt ein hohes Molekulargewicht (ca. 400 000) und wird im Organismus zu kolloidosmotisch stärker wirksamen Fragmenten gespalten. Dadurch besteht das Risiko der Überinfusion. Überempfindlichkeitsreaktionen sind sehr selten.

- *Plasma-Albumin*

  Albumin ist sehr teuer, was zu strenger Indikationsstellung zwingt. Man gibt nicht vielen wenig, sondern wenigen viel!
  - Bei *akuten schwerem Proteinmangel* (z. B. bei Blutverlusten) gelten die Richtzahlen:

Blutverlust (%)	Anteil am gesamten Substitutionsvolumen		
	Körperfremde Volumenersatzmittel	Albumin-Lösung (Roh-Albumin, 3,5%)	Blut
< 25	1	0	0
25–50	1	1	1
> 50	2	1	1

- Bei *chronischem schwerem Proteinmangel* (z. B. bei Katabolie) mit einem Gesamteiweiß unter 50g/l bzw. Albumin unter 30g/l kann die Substitution mit Albumin indiziert sein, vor allem beim Vorliegen schwerer Albuminmangelödeme.

- *Vollblut* stellt eine „Arzneimittelkombination" dar, deren Bestandteile (Erythrocyten, Leukocyten, Thrombocyten, Gerinnungsfaktoren, Antikörper, volumenwirksame Bestandteile) nicht immer gemeinsam indiziert sind.

Vollblut ist *indiziert*

- *akut*, wenn mehr als ca. 1,5 l Blut verloren gingen oder der Hämatokrit unter 25% sank;
- *chronisch*, wenn eine anders nicht ausreichend beeinflußbare bedrohliche Anämie vorliegt.

Die Indikation ist *streng* zu stellen; stets ist zu prüfen, ob eine gezielte Therapie mit *Blutbestandteilen* möglich ist. Verfügbar sind Frischplasma, Konzentrate von Erythrocyten, Leukocyten, Thrombocyten (hier neben ABO- und Rh-System auch das HL-A-System berücksichtigen!), Immunglobulinen, Fibrinogen, Antihämophilen Globulinen A und B, Antithrombin III.

Risiken: Bisher *unvermeidbar* ist die Hepatitis. 10% der Infundierten werden infiziert, 1% werden gelb, 0,1% sterben.

Vermeidbare Risiken sind

- Blutgruppen-Unverträglichkeit,
- sonstige Überempfindlichkeit (Allergien),

Tabelle 10.1-2. Vergleich verschiedener Plasmaersatzmittel

Grundsubstanz	HWZ ca.	Molekulargewicht	Vorteile	Nachteile
Albumin	20–30 Tage	68 000	„Physiologisch"	Zu hoher Preis. Reaktionen auf Aggregate (leicht)
Dextran (niedermolekular)	4 Std	~ 40 000	Verbesserte Fließeigenschaften des Blutes; Entwässerung ödematösen Gewebes; kurze Verweildauer im Blut	Exsiccose des Gewebes (auch der Zellen); Überempfindlichkeitsreaktionen, auch tödliche
Dextran (hochmolekular)	8 Std	~ 60 000	Günstige Halbwertszeit	Überempfindlichkeitsreaktionen, auch tödliche
Gelatine (quervernetzt)	4 Std	~ 30 000	Relativ schnelle Ausscheidung	
Hydroxyethylstärke	12 Std	400 000		Muß im Organismus zu kolloidosmotisch wirksamen Fragmenten gespalten werden → evtl. Überinfusion

- bakterielle Verunreinigungen (vom Spender oder durch Handhabung),
- bei großen Blutmengen Acidose durch ACD-Zusatz, die eine Hyperkaliämie nach sich zieht (ACD = Acidic Citrate Dextrose).

Gefäß- und herzwirksame Mittel

- *α-Sympathomimetica:* Vasoconstrictoren können zur Aufrechterhaltung eines minimalen Blutdrucks unvermeidlich sein; sie sind aber wegen der Zunahme der Nachlast und einer weiteren Verschlechterung der Organperfusion riskant. Keinen Blutdruck > 100 mm Hg systolisch erzwingen wollen!

- *β-Sympathomimetica* können den peripheren Widerstand und die venöse Poolung vermindern. Sie fördern allerdings auch Tachykardie und Extrasystolie.

- *Dopamin* fördert in kleinen Dosen (2,5–10 µg/kg × min) spezifisch dopaminerg die Durchblutung von Niere und Mesenterialgefäßen zu Lasten der Haut- und Muskeldurchblutung. In höheren Dosen (bis zu 20 µg/kg × min) bewirkt es eine allgemeine $α_1$-mimetische Vasoconstriction. Die Inotropie des Herzens nimmt zu. Heute ist es das Mittel der Wahl (s. S. 190). – *Dobutamin* steigert ebenfalls die Inotropie des Herzens. Der periphere Widerstand wird kaum beeinflußt.

- *Glucocorticoide* in extremen Dosen sind beim septischen Schock wahrscheinlich wirksam. Ihre Anwendung bei anderen Schockformen ist spekulativ.
- *Herzglykoside* sind nur bei chronischer Myocardinsuffizienz sinnvoll (s. S. 187). „Schock" wäre also keine Indikation.

Besondere Schwierigkeiten bei der Schockbehandlung

- *Lungenödem beim Schock*

  Der Schock erfordert die Zufuhr von Volumen und oft auch die medikamentöse Steigerung des Blutdruckes; beides begünstigt das Lungenödem (s. S. 190). Infusionsgeschwindigkeit bei Anstieg des zentralen Venendrucks drosseln! Vorlast senken mit Nitroglycerin und/oder Furosemid; Inotropie steigern mit Dobutamin.

- *Nierenversagen beim Schock.*

  Entscheidend ist die Verbesserung der Hämodynamik durch Volumenzufuhr und Steigerung des Herzzeitvolumens. Nierenperfusion evtl. mit kleinen Dosen Dopamin steigern. Ausscheidung stündlich messen. Bei Diurese unter 30 ml/Std reichlich Furosemid, damit die geringen Mengen an Primärharn, die noch gebildet werden, nicht in den Tubuli „versickern". Die früher viel verwendeten Osmo-Diuretica (z. B. Mannit) sind wegen drohender Hypervolämien nicht mehr angezeigt.

Sonderfall Nr. 1: *Behandlung des anaphylaktischen und des anaphylaktoiden Schocks*

Der anaphylaktische Schock kann innerhalb weniger Minuten zum Tode führen. Die ärztlichen Maßnahmen fallen meist in die Phase der Besserung und werden daher als positiv beurteilt.

Maßnahmen

Zusätzlich zur ABC-Regel der Reanimation (s. S. 175) gilt hier eine AAC-Regel: Antigen weg – Adrenalin – Corticoid hochdosiert.

a) *Adrenalin* in kleinen Dosen (50–100 µg) i. v., bei Bedarf wiederholt. Hypoxiebedingte Arrhythmien dürften dadurch kaum verschlimmert werden. *Adrenalin ist das Mittel erster Wahl!* Zur Begründung s. S. 138.

b) *Glucocorticoid* in hohen Dosen i. v. Wegen des zu langsamen Wirkungseintritts hilft es aber nicht in der akuten Phase; es mag die (nicht bedrohlichen) verzögerten Reaktionen dämpfen.

c) *Antihistaminicum* i. v. Auch sein Effekt ist meist unbefriedigend, weil das Mittel „zu spät auf dem Schlachtfeld erscheint".

d) (Falls a)–c) nicht ausreicht) Adrenalin in Infusion (ca. 0,5 mg/Std).

e) Bei Bronchospasmus zusätzlich β-Sympathomimetica als Aerosol, weiter wie bei Status asthmaticus (s. S. 229).

> Patienten mit entsprechender Anamnese, z. B. schwerer Bienenstich-Allergie, benötigen ein Not-Besteck mit entsprechender Information. Sein wichtigster Bestandteil ist eine Adrenalinampulle mit Spritze.

Sonderfall Nr. 2: *Verbrennungen.*

Der Flüssigkeitsersatz steht ganz im Vordergrund.

Als Richtlinie für die Substitution dient das Ausmaß der Verbrennung: 3.5 ml/kg (KG) × Prozent verbrannte Haut binnen 48 Std. als Ringer-Lactat; Kinder brauchen mehr.

Sonderfall Nr. 3: *Cardiogener Schock*

Hier ist primär das Herzminutenvolumen herabgesetzt. Wichtigstes Beispiel ist der Schock bei Myocardinfarkt (s. S. 207).

Sonderfall Nr. 4: *Pulmonale Formen.*

Sie sind bedingt durch akute Einengung der Lungenstrombahn. Zur Behandlung der Lungenembolie s. S. 172, der Lungenödeme s. S. 190.

10.2 Mittel zur Therapie der Myokardinsuffizienz

> Die Myokardinsuffizienz ist ein ***Syndrom, kein Grundleiden.*** Ziel ihrer Behandlung ist es, das Herzminutenvolumen langfristig und bedarfsgerecht zu erhöhen.

Bei der Behandlung der Myokardinsuffizienz wird oft nur an positiv inotrop wirkende Substanzen gedacht. Das ist falsch; denn die Hämodynamik kann z. B. durch extrakardial angreifende Verfahren so verbessert werden, daß trotz eingeschränkter Leistungsfähigkeit des Myokards das Herzzeitvolumen ausreicht.

Eine Übersicht über die medikamentösen Möglichkeiten gibt Abb. 10.2-1.
Wenn auch die therapeutischen Maßnahmen stets kombiniert werden müssen, so lassen sie sich doch in drei Gruppen gliedern: Kausale Therapie – Entlastung – Erhöhung der Belastbarkeit durch Glykoside.

1. Erwäge eine „kausale" Therapie!

Das gilt bei Hypertonie, Übergewicht, Diabetes, Hyperthyreose, Herzrhythmusstörungen, operablen Vitien und Coronarerkrankungen, Karditis im Rahmen einer Endokarditis, ferner bei chronisch-obstruktiven Lungenerkrankungen.

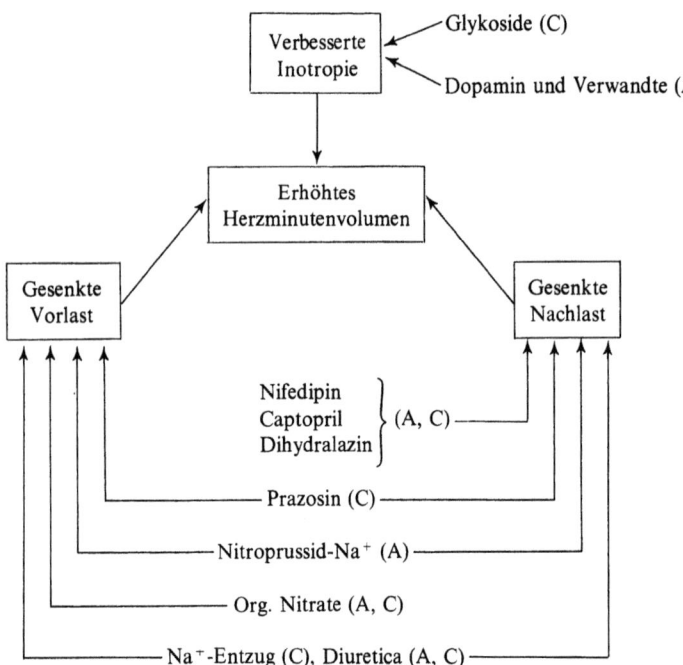

Abb. 10.2-1. Angriffspunkte der Mittel zur akuten (A) und chronischen (C) Behandlung der Myokard-Insuffizienz

Vermeide kardiodepressorische Pharmaka. Beispiele:

- β-Rezeptorenblocker (S. 204); tricyclische Psychopharmaka (s. S. 302), manche Calcium-Antagonisten (s. S. 206).
- Eventuellen *Alkohol*-Abusus abstellen; denn Alkohol führt akut zu direkter Myokarddepression, chronisch zu Kardiomyopathie. Thiamin-Mangel führt gleichfalls zur Herzinsuffizienz. Er kann mit Alkoholismus verknüpft sein. Auf Substitution spricht das Herz ausgezeichnet an.

2. Entlaste das Herz!

- Für *physische* und *psychische* Ruhe sorgen!
  - *Richtig lagern* (bei Links- und Rechtsinsuffizienz verschieden)!
  - *Vorsichtig sedieren,* z. B. mit Diazepam oder Benzoctamin! Alle Sedativa begünstigen eine Atemdepression, besonders bei respiratorischer Insuffizienz mit chronischer Hyperkapnie. Riskant ist die Kombination von Sauerstoffgabe + Sedierung. Bei Linksinsuffizeinz kann generöser sediert werden als bei Rechtsinsuffizienz. Oft ist eine erfolgreiche Digitalisierung die beste Sedation.

Die Risiken der Ruhigstellung sind zu bedenken, z. B. Thromboembolien, Pneumonie, Harnretention, Muskelschwäche, Depressionen. Stets ist eine prophylaktische Antikoagulation zu erwägen.

- Die *Salzretention* und damit die Ödeme beseitigen!
  Nicht zu massiv vorgehen, weil hypotone Kontraktion (s. S. 153), Hyperaldosteronismus, Hypokaliämie, Thromboembolie drohen. *Das Gewicht ist laufend zu kontrollieren,* auch nach erfolgreicher Behandlung. Der tägliche Gewichtsverlust sollte nicht über 500 g liegen.
  Einzelmaßnahmen bestehen in
  - salzarmer Diät ($<$ 6 g Salz tgl.),
  - Diuretica (s. S. 160),
  - Normalisierung der Herzfunktion (s. u.). Dadurch wiederum wird die Nierendurchblutung verbessert, und die glomeruläre Filtration steigt. Die Diurese nimmt zu.

- *Vasodilatantien* mindern die Vor- und Nachlast des Herzens. Sie sind in Notfallssituationen (Lungenödem, s. S. 190, therapierefraktäre Insuffizienz, s. S. 190, cardiogener Schock, s. S. 207) fester Bestandteil der Therapie. Ihre Stellung in der Langzeitbehandlung wird noch diskutiert.

3. Herzglykoside

Nicht ohne Grund werden die Herzglykoside erst an dritter Stelle genannt; denn leichte Myokardinsuffizienzen, vor allem bei Hypertonie, sprechen bereits ausreichend auf Diuretica, Kochsalzeinschränkung und Ruhe an (s. o.).

Wirkprinzipien

Bedenke die drei kardinalen Glykosidwirkungen! Sie treten prinzipiell auch am gesunden Herzen ein; das Herzminutenvolumen wird aber nur bei insuffizientem Herzen gesteigert.

- *Positive inotrope Wirkung* → schnellere und vollständigere Entleerung des Herzens → vermindertes endsystolisches Restblut und verminderte enddiastolische Füllung. Der Wirkungsgrad des Herzens steigt (mehr Arbeit/O_2-Verbrauch) infolge Frequenzminderung und Abnahme des zu großen enddiastolischen Ventrikelvolumens.

- *Negativ chronotrope und dromotrope Wirkung:* Die Erniedrigung der Ventrikelfrequenz ist vor allem eine Folge der verbesserten Inotropie; denn nun braucht der Organismus die „Sympathicuspeitsche" nicht mehr. Daneben ist zu bedenken
  - die Minderung der AV-Überleitung. Dies ist günstig bei Tachyarrhythmien, aber ungünstig bei bradykarden Insuffizienzen.
  - die Zunahme des Vaguseinflusses auf das Herz unter Digitalis.

- Die *gesteigerte Automatie des Myokards* ist nur als toxischer Effekt bedeutsam.

Erniedrigung des Venendrucks und *Diurese* folgern aus der Erhöhung des Herzminutenvolumens. Herzglykoside sind in therapeutischen Dosen keine Diuretica.

Die *Coronardurchblutung* kann sich bessern, wenn Kammerfrequenz und enddiastolischer Druck sinken. Herzglykoside sind aber nicht direkt coronarwirksam.

Vermeide toxische Effekte

Die Digitalisvergiftung ist die *häufigste iatrogene Vergiftung;* denn therapeutische, toxische und tödliche Dosen (1 : 2 : (5–10)) liegen nahe beieinander. Alle bisher bekannten Glykoside besitzen diesen gefährlich kleinen therapeutischen Quotienten. Der individuelle Bedarf an Herzglykosiden variiert stark (wahrscheinlich ± 70% der Normdosis). Aus beiden Gründen ist nach Wirkung zu dosieren. Faktoren, welche häufig zur Überdosierung beitragen, sind
- *Hypokaliämie.* Sie verstärkt die Digitaliswirkungen. Vor allem bei gleichzeitiger Behandlung mit Diuretica sollte das Plasma-K^+ bestimmt werden.
- *Niereninsuffizienz;* sie verzögert die Digoxin-Elimination (s. S.185).
- *Vorgeschädigtes Herz;* es neigt besonders zu Rhythmusstörungen.

Im *Alter* treffen oft alle genannten Risikofaktoren zusammen; die meisten Digitalisbedürftigen sind älter als 60 Jahre. Bei der Gabe von Digoxin muß die „physiologische" Niereninsuffizienz (s. S. 49) berücksichtigt werden.

Die Symptome der Überdosierung werden oft von Symptomen der Grundkrankheit überlagert. *Die toxischen Effekte entwickeln sich aus den therapeutischen* und sind anfangs noch Ausdruck der therapeutischen (!) Wirkung, z. B. Sinusbradykardie, PQ-Verlängerung und QT-Verkürzung.

Bei prophylaktischer Digitalisierung ist definitionsgemäß keine klinische Wirkung sichtbar; daher besteht wegen „blinder" Dosierung in besonderem Maß das Risiko der Unter- oder Überdosierung.

Ist man nicht sicher, ob die Symptome von der Grundkrankheit oder von den Glykosiden ausgelöst werden, entschließe man sich zu einem *Auslaß-Versuch.*

Symptome der Digitalis-Toxizität

- *Kardial:* starke Sinusbradykardie. Vorhofflattern, Vorhofflimmern. AV-Überleitungsstörungen („Pseudo-Normalisierung" der Kammerfrequenz) bis zum Block. Ventriculäre Extrasystolen (monotop-polytop) bis zur Kammertachykardie. Der Tod durch Digitalis beruht in der Regel auf Kammerflattern. Vorsicht mit Herzglykosiden bei Kammertachykardie! Es gibt keine Form der Rhythmusstörung, die nicht durch Digitalis ausgelöst werden könnte!
  Vermeide den Circulus vitiosus Digitalis → Rhythmusstörung
  ← ←
  Zunahme der Insuffizienz
- *Befindens-Störungen,* vorwiegend zentral ausgelöst:
  Appetitlosigkeit, Erbrechen, Durchfälle, Kopfschmerz, Benommenheit, auch psychotische Zustände.
- *Sehstörungen,* z. B. Gelbsehen.

Mittel zur Therapie der Myokardinsuffizienz 185

Maßnahmen bei Digitalis-Überdosierung

- *Glykoside und Diuretica weglassen.*
- *Kalium* (20 mMol) über 1–2 Std infundieren unter Kontrolle von EKG und Plasma-K^+. Kalium wirkt vor allem gegen noch nicht gebundenes Glykosid. K^+ jedoch nicht bei AV-Block geben, weil es ihn verschlimmert! Excessive Digitalis-Vergiftungen sind mit Hyperkaliämien verbunden; daher erst das Plasma-K^+ messen, dann infundieren!
- Bei Bedarf ein Antiarrhythmicum der Gruppe Ib, d. h. Lidocain oder Phenytoin (S. 195).
- Nur als ultima ratio sollte man einen *Schrittmacher* verwenden, denn es besteht die Gefahr repetitiver Extrasystolen. Evtl. Schutz durch Antiarrhythmica. – Eine *Kardioversion* (s. S. 192) unter Digitalis gilt als gefährlich und sollte erst mehrere Tage nach Absetzen des Glykosids versucht werden. Eine sofortige *Defibrillation* ist gelegentlich unvermeidlich.
- *Colestyramin* (s. S. 254) unterbricht den enterohepatischen Kreislauf von Herzglykosiden, der vor allem beim Digitoxin ins Gewicht fällt. Es wirkt aber im allgemeinen zu langsam.

Hämoperfusion und *Plasmapherese* eignen sich nicht zur Entfernung von Digoxin, weil dessen Verteilungsvolumen zu groß wäre (s. Tabelle 10.2-1). Beim Digitoxin sind die Aussichten besser.

Kenne und nutze die pharmakokinetischen Eigenschaften „deines" Glykosids!

Grundsätzlich läßt sich die gesamte Glykosidtherapie allein mit Digoxin oder einem Digoxin-Verwandten verwirklichen. Will man alle pharmakokinetischen Differenzen abdecken, so *genügen drei Typen von Glykosiden*: g-Strophanthin, Digoxin(gruppe), Digitoxin. Sie sind hier in der Reihe steigender *Lipophilie* genannt (Tabelle 10.2-1).

Mit der Lipophilie steigt
- die Resorptionsquote und die tubuläre Reabsorption,
- die Proteinbindung und damit die Latenz des Wirkungseintritts sowie die erforderliche Plasmakonzentration,
- das Ausmaß des Abbaus.

Obwohl **g-Strophanthin** kaum metabolisiert wird, sind seine pharmakokinetischen Daten schwierig zu interpretieren. Nach intravenöser Injektion werden ca. 30% schnell ausgeschieden; der Rest tritt in tiefere Kompartimente und wird mit der HWZ des Digoxins eliminiert. Die HWZ von 1,7 Tagen betrifft die langsame Phase der Elimination.

Digoxin ist den übrigen Lanataglykosiden vorzuziehen, weil seine pharmakokinetischen Daten am stabilsten sind (renale Elimination; Metabolisierung < 15%). Demgegenüber entsteht aus *Metildigoxin* im Organismus Digoxin (mit größerem Verteilungsraum). Die *Acetylester* des Digoxins können spontan isomerisieren; während der enteralen Resorption werden sie desacetyliert. Von Veränderungen des Arzneimittel-Metabolismus ist also Digoxin viel weniger als seine Derivate betroffen. Die Plasmakonzentration hängt aber stark von der Nierenfunktion und der Begleitmedikation ab, ist also recht störanfällig. *Meproscillarin* wird vor allem biliär ausgeschieden und kann daher auch bei Niereninsuffizienz in normaler Dosis gegeben werden; ansonsten ähnelt es dem Digoxin.

Das stärker lipophile ***Digitoxin*** wird weitgehend abgebaut; der Rest wird nicht nur renal, sondern auch biliär eliminiert. Dementsprechend ist seine Halbwertszeit bei Niereninsuffizienz nicht verlängert; Induktion des Arzneimittelabbaus schwächt seine Wirksamkeit ab.

Es gibt *keinen* (synthetischen oder natürlichen) *Ersatz* für Herzglykoside. *Galenica* (Folia, Infus, Tinktur) sind *obsolet* wegen unsicherer Resorption, unsicherer Wertbemessung im Tierversuch, stärkerer gastrointestinaler Nebenwirkungen.

Fixe Kombinationen mit anderen Arzneimittel *sind abzulehnen*, weil Herzglykoside genau dosiert werden müssen. Das führt in der Regel zu Fehldosierungen des Begleitstoffs (der meist ohnehin unwirksam ist; cave Werbung!). Beispiele für unerwünschte Kombinationen sind Zusätze von Adenylsäure, K-Mg-Asparaginat, Crataegus, sogenannten Coronardilatatoren.

Arzneimittel-Interaktionen

1. Pharmakodynamische Wechselwirkungen: Ca^{2+} verstärkt alle Effekte. – K^+ mindert die glykosidbedingte Inotropie und Automatie, verstärkt aber die Blockade der Erregungsfortleitung. Alle Arzneimittel, welche die K^+-Konzentration senken (Diuretica, Laxantien), verstärken daher die Digitaliseffekte.

2. Pharmakokinetische Wechselwirkungen: Herzglykoside mit marginaler Resorbierbarkeit (z. B. Digoxin) werden bei beschleunigter Darmpassage schlechter resorbiert. Bezüglich Colestyramin s. S. 185. – Gabe von Chinidin (ab ca. 1 g/die) verdoppelt etwa die Digoxinkonzentration im Plasma. Patienten, welche diese nicht seltene Kombination erhalten, müssen also sorgfältig überwacht werden. Der Mechanismus ist unbekannt.

Tabelle 10.2-1. Pharmakokinetische Daten dreier Prototypen

		g-Strophanthin	Digoxin	Digitoxin
Bioverfügbarkeit	%	0,4–4(!)	75–90	100
Halbwertszeit	(Tage)	1,7	1,7	7
Elimination vor allem		renal	renal	hepatisch
Erhaltungsdosis, oral	mg	–	0,25–0,5	0,1
Verteilungsvol.	l	?	ca 700	ca 60

Indikationen für Herzglykoside

Therapeutisch.

Herzglykoside sind bei *jeder chronischen Myokardinsuffizienz zu erwägen.* Bei Verdacht (Schlaflosigkeit, Reizhusten, Nykturie, Müdigkeit; vor allem bei älteren Menschen) kann probeweise digitalisiert werden. Am besten sprechen *Insuffizienzen mit Tachyarrhythmien* an; denn Digitalis erhöht hier nicht nur die Inotropie, sondern hemmt auch die AV-Überleitung.

Bei vorgeschädigtem Myokard (Gefügedilatation, Coronarinsuffizienz, Myocarditis, Myokardinfarkt) oder metabolisch bedingter Insuffizienz (Thiaminmangel, Hyperthyreose, Vergiftungen, Halothannarkose), enttäuschen die Glykoside. – Zur Behandlung der *akuten* Myokardinsuffizienz, z. B. beim frischen Infarkt oder beim cardialen Lungenödem, dienen heute Vasodilatantien und Diuretica.

Zur Erhaltung der Kompensation.

Eine Dauerbehandlung ist bei bestehender und auch überstandener Tachyarrhythmie erforderlich. Wegen des stets bestehenden Risikos der Vergiftung sollte ansonsten nicht stärker oder länger digitalisiert werden als erforderlich. Die Dosis sollte also probeweise herabgesetzt werden, wenn unerwünschte Wirkungen stören. Bei vielen Patienten kann Digitalis ganz abgesetzt werden, weil es aus falscher Indikationsstellung (z. B. Ödeme wegen Varizen) benutzt wurde, oder weil andere Maßnahmen (z. B. Diuretica, oder kausale Therapie (s. S. 181)) eine weitere Digitalisierung überflüssig machten. Eine Unter-Digitalisierung schützt nicht vor Dekompensation; sie kann abgesetzt werden.

Zur Prophylaxe

Die prophylaktische Digitalisierung ist umstritten. Bei einer „latenten Insuffizienz", die allerdings nur mit Kathetertechniken zu erfassen ist, könnte sie indiziert sein.

Eine *Langzeit*prophylaxe ist *jedoch abzulehnen,* weil die therapeutische Breite der Herzglykoside zu gering und eine Therapie nach Wirkung hier unmöglich ist. – Eine *Kurzzeit-*„Prophylaxe", z. B. präoperativ, ist *diskutabel,* wenn die Glykosid-Dosierung niedrig gehalten wird (wegen individueller Schwankungen der Empfindlichkeit) und Störungen des Elektrolythaushaltes (vor allem des [K^+]) sorgfältig vermieden werden. Die Kurzzeit-Prophylaxe setzt eine großzügige Auslegung des Begriffs „Latente Insuffizienz" voraus.

Kontraindikationen

Herzglykoside sind abzulehnen, wenn eine Verbesserung der Inotropie keinen Vorteil bringt oder gar nachteilig wäre. Beispiele: Fehlende Insuffizienz; reine Mitralstenose mit Sinusrhythmus; hypertrophische subaortale Stenose; Panzerherz. Bei frischem Herzinfarkt mit Sinusrhythmus werden die Glykoside wegen der Gefahr von Rhythmusstörungen nicht mehr gegeben.

Risiken der Digitalisierung bestehen bei
- Digitoxin-Anamnese – wegen Kumulation
- Niereninsuffizienz – wegen Störungen der Digoxin-Ausscheidung
- Hypokaliämie – wegen Wirkungsverstärkung
- vorgeschädigtem Herzen, vor allem gehäuften Extrasystolen oder partiellem Block – wegen Verschlimmerung der Rhythmusstörungen
- Arzneimittel-Wechselwirkungen (s. S. 186).

Praktische Durchführung

Experience and cautious attention gradually taught me
how to employ it.
Withering.

Vorprüfung: Wie steht es mit Indikationen, Kontraindikationen, voraussichtlichen Risiken (s. o.)?
Ist ein EKG vorhanden?

Bei *Auswahl und Dosierung* der Glykoside berücksichtigt man lediglich Unterschiede in der Pharmakokinetik (vgl. auch Abb. 10.2-2); denn alle Glykoside verhalten sich grundsätzlich gleichartig in Bezug auf die Stärke der therapeutischen Wirkung und die therapeutische Breite.

Die Dringlichkeit der Therapie bestimmt, ob oral oder (langsam!) intravenös begonnen wird. Wenn möglich, sollte man die orale Therapie vorziehen, weil sie weniger riskant ist. Keinesfalls sollte man Herzglykoside als Bolus injizieren, weil die Nachlast steigen und eine Arrhythmie verschlimmert werden kann.
- Kurzwirkende Glykoside (z. B. g-Strophanthin) werden kaum mehr verwendet. Der etwas schnellere Eintritt ihrer Wirkung spielt praktisch keine Rolle.
- Langwirkende Glykoside, z. B. Digitoxin sind bei der ambulanten Dauertherapie vorteilhaft, und auch bei Niereninsuffizienz (s. S. 186).
- Grundsätzlich läßt sich die gesamte Glykosidtherapie mit dem mittellang wirkenden Digoxin oder einem Digoxin-Verwandten durchführen.

Dosierung:

> Starre Dosierungsschemata täuschen eine nicht vorhandene Genauigkeit vor. Alle Glykoside sind *nach Wirkung* zu dosieren. Nicht ein Schema, sondern der *Bedarf* und das Ausmaß der unerwünschten Wirkungen bestimmen, welche Dosis der Patient erhält.

Dosierungsbeispiele für langsame Digitalisierung (ca. 7 Tage): *Digitoxin* 4 × 0,1 mg für 2 Tage (= Anfangsdosis), dann auf ca. 0,1 mg zurückgehen (Erhaltungsdosis), oder *Digoxin* 3 × 0,25 mg für 2 Tage, dann auf $1^1/_2$ × 0,25 mg/ die zurückgehen. Man kann auch mit der Erhaltungsdosis beginnen.

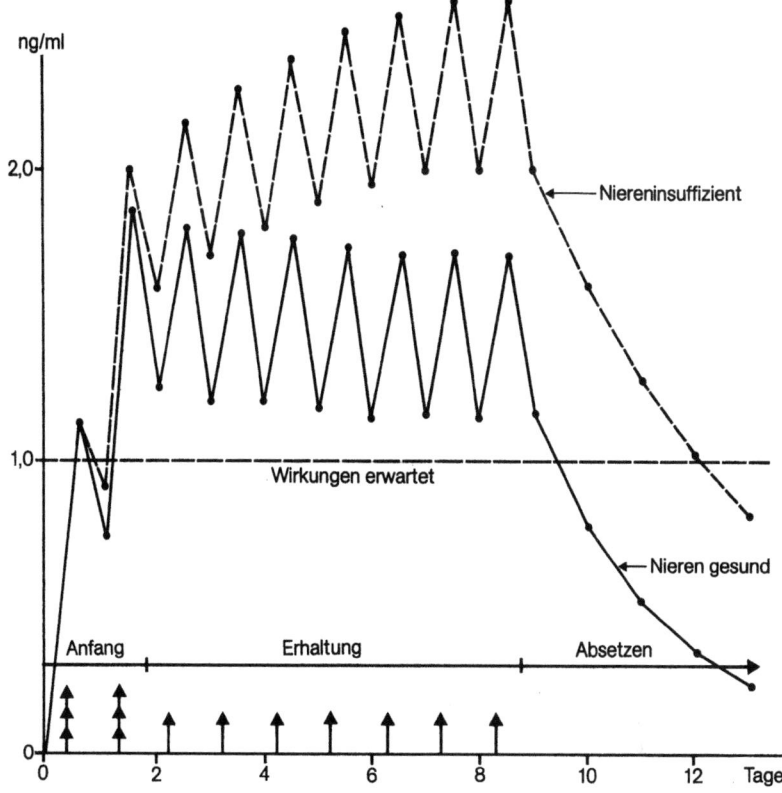

Abb. 10.2-2. Plasmakonzentrationen von Digoxin bei oraler Therapie.
Nach zweitägiger „Aufladung" mit je 0,75 mg Digoxin wurde eine tägliche Erhaltungsdosis von 0,375 mg (s. S. 188) gegeben. Die Resorptionsquote wurde mit 75% eingesetzt (Tabelle 10.2-1). Die Eliminationsquote des Nierengesunden wurde mit 33%, die des Niereninsuffizienten mit 20% veranschlagt. Entsprechend den Gesetzen der Pharmakokinetik (s. S. 40) wird die initiale Auflladung kaum von der Nierenfunktion beeinflußt. Während der Erhaltungstherapie gerät der Niereninsuffiziente bereits in riskante Bereiche; für ihn wäre diese Erhaltungsdosis zu hoch

Wie bei anderen Arzneimitteln mit geringer therapeutischer Breite, kann auch bei Herzglykosiden die *Messung der Plasmakonzentration* zur Steuerung der Therapie herangezogen werden. Zwar überlappen sich therapeutisch und toxisch wirksame Konzentrationsbereiche. Durch Anpassung der Dosierung an die Plasmakonzentration läßt sich jedoch die Häufigkeit der Intoxikationen herabsetzen, weil die Beziehung zwischen Plasmakonzentration und Effekt enger ist als die zwischen Dosis und Effekt. Man hüte sich jedoch vor einem Blutspiegel-Fetischismus! Die Plasmakonzentration sollte gemessen werden
- bei Verdacht auf Über- oder Unterdosierung,
- bei Schrittmacherpatienten, weil hier andere Meßgrößen (Frequenz, EKG) entfallen,
- bei Niereninsuffizienz.

Plasmakonzentration	Digoxin	Digitoxin
therapeutische	0,8–2 ng/ml	8–30 ng/ml
toxische	× 2	× 2
davon proteingebunden	~ 25%	~ 95%

Digoxin und g-Strophanthin werden weitgehend unverändert renal ausgeschieden. Digitoxin wird größtenteils in der Leber metabolisiert. Daher *Strophanthin- und Digoxindosis bei Niereninsuffizienz entsprechend der Kreatinin-Clearance vermindern,* oder Digoxin durch Meproscillarin bzw. Digitoxin ersetzen.

4. Vasodilatantien und herzwirksame Katecholamine (Dopamin, Dobutamin)

Mit Hilfe der beiden Substanzgruppen soll ein günstigeres Verhältnis zwischen Inotropie und erforderlicher Herzarbeit hergestellt werden. Das ist vor allem bei Akutsituationen erforderlich, z. B. bei cardiogenem Schock (s. S. 207) oder Lungenödem (s. u.). Vasodilatantien mindern auch die Auswirkungen der chronischen Herzinsuffizienz; ihr Stellenwert wird derzeit bestimmt.
Mit *Vasodilatantien* senkt man den peripheren Widerstand (Nachlast) oder/und den zentralvenösen Druck (Vorlast), und entlastet dadurch das Herz.
Steht der Rückstau in die Lunge im Vordergrund, so genügt häufig die Minderung der *Vorlast,* z. B. durch ein organisches Nitrat (s. S. 203). Im gleichen Sinn, wenn auch langsamer, wirkt eine massive Diurese, z. B. mittels Furosemid. Bei stark verminderter Auswurfleistung, erkennbar am gesteigerten linksventriculären Füllungsdruck, erscheint eine Senkung der *Nachlast,* z. B. mit Dihydralazin (s. S. 212), Captopril (S. 217) oder Nifedipin (S. 206) sinnvoll. Nitroprussidnatrium (s. S. 220) und Prazosin (s. S. 216) senken sowohl die Vorlast als auch die Nachlast. Nitroprusid-Natrium eignet sich nur zur Infusion, während Prazosin oral eingesetzt wird. Das Risiko einer Hypotension oder Tachycardie ist gering, weil das insuffiziente Herz rekompensiert und das Herzzeitvolumen unter Vasodilatantien steigt.
Die *inotrop wirksamen Katecholamine* Dopamin und Dobutamin werden als ultima ratio bei akuten Insuffizienzen gegeben, vor allem wenn die Therapie mit Vasodilatantien nicht genügt. Dobutamin wird bevorzugt, wenn Nachlast und Rückstau in die Lungen überwiegen. Dopamin ist indiziert, wenn neben der Auswurfleistung auch die Nierenperfusion verbessert werden soll (s. S. 179).

Behandlung des cardialen Lungenödems

Bei Linksherzinsuffizienz steigt der Capillardruck in der Lungenstrombahn, was zum Ödem führt. **Ziel** der Therapie ist also die *Minderung des venösen Rückstroms* durch

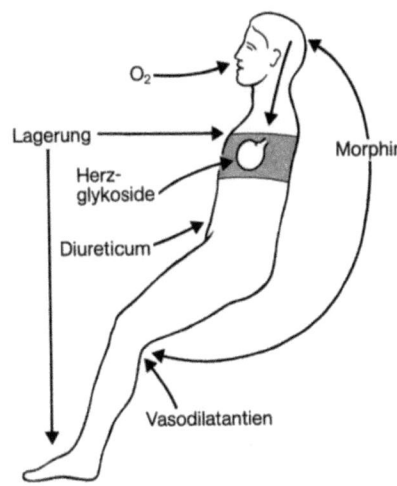

Abb. 10.2-3. Maßnahmen beim Lungenödem

- geeignete Lagerung (Oberkörper hoch, Beine tief)
- Erweiterung der Kapazitätsgefäße durch Nitroglycerin (2 Kapseln à 0,8 mg, oder Dauerinfusion mit 35 mg über 12 Std).
- Schleifendiuretica (z. B. Furosemid 20–40 mg) zur Minderung der Vorlast.
- Evtl. Morphin i. v. (sehr langsam!). Es mindert den Widerstand im kleinen Kreislauf, indem es Unruhe und Hyperventilation dämpft. Außerdem mindert Morphin den venösen Rückstrom ins rechte Herz.

Herzglykoside werden heute nur noch bei Lungenödem mit Tachyarrhythmien empfohlen. Bei Mitralstenose wären sie nachteilig.

Das Lungenödem verlängert die Diffusionsstrecke. Daher *vermehrt Sauerstoff* anbieten. Bei gleichzeitiger Gabe atmungsdämpfender Mittel (z. B. Morphin) oder bei respiratorischer Insuffizienz (s. S. 235) muß der Patient besonders sorgfältig beobachtet werden. Vorsicht auch mit Beatmungsgeräten; denn Überdruck mindert die ohnehin insuffiziente Lungenperfusion.

Anmerkung: Das *toxische Lungenödem* nach Reizgasen ist viel schlechter zu beeinflussen als das hämodynamisch bedingte. Ruhigstellung und Sauerstoffgabe nach Bedarf sind selbstverständlich. Der lokalen Schädigung wirkt man durch Inhalation von Glucocorticoid-Aerosol entgegen.

10.3 Mittel zur Therapie kardialer Arrhythmien

Ziel der antiarrhythmischen Therapie ist nicht die Wiederherstellung des normalen Sinusrhythmus, sondern
- kurzfristig die Bekämpfung bedrohlicher Arrhythmien,

- langfristig die Gewinnung einer hämodynamisch ausreichenden Kammerfrequenz.

Dahin führen drei *Wege*:
1. Beseitigung pathogenetischer Faktoren,
2. Anwendung physikalischer Techniken,
3. Behandlung mit antiarrhythmischen Pharmaka.

1. Beseitigung pathogenetischer Faktoren

Wenn sofortiges Handeln nicht nötig ist, optimiere man zunächst den *Kalium-* und den *Säurebasen-*Haushalt sowie die *Digitalis-*Dosierung. Das genügt oft schon. Eine Behandlung *auslösender Grundkrankheiten*, z. B. des Kreislaufs oder der Schilddrüse, hilft Antiarrhythmica einsparen.

2. Anwendung physikalischer Techniken

Das Indikationsfeld physikalischer Techniken hat sich erheblich ausgeweitet. Nicht selten überschneidet es sich mit dem der Antiarrhythmica.
Die **Elektrokonversion** beruht auf einer breitflächigen Depolarisation durch Gleichstrom. Man unterscheidet
- *Defibrillation* bei lebensbedrohlichen tachykarden Herzrhythmusstörungen.
  Ziel: Schlagartige, kurzfristige Depolarisation aller Fasern mit großflächigen Elektroden und hohem Energiebereich (50–400 Wsec).
- *Kardioversion* bei medikamentös nicht behandelbaren Vorhof- oder Kammertachykardien.
  Ziel: R-Phasen-gesteuerte Depolarisation.

Die **Elektrostimulation** soll die natürliche Reizbildung ersetzen. Sie wird angewandt als
- *Schrittmachertherapie* bei bradykarden und tachykarden Herzrhythmusstörungen.

Ziele
- Erzeugung eines hämodynamisch ausreichenden Rhythmus bei *Asystolie* durch temporäre oder Langzeit-Schrittmacher.
- Frequenzbezogene Intervallstimulation bei speziellen Formen von *supraventriculären* und *Kammer-Tachykardien*.
- Hochfrequente Vorhofstimulation zur Konversion von *Vorhofflattern* in Vorhofflimmern bzw. in einen Sinusrhythmus, oder als „Overdrive" zur Unterdrückung von *Extrasystolen*.

Vorgehen: Wenn *dringlich*, stimuliert man *von außen* durch einen transvenös gelegten Schrittmacher. *Chronische* Schrittmacher werden *implantiert* und ihre Impulse gleichfalls transvenös dem Herzen zugeführt.

Tabelle 10.3-1. Medikamente zur Behandlung von tachycarden Rhythmusstörungen

	I. Na$^+$-Antagonisten		II. β-Rezeptorenblocker	III. Amiodaron-Gruppe	IV. Ca^{++}-Antagonisten
	a) Chinidin-Gruppe	b) Lidocain-Gruppe			
Mechanismus	Hemmung des schnellen Na-Einstroms besonders bei **vermindertem** Ruhepotential[a]	Hemmung des schnellen Na-Einstroms besonders bei **vermindertem** Ruhepotential[a]	Hemmung der Katecholaminwirkung	Verlängerung der Dauer des Aktionspotentials und der Refraktärperiode	Hemmung des langsamen Ca-Einstroms
Ort[b]	Vorhof, AV-Knoten	Kammer	Sinus- u. AV-Knoten, Vorhof, (Kammer)	überall, bes. an der Kammer	Sinus- u. AV-Knoten, ischämische Gebiete
Rhythmus-Störung[b]	Vorhofflimmern, Vorhofflattern, supraventrikuläre Tachycardien	Digitalisintoxikation, ventrikuläre Extrasystolen u. Tachycardien	adrenerg bedingte Tachycardien und Arrhythmien	supraventrikuläre und ventrikuläre Tachyarrhythmien, vor allem re-entry Arrhythmien	Vorhofflimmern, Vorhofflattern, supraventrikuläre Tachycardien
Pharmaka	Chinidin Procainamid Ajmalin[c] Prajmaliumbitartrat[c] Disopyramid[c]	Lidocain Phenytoin Mexiletin Flecainid[c] Propafenon[c]	alle β-Blocker	Amiodaron, Sotalol	Verapamil, Diltiazem

[a] ein vermindertes Ruhepotential findet man vor allem in der ischämischen oder anderweitig geschädigten Kammer-Muskulatur, wobei die lokale Anreicherung extracellulären Kaliums mitwirkt
[b] bevorzugt; keinesfalls ausschließlich!
[c] Nicht exakt einzuordnen

3. Antiarrhythmische Pharmaka

Alle Antiarrhythmica beeinflussen dosis- und substanzabhängig Reizbildung, Reizleitung und Inotropie. Eine Übersicht gibt Tabelle 10.3-1. *Ein Universal-Antiarrhythmicum gibt es nicht,* weil bei den jeweiligen Arrhythmieformen sehr verschiedene Anforderungen gestellt werden. Die Auswahl wird nicht anhand einer Theorie bestimmt, sondern durch *frühere Erfahrungen* sowie durch Kenntnis von *Nebenwirkungen* und *Pharmakokinetik.* Im übrigen ist zu probieren. Auf ein anderes Mittel wechsle man erst dann, wenn die maximal tolerable Dosis des zuvor verwendeten Mittels nicht befriedigend wirkte. Kombinationen sind dem Spezialisten vorbehalten.

Die *kurzfristige Behandlung* erfordert meist die *intravenöse* Injektion. Für die *Dauerbehandlung* benötigt man *oral wirksame* Mittel, die auch über Nacht wirken sollten.

Wirkungsverstärkungen sind zu erwarten bei gleichzeitiger Gabe anderer cardiodepressiver Mittel, etwa Ca^{2+}-Antagonisten vom Verapamil-Typ oder β-Rezeptorenblocker, sowie bei vorgeschädigtem Herzen.

Einzelsubstanzen

Ia. Chinidin und Verwandte

Chinidin

Chinidin wird gut resorbiert und vor allem hepatisch, aber auch renal eliminiert. Wegen der kurzen Halbwertszeit wird meist eine Retard-Zubereitung (Chinidinbisulfat) verwendet. Man gibt eine probatorische Dosis (0,2 g) am ersten Tag, dann 0,6–2 g tgl. für einige Tage.

Anwendung

- Bei Vorhofflimmern oder dessen Vorstufen, z. B. gehäuften supraventrikulären Extrasystolen.
- Als Rezidivprophylaxe nach Konversion von Vorhofflimmern oder -flattern.

Stets zuvor *digitalisieren,* weil

- dadurch die Indikation für Chinidin manchmal entfallen kann;
- sonst eine Steigerung der Kammerfrequenz resultieren kann („paradoxe" Besserung der AV-Überleitung durch atropinähnliche Wirkung);
- Chinidin negativ inotrop wirkt.

Unerwünschte Wirkungen

- *Zentralnervöse Erscheinungen* äußern sich als Nausea, Ohrensausen, Schwindel, Sehstörungen, Verwirrtheit (sog. Cinchonismus);

- *Kreislaufeffekte* beruhen vor allem auf der negativ dromo- und inotropen Wirkung. Sie äußern sich in Hypotension bis zum Kollaps.
- Im EK sieht man eine Verbreiterung des QRS-Komplexes, Verlängerung von Q–T, AV-Block, gehäufte ventriculäre Extrasystolen, Kammerflimmern. Die Verbesserung der AV-Überleitung infolge Vagolyse kann sich als „paradoxe Tachykardie" äußern.
- Allergisch bedingte Thrombocytopenie.

Risiken bzw. Kontraindikationen

- Leitungsstörungen, vor allem in der Kammer
- Schwere Herzinsuffizienz
- Die Plasmakonzentration von Digoxin steigt an (s. S. 186).
- Arrhythmien, insbesondere digitalisbedingte, können verschlimmert werden.

Chinidinähnlich wirkende Mittel

Ajmalin muß parenteral gegeben werden. ***Prajmaliumbitartrat*** ist ein oral anwendbares Ajmalin-Derivat. Die Mittel finden Anwendung vor allem bei Tachykardien im Rahmen eines WPW-Syndroms, ferner bei ventriculären Extrasystolen und Tachykardien. Ajmalin wirkt kaum vagolytisch am AV-Knoten.

Unerwünschte Wirkungen und Kontraindikationen seitens des Kreislaufs entsprechen denen des Chinidins. Dazu kommen nicht selten Magen-Darm-Beschwerden. Eine intrahepatische Cholestase tritt gehäuft auf.

Propafenon wird oral und parenteral angewandt. Indikationen, Kontraindikationen und unerwünschte Wirkungen am Kreislauf entsprechen denen des Chinidins; doch scheint Propafenon bei ventriculären Extrasystolien besonders wirksam zu sein.

Disopyramid und ***Procainamid*** gelten als chinidin-ähnliche Reserve-Mittel. Disopyramid ist bei Patienten mit Herzinsuffizienz nicht angezeigt, weil es stärker negativ-inotrop wirkt. Eine Dauertherapie mit Procainamid führt in ca. 30% zum Lupus erythematodes.

1b. Lidocain und Verwandte

Im Gegensatz zur Chinidin-Gruppe wirken Lidocain und seine Verwandten besonders bei vermindertem Ruhepotential, also in ischämischen Bezirken. Daher ist auch auf die Anhebung des Plasma-K^+ besonderer Wert zu legen.

Lidocain

Pharmakokinetik: Wegen eines starken „first-pass"-Effektes (s. S. 37) ist Lidocain nur parenteral wirksam. Die Wirkung tritt schnell ein, hält aber infolge Umverteilung nur kurz an (HWZ der Wirkung nur 5–20 min). Die Elimination durch Abbau in der Leber verläuft langsamer (Eliminations-HWZ ca. 2 Std), so daß bei wiederholten Gaben mit einer längeren Wirkungsdauer zu rechnen ist.

Anwendung: Lidocain wirkt in üblicher Dosierung ganz überwiegend an der Kammer, vor allem durch Hemmung der Automatie. Die negativ inotrope Wirkung ist relativ gering. Daraus ergibt sich seine Anwendung bei ventrikulären Extrasystolen und Tachykardien (bis zum Flimmern), bei digitalisbedingten ventrikulären Ektopien und bei „bedrohlichen Situationen" (Myokardinfarkt, Herzoperation, Katheterismus, Kardioversion).

Dosierung: Zunächst werden 50–100 mg i. v. als „Bolus"-Injektion verabreicht, oder (schonender) ca. 300 mg in 30 min infundiert; dann gibt man als Erhaltungsdosis per Dauerinfusion 150–250–500 mg/Std, bis zu 3 g tgl.

Unerwünschte Wirkungen sind
- Herzinsuffizienz und Blutdruckabfall bei schneller Gabe von > 2 mg/kg und/oder vorgeschädigtem Myokard. Antidot: Orciprenalin
- Zentralnervöse Zeichen, z. B. Schwindel, Ohrensausen, Muskelzuckungen, Krämpfe, Koma bei Dosen > 750 mg/Std. Antidot: Barbiturat i. v. bei Krämpfen.

Kontraindikationen

- Niedere Kammerfrequenz bei totalem AV-Block, die weiter verlangsamt würde; Schenkelblock. Die AV-Überleitung wird dagegen kaum beeinflußt.
- Schwere Myokard-Insuffizienz.

Phenytoin wird der Lidocain-Gruppe zugerechnet. Es kann die gestörte AV-Überleitung verbessern. Gelegentlich benutzt man es bei digitalisbedingten ventrikulären Rhythmusstörungen. Meist wird jedoch Lidocain bevorzugt.

Mexiletin ähnelt chemisch und pharmakologisch dem Lidocain, ist aber oral wirksam und daher zur Langzeit-Prophylaxe geeignet. Wie Lidocain ist es vor allem bei ventrikulären Arrhythmien brauchbar.
Unerwünschte Wirkungen sind häufig; sie äußern sich neurologisch, gastrointestinal oder am Herzen.

Flecainid gehört in die Gruppe I der Antiarrhythmica, hat aber elektrophysiologische Eigenschaften sowohl des Chinidins (Ia) als auch des Lidocains (Ib). Sein negativ inotroper Effekt ist relativ gering. Vor allem ist es bei ventrikulären Extrasystolien nützlich; doch werden auch Erfolge bei supraventrikulären, AV- oder durch WPW-Syndrom bedingten tachycarden Rhythmusstörungen berichtet. Flecainid ist oral (ca. 400 mg/die, HWZ 12–24 h) wirksam.

II. β-Receptorenblocker

β-Receptorenblocker hemmen vor allem die catecholaminbedingten Veränderungen des Membranpotentials.
Sie finden daher *Anwendung* bei adrenerg mitbedingten tachykarden Rhythmusstörungen, z. B. Sinustachykardie, Vorhofextrasystolie, Tachyarrhythmie bei Vorhofflimmern, Vorhofflattern mit schneller Überleitung, paroxysmaler supraventriculärer Tachykardie, ventriculärer Extrasystolie.

Auswahl: Für die zahlreichen im Handel befindlichen β-Receptorenblocker ergeben sich von Seiten ihrer zusätzlichen Wirkqualitäten (β-sympathomimetische Restaktivität, chinidinartige Wirkung) *keine differentialtherapeutischen Gesichtspunkte.*
Weiteres, auch bezüglich Kontraindikationen s. S. 204.

III. Mittel, welche die Dauer des Aktionspotentials verlängern.

Amiodaron verlängert das Aktionspotential und die Refraktärphase. Sein Effekt tritt erst nach ca. 7 Tagen hervor. Es wurde bei supraventrikulären und bei ventrikulären Tachyarrhythmien, vor allem mit re-entry, als sehr wirksam befunden.

Im Organismus wird es dejodiert und blockt auch die periphere Umwandlung von T_4 in T_3. Dadurch stört es die Schilddrüsenfunktion. Gleichfalls unerwünscht und reversibel sind eine graue Verfärbung der Haut und Einlagerungen in die Cornea. Auch neurologische und gastrointestinale Symptome sind nicht selten. Amiodaron gehört also in die Hand des Spezialisten!

Eine Verlängerung des Aktionspotentials wird auch bei dem β-Blocker *Sotalol* als erwünschter Zusatzeffekt gesehen.

IV. Calcium-Antagonisten

Sie dämpfen besonders diejenigen Teile des Herzens, an denen der langsame Ca^{++}-Einstrom vorherrscht. Daher reduziert *Verapamil* die Frequenz des Sinusknotens und verlangsamt die AV-Überleitung. Weiteres s. S. 206.
Als Antiarrhythmicum findet es *intravenös* Anwendung bei paroxysmaler supraventriculärer Tachykardie, bei tachykarden Formen von Vorhofflimmern oder -flattern.

Oral gegeben, enttäuscht Verapamil häufig, weil es schlecht und daher auch variabel resorbiert wird.
Diltiazem wirkt prinzipiell wie Verapamil, während die cardialen Effekte des Nifedipin (S. 206) zurücktreten.

Kontraindikationen

- Herzinsuffizienz – wegen negativer Inotropie.
- Hypotonie, Schock, auch Infarkt – wegen peripherer Gefäßerweiterung.

- Bradykarde Rhythmusstörungen – wegen Überleitungsstörungen.

Bei *Kombination* mit *β*-Receptorenblockern, sympatholytischen Antihypertensiva oder anderen Antiarrhythmica ist *erhöhte Vorsicht* geboten, weil hochgradige AV-Blockierungen auftreten können.

Digitalisglykoside

Sie können fast alle bekannten Rhythmusstörungen verursachen. Näheres, auch zur Therapie, s. S. 183.
Digitalisglykoside können aber auch antiarrhythmisch wirken, durch
- Besserung einer ursächlichen Myokardinsuffizienz, oder durch
- Hemmung der atrioventrikulären Erregungsleitung bei Vorhofflimmern und -flattern.

Kaliumionen

Störungen im Kalium-Haushalt (Hypokaliämie, Hyperkaliämie) bedingen nicht selten Herzrhythmusstörungen.

Beispiele:
- Hypokaliämie fördert die digitalisbedingte Extrasystolie und mindert die Effizienz der Antiarrhythmica.
- Anhebung des Kaliumspiegels an die obere Grenze der Norm verschlimmert einen bestehenden AV- oder Schenkelblock, auch wenn er digitalisbedingt ist (s. S. 185).

Umgekehrt kann man den Schweregrad postoperativer oder digitalis-bedingter Tachyarrhythmien mindern, indem man die Kaliumkonzentration an die obere Grenze der Norm anhebt. Dadurch wird auch die Wirksamkeit von Lidocain begünstigt (s. S. 195).

Mittel bei bradykarden Rhythmusstörungen

Sympathomimetica wie Orciprenalin oder Parasympatholytica wie Atropin bzw. Ipratropium versucht man zur Steigerung der Sinusfrequenz und zur Förderung der AV-Überleitung. Ihre Wirkung ist oft unbefriedigend und am ehesten noch bei i. v. Gabe zu erwarten. Unter Orciprenalin ist zudem die Tendenz zu Kammer-Extrasystolien verstärkt.

Medikamentöse Therapie der wichtigsten Herzrhythmusstörungen

Stets gilt:

- Man denke nicht nur an das Medikament, sondern auch an die Beseitigung der Ursache und an physikalische Maßnahmen (s. S. 192)!

> - Keine EKG-Kosmetik! Ziel ist eine hämodynamisch hinreichende Kammerfrequenz. Die riskanten Frequenzgrenzen hängen weitgehend vom Zustand des Herzens ab: Sie liegen zwischen 40–50 und 120–180. Individuelle Indikationsstellung!

Sinusbradykardie

Sie ist nur bei unzureichendem Herzzeitvolumen behandlungsbedürftig. Orciprenalin und/oder Atropin enttäuschen oft. Schrittmacher erwägen!

Sinustachykardie

Sie verlangt meist eine *kausale* Therapie, z. B. bei Anämie, Fieber, Volumenmangel, Hyperthyreose, Herzinsuffizienz, Myokarditis etc.

β-Receptorenblocker und/oder Tranquilizer sind bei hyperkinetischem Herzkreislaufsyndrom und bei Hyperthyreose oft als Zusatzmedikation sinnvoll.

Paroxysmale supraventriculäre (oder atrioventriculäre) Tachykardie

Zur *Anfallsunterbrechung* dienen beim *Gesunden* (in dieser Reihenfolge)
- Vagusreizung (kaltes Sprudelwasser trinken, Valsalva, einseitiger Carotisdruck),
- Hemmung von Sinusknoten und AV-Leitung mit *Verapamil*, z. B. 5–10 mg langsam i. v., evtl. nach 20 min wiederholen. NICHT bei Herzinsuffizienz, nach vorheriger Gabe von anderen Antiarrhythmica oder von β-Blockern!

Bei *erregten* Patienten, bei *Hypertonikern,* bei Patienten mit *coronarer Herzkrankheit* wird ein Versuch mit dem β-Rezeptorenblocker Propranolol empfohlen. Unter strenger Kontrolle gibt man bis zu zehnmal 1 mg intravenös im Abstand von jeweils einigen min. NICHT bei Herzinsuffizienz oder Asthma bronchiale!

Bei *Herzinsuffizienz* bietet sich die sehr wirksame Schnelldigitalisierung an, z. B. bis zu 1 mg Digoxin schrittweise innerhalb eines Tages i. v.

Beim *WPW-Syndrom* hemmt man die accessorischen Leitungsbahnen mit einem chinidinähnlichen Mittel, z. B. Ajmalin. Verapamil oder β-Blocker wären hier unwirksam, Herzglykoside eher nachteilig.

Zur *Rezidivprophylaxe* stehen zahlreiche Mittel zur Verfügung, so Digoxin (bei Herzinsuffizienz), β-Receptorenblocker (bei hyperkinetischem Herz-Kreislaufsyndrom), ferner Verapamil, Prajmaliumbitartrat, Chinidinbisulfat, Propafenon.

Tachykarde Formen des Vorhofflatterns und Vorhofflimmerns

Hier ist *Digitalisieren* mit relativ hohen Dosen am wichtigsten; denn Herzglykoside erhöhen zwar die Tendenz zum Vorhofflimmern, setzen aber zugleich die AV-

Überleitung herab, was die Kammerfrequenz mindert. Gelegentlich normalisiert Digitalis sogar die Vorhoffrequenz, indem es die Überdehnung des Vorhofs beseitigt.
Zur weiteren *Bremsung der AV-Überleitung* können Verapamil, Antiarrhythmica vom Chinidintyp, Kalium oder β-Blocker herangezogen werden.
Bei *resistenten Dauerformen* kann eine Kardioversion oder Overdrive (s. S. 192) erforderlich sein. Man behandelt dann mit einem Mittel vom Chinidintyp zur Rezidivprophylaxe mehrere Monate lang nach.
Paroxysmale Formen bedürfen der Prophylaxe, z. B. mit Chinidin. Nach einer Hyperthyreose fahnden und diese evtl. behandeln!

Bradykarde Formen des Vorhofflimmerns

Rhythmisierung des Vorhofs (s. oben) begünstigt die Förderleistung des Herzens und mindert die Emboliegefahr. Jedoch kann auch bei flimmerndem Vorhof das Herzzeitvolumen über Jahre ausreichen. Mit *β-Sympathomimetica* kann man zwar die Kammerfrequenz anheben; doch erhöhen sie auch die Neigung zu Kammertachykardien. Häufig ist ein *Schrittmacher* erforderlich, besonders wenn wegen einer Myokardinsuffizienz digitalisiert werden muß. Jeder vergrößerte, flimmernde linke Vorhof ist als Risikofaktor für arterielle Embolien zu betrachten. Orale Antikoagulation erwägen!

AV-Block 2. und 3. Grades mit Kammerbradykardie

Atropin wird zuerst versucht, ist aber wegen seiner Nebenwirkungen nicht zur Dauertherapie geeignet. Häufig bessert *Orciprenalin* die Überleitung, allerdings mit dem Risiko von Kammerextrasystolen. *Schrittmacher* erwägen! Adams-Stokes-Anfälle sind eine zwingende Indikation für eine Schrittmacherimplantation! – Alle Antiarrhythmica sind beim A. V. Block 2. oder 3. Grades kontraindiziert, weil sie ihn verschlimmern können und/oder die Frequenz eines Ersatz-Zentrums senken können. Bei Patienten mit hochgradigen Rhythmusstörungen ist eine antiarrhythmische Therapie oft nur unter Schrittmacherschutz möglich.

Gehäufte ventriculäre Extrasystolen

- Zunächst Ursachen beseitigen, wie Myokardinsuffizienz, Elektrolytstörung, Digitalisüberdosierung.
- Eine antiarrhythmische Behandlung ist vor allem bei polytopen, salvenartigen oder frühzeitig einfallenden Extrasystolen nötig. Zur Sofortbehandlung ist Lidocain das Mittel erster Wahl. Zahlreiche Mittel vom Typ I und III (s. Tab. 10,3-1) dienen als Alternativen und auch zur Rezidivprophylaxe.

Kammertachykardien sind Notfälle! Sie müssen alsbald unterbrochen werden
- innerhalb des Krankenhauses durch Defibrillation oder Kardioversion
- außerhalb durch Lidocain (100 mg i. v.).
- bei Digitalisvergiftung s. S. 185.

> Eine *Tachykardiebehandlung ohne EKG* ist nur bei vitaler Indikation gestattet.
> Man richtet sich nach der Anamnese.
> - Hinweis auf Herzinsuffizienz mit Tachyarrhythmie → Digitalisierung.
> - Hinweis auf anfallsweise supraventriculäre Tachyarrhythmie → Verapamil i. v.
> - Hinweis auf Myokardinfarkt → Lidocain i. v.

10.4 Mittel zur Therapie ischämischer Herzerkrankungen

Ziel der Therapie ist die Vermeidung oder Verzögerung der Folgen der coronaren Insuffizienz (s. Abb. 10.4-1). Da sie in über 90% der Fälle auf einer stenosierenden Coronararteriensklerose beruht, sind auch die Prinzipien der Arteriosklerosebehandlung anzuwenden (s. Kapitel 13.1). Es gibt keine kausale Therapie. Entscheidend ist die Beseitigung der Risikofaktoren, während die Arzneitherapie nur unterstützen kann.

Beseitigung von Risikofaktoren

Nach der Schwere des Risikos ergibt sich folgende Rangordnung:

1. *Fettstoffwechselstörungen:* Mit dem Ausmaß der Hypercholesterinämie, aber auch der Hypertriglyceridämie wächst das coronare Risiko. Vor allem bei ausgeprägten Hyperlipidämien sollte gezielt diätetisch und bei Bedarf auch medikamentös behandelt werden (s. S. 251).

2. *Rauchen:* Coronarsklerose und coronarer Herztod sind bei Rauchern erheblich häufiger als bei Nichtrauchern. Nicotin steigert den myokardialen Sauerstoffbedarf, indem es den systolischen und den diastolischen Blutdruck sowie den Ruhepuls erhöht. Der Carboxyhämoglobingehalt im Blut nimmt zu.

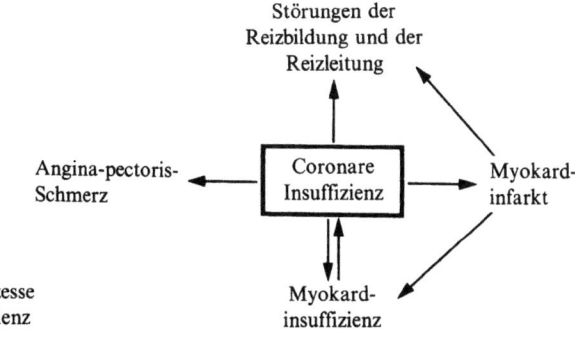

Abb. 10.4-1. Folgeprozesse der coronaren Insuffizienz

3. *Hochdruck:* Arterielle Hypertonie fördert die Coronarsklerose. Antihypertensive Behandlung mindert wahrscheinlich das erhöhte Herzinfarktrisiko (s. S. 209).

4. *Diabetes mellitus:* Ein statistischer Zusammenhang mit einem gehäuften Auftreten von Herzinfarkten ist gesichert.

Ferner sind zu bedenken:

- *Adipositas* korreliert mit den Risikofaktoren Hyperlipidämie, Hypertonie und Diabetes mellitus.
- *Bewegungsmangel:* Körperliches Training hilft Übergewicht abbauen, senkt die Konzentration der low-density-Lipoproteine, führt zu einem Anstieg des „Schutzfaktors" high-density-Lipoprotein und steigert die Belastungstoleranz.
- *Psychischer Streß* ist nicht als Risikofaktor quantifizierbar. Emotionale Belastungen und Leistungsdrang sollten aber auf das normale Maß eines ausgeglichenen Lebens reduziert werden.

Die Risikofaktoren wirken kumulativ!

„*Schutzfaktoren*" sind die HDL-Lipoproteine (s. S. 251). Auch mäßiger Alkoholkonsum ist günstig, besitzt aber seine eigenen Risiken. Eine regelmäßige, kräftige körperliche Belastung ist zu empfehlen.

Arzneitherapie der Angina pectoris

Vorgehen

- Ausschaltung von Faktoren, die den Sauerstoffbedarf des Herzen erhöhen (z. B. Myokardinsuffizienz, Arrhythmien, Hyperthyreose).
- Senkung des myokardialen Sauerstoffbedarfs durch antianginöse Medikamente, nämlich
  - organische Nitrate; sie mindern die Vorlast.
  - β-Receptorenblocker; sie mindern die Inotropie.
  - Calcium-Antagonisten; sie mindern die Nachlast.
- Minderung der spastischen Komponente, z. B. bei Prinzmetal-Angina, durch org. Nitrate oder Calcium-Antagonisten.

Eine medikamentöse Coronardilatation ist ansonsten unbedeutend. Bei den zahlreichen Patienten mit sklerotisch fixierten Stenosen wäre sie wegen eines möglichen „Steal"-Syndroms eher schädlich. Auch eine vermehrte Ausbildung von Kollateralen unter Langzeittherapie mit „dilatierenden" Mitteln ist für den Menschen nicht erwiesen. Im Vergleich zu Medikamenten fördert eine Übungstherapie die Durchblutung sehr viel stärker.

Organische Nitrate

Wirkprinzip
Sie mindern die Herzarbeit und damit den Sauerstoffbedarf vor allem durch Erweiterung der Kapazitätsgefäße („venöses pooling"). Dadurch nehmen Volu-

menbelastung und enddiastolischer Ventrikeldruck ab. Die Durchblutung der subendokardialen Wandschichten („letzte Wiese") wird verbessert.

Der enddiastolische Ventrikeldruck ist im Angina pectoris-Anfall häufig erhöht, was die Durchblutung der subendocardialen Schichten noch weiter einschränkt. So wird verständlich, daß der „innere Aderlaß" durch Nitrate für die Schmerzlinderung entscheidend ist.

Die *Abnahme des arteriellen Widerstandes* ist im allgemeinen unbedeutend. Eine Überdosierung kann jedoch zu schwerwiegendem Druckabfall führen.

Ein Teil der Nitroglycerin-Wirkung wird durch die reflektorische Tachykardie „verbraucht". Unterbindet man sie durch β-Blocker, so kann die Wirksamkeit der Nitrate steigen.

Anfallsbehandlung mit Nitraten

> Bei schweren Angina-pectoris-Anfällen sind sublingual applizierbare Nitroglycerinpräparate wegen ihres schnellen Wirkungseintritts (1–2 min) die Mittel der Wahl.

Hinweise zur Anwendung
- Nitroglycerin wirkt beim sitzenden Patienten besser als beim liegenden.
- Nitroglycerin darf nicht geschluckt werden, weil es bei der Leberpassage inaktiviert wird. Es sollte, wie die anderen Ester, durch die Mundschleimhaut aufgenommen werden.
- Nitroglycerin wirkt nur kurz. Daher sollte es nur im Anfall oder bei drohendem Anfall angewendet werden.
- Während eines Angina-pectoris-Anfalls dürfen wegen der Gefahr einer schweren Hypotension nie mehr als 3 mal 0,8 mg in 15 Minuten appliziert werden.

Intervallbehandlung mit Nitraten

Sublinguales Nitroglycerin oder Isosorbiddinitrat sind zur *ad hoc-Prophylaxe* geeignet, wenn sie *vor* einer Belastung angewendet werden, die erfahrungsgemäß pectanginöse Schmerzen verursacht.
Zur *langfristigen Anfallsprophylaxe* dienen die *oralen* Formen von Isosorbiddinitrat oder anderen Langzeitnitraten, und auch Nitroglycerin als Salbe oder Pflaster. Die antianginöse Wirkung hält bei „richtiger" Dosierung ca. 4–8 Stunden an.

Die biologische Verfügbarkeit von oralem Isosorbiddinitrat ist schlecht.
Isosorbiddinitrat wird nämlich in der Leber schnell zu den viel schwächer wirksamen Mononitraten abgebaut (first pass effect). Die erforderliche Dosis liegt zwischen 50 und 500 mg/die, also viel höher als früher angenommen. Die direkte Gabe von Isosorbid-5-nitrat bietet keine Vorteile. Auch Retardpräparate von Isosorbiddinitrat sind überflüssig.

Unerwünschte Wirkungen

- Mundbrennen gilt als obligates Zeichen der Wirksamkeit des Präparates.
- Vasomotorischer Kopfschmerz, Flush-Symptome.

- Orthostase-Symptome: Müdigkeit, Schwindel, Schwäche bis Nitritkollaps, Reflextachykardie. Kollaps und Schock sind also Kontraindikationen.
- Ob eine Toleranzentwicklung bei Langzeittherapie auftritt, ist umstritten.

Weitere Indikationen für Nitrate beruhen ebenfalls auf der Minderung des venösen Angebotes, z. B. bei akuter Linksherzinsuffizienz (s. S. 190).

β-Receptorenblocker

Wirkprinzip

Die antianginöse Wirkung beruht auf einer Blockade von β_1-Adrenoceptoren am Herzen. Die Herzarbeit und damit der myokardiale Sauerstoffbedarf werden also gesenkt durch die Minderung von Herzfrequenz und Kontraktilität. Die coronare Durchblutung wird begünstigt, indem sich die Diastole verlängert.

Nachteilig sind die gering vermehrte enddiastolische linksventriculäre Wandspannung, die mäßige Verlängerung der Auswurfzeit und die Tendenz zur Coronarverengerung. *In der Gesamtbilanz überwiegen jedoch die vorteilhaften Einflüsse.*

Die β-Receptorenblockade kommt besonders bei Belastungen (Aktivierung des Sympathicus) zum Tragen. Bei gleichzeitig bestehender Hypertonie wirkt sich auch die allmähliche Blutdrucksenkung (s. S. 216) günstig aus.

Anwendung

β-Receptorenblocker sind zur *Dauerprophylaxe der Angina pectoris* gut geeignet. Sie sind indiziert, wenn durch orale Langzeitnitrate oder durch Nitroglycerinsalben die Zahl der Anfälle nicht ausreichend gesenkt werden kann, oder wenn die Nitropräparate nicht vertragen werden. Die Kombination von β-Receptorenblockern mit organischen Nitraten ist wegen der gegenseitigen Kompensation nachteiliger Begleitwirkungen sinnvoll.

Als *Dauertherapie nach Infarkt* gegeben, mindern β-Receptorenblocker die Wahrscheinlichkeit eines Reinfarktes. Sie sind die einzigen Mittel, deren Nutzen zur Sekundärprävention weitgehend anerkannt ist.

Auswahl

Aus den verschiedenen zusätzlichen Wirkungsqualitäten (s. u.) der β-Receptorenblocker ergeben sich keine wesentlich differentialtherapeutischen Konsequenzen. In der Regel kommt der Arzt mit einer der zahlreichen im Handel befindlichen Substanzen aus. Deren Dosis sollte einschleichend ermittelt werden.

Propranolol ist der Prototyp der β-Receptorenblocker. Es blockiert allerdings nicht nur β_1, sondern auch β_2-Rezeptoren. In hohen Dosen wirkt es auch chinidinartig.

Bei der Auswahl unter seinen ca 30 Nachfolgern könnte man sich von folgenden Eigenschaften leiten lassen:
- *Kardioselektivität,* d. h. selektive Blockade von β_1-Adrenoceptoren; vor allem durch Atenolol oder Metoprolol. Die Selektivität geht bei höheren Dosen zunehmend verloren. Ein „reiner" β_1-Receptorenblocker fehlt bisher.
- *Intrinsische Aktivität,* d. h. zusätzliche adrenalinähnliche Wirksamkeit am Herzen, vor allem durch Pindolol.
- *Chinidinartige Wirkung.* Sie ist im therapeutischen Dosisbereich bedeutungslos, außer bei der Behandlung cardialer Arrhythmien (s. S. 194).
- *Pharmakokinetische Eigenschaften.* Bei Leber- bzw. Nierenerkrankungen sollten β-Blocker bevorzugt werden, die vorwiegend renal bzw. hepatisch eliminiert werden. Die Wirkungsdauer einiger Präparate erlaubt die zwei- (oder einmalige) Verabreichung pro Tag. Bei mehreren Präparaten beeinträchtigt ein „first pass" Effekt die Bioverfügbarkeit.
- Labetalol *blockiert sowohl β- als auch α-Rezeptoren.*

Unerwünschte Wirkungen

- *Herzinsuffizienz.* Alle β-Receptorenblocker können durch Minderung des adrenergen Antriebs eine latente Herzinsuffizienz in die Dekompensation führen. In diesen Fällen könnte zuvor Digitalis gegeben werden.
- *Bradykardie.* Die β_1-Sympatholyse beeinträchtigt die Reizbildung und Reizleitung. Daher äußerste Vorsicht bei partiellem Block oder bei Kombination mit Antiarrhythmica bzw. Digitalis.
- *Durchblutungsstörungen* durch β_2-Blockade sind häufig. Die Patienten klagen über „kalte Hände". Beim Raynaud-Syndrom sind β-Rezeptorenblocker kontraindiziert.
- *Bronchokonstriktion.* Die Blockade bronchialer β_2-Adrenoceptoren erhöht den Atemwegswiderstand schon beim Gesunden. Ein Asthma bronchiale stellt daher eine strikte Kontraindikation dar.
- *Metabolische Wirkungen.* Unter β-Receptorenblockade ist die Glucosefreisetzung aus Leber- und Skeletmuskelglykogen gehemmt. Zu streng eingestellte Diabetiker sind also von protrahierten Hypoglykämien bedroht. Die Hypoglykämiesymptome (Schwitzen, Tachykardie, Unruhe etc.) werden durch β-Receptorenblocker verschleiert.
- *Entzugssyndrom?* Nach abruptem Absetzen sollen Angina pectoris-Patienten vermehrt von schwerwiegenden Manifestationen der coronaren Herzkrankheit bedroht sein. Daß es sich dabei um einen „rebound" handelt, wird jedoch bestritten.

Zusammenfassend seien im folgenden die *wichtigsten Indikationen* der β-Receptorenblocker dargestellt.

- Angina pectoris (Dauerprophylaxe),
- Arterielle Hypertonie (s. S. 216),

- Hyperkinetisches Herzkreislaufsyndrom,
- Tachykarde Herzrhythmusstörungen (s. S. 197),
- Hyperthyreose und thyreotoxische Krise (s. S. 275),
- Phäochromocytom (in Kombination mit einem β-Blocker),
- Glaucoma simplex und Sekundärglaukome (lokal, bes. Timolol, s. S. 363).

Versucht werden β-Receptorenblocker zur Migräneprophylaxe, Behandlung bestimmter Tremorformen, Unterdrückung somatischer Angstreaktionen, Therapie der hypertrophischen obstruktiven Kardiomyopathie.

Calcium-Antagonisten

Wirkprinzip

Durch die Hemmung des Calciumeinstromes in excitable Zellen (z. B. Myokard, glatte Gefäßmuskelzelle) wird die Aktivität des kontraktilen Apparates gebremst. Weil die myocardiale Kontraktilität und vor allem der periphere Widerstand sinken, kommt das Herz mit weniger Sauerstoff aus.

Beispiele: Nifedipin, Verapamil. Im Gegensatz zu Nifedipin bremst Verapamil die Reizbildung und Reizleitung (s. S. 197), was therapeutisch nutzbar sein, aber auch stören kann.

Bei coronarer Herzkrankheit sind Calcium-Antagonisten dann indiziert, wenn Nitrate und β-Blocker nicht ausreichen, oder wenn eine Hypotonie (Nitrate!) oder eine erhebliche Bradycardie (β-Blocker!) vorliegt. Nifedipin wurde auch bei solchen Angina pectoris-Formen als wirksam befunden, die mit einem Coronarspasmus einhergehen.
Ein Teil der Nifedipinwirkung wird durch reflektorische Tachycardie kompensiert. Gleichzeitige Gabe von β-Blockern fördert also die antianginöse Wirkung erheblich.

Weiteres, auch bezüglich Kontraindikationen s. S. 197.

Herzglykoside bei Angina pectoris?

Fixe *Kombinationen* zwischen Herzglykosiden und antianginösen Mitteln können schon wegen der extrem verschiedenen Pharmakokinetik nicht empfohlen werden.
Eine Angina bei *suffizientem* Myokard kann durch Herzglykoside verschlimmert werden, weil diese den absoluten O_2-Verbrauch des intakten Myokards steigern.
Eine Angina bei *insuffizientem* Myokard kann durch Herzglykoside gebessert werden, weil hier der O_2-Bedarf gesenkt wird.
Eine coronare Insuffizienz ist also weder Indikation noch Kontraindikation für Herzglykoside; entscheidend ist der Grad der myocardialen Insuffizienz.

Arzneitherapie des Myokardinfarktes

Therapeutische Ziele sind
- Schmerzbekämpfung und Ruhigstellung,

- Beherrschung des kardiogenen Schocks,
- Stabilisierung des elektrisch instabilen Herzens.

Eine Infarkt-spezifische, d. h. die Ischämie-Zone verkleinernde Therapie wäre zu wünschen. Ob die intravenöse oder intracoronare Fibrinolyse in diesem Sinne wirkt, bedarf der statistischen Absicherung.

Zuhause

Für schnellsten Transport in die Klinik sorgen! Alle Maßnahmen des Allgemeinarztes sind situationsbestimmt und ohne erwiesenen prophylaktischen oder kurativen Wert.
- Bei Schmerzen: Nitrate sublingual; Analgetica bis zum Morphin.
- Sedation (z. B. mit Diazepam).
- Bekämpfung einer eventuellen Hypoxie durch O_2-Gabe.
- Nur bei bedrohlichem Blutdruckabfall: Infusion anlegen; evtl. Dopamin (< 10 µg/kg/min).
- Nur bei gehäuften Extrasystolien: 50–100 mg Lidocain i. v.
- Nur bei Bradykardie: 0,5–1 mg Atropin i. v.
- Nur bei Vorhofflimmern: Digitalis
- Bei Lungenödem und/oder Hypertonie: Nitrate und Furosemid (s. S. 191).

In der Klinik

- Intensive Überwachung (Monitor!) einleiten.
- Ruhe; anfangs strenge Bettruhe, dann zunehmend Übungen, je nach Situation. Laxantien und leichte Diät.
- Korrektur einer evtl. bestehenden Hypoxie, Acidose oder Hypokaliämie.
- Therapie der *Herzinsuffizienz:* Eine obligate Glykosidtherapie des Infarktes ist abzulehnen, denn Glykoside erhöhen den O_2-Verbrauch und die Tendenz zu Arrhythmien. Ist beim frischen Infarkt eine Steigerung der Inotropie angezeigt, so gibt man herzwirksame Katecholamine (s. S. 190).
- *Antiarrhythmische Therapie:*
  Prompte medikamentöse Behandlung, auch bei „benignen" EKG-Veränderungen erscheint angebracht. *Lidocain* ist heute das Standardmittel gegen ventrikuläre Extrasystolen und Kammertachycardie. Es wirkt schnell und kurz und ist daher gut steuerbar (s. S. 195). Bei riskanten Arrhythmien, die nicht auf Antiarrhythmica ansprechen, ist die *Kardioversion* anzustreben.

Der Nutzen einer langfristigen Prophylaxe mit Antiarrhythmica nach einem Myokardinfarkt ist bisher nicht gesichert – es sei denn, man rechnet auch die *β*-Rezeptorenblocker hierher (S. 204).

- *Schocktherapie*

Volumen mit größter Vorsicht (Lungenödem!) unter Kontrolle des zentralvenösen Drucks oder (besser) des pulmonalen Capillardrucks substituieren. *Pressori-*

sche Substanzen mit größter Vorsicht anwenden, weil sie die Nachlast erhöhen und Extrasystolien fördern. Gelegentlich sind sie jedoch nötig, um den Druck wieder auf das erforderliche Minimum anzuheben. Beim Normotoniker strebe man 90 mm Hg an, beim Hypertoniker kann der erforderliche Druck höher liegen. Am ehesten eignet sich Dopamin (vgl. S. 179 und 190).

Unter *Vasodilatantien* kann das insuffiziente Herz wieder eine ausreichende Blutmenge fördern. Nitroglycerin entlastet den Ventrikel durch Senkung des venösen Angebots, während Dihydralazin den peripheren Widerstand senkt. Nitroprussid-Na senkt gleichermaßen Vor- und Nachlast.

Empfehlungen für eine situationsgerechte Pharmakotherapie des kardiogenen Schocks gibt Tabelle 10.4-1.

Therapie und Prophylaxe mit gerinnungswirksamen Mitteln (s. Kapitel 9)

Man verfolgt damit drei *Ziele,* nämlich
- Besserung der Überlebenschance durch alsbaldige Behandlung beim akuten Infarkt;
- Langzeitprophylaxe gegen Re-Infarcierung nach Myokardinfarkt sowie gegen Erst-Infarcierung bei schwerer Angina pectoris.
- Minderung der Zahl thromboembolischer Komplikationen (Hirn, Lunge).

Gegenwärtige Meinung

- *Heparin oder Fibrinolyse,* in den ersten Tagen nach Infarkt angewandt, hilft thromboembolische Komplikationen verhüten.
- Ein positiver Effekt der *intravenösen fibrinolytischen Therapie* auf die Gesamtzahl der Infarkte ist noch nicht gesichert. Hinweise auf eine Besserung bei

Tabelle 10.4-1. Situationsgerechte Therapie des kardiogenen Schocks (nach Johnson and Gunnan; J. Amer. med. Ass. 237, 2108 (1977))

Situation	Arterieller Druck	Zentraler Venendruck bzw. enddiastolischer Pulmonalisdruck	Maßnahme
1.	Zu niedrig	Zu niedrig	Volumenzufuhr
2.	Zu niedrig	Zu hoch	Dopamin, bei Versagen Noradrenalin
3.	Ausreichend oder zu hoch	Zu hoch	Vasodilatantien

4. Bei Versagen der genannten Maßnahmen vorsichtig digitalisieren. Wenn keine Stabilisierung gelingt, sollte frühzeitig mit intraaortaler Gegenpulsation begonnen und ein chirurgischer Eingriff erwogen werden.

bestimmten Patientengruppen liegen vor. – Die *gezielte* Fibrinolyse durch *intracoronar* verabreichte Streptokinase ist nur in Spezialkliniken durchführbar, und noch nicht statistisch abgesichert.
- In den ersten Monaten nach Infarkt verbessern *orale Anticoagulantien* vielleicht die Lebenserwartung. Späterhin (> 1 Jahr) ist der Nutzen umstritten. Je stärker die Risikofaktoren, desto länger (evtl. lebenslang) wird man orale Anticoagulantien geben.
- Auch die *Hemmer der Plättchenaggregation* haben noch keinen festen Platz in der Sekundärprävention des Myocardinfarktes.

10.5 Mittel zur Therapie von Hochdruckkrankheiten

Ziel ist die Normalisierung des erhöhten Blutdrucks. Die antihypertensive Arzneitherapie bezieht sich also nur auf ein Symptom. Gleichwohl bessert sie die Prognose (s. u.).

Weg: Durch Eingriffe in den Regelprozeß müssen Herzzeitvolumen peripherer Widerstand und zirkulierende Blutmenge neu und dauerhaft aufeinander eingestellt werden. Dies gelingt am besten, wenn zugleich die möglichen kompensatorischen Mechanismen gedämpft werden.

Daraus ergibt sich, daß

- die Therapie von Hochdruckkrankheiten häufig Kombinationen mit multiplem Angriff erfordert (s. hierzu Abb. 10.5-1).
- auch physiologisch wichtige Funktionen beeinträchtigt werden können.

Die *Intensität der Therapie* hängt von der Schwere des Hochdrucks ab. Grundsätzlich wäre jeder Patient mit > 160/90 mm Hg behandlungsbedürftig, weil über einen sehr weiten Bereich eine Korrelation zwischen Blutdruck und Lebenserwartung besteht. Bei Patienten mit leichter unkomplizierter Hypertonie (diastolisch < 100 mm Hg) genügt zunächst eine Änderung der Lebensweise (S. 210). Höhere Drucke oder zusätzliche Risikofaktoren machen eine medikamentöse Therapie erforderlich. Sie sollte auf einen möglichst niedrigen diastolischen Druck (stehend höchstens 100 mm Hg) hinzielen, was aber wegen der Nebenwirkungen oft nicht erreichbar ist. Der erwünschte systolische Druck liegt bei 140–160 mm Hg. Zusammen mit dem Patienten (vgl. S. 217) muß man die Gefährdung durch die Krankheit gegen die Belastung durch die Therapie abwägen. Bei vielen alten Patienten verbietet sich eine aggressive Behandlung.
Erfolg: Die Mortalität durch Myokardinsuffizienz, Niereninsuffizienz, „maligne Hypertension", geringer auch durch Coronarinsuffizienz und cerebrovaskuläre Störungen sinkt.
Eine massive Blutdrucksenkung kann zu Durchblutungsstörungen in Herz, Hirn und Nieren sowie zum Orthostase-Syndrom führen; daher Dosierung **langsam**

erhöhen. Oft sind Herz, Hirn und Nieren bereits vorgeschädigt. Dann ist das Risiko zwar erhöht, wird aber durch die Vorteile einer dauernden Drucksenkung mehr als aufgewogen.

> Die antihypertensive Therapie ist der statistisch wichtigste ärztliche Beitrag zur Minderung der Mortalität von Kreislaufkrankheiten!

Weitere Maßnahmen, welche der medikamentösen Therapie vorhergehen bzw. sie begleiten müssen:

- Absichern, ob der Blutdruck *permanent erhöht* ist; dazu dienen häufige Kontrollen, z. B. am frühen Morgen, oder fortlaufende Registrierung. Ambulant gemessene Werte sind höher als nach mehrtägiger Hospitalisierung (meist um 5–10 mm Hg). Ein labiler Hypertonus ist häufig allein durch psychische Führung („kleine Psychotherapie") zu beeinflussen, evtl. Sedativa.
- *Operable Fälle diagnostizieren* (Phäochromocytom, renaler Hochdruck, Nierenarterienstenose). Bedenke auch die Möglichkeit von Hyperthyreose, M. Cushing, Nebennierenrinden-Tumor mit primärem Aldosteronismus (Conn-Syndrom). Verdacht auf sekundäre Hypertonie besteht, wenn die medikamentöse Therapie erfolglos bleibt; jedoch kann auch eine sekundäre Hypertonie ansprechen. Als „essentiell" verbleiben 80–90%.
- Feststellen, welche *Risikofaktoren, Organschäden* oder *Begleitkrankheiten* vorliegen. Zum Teil hängt davon die Prognose und die Wahl der Medikamente ab.
  Je schwerer die Risikofaktoren, desto eher wird man auch in Grenzfällen (s. S. 209) behandeln. In Rechnung stelle man Herz-, Gefäß- und Nierenerkrankungen, Diabetes, Hypercholesterinämie, Rauchen, männliches Geschlecht, sowie die Familienanamnese.
- *Diät* durchsetzen. Sie soll sein
  - Na^+-arm. Sie wäre per se effizient, wenn die Kochsalzzufuhr unter 1 g/die gesenkt würde, was nicht realisierbar ist. Eine Einschränkung auf 5–6 g tgl. erscheint sinnvoll und spart Diuretica. Übermäßige Na^+-Zufuhr dürfte der wichtigste diätetische Risikofaktor sein.
  - Calorienarm bei Übergewichtigen. Normalisierung des Körpergewichts anstreben!
- *Ruhigstellung:* Psychische Führung; ausgeglichen leben; evtl. Sedativa; in schweren Fällen Bettruhe.
- *Rauchen* einschränken.
- *Vorsicht mit Medikamenten,* welche die Hypertension verschlimmern, z. B. Ovulationshemmern, Glucocorticoiden, Carbenoxolon, tricyclischen Antidepressiva; keine MAO-Hemmer (vgl. Tabelle 10.5-3).

Mittel zur Therapie von Hochdruckkrankheiten

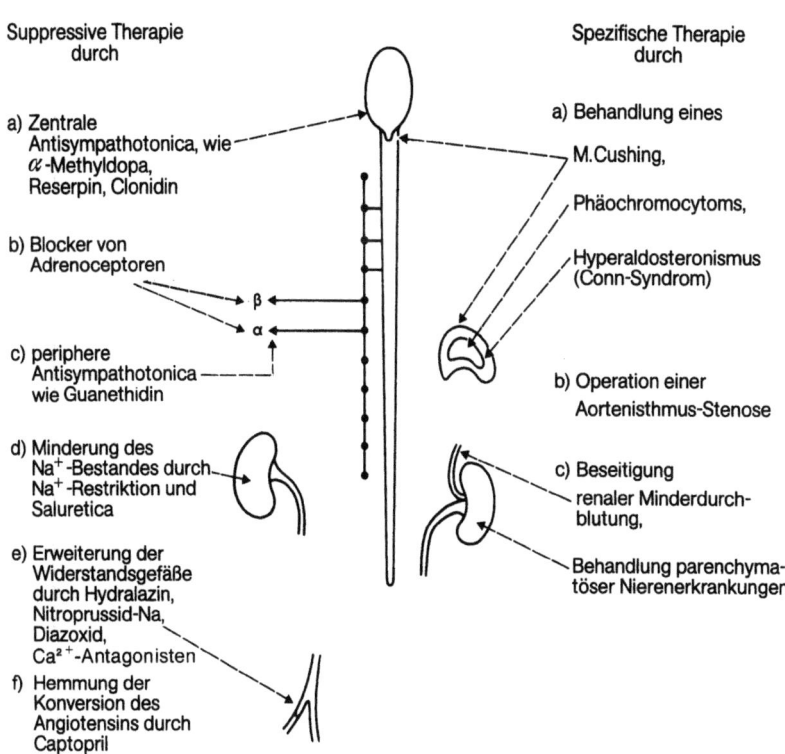

Suppressive Therapie durch

a) Zentrale Antisympathotonica, wie α-Methyldopa, Reserpin, Clonidin

b) Blocker von Adrenoceptoren

c) periphere Antisympathotonica wie Guanethidin

d) Minderung des Na$^+$-Bestandes durch Na$^+$-Restriktion und Saluretica

e) Erweiterung der Widerstandsgefäße durch Hydralazin, Nitroprussid-Na, Diazoxid, Ca^{2+}-Antagonisten

f) Hemmung der Konversion des Angiotensins durch Captopril

Spezifische Therapie durch

a) Behandlung eines M.Cushing, Phäochromocytoms, Hyperaldosteronismus (Conn-Syndrom)

b) Operation einer Aortenisthmus-Stenose

c) Beseitigung renaler Minderdurchblutung, Behandlung parenchymatöser Nierenerkrankungen

Abb. 10.5-1. Angriffspunkte antihypertensiver Maßnahmen

Antihypertensive Substanzen

Sie senken den Gefäßwiderstand und/oder das Herzminutenvolumen. Oft verwendet man sie als *Kombination*, weil eine Addition der therapeutischen Wirkung bei voneinander unabhängigen oder gar gegenläufigen Nebenwirkungen der Einzelsubstanzen angestrebt wird. Sie lassen sich gliedern in
Diuretica,
arteriolenerweiternde Mittel,
Mittel mit Angriff am adrenergen und/oder zentralen Nervensystem,
Mittel mit Angriff am Renin-Angiotensin-System.

I. Diuretica

Wirkprinzip: Diuretica bewirken Na$^+$-Verschiebungen, z.T. durch Elimination, z.T. wohl intracorporal. Nach einigen Wochen Therapie stellt sich ein neues Gleichgewicht der Na$^+$-Bilanz ein, wobei Blutvolumen und Na$^+$-Bestand nahezu zum Ausgangswert zurückkehren, aber der periphere Widerstand erniedrigt bleibt. Die Gegenregulationen beruhen z. T. auf vermehrter renaler isotoner Reabsorption, z. T. auf Aktivierung des Renin-Angiotensin-Aldosteron-Systems. – Diuretica sind auch als Begleitmedikation sinnvoll, weil jede schnelle Blutdrucksenkung von einer Ausscheidungsstörung begleitet ist, vor allem bei bereits vorliegendem Nierenschaden.

Klinischer Effekt: Grundsätzlich dürften alle Diuretica wirksam sein. Bei langwirkenden Diuretica (z. B. Chlorthalidon) hüte man sich vor der Kumulation (Hypokaliämie!). Schleifendiuretica, wie Furosemid, erscheinen wegen ihrer steilen Dosis-Wirkungs-Beziehung und ihrer kurzen Wirkungsdauer nur bei Niereninsuffizienz angebracht. Da bei den übrigen Diuretica die Dosis-Wirkungs-Beziehung flach verläuft und einem Grenzwert zustrebt, sind massive Dosiserhöhungen nicht sinnvoll. Diuretica werden als „Basistherapie" mit anderen Mitteln kombiniert.

Unerwünschte Wirkungen und *Vorsichtsmaßnahmen:* s. „Diuretica" (S. 160).

II. Direkt arteriolenerweiternde Mittel

Diese Mittel mindern den arteriellen Widerstand, ohne die venöse Seite des Kreislaufs wesentlich zu beeinflussen; daher besteht nur eine geringe Tendenz zur orthostatischen Hypotension.

Dihydralazin

Pharmakokinetik: Dihydralazin wird gut resorbiert und erreicht seine maximale Plasmakonzentration nach 3–5 Std. Die Geschwindigkeit der Elimination hängt davon ab, ob der Patient genetisch den „langsamen" oder den „schnellen" Acetylierern (s. S. 57) zugehört.

Klinische Effekte: Dihydralazin beeinflußt vor allem den diastolischen Blutdruck. Es gilt als vorteilhaft bei einer Hypertonie mit Niereninsuffizienz, weil eine Tendenz zur Verbesserung der Nierendurchblutung besteht und die Substanz kaum renal ausgeschieden wird.

Unerwünschte Wirkungen

– Kopfschmerz, Tachykardie und stenokardische Beschwerden lassen sich vom Wirkprinzip ableiten. Sie sind dosisabhängig. Der Kopfschmerz verschwindet nach einigen Tagen oft von selbst. Die Tachykardie wird günstig beeinflußt durch gleichzeitige Gabe von β-Blockern, Reserpin oder Guanethidin. Vorsicht bei Angina pectoris!
– Ein Lupus-erythematodes-Syndrom wurde beobachtet, wenn höhere Dosen (> 300 mg/tgl) über längere Zeit (> 6 Mon.) genommen wurden. Es ist reversibel (bis auf Antikörper) beim Absetzen.

Mittel zur Therapie von Hochdruckkrankheiten

- Wie bei Isoniazid: Hepatitis (gutartig) und periphere Neuropathie, die auf Pyridoxin anspricht.

Bei der derzeitigen Dosierung (bis 100 mg tgl.) sind Nebenwirkungen sehr selten.

Minoxidil, ein oral anwendbarer Vasodilatator, wirkt stärker als Dihydralazin; daher ist mit Reflextachykardie (gib β-Blocker!) und Flüssigkeitsretention (gib Diuretica!) zu rechnen. Häufig stört ein Hirsutismus, der aber nicht endokrinologisch bedingt ist. Minoxidil sollte wegen seiner Nebenwirkungen nicht zur Erstbehandlung eingesetzt werden.

Calcium-Antagonisten

Wirkprinzip: Calcium-Antagonisten (s. S. 197 und S. 206) bewirken eine arterioläre Vasodilatation.

Substanzen: Benutzt werden vor allem Nifedipin und Verapamil. Während Verapamil zusätzlich cardial die AV-Überleitung und die Inotropie hemmt, wirkt Nifedipin in therapeutischen Dosen nur peripher.

Unerwünscht ist beim Nifedipin vor allem ein vorübergehendes orthostatisches Syndrom, beim Verapamil auch die Herzwirkung.
Die *Indikationen für eine antihypertensive Therapie* liegen noch nicht fest. Ca^{++}-Antagonisten erscheinen sinnvoll, wenn eine Coronarinsuffizienz die Hypertonie begleitet.

Die *Dosierung* ist sehr variabel. So liegt die übliche Nifedipin-Dosis bei 15–40 mg/die, kann aber nach Bedarf und Verträglichkeit bis 120 mg die gesteigert werden. Kombinationen von Nifedipin mit β-Rezeptorenblockern oder Saluretica sind möglich.

Diazoxid, Nitroprussid-Natrium

Sie werden bei einer hypertensiven Krise eingesetzt (s. S. 220).

III. Mittel mit Angriff am adrenergen und/oder zentralen Nervensystem

Reserpin

Wirkprinzip

- *Periphere* Catecholamin-Depletion führt zu verminderter Impuls-Transmission, aber auch zur Supersensitivität; allerdings ist fraglich, ob dies bei den niedrigen heute verwandten Dosen (s. u.) eine Rolle spielt. Herzminutenvolumen und peripherer Widerstand sinken bei akuter Reserpin-Anwendung. Bei chronischer Anwendung kehrt das HMV meist zur Norm zurück.
- Der *zentrale antisympathotone Effekt* ist wahrscheinlich wichtiger, weil rein peripher angreifende Rauwolfia-Alkaloide, wie Syrosingopin, weniger wirksam sind. Der Vaguseinfluß überwiegt (s. Nebenwirkungen).

Pharmakokinetik: Reserpin wird gut resorbiert. Seine Wirkung beginnt langsam und hält lang an. Dies ist bei fixen Kombinationen zu bedenken, weil die Partner meist kürzer wirken!

Klinische Effekte: Bei oralen Dosen bis 0,25 mg tgl. beginnt der Effekt binnen 3–6 Tagen und wird vollständig binnen 3–6 Wochen. Höhere Dosen ermüden zu sehr.

Beurteilung: Heute sind wirksamere Mittel mit adrenergem oder zentralem Angriff verfügbar; daher ist die Verwendung von Reserpin eher historisch zu verstehen.

Unerwünschte Wirkungen sind bei Dosen unter 0,25 mg/die selten. Zentral bedingt sind Ermüdung, Depression, Suicidneigung (bes. bei Älteren). Reserpin ist bei Patienten mit Depressionen in der Anamnese kontraindiziert. Das Körpergewicht kann durch mehr Appetit und/oder durch Flüssigkeitsretention zunehmen.

Das Überwiegen der *Parasympathicusaktivität* erklärt die
- Hyperacidität, vor allem nach höheren Dosen (> 1 mg/die). Eine Häufung von Magengeschwüren ist nicht gesichert.
- Verstopfte Nase (auch bei Kindern reserpinbehandelter Mütter, Trinkschwäche), Bronchospasmus, Durchfälle, Bradykardie.

α-Methyldopa

Wirkprinzip: Aus α-Methyldopa entsteht in den adrenergen Nervenenden α-Methyl-noradrenalin, das *in der Peripherie* als schwächer wirksamer Transmitter funktioniert. – α-Methyl-noradrenalin entsteht auch *im ZNS* und dürfte dort die zentrale Dämpfung der Kreislaufreaktionen bedingen. Diese ist klinisch entscheidend, indem sie zur Minderung des Gefäßwiderstandes führt.

Pharmakokinetik: ~ 50% resorbiert. Die Wirkung beginnt ~ 4–5 Std nach oraler Gabe. Renale Ausscheidung, verzögert bei Niereninsuffizienz.

Der *klinische Effekt* ist mit dem des Prazosin vergleichbar. Die Durchblutung der Niere wird nicht beeinträchtigt.

Unerwünschte Wirkungen

- Trockener Mund, leichte Durchfälle oder Obstipation, Ejakulationsstörungen.
- Orthostatische Hypotension und Bradykardie sind geringer als bei Guanethidin.
- Schläfrigkeit tritt bei über 50% der Fälle in den ersten Wochen auf, geht dann zurück; selten Parkinsonismus.
- Positiver Coombs-Test in 10–25% der Fälle, aber nur sehr selten hämolytische Anämie. Bei hämolytischer Anämie sofort und für immer absetzen!
- Bei pathologischen Leberfunktionstests muß man sofort absetzen, weil sich eine evtl. tödliche Hepatitis entwickeln kann.

Mittel zur Therapie von Hochdruckkrankheiten

Clonidin

Wirkprinzip: Clonidin stimuliert α-Receptoren. Im Zentralnervensystem resultieren daraus Sedation und Enthemmung des Baroreceptorreflexes. Dies ist entscheidend für die Minderung des Herzzeitvolumens.

Der periphere α-mimetische Effekt ist klinisch unbedeutend, erklärt aber die temporäre Drucksteigerung nach i. v. Injektion.

Pharmakokinetik: Clonidin wird gut resorbiert, dringt gut ins ZNS ein, und wird überwiegend renal ausgeschieden (Plasma-HWZ 4–10 Std).

Wechselwirkungen

Tricyclische Antidepressiva schwächen den Clonidineffekt ab.
Clonidin nicht mit β-Blockern kombinieren, weil beide Mittel bradykard wirken. Extreme Bradykardien kamen vor!

Unerwünschte Wirkungen

- Sedation, Pruritus.
- Die Herzfrequenz kann erheblich absinken, was ein erhöhtes Risiko bei Digitalisierung bedingt. Die orthostatische Hypotension ist unbedeutend.
- Bei sehr hoher Dosierung kann der Blutdruck steigen, vielleicht weil dann der periphere α-mimetische Effekt überwiegt.

Guanethidin

Wirkprinzipien: Guanethidin mindert den Catecholamin-Gehalt in den sympathischen Nervenendigungen, und hemmt die Catecholamin-Freisetzung.

Pharmakokinetik: Guanethidin wird mäßig gut resorbiert (30%) und durch die Niere langsam ausgeschieden. Eine Kumulation ist möglich, da die Plasma-HWZ ca. 5 Tage beträgt. Die Substanz dringt nicht ins ZNS, wirkt also nur peripher. Das Wirkungsmaximum wird nach ~ 3 Tagen erreicht. Nach Absetzen hält der Effekt wochenlang an.

Klinische Effekte: Die Hypotension entsteht vor allem durch venöse Poolung (→ Orthostase!), dazu kommen Bradykardie und Abfall des Herzminutenvolumens; der periphere Widerstand ändert sich kaum. Guanethidin wirkt stark, aber individuell verschieden. Wegen seiner Nebenwirkungen ist es für schwere Hypertonien als ultima ratio reserviert. Für die Ambulanz eignet es sich nicht.

Unerwünschte Wirkungen

- Die orthostatische Hypotension kann sehr stark werden. Manchmal wird sie bei langfristiger Gabe kompensiert. Substanz am Mittag oder Nachmittag geben!

- Die Minderung der Nierendurchblutung bringt ein erhöhtes Risiko bei Niereninsuffizienz mit sich. Vorsorglich Serumelektrolyte verfolgen! Guanethidin nie ohne Diureticum geben!
- Die Minderung des HMV führt evtl. zur Manifestierung einer Herzinsuffizienz. Daher ist auch die gleichzeitige Gabe von β-Blockern höchst riskant!
- Durchfälle erfordern evtl. Loperamid. Ejaculations-Störungen kommen vor.
- Überempfindlichkeit gegen Catecholamine; daher Guanethidin nicht beim Phäochromocytom einsetzen!

Wechselwirkungen: Tricyclische Antidepressiva und indirekte Sympathomimetica wirken dem Guanethidin entgegen, wahrscheinlich durch Hemmung seiner Aufnahme bzw. durch Verdrängung.

Prazosin

Wirkprinzip: Prazosin hemmt die : α-adrenerge Vasoconstriction von Arterien und Venen.

Klinische Effekte: Vor- und Nachlast nehmen ab, ohne daß dabei die Herzfrequenz wesentlich steigt. Kombinationen mit allen anderen Antihypertensiva sind möglich.

Unerwünschte Wirkungen: Prazosin wird im allgemeinen gut vertragen. Riskant ist ein „first dose"-Phänomen bei erstmaliger Gabe oder Dosissteigerung, das Kopfschmerz, Erbrechen, sogar schweren Kollaps umfassen kann. Daher schleichend (3mal 0,5 mg tgl.) beginnen und die Dosis langsam steigern (bis maximal 20 mg tgl.).

β-Rezeptorenblocker (s. S. 204)

Wirkprinzip: Die Blutdrucksenkung ist β_1-sympatholytisch bedingt. Ihr detaillierter Mechanismus ist umstritten. Man diskutiert vor allem eine Minderung des Herzzeitvolumens und eine allmähliche Abnahme des peripheren Widerstandes.

Klinische Effekte

β-Rezeptorenblocker sind bei alleiniger Gabe oft unbefriedigend oder nur in hohen Dosen wirksam. Nur durch ca. 14 tägiges Probieren läßt sich feststellen, welche Patienten ansprechen. Gleichwohl sollten β-Rezeptorenblocker frühzeitig eingesetzt werden, weil sie antiarrhythmisch wirken, das Infarktrisiko senken und (im Gegensatz etwa zu den Saluretica) keine laufenden Laborkontrollen verlangen. Kombination mit Saluretica erhöht die Erfolgsquote. Sinnvoll erscheint auch die Kombination mit Dihydralazin (s. S. 212).

Zusatzindikationen bestehen
- bei juvenilem Hypertonus,
- bei gleichzeitigem hyperkinetischem Herzsyndrom oder Angina pectoris (s. S. 204),
- bei gleichzeitiger Gabe arteriolenerweiternder Mittel.
- bei gleichzeitigen tachykarden Rhythmusstörungen, soweit sie auf β-Rezeptorenblocker ansprechen (s. S. 197).
- wenn ein orthostatisches Syndrom strikt vermieden werden soll.

Mittel zur Therapie von Hochdruckkrankheiten

Unerwünschte Effekte

Auch bei hoher Dosierung sind sie erstaunlich gering. Kaum Orthostase; die normale männliche Sexualfunktion bleibt erhalten.
Im übrigen s. S. 205.

IV. Mittel mit Angriff am Renin-Angiotensin-System.

Captopril hemmt die Überführung Angiotensin I → Angiotensin II, so daß Angiotensin II und Aldosteron im Blutplasma absinken. Die Substanz ist oft bei therapierefraktärer Hypertonie noch wirksam. Unerwünschte Wirkungen sind Fieber, Exantheme, Proteinurie, sehr selten auch Agranulocytose und Nierenschäden.

Durchführung der Langzeit-Therapie

- Der Blutdruck (in aufrechter Position) sollte soweit als möglich normalisiert werden.

    Zurückhaltung ist evtl. erforderlich bei
    - gestörter Nierenfunktion (→ Rest-N-Anstieg),
    - gestörter Hirndurchblutung,
    - schwerer Angina pectoris,
    - alten Patienten, vor allem, wenn sie allein leben.
- Mittel nur wechseln, wenn unvermeidlich. Dosierungen *langsam* ändern!
- *Keinesfalls intermittierend* therapieren! Keinesfalls abrupt absetzen; Rebound-Phänomene drohen!
- *Patienten instruieren* über mögliche Nebenwirkungen, z. B. Depression oder orthostatische Hypotension.

- „Versager" der ambulanten antihypertensiven Therapie beruhen meist auf *mangelnder Mitarbeit* des Patienten. *Lehre* daher jeden Patienten:

    - Eine Hypertonie kann mit völligem Wohlbefinden einhergehen, ist aber dennoch behandlungsbedürftig.
    - Nur Dauertherapie verspricht Erfolg!
    - Der Blutdruck ist bei allen derzeit oder früher Behandlungsbedürftigen regelmäßig zu messen. Wenn möglich, sollte der Patient seinen Blutdruck selbst messen.
    - Die Therapie muß auch nach Normalisierung des Blutdrucks noch 1–2 Jahre fortgesetzt werden.
    - Übergewicht reduzieren, Rauchen einstellen, „Zusalzen" unterlassen.

- Der Patient muß regelmäßig einbestellt werden. Wenn er es vergißt, ist er zu mahnen. Behandlungskarte anlegen.
- Manche Hypertoniker haben bzw. entwickeln eine Niereninsuffizienz. Dann ist

eine Dosisreduktion bei folgenden Antihypertensiva angebracht: Clonidin, Methyldopa, Guanethidin, sowie einigen β-Rezeptorenblockern. Grundsätzlich kann jedes Antihypertensivum bei Niereninsuffizienz gegeben werden, wenn man die gestörte Ausscheidung in Rechnung stellt. Andererseits kann jede schnelle oder langfristige Blutdrucksenkung, gleichgültig wie sie zustande kam, die Nierenfunktion beeinträchtigen.

Wie geht man mit *Kombinationen* um?

Mit Hilfe der Kombinationen möchte man
- einen vollen antihypertensiven Effekt erzielen, aber zugleich
- unerwünschte Effekte eines Antihypertensivums ausschalten bzw. vermeiden, indem man ein zweites gibt.

Kombinationen sind das therapeutische Äquivalent der ,,Mosaiktheorie" der Hypertonie. Also sind auch nur solche Kombinationen sinnvoll, die aus Mitteln mit verschiedenen Angriffspunkten bestehen!

> *Durchführung:*
> Man beginnt mit einer *Monosubstanz* aus der Reihe der β-Rezeptorenblocker oder der Saluretica, was aber oft nicht ausreicht.
> Die nächste Stufe besteht aus einer *Grundkombination,* die ein Salureticum und einen β-Rezeptorenblocker enthält. Der β-Rezeptorenblocker kann hierin durch Prazosin oder Clonidin ersetzt werden.
> Bei *Dreierkombinationen* kommt Dihydralazin hinzu.
> *Schwere Hypertonien* benötigen Kombinationen mit Methyldopa, Guanethidin, Minoxidil oder Captopril.
> Die Auswahl ist eher negativ bestimmt (durch Kontraindikationen, vgl. Tabelle 10.5-1) als positiv (durch spezifische Indikationen, vgl. Tabelle 10.5-2).

Im Alter arbeitet man mit milden Mitteln, wie Diuretica und/oder β-Rezeptorenblockern, unter Berücksichtigung ihrer unerwünschten Wirkungen. Man vermeide
- zentral dämpfende Mittel (Reserpin, Clonidin, Methyldopa), weil sie eine Depression auslösen können,
- stark peripher wirkende Mittel (Guanethidin), weil die Orthostase beim alten Menschen besonders bedenklich ist,
- die stets drohende Störung des Kaliumhaushalts unter Diuretica.

Bei einer *Hypertonie im Rahmen einer Gestose* vermeidet man Saluretica, weil das Extracellulärvolumen krankheitsbedingt vermindert ist. β-Rezeptorenblocker sind gestattet. Man bemüht sich, mit möglichst ,,milden" Mitteln auszukommen.

Dringliche Therapie der Hypertonie

Sie ist einzuleiten, wenn der Druck trotz medikamentöser Bemühungen bedrohlich hoch bleibt, oder wenn der Patient durch Coronarinsuffizienz, Myokardinsuffi-

Mittel zur Therapie von Hochdruckkrankheiten

Tabelle 10.5.1. VORSICHTSLISTE zum GEBRAUCH von ANTIHYPERTENSIVA[1]

Wenn ...	dann besonders vorsichtig mit ...
Diabetes, Gicht, Kaliummangel (Glykosidempfindlichkeit bedenken!)	Thiaziden
Schwere Niereninsuffizienz	Spironolacton und Triamteren (wegen Hyperkaliämie), Guanethidin (wegen Kumulation)
Salzretention	Guanethidin
Sedierung oder Depression	Reserpin, Methyldopa, Clonidin
Adipositas	Reserpin
AV-Block, Bradykardie	β-Rezeptorenblocker, Reserpin, Guanethidin, Methyldopa, Clonidin
Herzinsuffizienz	Methyldopa, Clonidin, β-Rezeptorenblocker, Guanethidin
Tachykardie	Dihydralazin
Coronarinsuffizienz	Guanethidin, Dihydralazin
Parkinsonismus	Reserpin, Methyldopa
Lupus erythematodes	Dihydralazin, Methyldopa

Tabelle 10.5-2. POSITIV-LISTE für Antihypertensiva

Wenn ...	dann bevorzugt ...
Ödeme, Dyspnoe	Diuretica
Hypokaliämie	Spironolacton, Triamteren
Sinustachykardie, Angina pectoris	β-Rezeptorenblocker
Azotämie	Furosemid, Dihydralazin
Herzinsuffizienz	Prazosin, Diuretica, Dihydralazin, Captopril
Bradycardie	Dihydralazin, Prazosin, Captopril

zienz oder Encephalopathie besonders gefährdet ist. Während man bei der Dauertherapie *langsam* wirkende Mittel *oral* gibt, wendet man bei der dringlichen Therapie *schnell* wirkende Mittel *parenteral* an. Häufige Blutdruckkontrollen sind unentbehrlich.

Bei *milderen Fällen* stehen zur Wahl
- *Clonidin.* Es kann initial den Druck steigern! Eine Bradykardie und Benommenheit werden verstärkt (s. S. 215).
- *Dihydralazin.* Risiken sind eine Tachykardie und Coronarinsuffizienz (s. S. 212).

Krisenhafte Druckanstiege werden bekämpft mit Diazoxid oder Nitroprussidnatrium.

---

[1] Die Tabellen 10.5-1 bis 10.5-3 verdanken wir F. O. Simpson [Drugs **6**, 333–363 (1973)], mit freundlicher Genehmigung des Verlags. Sie wurden entsprechend der Konzeption dieses Kapitels modifiziert

Tabelle 10.5-3. Einfluß weiterer Arzneimittel auf die Hypertonie bzw. die antihypertensive Therapie

Mittel	Effekt
Estrogene, Contraceptiva	Blutdrucksteigerung in stark wechselndem Ausmaß. Daher gehört die Blutdruckmessung zur Routine-Überwachung. Absetzen, wenn antihypertensive Therapie nicht anschlägt
Amphetamin-ähnliche Mittel (Appetitzügler)	Steigerung des Blutdruckes durch Antagonismus gegen Neuronenblocker; aber auch Senkungen sind möglich. Weglassen!
α-Adrenergica (Nasentropfen, Hustensäfte)	Blutdrucksteigerung ist möglich. Weglassen!
β-Adrenergica (Asthma-Mittel)	Wechselnde Kreislaufeffekte
Tricyclische Antidepressiva	Stören die neuronale Aufnahme von Guanethidin und mindern die Wirkung von α-Methyldopa und Clonidin
Phenothiazine, Antihistaminica	Kräftige zusätzliche Blutdrucksenkung ist möglich, aber auch Antagonismus gegen Neuronenblocker
Nitroglycerin	Kräftige zusätzliche Drucksenkung

- *Diazoxid*

Es wirkt wahrscheinlich über arterioläre Dilatation, steigert daher auch die Nierendurchblutung und reflektorisch das Herzminutenvolumen. Wegen seiner starken Proteinbindung muß man schnell i. v. injizieren, z. B. 1–3 mg/kg in 10–20 sec, evtl. nach 10 min wiederholt. Die Wirkdauer beträgt ca. 3–24 Std. Überschießende Senkungen lassen sich durch Noradrenalingabe kompensieren (bereit halten!).

Unerwünschte Wirkungen

- Ischämie von Herz, Niere und Gehirn
- Reflektorische Tachykardie. Daher β-Receptorenblocker (falls keine Kontraindikation vorliegt!) einsetzen.
- Obwohl Diazoxid den Thiaziden verwandt ist, mindert es die Salz- und Wasser-Ausscheidung.
- Starke Hyperglykämie; Diazoxid ist aber selbst beim Diabetes nicht kontraindiziert.

- *Nitroprussidnatrium*

Wirkprinzip: Nitroprussidnatrium mindert die Vor- und Nachlast. Durch Infusion (Pumpe!) läßt sich der Blutdruck oft auf gewünschte Höhen einstellen.

Unerwünschte Wirkungen

- Zu starke Drucksenkung.
- Nitroprussid-Na$^+$ zerfällt im Organismus schnell, wobei u. a. Cyanid entsteht. Cyanid wird sofort zu dem langlebigen (HWZ ca. 4 Tage) Thiocyanat metabolisiert. Bei Niereninsuffizienz oder längerer (> 72 Std) Anwendung ist das Thiocyanat im Serum zu bestimmen, weil höhere (> 0,1 mg/ml) Thiocyanatkonzentrationen Kollaps und Delirien auslösen können. Bei starker Überdosierung droht eine Cyanidvergiftung; daher nicht über 0,5 mg/kg bei kurzfristiger Infusion (1 Std) einlaufen lassen. Vorsicht auch bei Hypothyreosen: Thiocyanat hemmt die Schilddrüsenfunktion.

Nitroprussidnatrium wird auch beim *Myokardinfarkt* (s. S. 208), bei der therapierefraktären *Herzinsuffizienz* (s. S. 190), ferner auch zur *kontrollierten Blutdrucksenkung* in der Anaesthesiologie eingesetzt.

Sonderfall:
Beim *Phäochromocytom* mit krisenhaftem Blutdruckanstieg gibt man *zugleich*
- α-Rezeptorenblocker (z. B. Phentolamin), die aber die Herzfrequenz reaktiv steigern,
- β-Rezeptorenblocker welche der direkten und der reaktiven Steigerung der Herzfrequenz entgegenwirken.

10.6 Mittel zur Therapie der unspezifischen orthostatischen Hypotonie

Nur Beschwerden, die als „Krankheit" imponieren, sollten arzneitherapeutisch angegangen werden. Die Lebenserwartung ist bei niedrigem Blutdruck eher erhöht!
Meist ist der arterielle Widerstand normal und das Herz suffizient; das zirkulierende Volumen ist aber vermindert, weil das Blut im *Niederdrucksystem* liegt.

Ziel der Behandlung ist also die Erhöhung des venösen Rückflusses. Zur Auswahl stehen

- *Trainingsverfahren*
  - Hydrotherapie (Kneipp, Duschen, Bürstenmassagen)
  - Übungstherapie, evtl. mit leichtathletischer Tendenz; aktive Krankengymnastik bei Bettlägerigen
- *Mechanische* Maßnahmen, wie Leibwickel, stützende Strümpfe und Hosen.
- *Pharmakotherapie*
  - *Dihydroergotamin* verengt in therapeutischen Dosen vor allem die *Kapazitätsgefäße*. Sein sympatholytischer Effekt tritt hierbei noch nicht hervor, und auch in der Schwangerschaft ist seine orale Anwendung zulässig. Nach oraler Gabe passiert es zwar zu ca. 30% die Darmschleimhaut, unterliegt aber einem massiven first pass-Effekt in der Leber. Seine Halbwertszeit ist lang; daher läßt man kleine Dosen kumulieren. Eine volle Wirksamkeit ist erst nach Tagen erreicht. Cave Ergotismus!

- Man kann den Na^+-*Bestand* durch Gabe von Mineralocorticoiden (Fludrocortison) mit NaCl erhöhen. Dadurch nimmt wahrscheinlich der Gefäßtonus zu. Kontraindikationen bedenken!

Nur in differentialdiagnostisch abgesicherten, asympathotonen Sonderfällen wären *Sympathomimetica* die Mittel erster Wahl. Sie wirken eher auf das Herz (β) und die Widerstandsgefäße (α), aber kaum auf die Kapazitätsgefäße. Zumeist sind sie pathophysiologisch unsinnige Placebos zweiter Art; das gilt auch bei Bettlägerigen mit orthostatischer Hypotonie. Wenn überhaupt, sollte man sie zusammen mit Dihydroergotamin verabreichen.

10.7 Mittel zur Therapie bei peripheren und cerebralen Durchblutungsstörungen

> Wie bei der gestörten Coronardurchblutung, so gilt auch hier:
> Man muß in erster Linie die Risikofaktoren abschwächen, weil ein anatomisch verengtes Gefäß allen medikamentösen Bemühungen trotzt.

Abschwächung der **Risikofaktoren**

Sie sind fast identisch mit denjenigen der Coronarinsuffizienz.
- *Rauchen* ist der wichtigste Risikofaktor bei den peripheren Störungen; bei den zentralen ist es unwichtig.
- *Hypertonie* steht an erster Stelle bei den zentralen Durchblutungsstörungen und ist bei den peripheren Störungen weniger wichtig.
- Diabetes, Fettstoffwechselstörung
- Hypothyreose
- Herzinsuffizienz
- Unter hormonalen Contraceptiva sind Thromboembolien und Hirn-Ischämien (meist Thrombosen) leicht gehäuft

Vermeide bei allen nachfolgend genannten Maßnahmen die ungewollte Verschlechterung der Durchblutung infolge *paralleler* oder *allgemeiner* Vasodilatation:

- *Parallele* Vasodilatation → „Steal"-Effekt

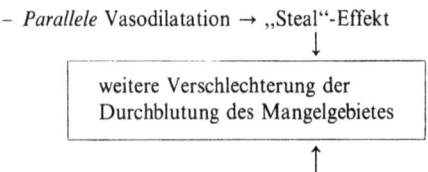

- *Allgemeine* Vasodilation → Blutdrucksendung

Hingegen wird sich die Behandlung einer eventuellen Herzinsuffizienz günstig auswirken.

Verbesserung der Durchblutung ischämischer Extremitäten

- *Operativ* lassen sich manche größeren Gefäße rekanalisieren oder durch Prothesen ersetzen. Anschließend wird antikoaguliert.

- *Physikalisch:* aktive Übungsbehandlung; Wattepackungen, um Wärme zu halten. Aber keine Wärmezufuhr, weil dies einen Steal-Effekt (s. o.) verursachen würde! Die minderdurchblutete Extremität lagert man tief, um den arteriellen Druck zu erhöhen.

- *Medikamentös*
  - Fibrinolyse(s. S. 171). Je frischer und je weiter zentral der Verschluß, desto besser sind die Aussichten,
  - orale Anticoagulantien (s. S. 168) oder Aggregationshemmer bei chronischen Verschlüssen (zur Verhütung des Weiterschreitens);
  - Verbesserung der Fließeigenschaften des Blutes, z. B. durch Infusion von 500 ml Dextran 40, oder durch s. c. Injektion von Ancrod, einem Schlangengiftenzym, welches Fibrinogen in ein leicht eliminierbares Fibrinderivat überführt.

Zum Problem der Vasodilatantien: Die Durchblutung der *Muskulatur* ist (wie die des Herzens) vor allem stoffwechselgesteuert. Daher sind aktive Übungen (z. B. Zehenwippen) sehr viel wirksamer als Vasodilatantien.

Die Durchblutung der *Haut* ist vor allem durch den Sympathicus (α-Receptoren) gesteuert; daher wäre eine gewisse Vasodilatation durch α-Sympatholytica oder auch Nicotinsäurederivate möglich, solange keine anatomische Gefäß-Starre vorliegt. Bei beschränkter Blutzufuhr zur Extremität kann eine Erweiterung der Hautgefäße einen „Steal-Effekt" gegenüber der Muskulatur bewirken. Zur *lokalen,* kurzfristigen Gefäßerweiterung versucht man die intraarterielle Infusion von ATP; aber der Effekt ist unzuverlässig und dem der Übung unterlegen. Überdies schädigt jeder intraarterielle Einstich die Gefäßwand.

Systemische Vasodilatantien sind abzulehnen, weil sie die Durchblutung ischämischer Bereiche verschlechtern.

Vasodilatantien sind gelegentlich sinnvoll zur Förderung der Durchblutung der Acren, etwa in der Frühphase des M. Raynaud. Im übrigen beruht ihre Anwendung, wie auch bei der Behandlung coronarer und cerebraler Durchblutungsstörungen, auf einer Überschätzung der Pharmakotherapie im Vergleich zu den viel sinnvolleren und wirksameren lokalen Regulationsmechanismen.

Pharmaka bei gestörter Hirndurchblutung

Vorbemerkungen

Schließe zunächst eine Embolie (fast immer kardiogen) oder eine Thrombose aus; beides ist Angelegenheit des Spezialisten.

Die Störung beruht in über 90% der Fälle auf einer Sklerose der Cerebralgefäße. Die Steuerung der Hirndurchblutung erfolgt im wesentlichen über den Gewebsstoffwechsel (nicht über das vegetative System). Sogenannte Gefäßdilatatoren sind hier von ebenso zweifelhaftem Wert wie bei der Sklerose der Coronarien oder der Extremitätengefäße. Sie wirken, wenn überhaupt, *nicht* über eine Erweiterung der sklerosierten Gefäße. Eine regionale Verbesserung der Durchblutung würde eher zu Lasten der besonders bedürftigen Hirnabschnitte gehen (s. S. 222). Ihr Nutzeffekt wäre anhand einer Verbesserung der Sauerstoffextraktion noch zu beweisen. Das früher vielverwendete Theophyllin *verengt* die gesunden Hirngefäße und ist an sklerosierten Gefäßen unwirksam.

Merke: Nur die **nicht-vasculären** Komponenten der gestörten Hirndurchblutung lassen sich pharmakotherapeutisch beeinflussen. Infolgedessen bleibt für die Behandlung *chronischer* bzw. *wiederkehrender Ischämien:*

- Normalisiere, falls erforderlich, die *Herzfunktion* durch Glykosidgaben oder Rhythmisierung. Behandle eine eventuell bestehende Hypertonie oder Hypotonie.
- Versuche, die *Leistungsfähigkeit* des noch funktionsfähigen Hirngewebes zu verbessern. Die hierfür angebotenen, zudem oft teuren Präparate besitzen nur einen geringen therapeutischen Stellenwert. Sehr viel wichtiger ist die *psychische und soziale Betreuung* (s. S. 52)!
- Der Indikationsbereich von *Anticoagulantien* oder *Aggregationshemmern* ist umstritten wegen der Gefahr von Blutungen. Sie sind wahrscheinlich nützlich bei intermittierenden, vor allem embolisch bedingten Ischämien nach Abklingen der akuten Phase (s. S. 171).

Für die Behandlung *akuter, schwerer Ischämien* oder *Infarkte* bleibt

- die Erhaltung einer *ausreichenden Durchblutung.* Daher
  - Ruhe. Transport erst nach Stabilisierung!!
  - Behandlung einer Insuffizienz oder Rhythmusstörung des Herzens.
  - Erhaltung des systolischen Drucks, bei bestehender Hypertonie auf ca. 160 mm Hg. Zur dringlichen Therapie der Hypertonie s. S. 218.
  - Vermeide Vasodilatantien!
- die *Besserung der Fließeigenschaften des Blutes* durch niedermolekulares Dextran (500 ml/45 min i. v.). Es erhöht auch die Durchblutung ischämischer Areale. Der klinische Nutzeffekt ist nicht hinreichend gesichert. Nicht bei Blutungen!
- die *Minderung des Hirnödems.* Die Massenzunahme zu Lasten des Liquorraumes, dann aber auch der Durchblutung (circulus vitiosus!) will man vermindern durch
  - Flüssigkeitsverschiebung ins Blut. Hierzu dienen hyperosmolare (z. B. Sorbit) oder *hyperonkotische* (niedermolekulares Dextran) Lösungen.

> Diese Lösungen müssen zur Erzeugung eines hinreichenden (kolloid) osmotischen Gradienten *schnell* einfließen. Gefahren: a) Umkehr des Gradienten bei Elimination des Gelösten → Rebound-Phänomen. b) Die Entquellung betrifft vor allem gesundes Gewebe → evtl. Verstärkung des Ödems!

- allgemeine Exsiccose durch *Diuretica* (Furosemid). Gefahr: Hämokonzentration → Minderperfusion des Gehirns.
- unbekannte Mechanismen (Gefäßabdichtung?) von *Glucocorticoiden*. Glucocorticoide sind wirksam beim traumatischen Hirnödem. Belege für den Nutzen von Dexamethason und/oder niedermolekularem Dextran beim infarktbedingten Hirnödem ließen sich dagegen nicht erbringen.

11 Mittel zur Behandlung von Störungen der Respirationsorgane

11.1 Mittel zur Therapie chronisch-obstruktiver Atemwegserkrankungen

Die Krankheiten dieses Kreises sind verbunden durch
- Verengung der tiefen Atemwege → Risiko der respiratorischen Insuffizienz;
- Störung der Lungenperfusion → Gefahr des chronischen Cor pulmonale;
- Allgemeine Überempfindlichkeit des Bronchialsystems.
- Schleichendes Fortschreiten über Jahre mit irreversiblen Schäden. Man findet zahlreiche Übergänge zwischen chronischer Bronchitis, Emphysem und Asthma.

Pathogenetische Faktoren bestehen in

- Spastik der Bronchialmuskulatur,
- Schleimhautschwellung,
- Schleimobturation,

  } besonders bei akuten Formen („Asthma"-Komponente)

- Druckphänomenen,
- Störungen des Flimmerepithels,
- Erschlaffung des Lungengerüstes.

  } besonders bei chronischen Formen („Bronchitis"-Komponente)

Therapeutische Zugänge (vgl. Abb. 11.1-1)

- *Kausal* nur beim exogen-allergischen Asthma; sonst
- *symptomatisch* durch Offenhaltung der Luftwege, Bekämpfung von Infektionen, Herztherapie, Einüben einer ökonomischen Atmung.
- *Psychologische Führung* ist schon wegen der evtl. lebenslangen Dauer der Obstruktion wichtig, aber auch wegen psychosomatischer Komponenten.

Stets ist die am wenigsten eingreifende Therapieform zu wählen (s. Abb. 11.1-2 und 11.1-3).

Da die Pathogenese viele Einzelfaktoren einschließt, ist auch die Therapie multifaktoriell.

Einzelne therapeutische Maßnahmen

Beseitigung von Reizen

Zigarettenrauchen führt stets zu Lungenfunktionsstörungen. Ein Patient, der trotz chronisch-obstruktiver Atemwegserkrankung raucht, verschlechtert seine Lebenserwartung entscheidend!
Staub, Dämpfe, extrem kalte Luft vermeiden. Infektionen im Nasen-Rachenraum behandeln.

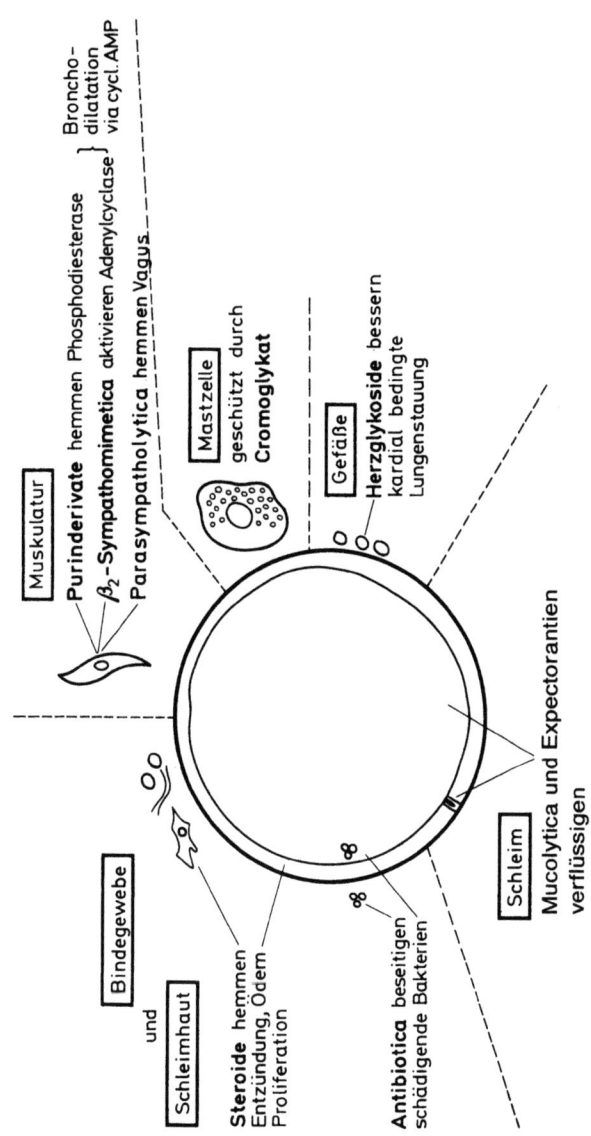

Abb. 11.1-1. Angriffe einiger Medikamente bei chronisch-pulmonaler Obstruktion

Kontrolle des Hustens

Produktiven *Husten* möglichst nicht bekämpfen. Vorsicht mit Sedativa, die stets den pCO_2 ansteigen lassen. Wenn erforderlich (z. B. bei sehr ängstlichen Patienten), verwendet man Promethazin (auch im Dauertropf). Die Kombination von

Antitussiva mit Expectorantien ist unsinnig und sollte unterbleiben; denn Husten ist das beste Expectorans.

Man kann nicht zugleich schlucken und husten. Daher wirken kleine Schlucke Flüssigkeit, z. B. Tee oder inerte Hustensäfte, antitussiv. Das gleiche gilt für Maßnahmen, welche die Speichelsekretion fördern, z. B. Lutschen von „Hustenbonbons".

Hustenstillende Arzneimittel (Antitussiva) sind also nur sinnvoll, soweit der Husten schadet, etwa weil er den Schlaf stört oder den Kreislauf belastet. Sie greifen sämtlich zentral an, Präparate:
- Grundsätzlich sind alle *Opioide* wirksam, Pethidin allerdings nur schwach. Codein und seine Derivate werden zur Hustenstillung bevorzugt.
Das Risiko einer *Dependenz* ist unbedeutend beim Codein, stark bei den S. 66 genannten BTM. *Atemdepression* und *Obstipation* sind bei allen Opiaten zu bedenken, auch beim Codein.
- *Noscapin* (Narcotin) besitzt nicht die Nachteile der Opiate, wirkt allerdings viel schwächer.
- *Synthetische Antitussiva* ohne Opiatcharakter sind überaus zahlreich. Fominoben soll gleichzeitig die Atmung stimulieren.

An hartnäckigem Husten nicht herumkurieren, sondern Diagnose überprüfen!

Verflüssigung des Sekrets

Sie gelingt am besten am „gewässerten" Patienten. Also reichlich trinken lassen, z. B. „Brust-Tee".

Die Wirksamkeitsnachweise für pharmazeutisch zubereitete Sekret-Verflüssiger befriedigen häufig nicht; stets ist mit einer starken Placebo-Komponente zu rechnen.

Mucolytica sollen den Schleim durch *direkten Angriff* lösen. Zur *lokalen* Anwendung dienen
- Aerosoliertes (2–10 µm) Wasser oder Kochsalzlösung. Das ist die beste Therapie!
- Acetylcystein als Aerosol. Durch seine SH-Gruppe wirkt es nicht nur mucolytisch, sondern auch ciliostatisch und lokal reizend. Es sollte daher nicht über längere Zeit oder bei Asthma gegeben werden.

Systemisch benutzte man bisher vor allem Bromhexin, das durch direkten Angriff an den Bronchien die Sekretion eines dünneren Schleimes fördert. Die übliche Dosis genügt häufig nicht. Eine stärker wirksame Weiterentwicklung ist das Ambroxol. – Auch Acetylcystein wird systemisch angewandt.

Expectorantien sollen die Verdünnung des Schleimes *reflektorisch* fördern, indem sie die vagalen Afferenzen vom Magen her stimulieren. Höhere Dosen können also Erbrechen auslösen! Auch kräftig gewürzte Speisen dürften über den Vagus expectorierend wirken.

Hierher gehören Radix Ipecacuanhae, Ammoniumchlorid, Guajacol und seine Derivate, Kampfer und ätherische Öle. Sie sind von eher subjektivem Wert.
Iodid wirkt nicht nur reflektorisch, sondern auch direkt; jedoch werden ca. 5–7 g tgl. benötigt. Diese Menge verursacht bereits in 10% der Fälle Nebenwirkungen (Speicheldrüsenschwellungen, Schnupfen, Magenbeschwerden). Iodid nicht in Kropfgegenden verschreiben.

Bei Säuglingen gibt man Präparate mit ätherischen Ölen *nicht in die Nase* und vermeidet *Überdosierungen auch beim Einreiben* peinlich. Sonst sind resorptive Vergiftungen möglich!

Bronchodilatation

Man muß individuell vorgehen: Je stärker die „Asthma"-Komponente, desto wichtiger ist die medikamentöse Bronchialerweiterung. Starke sujektive Einflüsse spielen mit (ausnutzen!). Die Objektivierung des Wertes arzneitherapeutischer Neueinführungen gelingt nur durch Ganzkörper-Plethysmographie.

Andererseits ist alles zu unterlassen, was die Bronchien verengt:
- Je stärker die „Asthma"-Komponente, desto wichtiger ist die Vermeidung von β-adrenergen Blockern (s. S. 205).
- 5–10% der Asthma-Patienten reagieren auf Hemmer der Prostaglandinsynthetase mit einer Bronchokonstriktion. Solche Patienten dürfen keine nichtsteroidalen Antiphlogistica (s. S. 287) erhalten!

Zu den Bronchodilatatoren zählen β_2-Adrenergica, Parasympatholytica und Xanthine.

1. β_2-Adrenergica

Früher benutzte man ($\beta_1 + \beta_2$)-Stimulatoren, wie Isoproterenol oder Orciprenalin. Günstiger sind die stärker auf β_2-Receptoren gerichteten Mittel, wie Salbutamol, Fenoterol oder Clenbuterol.

Anwendungsformen

Aerosole machen die Lunge zum bevorzugten Zielorgan. Besondere Wirksamkeit erwartet man dort, wohin das Aerosol direkt gelangt. Jedoch schlägt sich der größte Teil der Wirksubstanz auf der Mund- und Rachenschleimhaut nieder. Nach partieller Resorption erreicht er auf dem Blutweg auch verstopfte Bronchien.

Placebo-Effekte sind oft beteiligt. Selbst schnellwirkende Dilatatoren brauchen ca. 20 sec; kürzere Zeiten sind Suggestion.

Dosierung: Der Patient bestimmt die Zufuhr selbst! Daher sind „Dosier-Aerosole" zu empfehlen, die jeweils nur eine bestimmte Dosis zerstäuben. Man muß den Patienten vor Tachyphylaxie bewahren; daher

Wirkungsdauer der Bronchodilatantien

Substanz	Beginn (ca.)	Ende (ca.)	Nebenwirkungen
Isoproterenol	20 sec	1 Std	Herz, stark
Orciprenalin	1 min	2 Std	Herzklopfen
Salbutamol Terbutalin Fenoterol Clenbuterol	2 min	4–8 Std	Manchmal Muskelzittern, Herzklopfen
Ipratropium	15–20 min	4 Std	

- nur *soviele Atemzüge* mit Aerosol erlauben, *bis* volle *Erleichterung* eintritt.
- Aerosole nur in *Abständen von 3–4 Std* verwenden. Kürzere Abstände oder höhere Dosen bringen keine weiteren Erleichterungen, sondern gehäufte Nebenwirkungen.
- Bedienung der Inhalier-Vorrichtung und auch die Atemtechnik erklären: maximale Exhalation – kräftige Inhalation – Atem einige sec anhalten.

Die *orale* Anwendung ist weniger sicher. Zur Verfügung stehen z. B. Isoproterenol sublingual, Orciprenalin Tabl. (ca. 40% resorbiert), und vor allem *Ephedrin* (fast völlig resorbiert). Ephedrin ist ein indirekt wirkendes Sympathomimeticum. Es ist wohl der eigentliche Wirkstoff der zahllosen „Asthmapulver". Sein Nutzen ist durch beschränkte Wirksamkeit, Tendenz zu Tachyphylaxie und deutliche Nebenwirkungen (Schlaflosigkeit, Herzklopfen) begrenzt. Nicht am Abend geben!

Parenteral (nur ausnahmsweise i. v.!) appliziert man nur in Notfällen, z. B. Orciprenalin mehrfach in 30 min Abstand, bis der Anfall nachläßt.

Resistenz ist möglich, vielleicht infolge respiratorischer Acidose. Jedoch größte Vorsicht mit Alkalitherapie, weil die iatrogene metabolische Alkalose evtl. zu schwerster Hypoxie führt!

Risiken der β_2-Adrenergica

- Toleranzentwicklung; dann ca. 1 Woche Karenz, die mit Xanthinen und/oder Glucocorticoiden überbrückt werden kann.
- Harnretention bei alten Leuten.
- Wegen der stets vorhandenen kardialen β_1-Effekte ist Vorsicht bei Myokard- und Coronarinsuffizienz, Hypertonie, Hyperthyreose geboten. Dies gilt vor allem für Isoproterenol und Orciprenalin.

2. Parasympatholytica

Atropin vermeide man; denn es vermehrt die Viscosität des Schleimes und verstärkt die Nebenwirkungen gleichzeitig gegebener Sympathomimetica.

Neuere Anticholinergica, z. B. Ipratropiumbromid-Aerosol, sind jedoch gut brauchbar.

Sie eignen sich vor allem zur Langzeittherapie; bei der Anfallsbehandlung wäre der langsame Wirkungseintritt (> 5 min) nachteilig. Bei Patienten mit Kreislaufkrankheiten sind Parasympatholytica vorteilhaft, weil ihnen die adrenergen Effekte fehlen.

3. Xanthine

Das Hauptpräparat ist Theophyllin, welches zusammen mit einem Lösungsvermittler Aminophyllin ergibt. Daneben gibt es viele Derivate, die allerdings keine bemerkenswerten Vorteile aufweisen. Xanthine wirken
- *pulmonal* durch direkte Erweiterung der Bronchien;
- *zentral* durch Atemanregung;
- *zirkulatorisch* durch positiv inotrope Wirkung und Erniedrigung des peripheren Widerstandes.

Xanthine sind gute Bronchodilatantien bei parenteraler Applikation. Ihre unerwünschten Wirkungen bei zu schneller i. v. Injektion bzw. Infusion sind jedoch erheblich: Erbrechen, Hypotension, Flush, Arrhythmien. Todesfälle unter massiven Krämpfen kamen vor!

Dosierung: 1 mg/kg × min Aminophyllin langsam über 5–10 min i. v. in akuten Situationen.
– Bei stationären Patienten gibt man bis zu 1 g über 6 Std als Infusion. Die Wirkung hält nur sehr kurz an! Die zur Besserung der Lungenfunktion erforderliche Plasmakonzentration liegt bei ca. 10 mg/l. Weil die therapeutische Breite gering, die Variation der Ausscheidungsgeschwindigkeit aber groß ist (Plasma-HWZ 3-9 h), schützt nur die häufige Messung der Plasmakonzentration vor bösen Überraschungen.

Oral wird Theophyllin meist unterdosiert; man benötigt 0,4–1 g/die! Retard-Tabletten dilatieren mäßig über mehrere Stunden. Möglichst nicht am Abend geben, weil Theophyllin den Schlaf stören kann.

Rectal: Die Resorption aus Suppositorien ist höchst unzuverlässig; es besteht das Risiko der Proktitis und der Vergiftung.

Hinweis zu „Asthmapulvern"

Asthmapulver wirken vorwiegend psychologisch. Der Patient kann „sein" Asthmapulver erhalten, vorausgesetzt, er schadet sich damit nicht.
Meide prinzipiell phenacetinhaltige Asthmapulver. Nierenschäden sind bekannt.
Vorsicht mit Acetylsalicylsäure, weil sie ein „Aspirin-Asthma" auslösen können. Aspirinsensitive Patienten können aber auch auf andere Analgetica-Antiphlogistica mit Asthma-Anfällen reagieren.

Bekämpfung von Entzündungen, bes. allergischer Genese, durch Glucocorticoide

Glucocorticoide sind bei „gewöhnlichem" Asthma nicht indiziert; sie dürfen nur als Zusatztherapie zu anderen Maßnahmen eingesetzt werden.

Als *„Notfallmaßnahme"* bei schweren Anfällen dient Prednisolon (z. B. 100–200 mg i. v. oder 40–60 mg Prednisolon oral) für einige Tage. Die Wirkung beginnt frühestens nach 1 Std. Versuche, bald und schnell abzusetzen; wenn dies zum Rezidiv führt, ermittle man die kleinste Erhaltungsdosis.

Als *Dauertherapie* setzt man Glucocorticoide erst dann ein, wenn bei der bisherigen Behandlung Invalidität droht. Besonders geeignet sind sie bei Asthma, weniger bei chronischer Bronchitis. Die Glucocorticoidwirkung beginnt meist 3–4 Tage nach Einnahmebeginn und hält etwa ebensolang nach Absetzen an.

„Erhaltungsdosis" suchen, bei der das Asthma gerade noch stabilisiert ist, z. B. 20 mg Prednison jeden 2. Tag. Stets Einsparungen anstreben, z. B. um $^{1}/_{2}$ Tablette/Woche. Eine Erhöhung wird evtl. erforderlich bei Belastungen, z. B. Infektionen. Der Patient soll die Dosis möglichst nicht selbst variieren, weil er zur Überdosierung neigt. Dosen unter 5 mg tgl. Prednis(ol)on sind sinnlos; dann ganz absetzen. Plötzliches Absetzen höherer Dosen führt oft zu Rückschlägen.

Fixe Kombinationspräparate sind abzulehnen; denn ihr Glucocorticoidgehalt wird allzuoft übersehen.

Mit *Glucocorticoid-Aerosolen* kann man häufig den Bedarf an oralem Glucocorticoid senken und dieses eventuell ganz ersetzen. Die systemischen Nebenwirkungen sind sehr viel geringer als bei oraler Gabe. Gleichwohl sollte man die Tagesmaximaldosis einhalten. Ganz langsam von oralem Steroid of Aerosol übergehen; sonst kann die Nebennierenrinden-Insuffizienz hervortreten. Bei Zusatz-Streß oder Exacerbation des Asthmas sollte man auf ein orales Glucocorticoid zurückgreifen.

Candida-Infektionen der Luftwege wurden beobachtet.
Dosierung: 3–4 × Hübe à 0,05 mg Beclomethason/Tag *vor* den Mahlzeiten (wegen Soor-Gefahr).

> Der Patient muß wissen: *Diese Aerosole erweitern die Bronchien nicht unmittelbar*, sondern erst binnen Tagen! Glucocorticoide sind keine Spasmolytica!

Bezüglich unerwünschter Wirkungen s. S. 284.
Bei Kindern vor der Pubertät, deren Wachstum unter Glucocorticoidmedikation zurückbleibt, lohnt ein Versuch mit ACTH. Die Wachstumshemmung unter ACTH dürfte geringer sein. Auch der Übergang von der systemischen zur lokalen Anwendung mindert die Belastung durch Glucocorticoide.

Prophylaxe der allergischen Reaktion

Dinatrium-Cromoglicat

Wirkprinzip: Die Histaminfreisetzung aus Mastzellen wird gehemmt.
Dinatrium-Cromoglicat wirkt prophylaktisch bei einem Teil der jugendlichen Asthmatiker, nicht aber im Anfall oder beim älteren Asthmatiker. Der Effekt tritt erst nach längerer Behandlung ein; daher sollte der Therapieversuch über ca. vier Wochen geführt werden. – Cromoglicat kann auch bei allergischer Rhinitis mit Erfolg versucht werden.

Man läßt das Mittel in Pulverform inhalieren. Oral wäre es unwirksam, weil nur wenig resorbiert wird.

Ketotifen

Wirkprinzipien: a) Hemmung der Freisetzung von Mediatoren, insbesondere SRS-A; b) Minderung der Reaktionsbereitschaft der Bronchien in vivo auf zahlreiche Reize.
Langfristige Gabe (über Wochen bis Monate) bessert zahlreiche Formen des Asthma.
Unerwünscht ist eine Sedation in der ersten Behandlungswoche, die aber später meist verschwindet. Ketotifen ist ein Verwandter der Phenothiazine.
Im Gegensatz zu Cromoglicat ist Ketotifen oral zu verabreichen.

Abb. 11.1-2 und 11.1-3 geben die Reihenfolge der bronchialerweiternden Maßnahmen beim Anfall bzw. bei Dauerbehandlung wieder. Man suche stets die am wenigsten riskanten Therapieformen.
Abweichungen vom Schema sind möglich. Falls z. B. eine allergische Komponente fehlt, ist Cromoglicat sinnlos.

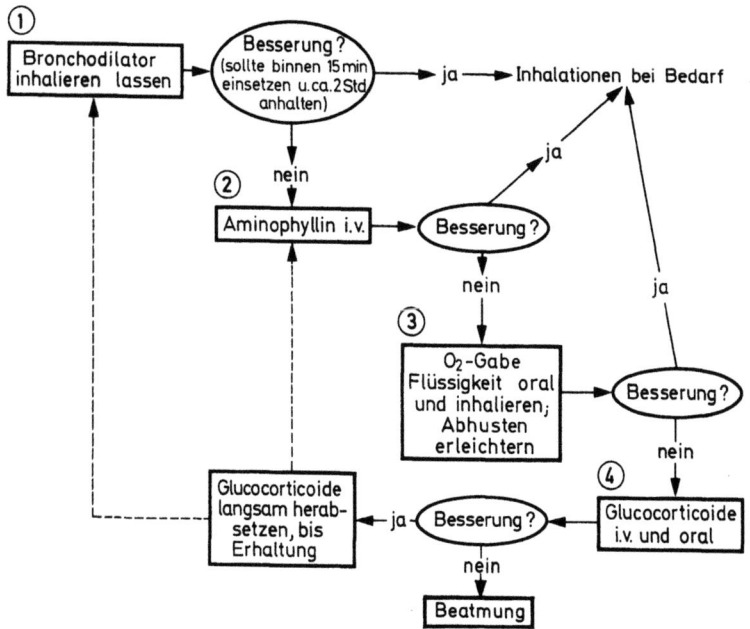

Abb. 11.1-2. Behandlung des akuten Asthma-Anfalls

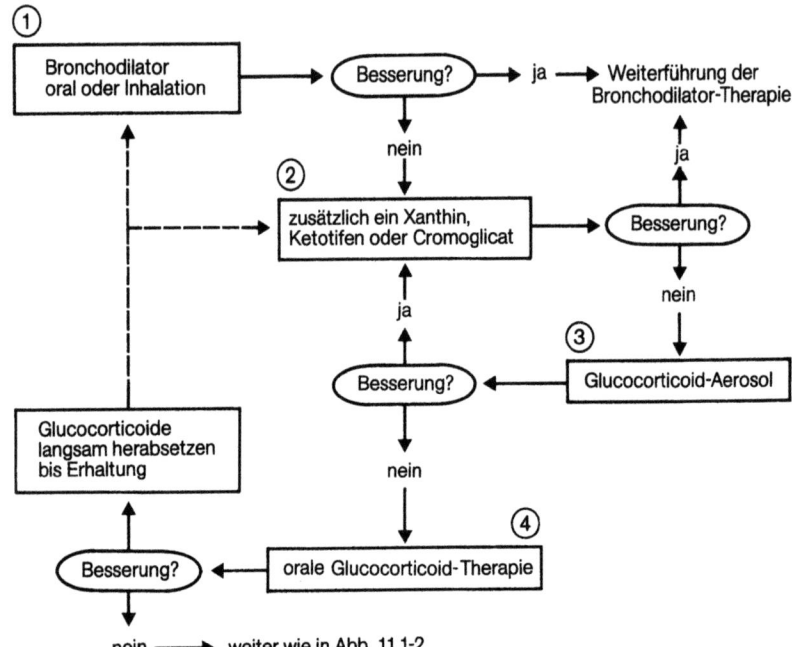

Abb. 11.1-3. Erhaltungstherapie beim Asthma bronchiale

Infekt-Bekämpfung

Sie ist *kein fester Bestandteil* der Therapie der chronisch-obstruktiven Erkrankungen, sondern eine jeweils gesondert zu begründende Zusatztherapie. Ziel ist die Durchbrechung des Circulus vitiosus zwischen Infekt und Obstruktion.

Die Erregertestung ist unergiebig. Sie erbringt meist Pneumokokken oder H. influenzae. Als antibakterielle Mittel dienen Tetracycline. Ampicillin oder Trimethoprim. Man wählt empirisch nach früheren Erfahrungen oder individueller Verträglichkeit aus; erst bei hartnäckigen Fällen benötigt man den Sputumbefund zur Resistenzprüfung.

Akute Infektionen bei chronisch pulmonaler Obstruktion erfordern sofortige volle antibiotische Therapie für 10–14 Tage. Dies gilt hier ausnahmsweise auch bei Virusinfekten wegen eventueller bakterieller Komplikationen

Infektionsprophylaxe betreibe man im allgemeinen nicht als Dauerprophylaxe, wohl aber als Schutz bei Risiken, z. B. starker Vermehrung des Sputums, drohenden Grippe-Epidemien (Schutzimpfung!), Infekt unter Glucocorticoidbehandlung.

Behandlung der Überbelastung des rechten Herzens

Allgemeine Hinweise zur *Digitalistherapie* des Cor pulmonale
– Der Patient ist besonders empfindlich für digitalisbedingte Rhythmusstörun-

gen. Respiratorische Insuffizienz, Ödembildung, gleichzeitige Therapie mit Diuretica oder Glucocorticoiden verursachen häufig Elektrolytstörungen, welche die Digitalistherapie weiter erschweren.
- Der Patient bleibt oft tachykard durch Sympathicuseinfluß; daher ist die Frequenz kein Maßstab der Digitalisierung!

Digitalis also *vorsichtig* geben. Als Feinzeichen dient die Verlängerung von P-Q ($> 0,2$ sec).

Häufig lohnt sich ein Versuch mit *Vasodilatantien* (s. S. 190).

Hinweise zur Sauerstoffanwendung

Sie ist sinnvoll, wenn ein O_2-Defizit besteht. In schwereren Fällen ist sie zur Rekompensation erforderlich. O_2 ist unbedenklich, solange pCO_2 noch nicht erhöht ist. Bei chronisch erhöhtem pCO_2 wird die Atmung durch das O_2-Defizit am Glomus caroticum angetrieben, so daß die O_2-Gabe dann riskant wird.

Vorsichtsmaßnahmen

- Patienten beobachten! Erniedrigung von Atem- und Herzfrequenz bedeutet Erfolg, Erniedrigung nur der Atemfrequenz bedeutet Gefahr!
- O_2 nicht zu hoch dosieren (Nasenkatheter, 2–3 l/min).
- Wenn unter O_2 die Acidose (Blutgasanalyse!) zunimmt, muß die künstliche Beatmung als ultima ratio eingeleitet werden.

Ein Patient mit chronischer pulmonaler Obstruktion ist gefährdet durch

- Sedativa und morphinähnliche Mittel, z. B. Antitussiva (→ Atemdepression). Es gibt kein „harmloses" Sedativum bei Ateminsuffizienz! Hüte dich auch vor dem Circulus vitiosus Hypoxie → psychotisches Verhalten
  ← ←
  dämpfendes Psychopharmakon

- β-Receptoren-Blocker. Sie können eine bestehende Herzinsuffizienz verschlimmern und Asthma-Anfälle auslösen (s. S. 205).
- Alkali-Therapie (→ Atemdepression);
- Atemstimulantien. Sie erhöhen hier besonders die Totraum-Ventilation!

Geht man eines dieser Risiken ein, so muß man den Patienten sorgfältig beobachten und künstliche Beatmung bereithalten!

Zur Therapie des Status asthmaticus

Definition: Der Anfall dauert länger als 24 Std und spricht auf β-Sympathomimetica nicht mehr ausreichend an. Die Verschlimmerung beruht eher auf Schleimobturation als auf Bronchospasmus.

Drei Phasen lassen sich unterscheiden:

1. pO_2 normal, $pCO_2\downarrow^1$, keine Cyanose $\begin{cases}\text{Psychopharmaka noch gestattet;}\\ O_2 \text{ unbedenklich.}\end{cases}$
2. pO_2 $\downarrow$, $pCO_2\downarrow$ oder normal
3. pO_2 $\downarrow$, $pCO_2\uparrow$, Cyanose $\begin{cases}\text{Psychopharmaka oder Antitussiva}\\ \text{unbedingt vermeiden! } O_2 \text{ nur unter}\\ \text{strenger Aufsicht (s. S. 235).}\end{cases}$

Vorgehen

- Bronchialerweiterung mit Aminophyllin hochdosiert i. v., auch als Infusion (s. S. 231)
- Ruhigstellung mit Promethazin, alternativ Diazepam i. v.
  Am wenigsten dämpft das allerdings nicht sedierende Haloperidol den Atemantrieb.
- Hydratisierung (3–4 l/die) zur Erweichung des Schleimes. Aerosole erreichen die obstruierten Gebiete nicht und werden oft schlecht vertragen.
- Nur in schwersten Fällen: Bronchuslavage mit $NaHCO_3$ und N-Acetylcystein.
- Glucocorticoid hochdosiert i. v. (s. S. 231).

Auch nach Abklingen der akuten Symptome erholt sich der Patient nur langsam. Daher ist Intensivtherapie mit allmählich abfallenden Dosen von Aminophyllin und Glucocorticoiden über ca. 1 Woche nötig. Sorgfältig eingestellte Dauertherapie, meist unter Glucocorticoiden, hilft Rückfälle vermeiden.

Anhang: Iatrogene Lungen- und/oder Pleurafibrosen

- *Aminorex* war mit erheblicher Wahrscheinlichkeit am Zustandekommen einer pulmonalen Hypertonie beteiligt und wurde deshalb aus dem Verkehr gezogen. Chemisch verwandte Appetitzügler sollten vorsorglich vermieden werden, auch wenn sie die pulmonale Hypertonie nicht nachweislich fördern.
- *Methysergid*, ein Migränemittel, kann bei langfristiger Gabe Fibrosen an den verschiedensten Organen, bes. im Retroperitonealraum und am Herzen hervorrufen, seltener an der Lunge (S. 333).
  Prophylaxe: Patienten regelmäßig befragen, besonders nach Bauchbeschwerden. Bei Verdacht Harnwege und Lunge röntgen.
- *Cytostatica:* Zu befürchten sind Lungenveränderungen insbesondere nach Busulfan oder Bleomycin, letztere häufig schon nach kurzdauernder Therapie. Der Zusammenhang ist schwierig zu beweisen, weil meist eine schwere Grundkrankheit vorliegt (S. 131).
- *Paraquat*, ein Herbicid, kann im Anschluß an eine akute Vergiftung zu progredienter irreversibler Lungenfibrose führen.
- *Nitrofurantoin* führt, vielleicht über einen Autoimmunprozeß, zu akuten und chronischen pulmonalen Reaktionen.

---

[1] Infolge Hyperventilation

11.2 Mittel zur Behandlung der allergischen Rhinitis

Kausale Maßnahmen bestehen in Vermeidung des Allergens und Desensibilisierung.

Die Reaktionsbereitschaft wird vermindert durch
- Einatmung von Dinatrium-Cromoglicat oder Glucocorticoiden. Hierzu benutzt man grobdisperse Sprays; denn Aerosole würden in die tieferen Luftwege gelangen.
- Glucocorticoide als Depot. Sie sind nur dann zulässig wenn alles andere versagt hat, und nur zur Überbrückung der Heuschnupfen-Saison. Zur Problematik von Glucocorticoid-Depots s. S. 282.

Symptomatische Behandlung
- Oral mit *Antihistaminica*. Meist sind sie unzureichend wirksam. Eine Dosiserhöhung führt zu Sedation, an die sich die Patienten jedoch gewöhnen können. Die Verkehrssicherheit kann eingeschränkt sein.
- Lokal mit *a-Sympathomimetica*, meist auf Imidazolinbasis (z. B. Xylometazolin). Bei erstmaliger oder nicht regelmäßiger Gabe lassen sie die Schleimhaut für etwa 6 Std zuverlässig abschwellen.

Risiken treten vor allem durch zu häufige Gabe auf: *lokal* vermindertes Ansprechen, Schädigung der Schleimhaut, reaktive Hyperämie, lästiges Austrocknen. Bei langfristiger Gabe (> 3 Wochen) wird also zur allergischen noch die medikamentöse Rhinitis eingehandelt. *Systemisch* Blutdrucksteigerungen, bes. bei Hypertonie, Hyperthyreose; bei Säuglingen Sedation bis zur Atemdepression.

> Hält die Behinderung der Nasenatmung über drei Wochen an, so sollten die abschwellenden Nasentropfen abgesetzt werden. Ist die Nasenatmung von vornherein chronisch verlegt, so sollte mit abschwellenden Nasentropfen erst garnicht begonnen werden. Die Hauptgefahr liegt in der nicht indizierten Anwendung rezeptfreier Nasentropfen durch den Patienten.

12 Mittel bei Störungen der Magen-Darmfunktionen

12.1 Mittel bei „echtem" Schwindel, Bewegungskrankheiten und Erbrechen

„Echter" Schwindel und Bewegungskrankheiten beruhen auf einer Störung labyrinthärer Funktionen oder deren zentraler Verarbeitung. Erbrechen kann außerdem von anderen Stellen ausgelöst werden, z. B. vom Magen her, von der Chemorezeptoren-Trigger-Zone, durch direkten Angriff am Brechzentrum oder psychogen.

Maßnahmen, die bei jedem schweren Erbrechen zu treffen sind:
- Atemwege offen halten.
- Nahrungszufuhr anpassen.
- Glucose und Elektrolyte im Plasma möglichst normal halten.
- Ursächliche Therapie des Erbrechens anstreben.

Die *Antiemetica* rekrutieren sich aus drei Gruppen; diese Gruppen machen eher die Nebenwirkungen als die Wirkungsmechanismen verständlich. Stets gilt: *Die prophylaktische Anwendung ist erfolgreicher als die therapeutische.*

1. *Antihistaminica (H_1).* Sie sollten möglichst zuerst versucht werden, weil ihre unerwünschten Wirkungen am geringsten sind. Oft reicht ihre Aktivität allerdings nicht aus; am stärksten wirkt noch Promethazin, das allerdings schon den antidopaminergen Mitteln nahe steht (s. 3. Gruppe). Frühere Behauptungen, nach denen Antihistaminica Mißbildungen auslösten und daher beim Schwangerschaftserbrechen zu vermeiden seien, hielten einer Nachprüfung nicht stand. Häufig benutzt werden Dimenhydrinat, Meclozin, Dicycloverin.

   Der *Mechanismus* ist nicht bekannt. Er mag mit der sedierenden Wirkung der genannten Antihistaminica zusammenhängen, die zugleich deren wichtigste unerwünschte Wirkung ist.

2. *Anticholinergica.* Sie sind stärker als Antihistaminica gegen „echten" Schwindel und Bewegungskrankheiten wirksam; jedoch verbieten die erheblichen Nebenwirkungen (Akkommodationsstörungen, Tachycardie, Harnverhaltung bei älteren Männern, Mundtrockenheit) eine breite Anwendung.
   Scopolamin ist der wohl wirksamste Vertreter, vielleicht wegen seiner sedierenden Wirkung.

3. *Antidopaminergica.* Die meisten Antidopaminergica sind gegen „echten" Schwindel und Erbrechen wirksam. Wegen ihrer erheblichen unerwünschten Wirkungen sollten sie aber erst dann eingesetzt werden, wenn Antihistaminica nicht ausreichen. Da sie auch an der Chemorezeptoren-Trigger-Zone in der Medulla oblongata angreifen, sind sie besonders geeignet zur Behandlung von

Erbrechen, welches im Gefolge von Bestrahlungen oder von Cytostatica auftritt. Auch Schwangerschaftserbrechen oder postoperatives Erbrechen spricht an; jedoch werden Antidopaminergica in diesen Indikationen meist allzu großzügig eingesetzt.

Substanzen und *unerwünschte Wirkungen:*
Phenothiazine mit aliphatischer Seitenkette (z. B. Chlorpromazin, Triflupromazin) machen müde und senken den Blutdruck, während solche mit Piperazin in der Seitenkette (z. B. Fluphenazin, Thiethylperazin) ebenso wie die *Butyrophenone* (z. B. Haloperidol) vor allem extrapyramidale Nebenwirkungen (s. S. 301) nach sich ziehen.

Metoclopramid und *Domperidon* sind ebenfalls Dopamin-Antagonisten. Sie beeinflussen nur die Triggerzone, sind also nicht wirksam bei Kinetosen. Sie regen (zentral?) auch die Magenmotilität an und führen zur Erschlaffung des Duodenums.
Wie Neuroleptica, so erzeugt auch Metoclopramid ein dyskinetisches Syndrom (Schulter-Hals), das nach Absetzen oder nach Biperiden verschwindet. Domperidon durchdringt die intakte Blut-Hirn-Schranke nicht.

12.2 Abführmittel und Obstipation

Wirkprinzipien: Laxantien
- fördern die Sekretion von Flüssigkeit,
- vermindern die Konsistenz und/oder vermehren das Volumen des Darminhaltes.

Die gewünschte Förderung der Darmmotilität ist also im wesentlichen *indirekt* bedingt.

Laxantien sind neben Analgetica und Tranquilizern die am häufigsten mißbrauchten Mittel (z. B. in Schlankheitsdragees).
Aufgabe des Arztes ist meist, die Verwendung von *Abführmitteln zu stoppen, statt sie zu verschreiben.* Nach Absetzen entsteht oft eine ,,Defäkationspause".
Obstipationen sind in der Regel funktionell.
Oft zeigt eine sorgfältige Anamnese, daß überhaupt keine Obstipation vorliegt. Entgegen einer weitverbreiteten Meinung gehört täglicher Stuhlgang nicht zu den Bürgerpflichten!

Vermeide den durch Laxantien-Abusus bedingten Circulus vitiosus:

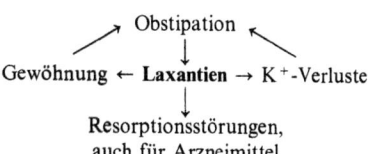

Wichtiger als Laxantien sind folgende Maßnahmen:

- Psychische Führung;
- Schlackenreiche Mahlzeiten mit Obst und Gemüse, eventuell verstärkt durch Kleie-Präparate;
- Bedingte Reflexe einüben (Morgenkaffee, Glas kaltes Wasser);
- In der Klinik: Naßzelle statt Bettschüssel;
- Körperliche Bewegung;
- Beseitigung einer eventuellen Hypokaliämie, die wiederum auf Laxantien-Abusus beruhen könnte.

Indikationen für Laxantien können bestehen bei

- bettlägerigen Patienten. Laxantien aber nicht routinemäßig anwenden!
- Patienten, bei denen Pressen bedenklich wäre, z. B. nach Myokardinfarkt;
- Patienten mit Analleiden z. B. Hämorrhoiden;
- Vorbereitung diagnostischer Maßnahmen (Röntgen, Rectoskopie);
- manchen Vergiftungen.

Kontraindikationen sind

- unklare Bauchbeschwerden,
- chronische Obstipation,
- Subileus.

Vorsicht in der Schwangerschaft (keine Harzdrogen, keine Mineralöle)!

Bedenke auch die *arzneimittelbedingten Obstipationen* durch Opiate, Sedativa, Psychopharmaka, Anticholinergica, einige Antacida ($CaCO_3$, Aluminiumhydroxid).

Präparate

- Zur *einmaligen* Anwendung
  - *Ricinusöl* wirkt am Dünndarm via Ricinolsäure, was zur prompten Entleerung nach 1–4 Std führt. Nicht bei Vergiftungen einsetzen, weil Ricinusöl die Resorption einiger Gifte erleichtern könnte.
  - *Salinische Abführmittel* wie Natriumsulfat, Magnesiumsulfat verwendet man meist als isotone (ca. 4%) Lösungen. Sulfat wird schlecht resorbiert und hält daher Wasser und Kationen im Darmlumen zurück, *Mg-Salze nicht bei Nierenpatienten geben*, weil bis 20% der Dosis resorbiert wird, und auch nicht bei Myasthenie; denn Mg^{2+} verschlimmert die Lähmung.

  Mg^{2+} setzt Cholecystokinin-Pankreozymin frei, was nicht nur zur Peristaltikförderung, sondern auch zur (diagnostisch wichtigen) Entleerung der Gallenblase beitragen mag.

  - Als *nichtsalinisches*, aber gleichfalls *osmotisches Abführmittel* dient konzentrierte Sorbitlösung.

- Der gesamte Magen-Darmtrakt kann „ausgewaschen" werden, indem man mindestens 10 l physiologische Salzlösung in kurzer Zeit mit der Magensonde zuführt. Indikationen sind Vergiftungen, Diagnostik, Operationen. Präoperativ können Lokalantibiotica zugesetzt werden.

• *Zur wiederholten Anwendung*

Ziel ist vor allem die Vermehrung des Darminhalts, was indirekt die Motilität erhöht.
- *Direkt volumenwirksam* und weitaus am wichtigsten ist faserreiche, pflanzliche Kost. Sie kann durch Kleie-Präparate ergänzt werden.

Mittel, welche auf andere Weise die Konsistenz des Darminhalts verändern, sind weniger wichtig.
Quellmittel, z. B. Agar-agar oder Carboxymethylcellulose müssen mit viel Wasser eingenommen werden; sonst besteht die Gefahr des Obstruktionsileus! – *Paraffinöl* kann in den Peritonealraum gelangen (→ Fremdkörper-Reaktionen) oder aspiriert werden (→ Lipidpneumonien!). Sinnvoll ist es nur bei Vergiftungen mit organischen Lösungsmitteln. – Das oberflächenaktive *Dioctylnatriumsulfosuccinat* wirkt nur sehr schwach und dient daher nur als Partner in Kombinationen.

- *Indirekt volumenwirksam* sind Abführmittel, welche die Akkumulation von Flüssigkeit im Dickdarm fördern. Sie wirken mit 6–12 Std Latenz, weil sie durch Enzyme des Dünndarms oder der Darmbakterien aktiviert werden müssen.

Phenolphthalein und seine Derivate, z. B. *Bisacodyl,* werden resorbiert, in der Leber konjugiert, biliär sezerniert und im Dickdarm mikrobiell zu den Wirkstoffen gespalten.

Anthrachinonglykoside sind in den wichtigsten pflanzlichen Abführmitteln enthalten (z. B. Fol. Sennae). Sie werden intestinal zu den zuckerfreien Emodinen gespalten und im Dickdarm zu den wirksamen Anthranolen reduziert. Ein Teil wird resorbiert.

Manche (aber nicht alle!) *Gallensäuren* können als „physiologische Laxantien" betrachtet werden. Aus ihren Konjugaten wird im Dickdarm die wirksame Säure mikrobiell freigelegt.

Das Disaccharid *Lactulose* wird im Dünndarm nicht gespalten und vermehrt daher dessen Volumen. Durch die Colon-Bakterien entsteht aus ihm Milch- und Essigsäure, was wiederum die bakterielle Ammoniakproduktion mindert. Daraus ergibt sich seine Sonderindikation bei *Leberinsuffizienz*.

12.3 Mittel zur Behandlung von Diarrhoen

Allgemeine Maßnahmen

• Ursache suchen.
• In schweren Fällen orale und/oder parenterale Volumen- und Elektrolytsubstitution. Cave Kaliummangel (→ weitere Störung der Darmfunktion).

- Unter den *medikamentösen Hilfen* erscheint *gesichert*
  - die *Ruhigstellung* der Muskulatur durch *Opioide*. Neuere Mittel, wie Loperamid, werden kaum resorbiert und wirken daher spezifisch am Darm. Bei akuten, schweren Diarrhoen (hohes Fieber, Blut und Schleim im Stuhl) sowie bei Kindern sollte jedoch nicht ruhiggestellt werden.
  - die spezifische *Bekämpfung von Infektionen* (s. S. 118). Einen Sonderfall stellt die überaus häufige Reisediarrhoe dar, die zumeist durch enteropathogene E. coli bedingt ist. Doxycyclin oder Wismut-Salicylat senken ihre Wahrscheinlichkeit; doch stören sie zugleich die Wiederherstellung der normalen Flora. Therapeutisch sind diese Mittel, wie auch Cotrimoxazol, nur bei schweren Verlaufsformen indiziert. Also: Medikamente nur ausnahmsweise zur Prophylaxe oder Therapie!

Nicht gesichert ist der Wert von
- Adstringentien (z. B. Tannin) oder Adsorbentien (z. B. Tierkohle, Kaolin, Pectin);
- halogenierten Hydroxychinolinen, unter denen es überdies gefährliche Vertreter gibt: Bei längerer (> 30 Tage) Gabe ist mit Polyneuritiden oder Opticusatrophie zu rechnen.

Konservative Behandlung der Colitis ulcerosa und des Morbus Crohn

Die einzelnen medikamentösen Verfahren sind in der Tabelle 12.3-1 gegenübergestellt.

- *Antimikrobielle Mittel, bes. Salazosulfapyridin*

  Diese Kombination von m-Aminosalicylsäure und Sulfapyridin wird von der Darmflora z. T. gespalten. Sulfapyridin wird resorbiert. m-Aminosalicylsäure erreicht hohe Konzentrationen in den Faeces; sie ist der therapeutisch entscheidende Anteil.

  Salazosulfapyridin oral kann als Basistherapeuticum zur *Behandlung milder Attacken* sowie zur *Dauerbehandlung* der Colitis ulcerosa eingesetzt werden.

  Beginn mit 5 g tgl.; wenn keine Besserung (Fieberabfall, Besserung der Diarrhoen), bis auf 12 g tgl. steigern; dann allmähliches Absetzen (3–4 g → 1–2 g → 0); meist folgt ein Rezidiv, dann wiederholen und erneut langsam absetzen. Blutstatus kontrollieren. Leukopenie, Agranulocytose, Pancytopenie, hämolytische Anämie kommen vor. Nebenwirkungen sind besonders häufig bei „langsamen Acetylierern".

  Das gegen Anaerobier und Protozoen wirksame *Metronidazol* wirkt auch bei Colitis ulcerosa.

- *Glucocorticoide rektal.*
  Sie werden tgl. instilliert für 2–4 Wochen, was bei milden Attacken im Enddarm ausreichen kann.

  Ihre *systemische* Gabe ist nur bei starken Attacken indiziert. Eine Dauerbehandlung läßt sich so nicht verwirklichen; man müßte mindestens 40 mg Prednisolon tgl. geben. Die Therapie mit Salazosulfapyridin soll weiterlaufen.

- *Cytostatica* mindern die Häufigkeit der Rückfälle beim M. Crohn, was aber durch ein hohes therapeutisches Risiko (s. S. 131) erkauft wird.

Die *Zusatztherapie* besteht in
- Antidiarrhoica nach Bedarf (s. S. 242)
- Antibiotica, z. B. Ampicillin, bei fieberhaften Verläufen.
- reichliche, evtl. parenterale Ernährung.
- Substitution von Vitaminen, Eisen, Elektrolyten.

Zur *Diät* gibt es zwar zahlreiche widersprüchliche Empfehlungen, aber keine überzeugenden Daten. *Laxantien* sind bei Colitis-Anamnese kontraindiziert.
Zur Frage der *Operation:*
Beim *M. Crohn* ist nur die Korrektur schwerer Veränderungen sinnvoll, z. B. von Strikturen oder Fisteln. – Bei ausgedehnter *Colitis ulcerosa* besteht ein hohes Carcinom-Risiko. Daher sollte bei häufigen Schüben nach spätestens 10 Jahren colektomiert werden.

Behandlung des „irritablen Colons"

Häufigkeit: Bis zu 70% der gastroenterologischen Diagnosen lauten auf „Irritables Colon".

Vorgehen

- Gründliche *Untersuchung* zum Ausschluß organischer Ursachen.
- Erklärendes und beruhigendes *Gespräch* mit dem Patienten.
- Regulierung der *Darmfunktion:*

Tabelle 12.3-1. Colitis ulcerosa und M. Crohn – Vergleich der Behandlungsverfahren

	Colitis ulcerosa	M. Crohn
Erzeugung von Remissionen		
Glucocorticoide	ja	ja
Salazosulfapyridin	ja	ja
Azathioprin, Mercaptopurin	unbekannt	nein
Verhütung von Rückfällen		
Glucocorticoide	nein	nein
Salazosulfapyridin	ja	nein
Azathioprin, Mercaptopurin	nein	ja
Operation		
Indiziert bei Komplikationen	ja	ja
Erwägenswert wegen Carcinomgefahr	ja	nein
Dauerheilung durch Operation möglich	ja	nein

- Wenn Schmerz vorherrscht: Schlackenarme Kost, evtl. Spasmolytica.
- Wenn Obstipation vorherrscht: Schlackenreiche Kost, evtl. Agar-agar- oder Cellulose-Präparate; in schweren Fällen auch stärkere Laxantien.
- Wenn Durchfälle vorherrschen: Ein Antidiarrhoicum.
- *Psychische Führung,* evtl. Psychotherapie oder Behandlung einer zugrundeliegenden Depression.

12.4 Mittel zur Behandlung des Ulcus pepticum

Ein Ulcus entsteht, wenn aggressive Faktoren (H-Ionen, Gallensäure-Reflux) gegenüber den defensiven Schleimhautfunktionen überwiegen. Die Therapie soll das physiologische Gleichgewicht wiederherstellen.

Ziele

- Beseitigung der Beschwerden; aber das Ulcus kann trotz Minderung der Symptome fortschreiten.
- Beschleunigung der Heilung. Der Erfolg wird am besten endoskopisch objektiviert.
- Verhütung von Recidiven und Komplikationen.

Die **Maßnahmen** (beim **nicht** blutenden Ulcus) bestehen in einer *Änderung der Lebensweise* und in der *Arzneitherapie*.

Lebensweise regeln, also

- *Psychische Ruhigstellung,* bei Bedarf durch Tranquilizer. Nicht weniger wichtig ist das Gespräch mit dem Arzt.
- *„Prudent diet"* einhalten. Man läßt schlecht vertragene Nahrungsmittel weg, z. B. Kaffee, Alkohol, scharfe Gewürze bei Hyperacidität; Süßigkeiten bei Hypacidität. Was, wieviel und wie oft ein Patient ißt, sollte man mit ihm besprechen.
- *Fremdstoffe* weglassen, welche ein Ulcus verschlimmern können. Regelmäßige Einnahme von *Acetylsalicylsäure* erhöht die Wahrscheinlichkeit eines Magengeschwürs, *massives Rauchen* die von Magen- und Duodenalgeschwüren. – *Coffein* beeinflußt die Säuresekretion nur wenig. Röstprodukte, die auch im coffeinfreien Kaffee vorkommen, stören vor allem den Verschluß der Cardia, was zu Sodbrennen führen kann. – Entgegen zahlreichen Behauptungen *fehlen Belege* über ulcerogene Effekte von Indometacin, Phenylbutazon oder Reserpin beim Menschen; doch sollte man diese Mittel vorsorglich bei Ulcus-Anamnese melden. – Bezüglich *Glucocorticoide* s. S. 285.

Arzneitherapie. Man kann
- die Säure neutralisieren durch *Antacida*
- die Schleimhaut schützen durch Sucralfat oder Carbenoxolon.
- die Säuresekretion hemmen durch H_2-*Antagonisten,* in geringem Maß auch durch Anticholinergica

> Wegen der hohen Tendenz zur Spontanheilung und der geringen Bedrohlichkeit wäre eine „maximale" Arzneitherapie fehl am Platze.
> Die Arzneitherapie hilft bei der Behandlung des manifesten Ulcus. Sie ist aber hilflos gegenüber der Ulcuskrankheit.

Antacida

Theoretische Basis: Kein Ulcus entsteht ohne Säure. Vermehrte basale, nächtliche und maximale Säuresekretion findet man vor allem beim Ulcus duodeni und beim Zollinger-Ellison-Syndrom. Das Ulcus ventriculi kann sogar mit einer *Hyp*acidität einhergehen.

Ziel ist die Erhöhung des Magen-pH-Wertes auf > 3,5 (pH-Optimum von Pepsin: um 1,7).

Dosierung: Der Effekt wird durch die Entleerung des nüchternen Magens (30–40 min) begrenzt. Im Prinzip wäre stündliche Gabe bei Tag und Nacht nötig, was aber nicht konsequent durchführbar ist. Man erreicht einen Kompromiß, indem man das Neutralisationsäquivalent von 50 mMol Säure jeweils 1 und drei Std. nach den Mahlzeiten gibt, ferner vor dem Schlafengehen.

Akute Gabe von Antacida führt zu einer kompensatorischen Mehrsekretion von H^+-Ionen. Bei chronischer Gabe treten hingegen keine anhaltenden Änderungen der Gastrin- oder H^+-Sekretion auf.
Antacida sollten rein **lokal** wirken, also H^+ im Magen binden und im Darm wieder abgeben. Das wird mit Präparaten auf Aluminium- oder Silikatbasis erreicht. – **Systemische** Antacida erzeugen – je nach Resorptionsgrad – eine Alkalose. Resorbiert werden die Kationen aus $NaHCO_3$ (bis 100%), Ca^{2+}-Verbindungen (bis 18%) und Mg^{2+}-Verbindungen (bis 10%).

Nebenwirkungen und Vorsichtsmaßnahmen

- *Alle* Antacida, wahrscheinlich auch $NaHCO_3$, stören die Resorption von Tetracyclinen (wahrscheinlich auch anderer Antibiotica). Mindestens 1 Std Abstand lassen. Milch (via Ca^{2+}) wirkt analog. Auch Anticholinergica können gebunden werden, z. B. Atropin durch $Al(OH)_3$.

- *$NaHCO_3$* eignet sich kaum als Antacidum. Es wirkt zu kurz und kann durch CO_2-Entwicklung den Magen überdehnen. Bei Ödempatienten oder Hypertonie ist die Na^+-Zufuhr riskant, bei Niereninsuffizienz auch die systemische Alkalose.

- *Mg-Verbindungen* können laxieren. Mg wird in geringem Ausmaß resorbiert. Eine Hypermagnesiämie ist bei gleichzeitiger Niereninsuffizienz zu befürchten.
- *$CaCO_3$* stimuliert die Säuresekretion und die Gastrin-Inkretion. Obstipation ist durch Bindung der Fettsäuren möglich. Hohe Dosen, zusammen mit Milchdiät, können eine Hypercalcämie verursachen.

– *Al(OH)₃* kann obstipieren. Es bindet Phosphat und wird daher bei Patienten mit Phosphatsteinen sowie zur Minderung der Hyperphosphatämie bei Niereninsuffizienz eingesetzt. Ferner bindet es Gallensäuren, was bei Gallensäure-Reflux nützlich sein kann.

– *Silikate* haben eine zu geringe Neutralisationskapazität. Sie können bei längerer Anwendung zu Silikatsteinen in den Harnwegen führen.

Kombinationen der Antacida untereinander oder mit Adstringentien (z. B. Bi^{3+}) sind rein additiv; bei Kombination von Mg^{2+} mit Al- oder Ca-Verbindungen bleibt die Darmmotilität eher normal. Kombinationen mit Anticholinergica oder Spasmolytica sind wegen der unterschiedlichen Halbwertszeiten nicht sinnvoll.

Frage der Effizienz: Hochdosierte regelmäßige Gabe von Antacida beschleunigt die Heilung des Ulcus duodeni. Das Verfahren ist jedoch unbequem, mit zahlreichen Nebenwirkungen behaftet, teuer und wahrscheinlich der Cimetidin-Therapie (s. S. 247) unterlegen. – Meist benutzt man Antacida nur zur Linderung der Beschwerden und dosiert sie in den hierfür erforderlichen Mengen und Intervallen. Diese simple Therapie genügt bei der Erstmanifestation des Ulcus.

Sucralfat,

ein basisches Aluminium-Salz sulfatierter Sucrose, hemmt Pepsin und bindet Gallensäuren. Es bildet eine anhaftende Schutzschicht auf der Mucosa von Magen und Duodenum. Als Antacidum wirkt es – wenn überhaupt – nur im Bereich der Schutzschicht.
Bei üblicher Dosierung (4 × 1 g/die für 4–8 Wochen) ist es praktisch frei von unerwünschten Wirkungen.
Sein Nutzen ist gesichert beim Ulcus duodeni, wo es etwa gleich wirksam wie Cimetidin ist. Für das Ulcus ventriculi liegen noch nicht genügend Daten vor.

Carbenoxolon

Wirkprinzip: Carbenoxolon fördert, wohl durch lokalen Angriff, die Bildung von Schleim und Granulationen. Wahrscheinlich besteht zusätzlich ein systemischer entzündungswidriger Effekt.
Unerwünschte Wirkungen: Aldosteronähnliche Na^+-Retention, K^+-Verluste, Neigung zu Ödemen und Blutdrucksteigerung.
Vorsichtsmaßnahmen: Keine Na^+-haltigen Antacida; kein Spironolacton (hemmt auch den therapeutischen Effekt), besser Triamteren; K^+-reiche Kost.
Kontraindikationen (relativ) sind Insuffizienz von Myokard, Leber, Niere; Hypertonie; Schwangerschaft.
Zur Frage der Effizienz: Der Nutzen des Carbenoxolons bei der Behandlung des Ulcus ventriculi erscheint gesichert. Beim Ulcus duodeni dürfte die Dauer des Kontakts zwischen Carbenoxolon und Schleimhaut zu kurz sein. *Wegen seiner erheblichen unerwünschten Wirkungen wird Carbenoxolon nur noch ausnahmsweise angewandt.*

Anticholinergica

Ziel: Man möchte den den pH-Wert des Magensaftes erhöhen und die Spastik mindern.

Atropin und seine Verwandten reduzieren zwar das Volumen der Magensekretion, nicht jedoch die H^+-Konzentration. Sie verlangsamen die Entleerung und erleichtern dadurch die Neutralisation durch Antacida.

Die Pepsin- und Schleimproduktion werden nicht eindeutig beeinflußt; über die reaktive Säureproduktion nach Mahlzeiten liegen widersprüchliche Berichte vor.

Wichtiger ist wohl die Minderung der schmerzhaften Spastik.

Pirenzepin ähnelt chemisch den trizyklischen Psychopharmaka. Es scheint mit seiner anticholinergen Wirkung spezifischer als Atropin auf den Magen-Darm-Trakt gerichtet zu sein.

Anticholinergica *besser nicht* verwenden bei
- Pylorusstenose (weitere Verschlechterung),
- Glaukom bei engem Kammerwinkel (Erhöhung des Innendrucks),
- Miktionsschwierigkeiten (Harnretention bei Prostata-Hypertrophie),
- schweren Coronarerkrankungen (Tachykardie).

Anticholinergica lassen die Kardia erschlaffen und begünstigen so eine Reflux-Oesophagitis.

Zur Frage der Effizienz: Bisher fehlen Hinweise auf eine Verkürzung des Krankheitsverlaufs durch Atropin und seine Verwandten. Daher hat man sie auch als „logische Placebos" bezeichnet. Pirenzepin hingegen scheint die Heilung von Magen- und Duodenalulcera zu beschleunigen.

H_2-Antihistaminica.

Wirkprinzip: Sie hemmen die Wirkung von Histamin praktisch nur am Magen, wo es an der vagal und der humoral bedingten Säuresekretion beteiligt ist.

Substanzen: Cimetidin und Ranitidin. Das neuere Ranitidin hat eine längere Halbwertszeit und wird niedriger dosiert, ist aber nicht effizienter als Cimetidin. Es sollte bei Cimetidin-Resistenz versucht werden.

Der *klinische Effekt* beruht auf der schnellen Minderung der basalen und der nahrungsinduzierten Säuresekretion. Bei richtiger Dosierung gelingt dies über 24 Std. Antihistaminica fördern dadurch die Heilung des Ulcus duodeni und wahrscheinlich auch des Ulcus ventriculi. Da aber Ulcera in der Regel spontan heilen, braucht man bei erstmaliger Manifestation nicht die teuren Antihistaminica.

Antihistaminica dämpfen sogar die HCl-Hypersekretion beim Zollinger-Ellison-Syndrom.

Bei schlechtem Allgemeinzustand, vor allem bei Leberversagen, kann der Patient aus *Erosionen* des Magens oder des Oesophagus bluten. Bei diesen Stress-Ulcera ist regelmäßige Gabe von Antacida den Antihistaminica mindestens gleichwertig; allerdings stören Antacida eher den Mineralstoffwechsel.

Die *akute Ulcusblutung* sistiert häufig spontan, was die Arzneimittelprüfung erschwert. Man versucht H_2-Antihistaminica sowie die sehr teuren Peptide Somatostatin und Sekretin. Der Chirurg muß von Anfang an konsultiert werden.

Ein Ulcus ventriculi oder duodeni *recidiviert seltener*, solange der Patient unter Antihistaminica steht. Gleichwohl braucht ein endoskopisch abgeheiltes Ulcus keine Nachbehandlung. – Der Stellenwert einer ein- bis mehrjährigen Erhaltungstherapie ist ungewiß, weil Vergleiche mit Vagotomie etc. fehlen. Der natürliche Verlauf der Ulcuskrankheit wird auch durch Antihistaminica nicht beeinflußt.

Unerwünschte Wirkungen: Sie sind vor allem für Cimetidin beschrieben, für das mehr Erfahrungen vorliegen.
- Cimetidin wirkt antiandrogen und fördert die Prolactinfreisetzung, erkennbar an der Gynäkomastie.
- Cimetidin, nicht dagegen Ranitidin, hemmt den mikrosomalen Abbau zahlreicher Arzneimittel.
- Cimetidin kann, besonders bei alten Menschen mit Ausscheidungsstörungen, Verwirrtheit auslösen.

12.5 Mittel zur Behandlung von Koliken und Steinleiden

Mittel bei Koliken

Sie entstammen drei Gruppen:
1. *Pyrazolonderivate* (z. B. Metamizol) hochdosiert, langsam parenteral, sind Mittel erster Wahl (s. S. 331).
2. *Parasympatholytica,* z. B. Atropin, Butylscopolamin sind wirksam, besitzen aber entsprechende Nebenwirkungen.
3. Starke zentrale *Analgetica* vom Opiat-Typ sind bei schweren Koliken gelegentlich unvermeidlich. Sie sind *keine* Spasmolytica, auch Pethidin nicht! Daher Kombination mit Spasmolytica oder Parasympatholytica benützen.

Gallenkolik und Gallensteine

Leichte Koliken: Nitroglycerin 0,3–0,5 mg sublingual versuchen, evtl. wiederholen.

Heftige Koliken: Metamizol i. v. oder Pethidin (100 mg) mit Atropin (1 mg) i. v. (alles **langsam!**)

Seht schwere Koliken verlangen ein Analgeticum angemessener Wirkungsstärke (s. S. 335).

Die *medikamentöse Cholelitholyse* von Cholesterinsteinen mit Chenodesoxycholsäure oder Ursodesoxycholsäure enttäuscht zumeist. Sie ist sinnvoll, wenn eine Operation kontraindiziert ist. Stein-Recidive sind häufig. Ursodesoxycholsäure wird heute meist vorgezogen, weil sie niedriger dosiert werden kann und seltener unerwünschte Wirkungen verursacht.

Nierenkolik und Harnsteine

Nierenkoliken behandelt man symptomatisch wie Gallenkoliken. Nitroglycerin ist hierbei allerdings nicht geläufig.

Allgemeine Maßnahmen zur Vermeidung von Konkrementen.

- Viel körperliche Bewegung; Normalisierung des Gewichts.
- Normale Nahrung, aber nicht zuviel Ca^{2+} (Milch und Milchprodukte einschränken!).
- Harnausscheidung von mindestens 1,5 l/die anstreben.
- Infekte der Harnwege behandeln.

Steinspezifische Maßnahmen

- Bei Oxalatsteinen ist nur eine Prophylaxe möglich, d. h. man läßt oxalatreiche Nahrungsmittel weg.
- Bei Phosphatsteinen Urin-pH < 6 einstellen mittels Betain-HCl oder Ammoniumchlorid; Phosphat-Resorption durch Gabe von Aluminiumhydroxid einschränken (umstritten!).
- Bei Ca^{2+}-haltigen Steinen (Oxalat; Phosphat) nach Hypercalciurie fahnden. Eine Minderung des Nahrungs-Ca^{2+} ist dann häufig erfolgreich. Aber Vorsicht! Zwischen Ca^{2+}- und Oxalat- bzw. Phosphationen bestehen pharmakokinetische Wechselwirkungen bei Resorption und Verteilung, deren Einflüsse auf die Harnkonzentrationen im Einzelfall kaum vorhersagbar sind.
- Bei Cystinsteinen versucht man Thiolderivate, z. B. Penicillamin (s. S. 290), weil sie lösliche Cysteinderivate bilden.
- Bei Harnsäuresteinen: Stets Harn auf pH 6.5–7.0 einstellen; Harnsäureproduktion mittels Allopurinol einschränken (s. Gicht, S. 258).

Die Erfolgsaussichten der Stein-spezifischen Maßnahmen sind sehr gut bei Harnsäure, mäßig (nur „frische" Steine) bei Phosphat, minimal bei Oxalat.

12.6 Sonstige Hilfsmittel

Substitutionstherapie

Magensekret

In der Regel ist auch bei Achlorhydrie *keine Substitution von Säure oder Pepsin* erforderlich. Chronische Gastritis und Achlorhydrie machen meist keine Symptome! Die Substitution ist auch gar nicht möglich; denn der Magen erzeugt pro Mahlzeit ca. 500 ml 0,2 N HCl, entsprechend 30 ml Acidum hydrochloricum dilutum (= 12,5%). Soviel kann man von außen kaum zuführen.

Säuernde Handelspräparate enthalten meist Citronensäure oder Betain-HCl in unzureichender Menge. Auch der Nutzen des in ihnen beigegebenen Pepsins ist zweifelhaft, weil der pH-Wert im Magen nicht weit genug gesenkt wird.

Verdauungsenzyme

Man benutzt Präparate aus Pankreas (Amylase, Lipase, Proteasen), pflanzliche und Pilzproteasen. Die Standardisierung verschiedener Handelspräparate ist kaum vergleichbar.
Eine Indikation für Enzympräparate besteht nur bei relativer Insuffizienz des Pankreas. Bei den übrigen Patienten wird ihre regelmäßige Einnahme zum gastrointestinalen Ritual und damit zum Abusus. Ernsthafte Erkrankungen (Tumoren) können verdeckt werden.

Der in-vivo-Nutzen von Enzympräparaten läßt sich schwer vorhersagen, weil der pH-Wert des Darminhalts bei Pankreasinsuffizienz vom pH-Optimum der Enzyme abweichen kann. Motilitätsstörungen können das Präparat in einen „falschen" Abschnitt bringen. So könnte es bei zu langem Verweilen im Magen zerstört werden; gelangt es zu schnell in tiefere Darmabschnitte, so ist es gleichfalls nutzlos, weil die Spaltprodukte der Nahrung dort kaum mehr resorbiert werden.
Die Dosierung richtet sich nach der Schwere von Steatorrhoe, Durchfall und Meteorismus. Kapseln und Granulate sind den Filmdragees vorzuziehen, weil sie schneller zur Wirkung kommen. Das ist besonders wichtig bei beschleunigter Passage, etwa nach Magenresektion.

Stomachica

Meist handelt es sich um Bitterstoffe, z. B. Tct. amara. *Keine chinin- oder arsenhaltigen Präparate verwenden!*
Vergleichbar sind Aperitifs. Der Übergang zu „Tonica" (keine Arzneimittel-Gruppe!) ist fließend.

Entleerung des Magens

Sie ist in Kapitel 18 abgehandelt.

13 Mittel zur Behandlung einiger Stoffwechselkrankheiten

13.1 Arteriosklerose und Hyperlipidämien

Arzneitherapeutische Erwägungen zur Arteriosklerose.

Wie bei der Hypertonie muß man auch beim Zustandekommen der Arteriosklerose von einer „Mosaiktheorie" ausgehen. Neben *genetischen* Faktoren spielen *Hyperlipidämie, Diabetes, Hyperuricämie, Rauchen, körperliche Inaktivität* und *Adipositas* wichtige Rollen.
Es erscheint vernünftig, den genannten Risikofaktoren entgegenzuwirken. Der Erfolg zeigt sich an der Möglichkeit, Folgeprozesse der Arteriosklerose, vor allem Durchblutungsstörungen von Herz (s. S. 201), Gehirn (s. S. 223) und Beinen (s. S. 224) zu verhüten.

Hyperlipidämien

Der erhöhte Serumlipid-Gehalt ist nur ein Symptom. Selbst die in Tab. 13.1-1 vorgestellten Typen sind heterogen bezüglich Pathogenese und Therapie. Hyperlipidämien sind mit einer Inzidenz von > 10% die häufigsten Stoffwechsel-Krankheiten. „Normale" Lipidwerte steigen mit dem Alter. Als behandlungsbedürftig gilt bei < 55jährigen:
Plasmacholesterin > 250 mg% (200 + Alter).
Plasmatriglyceride > 200 mg% (150 + Alter).

Die Arteriosklerose ist zwar nicht mit typischen Veränderungen der Serumlipide verknüpft. Jedoch ist die Coronarmorbidität bei 260 mg% Cholesterin etwa doppelt so hoch wie bei 200 mg%, bei ~ 40jährigen sogar ~ 5 mal höher. Sie steht auch mit der Triglycerid-Konzentration in Zusammenhang. Ähnlich sind die Korrelationen bei peripheren Verschlüssen.

Die Cholesterin- und Triglycerid-Konzentration wird herabgesetzt durch
– quantitative und qualitative Diät
– regelmäßige, kräftige körperliche Belastung
– Medikamente.
Wichtig ist nicht nur die absolute Lipidkonzentration im Serum, sondern auch das Verhältnis zwischen den protektiven high-density-Lipoproteinen und den ungünstigen low-density-Lipoproteinen.
Das Arteriosklerose-Risiko (und damit die Behandlungsbedürftigkeit) hängt nämlich auch vom Index $\frac{LDL}{HDL}$ ab, der nicht größer als 3 sein sollte.

HDL wird erhöht durch Triglyceridsenkung, „jogging", Estrogene, Alkohol (der aber aus anderen Gründen kein Therapeuticum ist!).

Gesenkt wird HDL durch Rauchen und Übergewicht. Auch für einige β-Rezeptorenblocker und Thiazide wurde eine Verschlechterung des Index berichtet.

Nützt die Prophylaxe?

Regelmäßige Gabe von *Clofibrat* minderte zwar die Häufigkeit von Infarkten. Die Gesamtletalität stieg jedoch aus unbekannten Gründen an. Die Häufigkeit von Gallensteinen und damit zusammenhängenden Komplikationen wurde vervielfacht. Clofibrat ist also kein breit anwendbares Prophylakticum.
Die sog. *Qualitative Diät* sieht vor: Minderung der Fettcalorien auf 30–35%; Minderung des Cholesterins auf 300 mg/die: je 1/3 der Fettsäuren sollen hochungesättigt bzw. ungesättigt bzw. gesättigt sein. Eine solche Diät senkt wahrscheinlich die Coronarmorbidität.

Behandlung der Hyperlipidämie

Bei *sekundären Hyperlipidämien* muß vor allem die *Grundkrankheit* behandelt werden (Diabetes, nephrotisches Syndrom, Hypothyreose, Alkoholismus, Cholestase, Pankreatitis). Estrogene oder orale Contraceptiva weglassen (vgl. S. 355).

Normalisierung des Körpergewichts durch *quantitative Diät* anstreben (bes. bei Hypertriglyceridämien, d. h. Typ IIb, III, IV, V). Als Richtwert gilt die Formel (cm Körperlänge − 100) − 10% = Idealgewicht in kg.

Typenspezifische Diät. Ihr Nutzen sollte binnen ca. 6 Wochen erkennbar sein. Bei genetisch bestimmten Formen erbringt sie nicht viel.

Hyperlipidämie Typ I erfordert den Ersatz der Neutralfette durch mittellangkettige Triglyceride, weil diese nicht in die Chylomikronen gelangen.

Hypercholesterinämien (z. B. Typ IIa) verlangen die oben angegebene qualitative Diät.

Hypertriglyceridämien (z. B. Typ III-V) verlangen in der Regel kohlenhydratreduzierte Ernährung.

Medikamentöse Behandlung:
Sie besitzt nur unterstützenden Charakter. Sie sollte nur bei *primären* Hyperlipidämien begonnen werden, die auf andere therapeutische Maßnahmen (Diät!) nicht ansprachen. Sie sollte nur weitergeführt werden, wenn sie binnen 1–2 Monaten erfolgreich war, d. h. die Lipide um ca. 15% senkte. Ob damit eine Minderung des Risikos verbunden ist, steht noch dahin (s. o.). Je nach Art der Hyperlipidämie (s. Tab. 13.1–1) wählt man zwischen den folgenden Arzneimittelgruppen a) und b) aus. Als günstigste Kombination gilt Nicotinsäure + Colestyramin.

a) Arzneimittel, welche vor allem die *very-low-density Lipoproteine (Triglyceride)* senken:
   − Derivate der Clofibrinsäure, wie Clofibrat oder Bezafibrat.

Wirkprinzip: Wahrscheinlich hemmen sie die Freisetzung von Triglycerid aus der Leber und fördern die Elimination von Triglyceriden. Die Cholesterinkonzentration sinkt vergleichsweise weniger.

Unerwünschte Wirkungen: Gallensteine und damit zusammenhängende Komplikationen sind beim Clofibrat, nicht aber beim Bezafibrat gehäuft. Die Wirksamkeit von oralen Anticoagulantien und oralen Antidiabetica kann verstärkt werden.

– Nicotinsäure

Wirkprinzip: Wahrscheinlich hemmt Nicotinsäure das Adenylatcyclase-System und damit die Lipolyse; dazu kommt eine Hemmung der Lipoprotein-Synthese. Nicotinsäure wirkt binnen Std. auf very-low-density-Lipoproteine, was binnen Tagen zu einem Abfall der aus ihnen entstehenden low-density-Lipoproteine führt. Hohe Dosen sind erforderlich (3–6 g tgl.). Einschleichen!

Unerwünschte Wirkungen: Akut stören Flush und Hautjucken. Bei chronischer Gabe wird die Leberfunktion beeinträchtigt und Gicht und Diabetes verschlimmert.

Tabelle 13.1-1. Gliederung der Hyperlipidämien (+ bedeutet Erhöhung bzw. Wirksamkeit)

Typ	I (selten)	II a/II b[b]	III (selten)	IV	V (= I + IV) (selten)
Befund					
Triglyceride	+ + +	normal/+	+ +	+ +	+ + +
Cholesterin	+	+ + +	+ +	+	+
Chylomikronen	+ + +	normal	normal	normal	+ + +
(low-density) β-Lipoproteine	normal	+ +	atypische Bande	normal	normal
(very low-density) Prä-β-Lipoproteine[a]	normal	normal/+		+ +	+ + +
Therapie a) *Diätetisch*	Fette nur als mittellangkettige Triglyceride	Kohlenhydrate einschränken			
		Cholesterinsenkende Diät			
b) *Medikamentös* Derivate der Clofibrinsäure	Keine effektiven Medikamente	(+), vor allem bei II b	+	+	keine effektiven Medikamente
Nicotinsäure und Verwandte		+	+	(+)	
Anionen-Austauscher, Sitosterin		+	unwirksam	unwirksam	

[a] Diese Lipoproteine gehen durch Cholesterineinlagerung in low-density-Lipoproteine über.
[b] Die homozygote Typ II-Hyperlipidämie ist besonders bösartig und therapieresistent

b) Arzneimittel, welche vor allem die *low-densitiy Lipoproteine* (Cholesterin) senken:

- *Anionenaustauscher*, wie Colestyramin oder Colestipol, binden Gallensäuren im Darm, was verminderte Resorption und vermehrten Verbrauch von Cholesterin bedeutet. Durch die Senkung der Gallensäure-Konzentration mindern sie auch den Pruritus infolge Verschlußikterus.
  Unerwünschte Wirkungen bestehen in Magen-Darm-Beschwerden, insbesondere Obstipation, die zum Absetzen zwingen können. Anionenaustauscher stören die Resorption zahlreicher Medikamente; Abstand von mindestens 1 Std einhalten!

- *Sitosterin* bildet Mischkristalle mit Cholesterin und stört so dessen Resorption. Im Gegensatz zu Anionenaustauschern werden kleine (max. 5%) Mengen Sitosterin resorbiert. Es hat kaum unerwünschte, aber auch nur mäßige therapeutische Effekte.

- *Dextrothyroxin*
  Wirkprinzip: Schilddrüsenhormone beschleunigen die Synthese und den Abbau von Cholesterin; sie senken den Cholesterinspiegel (der bei Hypothyreose erhöht ist). Eine partielle Dissoziation von calorigenem und lipidsenkendem Effekt ist zwar möglich. Lipidsenkende Dosierungen (4–10 mg tgl.) sind aber doch kreislaufwirksam, so daß dosisabhängig eine Angina pectoris als Nebenwirkung zu befürchten ist. Bei Herzerkrankungen ist Dextrothyroxin kontraindiziert.

Anmerkung: Die Behandlung der sog. *Fettsucht* ist ein psychologisches Problem, kein arzneitherapeutisches. Sie wird daher hier nicht besprochen.

13.2 Gicht und Nephrolithiasis urica

Zur Pathogenese

Eine Hyperuricämie beruht auf dem Zusammentreffen *genetisch bestimmter Störungen* des Harnsäure-Stoffwechsels mit *Risiko-Faktoren*.
Die Stoffwechseldefekte bedingen
- selten (5%) eine vermehrte Harnsäurebildung
- häufig (95%) eine verminderte tubuläre Sekretion.

Risikofaktoren sind
- Übergewicht, Lebensalter, Geschlecht ($\male > \female$).
- Harnsäureanfall bei cytostatischer Therapie oder langsam verlaufenden Hämoblastosen
- Fremdstoffe, wie Saluretica (s. S. 161), Acetylsalicylsäure (s. S. 330) und Ethanol.

Am wichtigsten ist die Überbeanspruchung des defekten Stoffwechsels durch Überernährung. Derzeit weisen ca. 10% der Bevölkerung eine Hyperuricämie auf, und ca. 0,5% leiden an Gicht.

Gicht und Nephrolithiasis urica

Ziele der Therapie

1. *Kurzfristig* kommt es auf die Beherrschung des Gichtanfalls an.
2. *Langfristig* will man die Hyperuricämie bis zur völligen (!) Anfallsfreiheit beheben.

1. Therapie und Prophylaxe des akuten Anfalls.

Die Beschwerden sollen sich binnen 4–8 Std bessern, binnen 2 Tagen verschwinden. Man kann zwischen Antiphlogistica und Colchicin wählen.

Antiphlogistica wirken unspezifisch. Wegen ihrer besseren Verträglichkeit haben sie Colchicin weitgehend verdrängt.

- *Bei sehr starken Schmerzen* leitet man die Therapie mit einem injizierbaren Phenylbutazonpräparat ein und behandelt oral über eine Woche abfallend weiter. Dabei muß man die Kontraindikationen beachten, vor allem die häufige Kombination zwischen Gicht und Herzinsuffizienz.
- *Meist* kann man oral mit Indometacin oder einem anderen nichtsteroidalen Antiphlogisticum hochdosiert am ersten Tag beginnen und über eine Woche langsam abfallen.

Colchicin wirkt spezifisch, was gelegentlich als diagnostische Hilfe genutzt werden kann. Wahrscheinlich bindet es an Mikrotubuli der Leukozyten und verhütet so die Phagozytose der Harnsäurekriställchen.

Man gibt 1 mg stdl., aber nicht mehr als 6–8 mg am ersten Tag und fällt dann über 3–4 Tage ab. Colchicin wird nur langsam renal ausgeschieden (→ Kumulation). Bei Niereninsuffizienz muß also niedriger dosiert werden. – Unerwünschte Wirkungen bestehen in Durchfällen und Erbrechen, die häufig zum Absetzen zwingen.

Prophylaktisch kann in den ersten 6 Monaten nach dem Anfall niedrig dosiert ein Antiphlogisticum (z. B. Indometacin) oder Colchicin weitergegeben werden, bis die Hyperuricämie beseitigt ist.

Jede akute Änderung des erhöhten Harnsäurespiegels (nach oben oder unten) kann einen Gichtanfall auslösen. Diätfehler, pH-Verschiebungen (Hunger oder Alkohol → Acidose!), Beginn oder abrupte Änderung der medikamentösen Therapie mit Uricosurica oder Allopurinol können verantwortlich sein. So soll während des Anfalls die laufende Dosierung von Uricosurica oder Allopurinol beibehalten, aber nicht neu begonnen werden!

2. Behebung der Hyperuricämie

Die Langzeittherapie der Gicht ruht auf drei Säulen; nämlich
- der qualitativen und quantitativen Diät,
- der Förderung der renalen Harnsäure-Ausscheidung,
- der medikamentösen Hemmung der Produktion von Harnsäure.

Die *Plasma-Harnsäure* (Normalwert: < 6,5 mg%) besitzt hohen pathophysiologischen Stellenwert: Bei 8 mg% entsteht Gicht in $^1/_3$ der Fälle, bei > 9 mg% fast regelmäßig.
Eine Indikation zur Therapie besteht bei Symptomen oder mindestens 8 mg% Harnsäure im Serum. Bei Harnsäurekonzentrationen unter 9 mg% reicht strikte Diät in der Regel aus. Sie sollte aber auch dann unbedingt eingehalten werden, wenn Medikamente erforderlich sind! Tophi verschwinden erst, wenn die Serumharnsäure für längere Zeit auf 4–5 mg% gesenkt worden ist.

- Die *Diät* ist die wichtigste Säule der Gichtbehandlung. Die anderen Maßnahmen unterstützen nur.
  - Die Minderung der Purine in der Nahrung (qualitative Diät) durch „zellarme Kost" ist erfolgversprechend; denn ca. 1/3 der ausgeschiedenen Harnsäure entstammt der Nahrung. Als Eiweißquellen werden Eier und Milch empfohlen. Doch ist auch übermäßige Eiweißzufuhr zu vermeiden; denn sie vermehrt den Umsatz der Purine und damit die Harnsäureausscheidung.

    Gemüse enthalten pro Joule fast ebensoviel Purine wie Fleisch. Coffein ergibt keine Harnsäure; Kaffee und Tee sind also gestattet.

  - Noch wichtiger ist die Normalisierung des Körpergewichts durch eine *quantitative Diät*. Dabei riskiert man zunächst einen temporären Harnsäureanstieg.

Jede Acidose ist strikt zu vermeiden, weil sie die renale Ausscheidung von Harnsäure hemmt und einen Gichtanfall auslösen kann. Also keine ketogenen Diäten zur Abmagerung! Diabetes sorgfältig einstellen! Auf Einschränkung des Alkoholgenusses (→ Lactacidämie) hinwirken!

- **Uricosurische Therapie**

  A. Man *fördert* die *glomeruläre Filtration*.

  Man strebt ein Harnvolumen von ca. 2 l tgl. an. Zur Vermeidung von Harnsäuresteinen alkalisiert man den Harn auf pH 6,5–7,0 indem man Natriumcitrat oral gibt. Bei höherem pH ist Harnsäure zwar noch besser löslich, doch fallen dann Phosphate eher aus.

  B. Man *hemmt* die *Rückresorption* durch *Uricosurica*.

  Wirkprinzip: Harnsäure wird glomerulär filtriert, tubulär sezerniert *und* rückresorbiert. Tubulär angreifende Substanzen hemmen zuerst die empfindlichere Sekretion, dann erst die Resorption der Harnsäure. Daher stören zwar zahlreiche Arzneimittel die Sekretion, aber nur wenige, die Uricosurica, mindern die Resorption in therapeutisch hinreichendem Ausmaß.

  Die Tagesdosis wird anhand des Harnsäurespiegels durch Probieren einschleichend festgelegt und als Dauerdosis weitergeführt. Drei Mittel sind geläufig:
  Probenecid und *Sulfinpyrazon* wirken nur kurz und müssen daher über den Tag verteilt gegeben werden.

Benzbromaron wirkt langsam und lange, wodurch die Harnsäure-Belastung der Niere sinkt. *Eine* Dosis pro Tag genügt. Jedoch muß auch beim Benzbromaron eine intakte Nierenfunktion vorausgesetzt werden!

Risiken der Uricosurica

- Harnsäure kann in den Tubuli ausfallen, was sogar zur Anurie führen kann. Uricosurica sind bei vermindertem Harnfluß nicht nur unzureichend wirksam, sondern auch gefährlich! Daher keine uricosurische Therapie bei Niereninsuffizienz, Pyelonephritis, Nephrolithiasis etc. Immer auf *reichlichen Harnfluß* mit angemessenem pH achten!
- „Paradoxe" Harnsäureretention; denn manche Uricosurica (außer Benzbromaron!) mindern in kleinen Dosen bevorzugt die Harnsäure*sekretion* kompetitiv.
- Auch bei stark vermehrtem Harnsäure-Anfall, z. B. bei Tumortherapie, sind Uricosurica kontraindiziert.

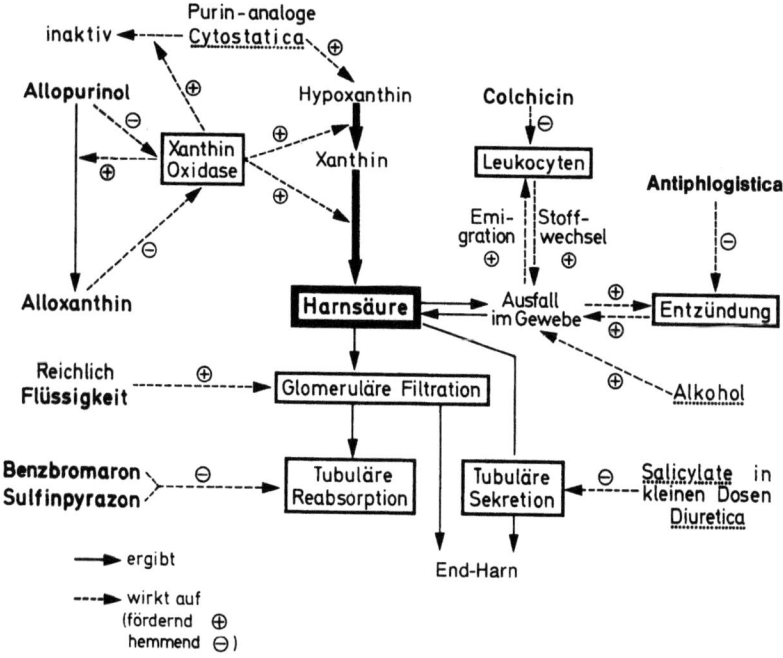

Abb. 13.2-1. Angriffspunkte der medikamentösen Therapie der Gicht sowie einiger „uricogener" Pharmaka

Wechselwirkungen

Thiazid-Diuretica erhöhen den Bedarf an Uricosurica; Hyperuricämie nach Thiazid-Diuretica spricht auf Uricosurica an (vgl. S. 161).
Uricosurica *nicht zusammen mit Acetylsalicylsäure* geben! Diese wirkt zwar selbst uricosurisch (5–6 g tgl), hemmt aber den Effekt anderer Uricosurica und hemmt in kleinen Dosen auch die tubuläre Harnsäure-Sekretion.
Bei allen Uricosurica, besonders beim Probenecid ist mit einer *Hemmung der tubulären Sekretion saurer Arzneimittel* zu rechnen (s. S. 23); so muß man dann die Indometacin-Dosis verkleinern.

- **Hemmung der Harnsäure-Produktion durch Allopurinol.**

Wirkprinzipien

- *Allopurinol* und das aus ihm im Organismus entstehende Oxypurinol (= Alloxanthin; s. Abb. 13.2-1) hemmen *kompetitiv die Xanthinoxidase,* welche die oxidativen Schritte Hypoxanthin → Xanthin → Harnsäure katalysiert. Infolgedessen erscheinen statt der Harnsäure ihre Vorstufen im Harn. Diese sind besser löslich, so daß das Risiko der Steinbildung entfällt.
- Auch die *Summe der* genannten *Xanthinderivate im Harn wird kleiner.* Wahrscheinlich werden die de novo-Synthesen von Purinen durch negative Rückkopplung eingeschränkt und stattdessen die Purine wiederverwendet, welche bei der Nukleotidspaltung anfallen.

Heute ist Allopurinol *das* Mittel zur Dauertherapie der Gicht, weil die Niere entlastet wird. Seine Kombination mit Uricosurica ist möglich. Allopurinol ist gegenüber Uricosurica unbedingt vorzuziehen bei Hämoblastosen, Harnsäuresteinen, Gichtniere, refraktären Fällen. Allopurinol wird schnell, sein Metabolit Oxypurinol dagegen langsam renal ausgeschieden, so daß eine einmalige Gabe pro Tag genügt.

Unerwünschte Wirkungen bestehen in Exanthemen und Leukopenie.

Falls Mercaptopurin oder Azathioprin gegeben wird, sollte man deren Dosis reduzieren, weil ihr Abbau ebenfalls durch Allopurinol gehemmt wird! Besser ersetzt man Mercaptopurin durch Tioguanin, das kein Substrat für die Xanthinoxidase darstellt.

13.3 Therapie des Diabetes beim Erwachsenen

Der Diabetes ist keine nosologische Einheit, sondern ein Syndrom. Seine Therapie hängt wesentlich davon ab, welcher Diabetes-Typ vorliegt (vgl. Tabelle 13.3-1). Im Folgenden wird nur der Typ II – Diabetes abgehandelt.

Therapie des Diabetes beim Erwachsenen

Tabelle 13.3-1. Typisierung des Diabetes nach Pathogenese und Insulinbedarf

Typ des Diabetes	I	II
Vorwiegendes Alter bei Erstmanifestation	Jugend	ab 45 J.
Häufigkeit	ca. 5%	ca. 95%
Statur des Patienten	mager	fett
Tendenz zur Ketoacidose	hoch	gering
Dekompensation vorwiegend	ketoacidotisch	hyperglykämisch
Insulin im Plasma	erniedrigt	(sub)normal bis erhöht
Insulinbedarf wegen	verminderter Produktion	Resistenz der Zielorgane (außer Fettgewebe!) und/oder Sekretionsstarre des Pankreas
Aufschlußreichste Messung der Plasmaglucose	nüchtern	postprandial
Therapeutisch am wichtigsten	sehr genaue Einstellung mit Insulin	Optimale Nutzung der Insulin-Inkretion durch Diät

Ziele und Grenzen der Therapie

Akut müssen die Stoffwechselentgleisungen behandelt bzw. vermieden werden.
Aber: Die Therapie darf *nicht zur Hypoglykämie* führen.

Langfristig will man die Späterscheinungen möglichst weit hinausschieben.
Aber: Die Therapie soll ein möglichst „*normales Leben*" gestatten.

Die langfristige Normalisierung der Plasmaglucose scheint vor allem die mikrovaskulären Komplikationen (Retinopathie, Nephropathie) zu verzögern. Bezüglich der makrovaskulären Komplikationen (Coronarinsuffizienz, Myocardinfarkt) sind die Meinungen geteilt.

Wege (in dieser Reihe auch mit zunehmender Schwere des Diabetes Typ II gehen)

1. Drosselung des Insulinverbrauchs;
2. Förderung von Freisetzung und Wirksamkeit endogenen Insulins durch orale Antidiabetica.
3. Zufuhr exogenen Insulins.

1. Drosselung des Insulinverbrauchs

Entscheidend ist die Schulung des Patienten! Sie muß mit dem ersten Behandlungstag beginnen!
- Er soll sein Körpergewicht normalisieren durch *quantitative* Diät. KG regelmäßig kontrollieren!
- Er soll eine insulinsparende Relation von Eiweiß, Fett, Kohlenhydraten einstellen durch *qualitative* Diät.

Die Diät soll möglichst wenig leicht aufschließbare Kohlenhydrate enthalten und auch die Plasmalipide senken (s. S. 252).

Man gibt als	Menge	Obergrenze ist bedingt
Eiweiß	ca. 100 g/Tag	finanziell
Fett	ca. 80 g/Tag	durch Gefahr von Ketose und Hyperlipidämie
Kohlenhydrate	den Restbedarf	durch unzureichende Kompensation im Bereich des Energiebedarfs. Dann ist die Arzneitherapie unumgänglich.

- Er soll seine *Mahlzeiten* staffeln (regelmäßig; 5/Tag), um die Leistungsfähigkeit des Pankreas optimal auszunutzen. Gleichzeitig wird dadurch Rechnung getragen, daß
  - beim Altersdiabetes das Pankreas verzögert auf den Glucosereiz anspricht;
  - bei Gabe von Depotpräparaten der Insulinspiegel im Plasma relativ gleichmäßig verläuft.
- Er soll regelmäßig *körperlich tätig sein;* denn körperliche Tätigkeit fördert den Glucose-Einstrom in die Muskulatur auch bei Mangel an Insulin.

Die Diät hat eine doppelte Funktion:
- *Akut* mindert sie *immer* den Insulinbedarf, weil sie den Stoffwechsel entlastet;
- *Chronisch* mindert sie beim *fetten Typ* den Insulinbedarf, weil die Endorgane eines mageren Menschen besser auf Insulin ansprechen (vgl. Tabelle 13.3.-1), und die Insulinkonzentration im Plasma mit dem Körpergewicht sinkt.

> Wer fett ist, hat grundsätzlich genügend Insulin.
> Wer fett ist, braucht jedoch zuviel Insulin.

Bei vielen Patienten ist es falsch, durch wohlgemeinte Therapie mit Insulin oder Sulfonylharnstoffen den Circulus vitiosus

Übergewicht → Hyperglykämie
↑ ↓
Fettansatz ←—— Therapie mit Insulin oder Sulfonylharnstoffen

zu fördern oder gar ein Somogyi-Phänomen (s. S. 263) auszulösen. Die allmähliche (!) Senkung des Übergewichts hingegen drosselt den Insulinverbrauch und bricht den Teufelskreis.

2. Anregung der Insulinfreisetzung (und damit der Produktion) durch Sulfonylharnstoffe

Wirkprinzip: Alle Sulfonylharnstoffe fördern *akut* die Insulinfreisetzung aus der β-Zelle des Pankreas. Für die *chronische* Anwendung werden auch extrapankreatische Effekte diskutiert, z. B. eine Vermehrung der Insulin-Receptoren.

> *Voraussetzungen* (sie gelten auch für die Biguanide) sind
> – unzureichende Kompensation trotz richtiger Diät,
> – Wirksamkeit der Antidiabetica (bis Normoglykämie und Aglykosurie),
> – regelmäßige Stoffwechselkontrollen,
> – Nachweis der Notwendigkeit durch Auslassungsversuche.
> Die *Indikation* für Sulfonylharnstoffe sollte sich also auf diejenigen Patienten beschränken, welche durch gründliche Diät eben nicht mehr einstellbar sind. Sulfonamide (und Biguanide) sind keine Lückenbüßer für Diätfehler; einem fetten, diätunwilligen Diabetiker würden sie nur schaden. Sulfonylharnstoffe sind (wie die Biguanide) *nicht brauchbar, wenn* ein Typ I-Diabetes oder sonstiger Insulinmangeldiabetes, eine Stoffwechselentgleisung oder eine Schwangerschaft vorliegt.

Vorsicht bei interkurrenten Belastungen, weil dadurch die Voraussetzungen der Sulfonylharnstoffgabe entfallen können.

Auswahl und Dosierung: Tolbutamid wirkt im Gramm-Bereich, Glibenclamid im mg-Bereich. Zahlreiche verwandte Verbindungen liegen dazwischen. Niedrig zu dosierende Mittel sind manchmal noch wirksam, wenn hoch zu dosierende versagt haben. Daher beginnt man zunächst mit einem „milde" wirkenden Mittel (z. B. Tolbutamid) oder mit niedrigen Dosen eines stärker wirkenden Mittels (z. B. Glibenclamid 2,5 mg). Später muß man eventuell einen stärker wirkenden Sulfonylharnstoff einsetzen bzw. dessen Dosis erhöhen. Von der Gesamtdosis (1–1,5 g Tolbutamid; 2,5–12 mg Glibenclamid) größere Menge am Morgen geben, bei niedriger Dosierung die Gesamtmenge. Stets Dosisreduktion antreben!

Hinweise zur Pharmakokinetik

Tolbutamid besitzt eine Halbwertszeit von ~ 5 Std. Es wird z. T. in der Leber metabolisiert; Substanz und Metaboliten erscheinen im Harn. Tolbutamid soll wie alle hypoglykämisch wirkenden Agentien also *nicht bei Leber- oder Niereninsuffizienz* gegeben werden. Für die gesamte Substanzgruppe gilt: Je kleiner die erforderliche Dosis, desto stärker tritt die Leber als Eliminationsorgan hervor.

Andere Arzneimittel (Dicumarol, Phenylbutazon, Sulfonamide) können die Elimination, vielleicht auch (nur in vitro erwiesen!) die Proteinbindung von Tolbutamid beeinträchtigen und dadurch dessen Wirksamkeit erhöhen. Umgekehrt kann Tolbutamid mit dem Abbau anderer Arzneimittel (z. B. oraler Anticoagulantien, s. S. 169) interferieren.
Es bestehen Hinweise auf angeborene Stoffwechselstörungen, die auch den Abbau von Tolbutamid betreffen.

Unerwünschte Wirkungen

– *Hypoglykämien* können bei allen Sulfonylharnstoffen auftreten. Sie verlaufen in der Regel protrahiert, auch bei kurzer Halbwertszeit des auslösenden Agens.

Dann sind große Glucosemengen, evtl. für mehrere Tage, nötig. Ein besonderes Risiko besteht bei eingeschränkter Nierenfunktion!
- Übelkeit; Unverträglichkeit mit Alkohol ($\sim$ Disulfiram).
- Diverse allergische Reaktionen (Haut, Blutbild); auch Parallel-Allergien mit antimikrobiellen Sulfonamiden kommen vor. Die als Antidiabetica gebräuchlichen Sulfonamide wirken aber nicht etwa antibakteriell!
- Teratogen im Tierversuch (schon deshalb nicht an Schwangere!).

Zur Frage der Verwendung der Biguanide

Wirkprinzip

Biguanide setzen kein Insulin frei, benötigen aber Insulin zu ihrer Wirkung. Ihr Wirkungsmechanismus ist unbekannt. Beim Gesunden sind sie unwirksam. Praktisch wichtig ist die Hemmung der intestinalen Resorption von Glucose und die Förderung der anaeroben Glykolyse, welche aber auch die gefürchtete Lactatbildung zur Folge hat.

Präparate: Wegen zahlreicher Todesfälle durch Lactatacidose wurden Phenformin und Buformin vom Markt genommen, so daß nur noch Metformin verfügbar ist. Dessen therapeutischer Quotient ist günstiger.
Strikte *Indikationen* für Biguanide gibt es nicht. Ihr therapeutischer Nutzen geht nicht über den einer konsequenten Diät hinaus. Leider werden sie nicht selten bei solchen Patienten eingesetzt, welche die Diät nicht einhalten.

Das hohe Risiko der Lactatacidose (s. S. 158) bedingt eine so große Zahl von *Kontraindikationen,* daß eigentlich kein älterer Mensch Biguanide erhalten darf: Niereninsuffizienz stört ihre Ausscheidung; Leberinsuffizienz und Alkoholismus erhöhen das Risiko einer Lactatacidose.

3. Insulin-Substitution

Vorbemerkungen zur Pathophysiologie

Die tägliche Inkretion dürfte bei 50 E liegen. Die externe Zufuhr besitzt gegenüber der Inkretion grundsätzliche Nachteile:
- Man adaptiert die Nahrung an die Insulinzufuhr, nicht umgekehrt.
- Pankreatisches Insulin gelangt direkt in die Leber, zugeführtes Insulin in den großen Kreislauf.
- Externes Insulin kann Antikörper hervorrufen.

Variationen des Insulinbedarfs

- Der Insulinbedarf hängt besonders stark vom *Diabetes-Typ* ab (vgl. Tabelle 13.3-1):
  1. Je *jünger* der Patient, je schneller der Beginn des Diabetes, je höher die Ketoseneigung, je magerer der Patient, je schneller er an Gewicht verlor – desto stärker wird er auf die Insulinsubstitution angewiesen sein.

2. Der *fette* Diabetiker hat und braucht (solange er fett ist!) höhere Insulinkonzentrationen. Theoretisch sind Insulin und Sulfonylharnstoffe bei ihm aber ungünstig (vgl. S. 260). Ziel ist hier vor allem die *allmähliche* (sonst Gefahr der Stoffwechselentgleisung!) Erreichung des Normgewichts.

- Starke *Fluktuationen* der Glucosekonzentration ohne erkennbaren Grund wecken Verdacht auf
  - ungenaue Abmessung oder falsche Injektion;
  - Diätfehler;
  - physischen oder psychischen Streß; wechselnde Arbeitsbelastung;
  - „Somogyi-Phänomen" = iatrogener Hyperinsulinismus (s. auch S. 260).

  Man versteht hierunter starke Fluktuationen mit Ketonurie, Episoden von (meist nächtlicher, daher unerkannter) Hypoglykämie und scheinbar steigendem Insulinbedarf. Gegenregulationen (Nebennierenmark, Nebennierenrinde, Wachstumshormon) auf Insulin sind verantwortlich. Durch Gabe *geringerer* Insulinmengen läßt sich der Circulus vitiosus eventuell unterbrechen.

- Der *Insulinbedarf* wird *gesteigert*
  - bei Gewichtszunahme, Schwangerschaft, Infekten, Operationen, verminderter körperlicher Tätigkeit;
  - bei endokrinen Erkrankungen, z. B. Hyperthyreoidismus;
  - durch Arzneimittel, z. B. Glucocorticoide, Schilddrüsenhormone, Ovulationshemmer, adrenerge β-Stimulatoren, Thiazid-Diuretica; besonders stark durch Diazoxid, das die Funktion der β-Zellen hemmt.

  Adrenerge β-Blocker wirken komplex: Sie hemmen die Insulinsekretion → Tendenz zur *Hyper*glykämie; sie hemmen auch die β-adrenerge Gegenregulation → Tendenz zur *Hypo*glykämie. Diabetikern sollte aber der therapeutische Nutzen von β-Rezeptorenblockern nicht vorenthalten werden.

Zur Pharmakokinetik

Insulin wird nach i. v. Injektion schnell eliminiert (HWZ einige Minuten), teils glomerulär, teils durch Abbau in Organen. Seine Injektion ins Gewebe ergibt einen Depot-Effekt, der nach s. c. Injektion ausgeprägter ist (Wirkungsdauer ca. 4 Std) als nach i. m. Gabe (Wirkungsdauer ca. 2 Std). Durchblutungsstörungen (bei Koma!) und Zusätze (s. u.) können die Invasion aus den Depots massiv verlangsamen.

Präparate (s. Abb. 13.3-1)

Man ordnet die Insulinzubereitungen nach Herkunft (Rind, Schwein, Mensch) und nach Geschwindigkeit der Resorption. Letztere läßt sich durch pharmazeutische Maßnahmen verzögern.
- *Schnell,* aber auch *kurz* (s. o.) wirkt eine Insulinlösung ohne verzögernde Zusätze, das sog. Alt-Insulin. Es wird benötigt bei Acidose oder akuten Situationen, auch als Beimischung zu Depot-Präparaten.

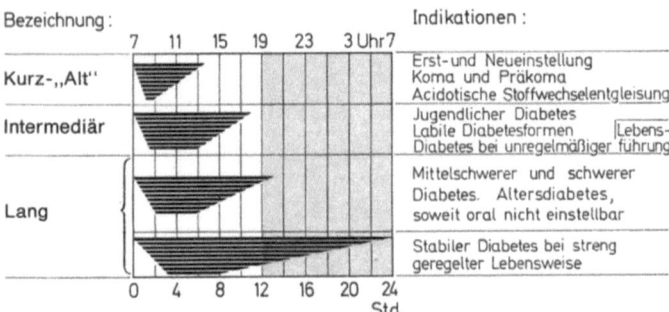

Abb. 13.3-1. Wirkungsdauer verschieden zubereiteter Insulin-Präparate. Intermediär-Insuline sind stets Kombinations-Insuline; denn sie enthalten neben Depotinsulin auch Alt-Insulin, was den Wirkungseintritt beschleunigt

- *Intermediär wirkende* Zubereitungen halten 4–12 Std an und werden daher 1–2 × tgl. injiziert. Depots stets s.c. setzen; denn eine i.m. Applikation ergäbe andere Resorptionsverhältnisse.
- *Langwirkende:* > 12 Std anhaltend. Sie sind nur selten indiziert, weil eine nächtliche Hypoglykämie droht.

Eine *dauernde Zufuhr* wäre durch tragbare Pumpen möglich; doch sind zahlreiche technische Probleme noch zu lösen.

Heute werden fast nur noch Monospecies-Präparate von Mensch, Rind und Schwein verwendet. Humaninsulin ist biosynthetisch oder durch Modifikation von Schweine-Insulin erhältlich. Es ist teurer als tierische Insuline und bietet wohl nur bei manchen Allergien und Resistenzen Vorteile.

Hinweise zur *Dosierung*

Faustregel: Eine Tagesausscheidung von 20 g Glucose im Harn erfordert 10 E Altinsulin 3 mal tgl. Später stellt man auf 1–2 mal tgl. Depotinsulin um; bei nichtdringlicher Indikation kann auch direkt auf Depot-Insulin eingestellt werden. Nicht zuviel auf einmal variieren!

Man suche stets mit der kleinsten Dosis an Insulin oder oralen Antidiabetica auszukommen. Auf die Dauer sollte
a) der „Nüchternblutzucker" unter 160 mg% liegen. Beim alten Patienten läßt man bis 200 mg% zu.
b) möglichst wenig Glucose im Harn erscheinen. Wenn allerdings der Patient zu Hypoglykämien neigt, läßt man bis 10 g/24 Std zu.

Zur *Bewertung der Labordaten*

Der *„Nüchtern-Blutzucker"* ist besonders wichtig zur Erkenntnis von Hypoglykämien. – Der *11 Uhr-Wert* gibt vor allem akute Ausschläge nach oben wieder. – Die *totale Harn-Glucose* gestattet Rückschlüsse auf Dauer und Schwere der Hyperglykämie, sofern die Nierenfunktion nicht eingeschränkt ist. Analysiert man Tages- und Nachtharn getrennt, so kann man aus dem Vergleich auf die Wahrscheinlichkeit nächtlicher Hypoglykämien schließen. – Der *Glykosylierungsgrad von Hämoglobin AI_c* zeigt die langfristige Einstellung über die Lebensdauer der Erythrozyten.

Unerwünschte Wirkungen und Vorsichtsmaßnahmen

- *Hypoglykämie* → Risiko von Hirnschädigung oder Angina pectoris-Anfall. Die kontinuierliche Registrierung der Blutglucose unter Langzeitinsulinen zeigt z. T. groteske Schwankungen. Bei Verdacht mehrfach den Nüchternblutzucker bestimmen und kürzer wirkende Insuline mehrfach täglich geben.

> Hypoglykämien gehören zu den schwersten Risiken des Diabetikers. Sie werden oft nicht erkannt, weil sie nächtlich auftreten.
> Symptome erfragen!

Therapie bei Hypoglykämie:
- Bei milden Hypoglykämien genügen Glucose oral oder Süßigkeiten.
- Schwere Fälle erfordern Infusionen von Glucose. Dies sollte schon probeweise bei Verdacht auf hypoglykämisches Koma geschehen (50 ml 50% Glucose i. v.).

- *Hautreaktionen*
  a) Lokale oder generalisierte Reaktionen erscheinen oft zu Beginn der Therapie und verschwinden später. Lokale Reaktionen sind oft vermeidbar durch tiefere Injektionen, evtl. Wechsel des Präparates.
  b) Subcutane Fibrose; aus diesen Gebieten wird Insulin schlechter resorbiert. Sie ist vermeidbar durch Wechsel des Injektionsortes laut „Kalenderschema."
  c) Atrophie oder Hypertrophie des s. c. Fettes (lokal) ist ohne Bedeutung.

  a) beruht auf Antikörpern vom IgE-Typ (Früh-Überempfindlichkeit); b) und c) beruhen auf sensibilisierten Lymphocyten (Spät-Überempfindlichkeit).

- *Die chronische Insulinresistenz* ist häufig antikörperbedingt. Von Resistenz spricht man, wenn > 100 E Insulin tgl. benötigt werden; manchmal werden über 1000 E benötigt!
  Ihre Umgehung ist nur zum Teil möglich durch Präparatewechsel oder Übergang auf Schweine- bzw. Humaninsulin. Wirksam sind oft Glucocorticoide (initial z. B. 40–60 mg Prednisolon); der Insulinbedarf kann anschließend niedrig bleiben.

Der Patient ist zu informieren über

> – Ursache, Verlauf und Komplikationen des Diabetes;
> – Wirkungsweise des Insulins und/oder der oralen Antidiabetica;

> - Sinn und Zubereitung der Diät;
> - Insulin-Injektion (Abmessen, Injektionstechnik, Spritzenpflege);
> - Verhalten bei Erkrankung oder Störung der Nahrungsaufnahme;
> - Erkennung und Behandlung von Hyper- und Hypoglykämien;
> - Körperpflege, insbesondere Fußpflege;
> - Urinkontrolle auf Zucker und Ketonkörper.

Behandlung der Ketoacidose

- *Leichte* (Bewußtsein erhalten, kein Erbrechen):
  Altinsulin alle 3–6 Std.; Flüssigkeit oral.
- *Schwere:* Stets in Klinik einweisen! Zum *Transport* je 20 E Alt-Insulin i. v. und i. m. Möglichst 500 ml Kochsalzlösung infundieren.

> Die Behandlung in der *Klinik* ruht auf zwei Säulen: Der Substitution von Insulin und der Normalisierung des Elektrolythaushaltes.

- *Insulin* gibt man nur als Altinsulin (nie Depot!) teils i. v., teils i. m. (nicht subcutan!).

  Neuerdings setzt sich die Therapie mit *kleinen* Insulin-Dosen immer stärker durch. Man infundiert 5–10 E/Std. Steht kein Infusionsapparat zur Verfügung, so kann niedrig dosiert i. v. bzw. i. m. injiziert werden. Man beginnt mit 0,33 E/kg i. v. und spritzt stündlich 8 E i. m. nach.

- An *Flüssigkeit* benötigt der Patient ca. 5 l in den ersten 5 Std; mit abnehmender Geschwindigkeit infundieren. Dabei Kaliumzufuhr (s. S. 156) nach Bedarf. – Bicarbonat gibt man erst, wenn der erste Liter physiologischer Kochsalzlösung verabreicht ist. Es ist nur bei schwerer Acidose (Blut-pH < 7,2) indiziert. Vorsicht wegen Gefahr der akuten Hypokaliämie (vgl. S. 156)!

Die Therapie mit Insulin bzw. Infusionslösungen ist dem Bedarf anzupassen anhand von Blutglucose, Ketonkörpern, Säure-Basenstatus, Na^+ und K^+ im Plasma, zentralem Venendruck.

Ziel: Die Plasmaglucose soll innerhalb 12–24 Std auf < 300 mg% gebracht werden. Wenn dies erreicht ist, wird die Infusion von Glucose erforderlich, weil der Insulinbedarf nach Besserung der Stoffwechsellage stark abnehmen kann. Eine allzu schnelle Senkung der Plasmaglucose (d. h. um mehr als 50%/5 Std) ist zu vermeiden, weil Hypoglykämie und Hirnschwellung drohen.

Anmerkung: Unterscheide *vier Komaformen* (mit unterschiedlicher Therapie!)

1. Hypoglykämisches Koma (s. S. 265).
2. Ketoacidotisches Koma (s. o.).
3. Hyperosmolares Koma: Jede Hyperosmolarität belastet den Organismus infolge der Elektrolytstörungen (z. B. via Diurese). Dazu kommt bei hohen Blutzuckerwerten (Grenze ist umstritten!) eine direkte Schädigung, z. B. des ZNS.

Behandlung: Ihr Ziel ist die Korrektur der Elektrolytstörungen sowie die Senkung der Plasmaglucose. Dazu genügt auffallend wenig Insulin; der Patient spricht gut an. Die Bicarbonatzufuhr ist oft unnötig. Ansonsten wie beim ketoacidotischen Koma.
4. **Lactatacidotisches Koma.** Es wird begünstigt durch zusätzliche Belastungen, die zur Lactatacidose führen (s. S. 158), und auch durch Biguanide (s. S. 262).

13.4 Mittel zur Therapie einiger Schilddrüsenerkrankungen

Vorbemerkungen

Hypothalamus, Hypophysenvorderlappen und Schilddrüse sind humoral verbundene Glieder von Regelkreisen. Zufuhr von körpereigenen oder körperfremden Substanzen kann bedeuten:
– Substitution eines Gliedes der Regelkreise oder
– Störung der Regelkreise.
Eine Übersicht gibt Abb. 13.4-1.

Einzelne Arzneimittel

Liothyronin (T_3) und Levothyroxin (T_4)

Die *Effekte* von T_3 und T_4 sind qualitativ ähnlich:
– Stoffwechselsteigerung,
– Förderung von Reifungs- und Metamorphoseprozessen,
– Rückläufige Bremsung der Hypophyse.
Die Unterschiede der Wirkungsdauer und -stärke bestimmen die Wahl zwischen T_3 und T_4.

	T_3	T_4	Bemerkungen
Wirkungs-Maximum nach Tagen	ca. 0,2	ca. 2	Wirkung hält nach 1 mg T_4 bis zu 4 Wochen an!
Halbwertszeit (Tage)	ca. 1–2	ca. 6	Abhängig von Schilddrüsenfunktion
Resorptionsquote (%)	ca. 85	40–80	Stark schwankend
Biologische Wirksamkeit (rel.)	4	1	

Die Plasmakonzentration von T_4 ist bei exogener Zufuhr gleichmäßiger als die von T_3; daher wird die Substitution mit T_4 bevorzugt.
Bei Dauertherapie muß die Kumulation (∼ Digitalis!) in Rechnung gestellt

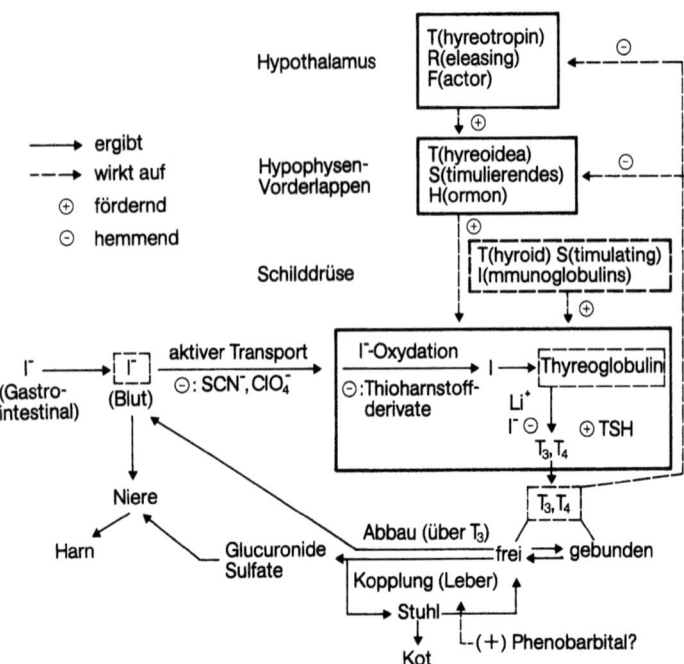

Abb. 13.4-1. Wege und Wechselwirkungen der für die Schilddrüsenfunktion relevanten Wirkstoffe

Anmerkung: Beim M. Basedow sind die TSH-Spiegel nicht erhöht; denn jetzt stimuliert TS die Schilddrüse.

werden. Einschleichend behandeln; am besten mit 0,05 mg T_4 tgl. beginnen, alle 8–14 Tage 0,05 mg tgl. zulegen, bis maximal 0,25 mg tgl.

Faktoren, welche die Pharmakokinetik beeinflussen

- Bei Hyperthyreosen ist die Elimination von T_3 und T_4 beschleunigt, bei Hypothyreosen verlangsamt.
- Die längere Wirkungsdauer und geringere Wirkungsstärke von T_4 erklärt sich durch seine excessive ($> 99,9\%$) Proteinbindung. Die Bindungskapazität des Plasmas kann infolge genetischer Defekte vermindert sein. Bei Schwangerschaft oder oraler Contraception ist sie vermehrt. Stark proteingebundene Arzneimittel wie orale Anticoagulantien, Acetylsalicylsäure, Phenytoin verhalten sich kompetitiv. Solange allerdings der Regelmechanismus funktioniert, ist die Änderung der Proteinbindung klinisch uninteressant.
- Unter physiologischen Bedingungen produziert die Schilddrüse im wesentlichen T_4, das z. T. durch Dejodierung in der Peripherie in T_3 übergeht. Bei erniedrigtem Iodid-Angebot wird zunehmend T_3 statt T_4 gebildet.

Indikationen

- Zur *Substitution* bei Hypothyreose. Der Thyreoidektomierte benötigt täglich ca. 50 µg T_3 oder 150 µg T_4 (s. S. 272).
- Zur *Bremsung* der Regelkreise in der Schilddrüsen-Diagnostik. Die Bremsung der Radioiod-Aufnahme dient auch als Suppressions-Test.
- *sowohl* zur Substitution *als auch* zur Bremsung bei Gabe antithyreoidaler Substanzen, bei Struma-Behandlung und nach Schilddrüsen-Resektion.

Objektive Kriterien für die Dosierung bei Hypothyreose sind Pulsfrequenz-Anstieg, Gewichtsabfall, Plasmacholesterin-Abfall, Achillesreflex-Steigerung.

Subjektive Frühzeichen der Überdosierung sind Nervosität, Schlaflosigkeit, Herzklopfen, Durchfälle. Leichte pectanginöse Beschwerden sprechen auf β-Receptorenblocker an.

Achtung! Eine Myokard- oder Coronarinsuffizienz kann manifest werden!

Iodid

Pharmakokinetik: Nur das Ion wird aufgenommen; das elementare Iod in der Lugolschen Lösung oder in der Iodtinktur wird nicht resorbiert. Die Schilddrüse kann Iodid 20–200 fach konzentrieren. Ihr täglicher Durchsatz beträgt ca. 60 µg.

I^--Mangel

- Scheinbarer Mangel entsteht durch Hemmung der thyreoidalen Aufnahme (durch Perchlorat) oder der Verwertung (durch Thioharnstoffderivate).
- Echter Mangel besteht bei Minderzufuhr. Daraus resultiert der endemische Kropf sowie eine erhöhte Tendenz zum autonomen Adenom.

Die Minderzufuhr ist am besten erkennbar an der Iodid-Ausscheidung, die mindestens 75 µg tgl. betragen soll.

Der Iodmangel wird zum Teil hormonal kompensiert durch Verschiebung des T_3/T_4-Quotienten zugunsten des biologisch aktiveren T_3 (s. o.). Dennoch haben ca. 20% aller Patienten mit „blander" Struma eine latente Hypothyreose. – Hyperthyreosen sind in Iodmangelgebieten nicht seltener als bei normaler Versorgung; sie verlaufen dort als T_3-Hyperthyreosen.

Prophylaxe: In der Schweiz setzt man 10 mg Iodid pro kg Kochsalz zu. Auch die Bundesrepublik Deutschland, besonders ihr Süden, ist als Iodmangelgebiet aufzufassen. Die gesetzliche Einführung der Iodsalzprophylaxe in allen Iodmangel-Gebieten erscheint dringend erforderlich (Empfehlung der WHO). Die betroffene Bevölkerung ist einstweilen dahingehend aufzuklären, daß sie iodiertes Speisesalz verwendet. Iodreichstes Nahrungsmittel sind Seefische.

I^--Überschuß

Er kann die Schilddrüsenfunktion (1) fördern und (2) hemmen.

1. Die Auslösung einer *Hyperthyreose beim Gesunden* ist nur bei massiver Iodid-Exposition zu erwarten, also nicht bei der üblichen Iodid-Prophylaxe. Oral wären > 500 µg tgl. für lange Zeit nötig. Parenteral wird organisches Iod in Gramm-Mengen zur röntgenologischen Diagnostik zugeführt; *latente Hyperthyreosen* können dadurch manifest werden, vor allem wenn ihnen eine disseminierte oder solitäre Schilddrüsen-Autonomie zugrunde liegt.

2. *Hypothyreosen* durch hohe Iodid-Dosen sind beim Gesunden extrem selten, während Iodid bei Hyperthyreose eine schnelle thyreostatische Wirkung entfaltet. Dieser Effekt ist gut zu erreichen beim diffusen, schlechter beim nodulären Kropf. Man nutzt ihn beim „Plummern" zur Operationsvorbereitung (1 g KI für 8–14 Tage) sowie bei thyreotoxischer Krise (s. S. 275). Die Bremsung hält nur kurze Zeit an; dann kommen die Symptome der Hyperthyreose wieder.

Der Mechanismus der konträren Iodid-Effekte ist umstritten. Am nächsten liegt die Annahme einer mangelhaften (bei (1)) oder übermäßigen (bei (2)) Anpassung der thyreoidalen Iodid-Aufnahme an das Angebot. – Plummern hemmt – ebenso wie Li^+ – die Hormonfreisetzung direkt (s. Abb. 13.4-1).

Iodhaltige Externa, z. B. das Antisepticum Povidon-Iod, sind bei Schilddrüsengesunden unbedenklich, auch wenn sie regelmäßig angewandt werden. *Latente Hyperthyreosen* hingegen können aufflammen, und *Neugeborene* können *hypo*thyreot werden.

Radionuklide (^{125}I, ^{131}I)

Ihre diagnostische (harte Strahlung) und therapeutische (weiche Strahlung) Verwendung basiert auf der spezifischen Aufnahmefähigkeit des Schilddrüsengewebes.

Die Aufnahme von Radioiodid in die Schilddrüse wird durch Gabe von iodhaltigen Präparaten gestört. Die Dauer der Störung muß man *vor diagnostischen Maßnahmen bedenken:*
- Kurzfristige Iodidgabe → Wochen. Langfristige Iodidgabe → Monate.
- Iodhaltige Kontrastmittel: Gefäß- und Nierenkontrastmittel → Wochen, Gallenkontrastmittel → Monate,
  Mittel für Myelo-, Lympho- und Bronchographie → Jahre!

Schwefelhaltige Thyreostatica (Thionamide)

Wirkprinzip: Thionamide, auch Thioharnstoff-Derivate genannt, hemmen den oxidativen Einbau des Iodids in das Thyreoglobulin. Sie hemmen *nicht* die I^--Aufnahme in die Schilddrüse.

Pharmakokinetik: Gute (~ 80%) Resorption. Schnelle Elimination; daher anfangs 2mal tgl. geben. Die HWZ der Thyreostatica und anderer Arzneimittel ist bei Hyperthyreose verkürzt, bei Hypothyreose verlängert.
Präparate: Heute benutzt man im wesentlichen Thiamazol und Carbimazol, die bereits in kleineren Dosen wirken als die älteren Thiouracilderivate.

Kein kurativer, sondern nur ein suppressiver Effekt ist zu erwarten. Auch ein unbehandelter M. Basedow heilte früher binnen 2 Jahren in ca. 33% d. F., was den Dauererfolgen der Thyreostatica-Therapie entsprechen dürfte. Als erforderliche Therapiedauer werden daher 12–18 Monate angesehen.

Regeln zur Anwendung

- Nur Hyperthyreosen *mit hoher Iodidaufnahme* sind für die Thionamid-Behandlung geeignet.
- Die Dosierung und die Dauer der Therapie sind individuell einzurichten. Man beginnt mit höheren Dosen und reduziert dann entsprechend dem einsetzenden Erfolg. Viele Versager beruhen auf unregelmäßiger Einnahme.
- Sobald der euthyreote Zustand erreicht ist, sollte Schilddrüsenhormon zugelegt werden; sonst kann sich eine Struma oder eine endokrine Ophthalmopathie entwickeln, oder der Grundumsatz zu weit absinken.
- Die Leukocytenzahlen sind anfangs wöchentlich (!), später monatlich zu kontrollieren (s. u.). Der Patient muß wissen, daß er bei Fieber oder Halsschmerzen den Arzt aufzusuchen hat.

Toxische Reaktionen: Zwischen den einzelnen Verbindungen bestehen keine qualitativen Unterschiede; doch ist quantitativ das Risiko bei den neueren, niedriger dosierbaren Substanzen geringer. Man achte auf
- Allergische Reaktionen, wie Exantheme, Fieber.
- Granulocytopenie, meist in den ersten Monaten, dosisabhängig, reversibel.
- Agranulocytose, meist in der 3.–7. Woche. Oft plötzlich einsetzend.
  Anschließend am besten *kein* Thyreostaticum mehr geben!

In der *Schwangerschaft* sollte man die niedrigste Dosis anstreben; denn es kann sich ein Kropf in utero entwickeln. Ob Thyreostatica oder Operation während der Schwangerschaft vorzuziehen sind, wird nicht einheitlich beantwortet.
Schilddrüsenhormone gehen schlechter als Thyreostatica auf den Feten über; daher wird die thyreostatisch behandelte Schilddrüse bei der Mutter viel besser substituiert als beim Feten.

Perchlorat

Es blockiert die I^--Aufnahme in die Schilddrüse. Umgekehrt hemmt Iodid die Perchloratwirkung. Leukopenie, aplastische Anämie, Panmyelopathie sind bekannt; daher ist Perchlorat nur Mittel zweiter Wahl.

Lithium-Ionen

Sie scheinen die Hormonausschüttung zu bremsen. Der Effekt wird genutzt bei der thyreotoxischen Krise (s. S. 275) und der iodinduzierten Hyperthyreose; er ist unerwünscht bei der Lithium-Therapie manisch-depressiver Erkrankungen (s. S. 311)

Anwendung einzelner Therapieverfahren

Merke: Jeder „Kropf"-Träger bedarf der Diagnose und Therapie!

Euthyreote Strumen

Größere Strumen: Ihre Operation wird aus mechanischen (Trachea, Gefäße) oder kosmetischen Gründen nötig.

Kleinere Strumen: Vor jeder Therapie ∼ 1/4 Jahr warten; denn kleinere Kröpfe verschwinden manchmal von selbst. Schilddrüsenhormon zur Bremsung der Hypophyse einsetzen; man kann die Dosis steigern bis zur iatrogenen Hyperthyreose, die gutartig verläuft. Die Hormongabe ist auch deshalb sinnvoll, weil nicht wenige sog. euthyreote Strumen in Wirklichkeit latent hypothyreot sind.

In *Iodmangelgegenden* an die Normalisierung der Iodid-Zufuhr denken (∼ 100 µg/die). Ein relativer Iodmangel kann sich manifestieren bei Mehrbedarf (Pubertät, Gravidität), oder bei Verwertungsstörungen durch strumigene Noxen, wie Thyreostatica oder Inhaltsstoffe von Kohl.

Cave: Thyreostatica → weitere Vergrößerung!

Hypothyreoidismus (s. auch I^--Mangel)

Bei *angeborenen* oder frühkindlichen Formen hat nur eine frühzeitige Therapie Sinn. Die Diagnose muß also innerhalb der ersten 6 Lebenswochen gestellt werden.

Postpartal entstandener Hypothyreoidismus ist durch Schilddrüsenhormon komplett substituierbar. Jeder Hypothyreoidismus muß behandelt werden, weil Arbeitsunfähigkeit, vorzeitige Arteriosklerose und generalisiertes Myxödem (sogar Koma!) drohen.

Man verwendet nur noch das reine Hormon, z. B. 0,1–0,3 mg T_4 tgl. für komplette Substitution. **Langsam** Dosis steigern, bis der Bedarf gedeckt ist (s. S. 267). Die Therapie ist dann lebenslang weiterzuführen, was ständige Mitarbeit des Patienten voraussetzt.

Risiken

- Eine *Myokardinsuffizienz* oder *Coronarinsuffizienz* kann sich unter Hormongabe manifestieren.
- Bei schwerem Hypothyreoidismus besteht manchmal zugleich eine *Nebennierenrinden-Insuffizienz*, die durch Glucocorticoide auszugleichen ist.
- Myxödematöse Patienten sprechen verändert auf Arzneimittel an. So besteht verstärkte Tendenz zur Atemdepression; also keine Opiate!

Solitäre Knoten

„*Warme*" Knoten nehmen I^- (auch Radio-I^-) auf. Sie sind selten maligne; daher zunächst Beobachtung, dann Operation oder Radio-I^-.

„*Kalte*" Knoten sind in etwa 5% maligne. Frühzeitig, bei Verdacht auch sofort operieren, desgleichen bei Patienten < 20 Jahren.

M. Basedow

Beim klassischen M. Basedow wird die Schilddrüse durch Auto-Antikörper (TSI) gegen den TSH-Rezeptor stimuliert. Diese lassen sich weder verhüten noch entfernen. Daher beschränkt sich die Therapie auf eine Verminderung der Hormonproduktion durch Gabe von Thyreostatica oder von Radio-Iod, bzw. durch Operation (Tabelle 13.4-1).

Unterstützende Maßnahmen bestehen in
- Reichlicher Kost,
- Vegetativer und psychischer Dämpfung,
- Behandlung einer eventuellen Herzinsuffizienz.

Sonderfälle

Endokrine Ophthalmopathie

Ihre Pathogenese ist unklar. Die Therapie ist symptomatisch, also
- Schutz des Auges.
- Bei Hypothyreose gibt man Schilddrüsenhormon, bei Hyperthyreose behandelt man nach Tabelle 13.4-1. Ziel: Normalisierung des Stoffwechsels.

Bei Progredienz muß das Auge mechanisch entlastet werden:
- Glucocorticoide (z. B. tgl. 100 mg Predni(so)lon für 14 Tage), dann auf Erhaltungstherapie ($\sim$ 20 mg tgl.) zurückgehen. Ziel: lokale Abschwellung; Bremsung der Immunprozesse.
- Röntgenbestrahlung des Retrobulbärraumes.
- Evtl. chirurgische Dekompression.

Tabelle 13.4-1. Hyperthyreoidismus – ein Vergleich arzneitherapeutischer mit weiteren Maßnahmen

	Operation	Radio-Iodid	Antithyreoidale Substanzen
Indikation	a) Konkurrierend mit ^{131}I$^-$ und Thyreostatica, sowie bei deren Versagen. b) Absolute Indikation bei Verlegung von Luftwegen und Gefäßen, auch bei substernaler Struma ($\rightarrow$ Schwellung bei anderen Therapie-Formen). c) Bei „kalten" Bezirken in Scintigrammen.	Wenn Operation nicht möglich, z. B. bei älteren Patienten, Herzkranken. Brauchbar bei Hyperthyreose mit endokriner Ophthalmopathie, autonomen Adenom, ferner bei metastasierendem Schilddrüsenkrebs.	Definitive Behandlung der Hyperthyreose mit endokriner Ophthalmopathie. Unterstützung der Radio-I$^-$-Therapie (erst Radio-I$^-$, dann antithyreoidale Substanzen). Auch zur Operations-Vorbereitung, dann aber präoperativ möglichst noch mit I$^-$ „plummern".
Vorbedingungen	Der Patient sollte durch Vorbehandlung mit antithyreoidalen Substanzen, dann I$^-$ (Plummern) möglichst euthyreot sein. Bei Ophthalmopathie ist die Operation *letztes* Mittel.	Bindungsvermögen des pathologischen Gewebes muß hinreichen. In der Regel nicht bei Patienten unter 35–45 J. (genetisches Risiko); keinesfalls bei Schwangeren! Nicht bei stark eingeengter Trachea!	Der Patient muß zuverlässig sein. Unter Dosisreduktion auch in der Schwangerschaft zulässig.
Komplikationen und Nachteile	– Rezidive in $\sim 10\%$; dann evtl. Radio-I$^-$. – Vorübergehend (oft) oder dauernd (2–10%) Hypothyreoidismus. – Stimmbandlähmung. – Tetanie ($\sim 1\%$).	Langsam einsetzender Effekt; anfangs leichte Exacerbation möglich. Hypothyreoidismus noch nach Jahren (ca. 50% der Fälle!). Lebenslange Kontrolle. Leukämie oder Carcinome sind **nicht** gehäuft.	Lange Dauer der Therapie; mäßige Erfolgsquote (ca. 75%) und hohe Rezidivrate (ca. 40%). Arzneimittel-Nebenwirkungen (s. S. 271).

Die in der Tabelle aufgeführten Therapieformen durchbrechen den Regelkreis; die Schilddrüsenfunktion kann unter die Norm absinken. Bei Bedarf ist also zu substituieren.

Thyreotoxische Krise

Eine Hyperthyreose kann durch physische oder psychische Belastung dekompensieren, aber auch durch antithyreoidale Maßnahmen, wie Radioiod-Therapie, Operation oder Iodid-Exposition. Die thyreotoxische Krise ist selten, aber überaus gefährlich; daher ist eine Therapie mit mehreren Angriffspunkten nötig:
- Schockbehandlung (S. 175).
- Glucocorticoide i. v.; mindestens 100 mg Prednis(ol)on.
  Ziele:
  Substitution wegen relativer Nebennierenrinden-Insuffizienz und gesteigerten Cortisol-Abbaus.
  Pharmakodynamische Effekte im Rahmen der Schocktherapie.

- Thyreostatica i. v.; 1–2 Std darauf Iodid (zunächst i. v.; später oral „plummern"). Auch Li^+ wird versucht (s. S. 272).
  Ziel: Bremsung der Schilddrüsenfunktion.

- Phenothiazine hochdosiert (z. B. Promethazin).
  Ziel: Sedierung, Temperatursenkung.

- Herzglykoside, evtl. (Vorsicht!) β-Blocker.
  Ziel: Verbesserte Herzfunktion.

13.5 Mittel zur Behandlung des gestörten Calciumstoffwechsels

Vorbemerkungen zur Pathophysiologie

Dem Organismus sollten ca. 1 g Ca^{2+} tgl. angeboten werden, noch mehr bei Behandlung der Osteomalacie, während der Schwangerschaft und der Lactation. Ca. 20% des oralen Ca^{2+} werden resorbiert, vor allem in Abhängigkeit von Vitamin D. Die Plasmakonzentration beträgt ca. 2,5 mM, davon ist etwa die Hälfte ionisiert. Der Knochen enthält ca. 99% des Gesamt-Ca^{2+}, ist also ein riesiges Depot.
Entscheidend für die *Pharmakokinetik des Calciums* (s. Abb. 13.5-1) sind weniger die Einzelschritte als die Homöostase des Gesamtsystems. Die Einzelprozesse sind häufig gekoppelt; so ist Vit. D permissiv für die meisten Effekte des Parathormons. Steigerung des Plasma-Ca^{2+} mindert sowohl die Freisetzung von Parathormon als auch die renale Aktivierung von Vitamin D. Der „antirachitische" Effekt von Vitamin D beruht im wesentlichen auf dem erhöhten Ca^{2+}-Angebot an den Knochen, das aus der verbesserten Resorption resultiert.

Parathormon und Calcitonin sind als Arzneimittel von beschränktem Wert, weil sie injiziert werden müssen und Antikörper hervorrufen können. Praktisch bedeutend sind vor allem Vitamin D_3 und Calcium.
Vitamin D und Parathormon wirken *langsam* und *langfristig,* sind also nicht geeignet für Notfälle. Vitamin D *kumuliert* bei wiederholter Gabe.

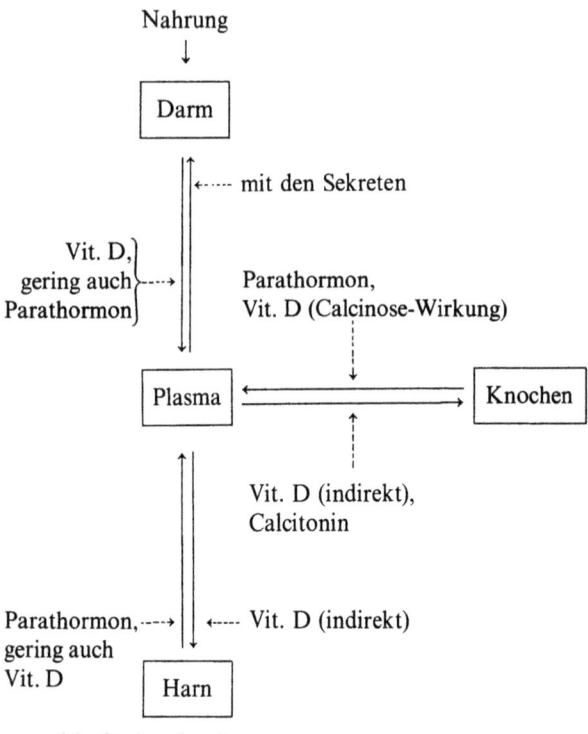

Abb. 13.5-1. Der Weg des Ca^{2+} und seine hormonale Steuerung

Vitamin D_3 (Colecalciferol)

Wirkprinzip: Vitamin D fördert in physiologischen Dosen die Resorption von Calcium aus dem Darm; dadurch wird dem Knochen und der Niere mehr Calcium angeboten (s. Abb. 13.5-1). Bei Überdosierung fördert es auch die Verkalkung parenchymatöser Organe.

Pharmakokinetik

Vitamin D unterliegt, wie nachstehend am Colecalciferol gezeigt, einem komplizierten, störanfälligen Bildungs- und Aktivierungsprozeß, an welchem Haut, Leber und Niere teilnehmen.

Die Aktivierung ist bei angeborenem oder erworbenem Defizit an 1-Hydroxylase gestört; man gibt dann das bereits hydroxylierte Calcitriol. – Auch die sehr hohen Vitamindosen, wie sie beim Hypoparathyreoidismus nötig sind (s. S. 278) werden nicht befriedigend aktiviert. An ihrer Stelle verwendet man oft das direkt wirksame Dihydrotachysterol.

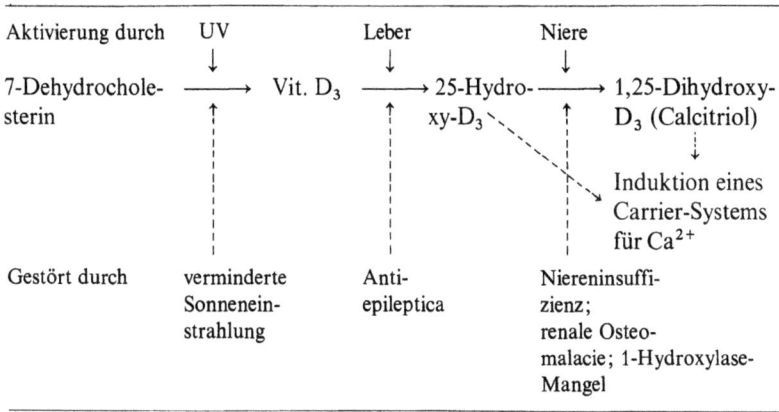

Abb. 13.5-2. Aktivierung von Colecalciferol und deren Störung

Quellen für Vitamin D sind Milch, Leber, Eigelb. 1 μg = 40 E.
Der *Bedarf* liegt bei ca. 200 E tgl. für Kinder, ca. 100 E tgl. bei Erwachsenen, ca 800 E tgl. bei Schwangeren.

Der erhöhte Bedarf unter antiepileptischer Therapie (s. S. 321) wird erklärt durch Induktion des Vit. D-Abbaus durch Antiepileptica, sowie durch Störung der enteralen Ca^{2+}-Aufnahme durch Phenytoin.

Überdosierung von Vitamin D führt zur *Calcinose*. Sie äußert sich in Gedeihstörungen bei Kindern (mit „idiopathischer" Hypercalcämie!), Schwäche, Durst, ektopischer Verkalkung, besonders der Niere, tubulärer Insuffizienz mit Polyurie und vermehrter Ca^{2+}-Ausscheidung.

Ein Risiko ist gegeben, wenn tgl. 10 000 E für 3 Monate zugeführt werden.
Überdosierung in der Schwangerschaft führt zur Häufung der supravalvulären Aortenstenose beim Nachwuchs.

Indikationen

- Zur *Substitution* bei bestehender *Rachitis und Osteomalacie* genügen ca. 1000–5000 E tgl., dabei aber Ca^{2+}-Blutspiegel kontrollieren! Der maximale Effekt tritt nach 1–2 Monaten ein. Bedenke bei Osteomalacie: Diarrhoen, Gallenverschluß, Nierenerkrankungen, antiepileptische Therapie verursachen gelegentlich einen höheren Bedarf; evtl. muß man Vit. D injizieren.
- Zur *Behandlung* des Hypoparathyreoidismus benötigt man 5–15 mg Vit. D_3 2–3 mal/Woche, dabei Kontrolle des Serum- und Harn-Ca^{2+}.
- Zur *Prophylaxe* gibt man bei Säuglingen ab 14. Tag für 1 Jahr je 500 E tgl., desgl. im Winter des 2. Jahres; in der Schwangerschaft oder Lactation ca. 400 E tgl. Zweckmäßig ist die Kombination von Rachitisprophylaxe mit Cariespro-

phylaxe; daher Vitamin D + Fluorid. Eventuelle Vitaminzusätze zu Nahrungsmitteln müssen eingerechnet werden!

> Keine Stoßtherapie! Keine Überdosierung! Vorsicht mit angereicherten Nahrungsmitteln! Normal lebende Erwachsene brauchen kein zusätzliches Vitamin D, weil ihr Bedarf durch Nahrung und Sonneneinstrahlung gedeckt ist.

Hypocalcämie

Sie entsteht, mit abnehmender Häufigkeit, durch Hypoparathyreoidismus > Malabsorption > langdauernden Abusus von Laxantien oder Diuretica > Vit. D-Mangel > Vit. D-Verwertungsstörung.

Behandlung:
Bei geringer Hypocalcämie genügen Calciumsalze oral.
Eine *akute* hypoparathyreoide *Krise* äußert sich in Tetanie, Stridor, EKG-Veränderungen (s. S. 155), Plasma-Ca^{2+} < 2 mM. Sie erfordert Ca^{2+} als Gluconat i. v. (1–2 g), evtl. auch als Infusion, dazu Vit. D_3 (15 mg und mehr i. v.).

Die chronischen Hypocalcämien bei Rachitis, Osteomalacie oder Hypoparathyreoidismus lassen sich *nicht* mit Ca^{2+} allein beherrschen. Stets auch Vitamin D_3 zuführen; dabei aber die gefährliche Hypercalcämie (s. unten) vermeiden!

Beim *chronischen Hypoparathyreoidismus* ist die Dosierung von Vit. D oder Dihydrotachysterol anhand des Plasma-Ca^{2+} einzustellen, weil der Bedarf extrem variiert.
Zur Hyperventilationstetanie s. S. 159.

Hypercalcämie

Sie entsteht, mit abnehmender Häufigkeit, durch Tumoren > primären Hyperparathyreoidismus > Vit. D-Überdosierung.
Die Symptome entsprechen denen einer D_3-Überdosierung (S. 277). Sie sind uncharakteristisch und werden daher oft übersehen. Riskant sind > 3 mM Ca^{2+} im Plasma.

Therapie

– In Notfällen *forcierte Diurese* mit Furosemid einleiten, bei Niereninsuffizienz Hämodialyse.
– *Phosphat* oral und als hohen Einlauf geben; bei resistenten Fällen Phosphatpuffer pH 7,4, 0,1 M infundieren, dabei muß man die Gefährdung durch Nierenschaden und metastatische Verkalkungen einkalkulieren.
– *Calcitonin* ist brauchbar, wenn das Ca^{2+} aus dem Knochen stammt (z. B. beim Hyperparathyreoidismus oder bei der Vit. D-Vergiftung. Auch *Phosphonate* bremsen die Calcium-Freisetzung aus dem Knochen, offenbar unabhängig von der Ursache.

- *Glucocorticoide* (z. B. 1 mg/kg Prednisolon) sind bei verschiedenen Formen der Hypercalcämie wirksam, nicht jedoch beim Hyperparathyreoidismus, Wahrscheinlich hemmen sie die Calcium-Resorption aus dem Darm. Sie benötigen Tage, bis die Wirkung eintritt, sind daher nicht bei hypercalcämischen Krisen geeignet.
- *Mithramycin* (eine cytostatische Substanz) versucht man, wenn alles andere versagt hat. Es mag die Osteoclasten hemmen.

Osteoporose

Zuerst Ursachen suchen und spezifisch behandeln!

Arzneimittelbedingte Osteoporosen sind nach langfristiger Gabe von Glucocorticoiden (s. S. 285) oder Vitamin D (!) zu erwarten.

Die häufige *postmenopausale* Osteoporose läßt sich durch langfristige *Prophylaxe* mit Estrogenen hinhalten. Ist sie erst einmal manifest, sind Estrogene ohne Wert. Eine *Dauerbehandlung* mit Estrogen ist riskant, ihre Indikation umstritten (s. S. 351).
Bei *idiopathischer* Osteoporose ist nur *Fluorid* von erwiesener Wirksamkeit.

Wirkungsweise: Fluorid fördert die Einlagerung von Ca^{2+} in noch vorhandene Knochenbälkchen, löst aber keine echte Neubildung aus.

Dosierung: 50–100 mg tgl. für 1–2 Jahre (!)

Unerwünschte Wirkung: Knochenschmerzen, wahrscheinlich als periostale Reaktion.

Sind ca. 20 g NaF kumulativ gegeben, so achte man zunehmend auf Fluorose-Zeichen am Skelet.
Zusätzliche Gabe von Ca^{2+} und Anabolica (postmenopausal Estrogen) wird versucht, beides ist ohne erwiesenen Wert. Ca^{2+} ist nur bei Mangel sinnvoll; allein gegeben, ist es wertlos. Ca^{2+} in mehrstündigem Abstand vor F^- geben, weil sonst im Darm das schwerlösliche CaF_2 entsteht.

Osteodystrophia deformans (M. Paget)

Die Ursache dieser häufigen, meist asymptomatischen Erkrankung ist unbekannt. Sie äußert sich in regellosem Umbau des Knochens, was zu Schmerzen, Knochenverdickungen und evtl. Spontanfrakturen führen kann.

Ziele der Therapie sind
- Minderung der Beschwerden durch nichtsteroidale Antiphlogistica (s. S. 287).
- Bremsung der Umbauprozesse durch Calcitonin, Diphosphonate oder Mithramycin.

Eine kausale Therapie gibt es nicht.

Calcitonin fördert die Einlagerung von Ca^{++}. Es ist teuer, muß wie Insulin vom Patienten regelmäßig injiziert werden, und kann zur Allergie und antikörperbedingten Resistenz führen.

Diphosphonate (z. B. Etidronsäure) sind oral wirksam. Eine ,,Kur" soll nicht länger als 6 Monate (10 mg/kg und Tag) dauern; denn Diphosphonate fördern zwar die Bildung neuen Osteoids, hemmen aber dessen Verkalkung, was Spontanfrakturen begünstigen könnte. Der Nutzen der Therapie ist statistisch schwer zu sichern.

Mithramycin ist ein Cytostaticum, das man nur bei schweren Fällen infundiert (s. auch S. 279).

Die Therapie läßt sich anhand der Senkung der alkalischen Serumphosphatase und der Hydroxyprolin-Ausscheidung verfolgen.

14 Mittel zur Behandlung von Entzündungen und Gelenkserkrankungen

Ziel ist die Unterdrückung der entzündlichen Reaktion, auch bei rheumatischen Entzündungen. Antiphlogistica (Antirheumatica) wirken aber nie kausal.
Nach Art und Stärke der erwünschten und der unerwünschten Wirkungen sind zwei Gruppen von Antiphlogistica scharf zu unterscheiden: die steroidalen (s. unten) und die nichtsteroidalen (s. S. 287) Mittel.

14.1 Glucocorticoide

Effekte

Glucocorticoide besitzen vier unterschiedliche Indikationsbereiche:
- Bremsung der Hypophyse, z. B. beim adrenogenitalen Syndrom.
- Substitution bei Insuffizienz der Nebennierenrinde, je nach Schwere mit Glucocorticoid oder Glucocorticoid + Mineralocorticoid.
- Zusatztherapie bei Notfällen (z. B. manchen Schockformen).
- **Dämpfung mesenchymaler Reaktionen, wie Entzündung, Immunreaktionen, Proliferationen. Dies ist die weitaus häufigste Indikation.**

In entzündungshemmender Dosis angewandt, führen Glucocorticoide zwangsläufig zu *Stoffwechseleffekten,* nämlich
- Eiweißkatabolie
- Gluconeogenese   bis zum Extrem des M. Cushing,
- Umverteilung des Fettes

ferner zur *Suppression der* ACTH-Freisetzung und damit der *Nebennierenrinde.*

Zur Pharmakokinetik

Die menschliche Nebennierenrinde produziert täglich ca. 15–30 mg Cortisol. Dosen, welche < 30 mg Cortisol tgl. äquivalent sind (z. B. < 5 mg Prednison oder Prednisolon tgl.), haben keinen nennenswerten antiphlogistischen oder immunsuppressiven Effekt; denn sie werden durch Minderproduktion von Cortisol kompensiert. – Die Wirkungsdauer der Steroide (Tage) übertrifft bei weitem ihre Verweildauer im Organismus. Die Halbwertszeit im Plasma liegt bei ca. 2 Std, während das Wirkungsmaximum erst nach 6–8 Std. erreicht wird. Stets gilt: Glucocorticoide brauchen Zeit!

Zur Anwendungstechnik

Nach der Dosierung und der Applikationsart läßt sich die Anwendung von Glucocorticoiden in vier Gruppen teilen.

1. Systemische Anwendung *physiologischer Dosen*. Diese Substitutionstherapie ahmt den normalen Zufluß der Glucocorticoide nach und ist toxikologisch unbedenklich. Beim Nebennieren-gesunden Menschen wäre sie unwirksam, weil die Zufuhr durch Minderproduktion kompensiert würde.
2. Systemische, *langfristige* Anwendung *pharmakologischer*, d. h. über der durchschnittlichen endogenen Produktion liegender Dosen. Hierbei treten die Probleme auf, mit denen sich dieses Kapitel vor allem befaßt.
3. Systemische, *kurzfristige* Anwendung auch *höchster* Dosen. Diese kommt bei der Schock- und sonstigen Notfallstherapie vor (s. S. 180). Sie ist klinisch unbedenklich; denn die akute Toxizität der Glucocorticoide ist gering.
4. *Lokale* Anwendung, z. B. auf der Haut, (s. S. 79), durch Inhalation (s. S. 232), durch intraarticuläre Injektion. Bei sachgemäßer Anwendung sind keine systemischen Reaktionen zu befürchten. Wohl aber kann längere Anwendung nicht nur therapeutische, sondern auch typische toxische Effekte am Zielorgan hervorrufen.

Entzündungswidrige oder immunsuppressiv wirksame Dosen liegen immer oberhalb des physiologischen Bereichs, d. h. sie werden bei längerer Anwendung Cushing-Äquivalente auslösen. Infolgedessen ist die therapeutische Breite von Glucocorticoiden in der genannten Indikation minimal; der Übergang vom Normalzustand zum vollen Cushing-Syndrom ist fließend. Die Verbindung zwischen entzündungswidrigen und zum Cushing hinführenden Stoffwechseleffekten ist zwangsläufig; daher ist auch der therapeutische Quotient der in Tabelle 14.1-1 aufgeführten Glucocorticoide praktisch identisch.

Die Nebenwirkungen hängen weitgehend vom Produkt aus *Tagesdosis* × *Therapiedauer* ab.

Die Höhe der Tagesdosis ist daher bei *kurzfristiger* Therapie mit entzündungswidrigen Dosen (maximal eine Woche) unbedenklich. Ist hingegen eine *Langzeittherapie* erforderlich, d. h. die Therapiedauer durch den Krankheitsprozeß vorgegeben, versucht man die Nebenwirkungen möglichst gering zu halten. Hierzu dient

a) Ermittlung der eben noch wirksamen Dosis; daher wiederholte Versuche zur Dosisreduktion, evtl. absetzen; oder

b) Alternierende Behandlung durch Gabe der doppelten Dosis jeden 2. Tag; oder

c) Circadian richtige Therapie durch Gabe der Gesamtdosis gegen 8 Uhr morgens, nach der Spitze der Cortisolproduktion. $^2/_3$ des endogenen Cortisols werden zwischen 4 und 12 Uhr gebildet. Maßnahme b) und c) mindern zwar die Nebenwirkungen, vor allem die NNR-Insuffizienz. Ob dabei der volle antiphlogistische Effekt erhalten bleibt, ist zunächst umstritten. Auch wird bezweifelt, daß der circadiane Rhythmus bei Patienten normal verläuft.

Depot-Glucocorticoide zur systemischen Behandlung sind abzulehnen; denn eine konstante Plasmakonzentration von Glucocorticoiden ist eher nachteilig. Überdies ist ihre Dosierung nicht dem Bedarf anzupassen. Einzige Ausnahme: s. S. 237.

Eine Langzeittherapie muß *langsam* abgesetzt werden, weil sich sonst die Grundkrankheit und/oder die stets vorhandene Nebennierenrinden-Insuffizienz manifestieren können. Nebennierenfunktion (Cortisol-Sekretion) *und* Hypophysenfunktion (ACTH-Sekretion) müssen sich erholen. Der Nutzen einer gehäuften ACTH-Gabe erscheint zweifelhaft. Sie würde zwar die Nebennierenrinden-Funktion anstoßen, die Hypophyse aber bremsen; überdies würde ACTH an einem atrophierten Organ kaum wirken.

> Glucocorticoide müssen genau und sparsam dosiert werden. Fixe Kombinationen mit anderen Arzneimitteln, z. B. Antirheumatica, sind abzulehnen, weil
> - die Pharmakokinetik so verschieden ist, daß Glucocorticoide häufig falsch dosiert werden, und
> - die Kombination zur unnötigen und unkontrollierten Anwendung von Glucocorticoiden verführt.

Sondereigenschaften einzelner Glucocorticoide

- Wegen ihres relativ starken *Mineralcorticoideffekts* sind Cortisol und Cortison besonders zur Substitution beim M. Addison geeignet. Oft ist hierbei ein zusätzliches Mineralocorticoid, z. B. Fludrocortison oder Desoxycorticosteron erforderlich.
- Für die weitaus meisten übrigen Indikationen genügt Prednisolon.
- Cortison wird erst in der Leber zum wirksamen Cortisol umgesetzt, Prednison zum wirksamen Prednisolon. Daher sollte man die Vorstufen nicht bei Leberschäden oder lokal anwenden.
- Beim Triamcinolon wird vor gehäuften Myopathien gewarnt. Für Dexamethason wird starke Hypophysenbremsung, starke Tendenz zum Cushingsyndrom und zur Myopathie angegeben. Diese Eindrücke sind aber nicht quantifiziert.

Tabelle 14.1-1. Äquivalenzdosen der Glucocorticoide (Hydrocortison = 50 mg)

Freiname	Äquivalent (mg)
Betamethason	2
Dexamethason	2
Paramethason	4
Triamcinolon	8
Methylprednisolon	8
Prednison	10
Prednisolon	10
Fluocortolon	10

Die Äquivalenz bezieht sich auf die entzündungswidrige **und** die sogenannte Cushing-Schwellendosis. Feinere Unterschiede im therapeutischen Quotienten sind nicht ausgeschlossen, treten aber gegenüber sonstigen Variablen (Patient, Art der Einnahme, Art der Krankheit) zurück. Angaben über Äquivalenzdosen und therapeutische Breite sind als Näherungswerte zu betrachten.

Unerwünschte Wirkungen, Kontraindikationen und Vorsichtsmaßnahmen bei der Langzeittherapie

> Überlege stets, was bedenklicher ist: die Grundkrankheit oder die Nebenwirkungen! Davon hängt ab, wie weit die Cushing-Schwellendosis überschritten werden darf.

Die **Liste der Risiken** ist zwar lang, aber von den kardinalen Wirkungen der Glucocorticoide ableitbar. Die wichtigsten Risiken und Kontraindikationen seien vorweg herausgehoben.

> Die zwei schwersten Risiken sind
> – Osteoporose (mit Frakturen),
> – Nebennierenrinden-Insuffizienz.
>
> Die wichtigsten (stets relativ!) *Kontraindikationen* sind dementsprechend
> – ausgeprägte Osteoporose,
> – bestimmte Infektionen (s. u.); ferner
> – floride Ulcuskrankheit.

Im einzelnen sind zu bedenken:

a) *Mineralocorticoideffekte,* d. h. Na^+-Retention und K^+-Verluste, sind nur noch bei kardiovasculären Erkrankungen bedeutsam; Vorsicht bei Kombination mit Saluretica, weil hierbei der K^+-Verlust bedrohliche Formen annehmen kann!

b) *Die Suppression der Nebennierenrinde kann sich beim Absetzen oder Zusatzstreß zeigen* (auch bei Neugeborenen von Müttern, die unter Glucocorticoiden standen).
Das Risiko der Nebennieren-Insuffizienz beginnt nach etwa 1 Woche hochdosierter Glucocorticoidtherapie und nimmt mit der Therapiedauer zu.

> Substitution bei Belastung, z. B. durch eine Operation, ist gelegentlich noch 6 Monate (!) *nach* Absetzen der Glucocorticoidtherapie erforderlich.

c) *Glucocorticoideffekte im engeren Sinn*
Die Funktionsfähigkeit von Bindegewebe und Immunsystem ist eingeschränkt, was *Infektionen* begünstigt. Besonders gefürchtet sind Herpes cornae und Varicellen. Grundsätzlich kann aber jede Infektion schwerer als normal verlaufen.
Also: Antibiotica-Schutz bei definiertem Risiko, aber nicht ungezielt (s. S. 95)!

Die Exacerbation einer exsudativen Tuberkulose ist möglich. Tbk vor Beginn der Glucocorticoidtherapie immer ausschließen; langfristige Gabe von Glucocorticoiden bei Tbk-Anamnese verlangt prophylaktische Chemotherapie.
Tritt eine Infektion unter langfristiger Glucocorticoid-Therapie auf, sollte sie sorgfältig

antiinfektiös behandelt werden. Die Hormontherapie läuft zunächst weiter, weil beim Absetzen die Nebennieren-Insuffizienz manifest würde.

Gewichtszunahme, Stammfettsucht, cushingoides Aussehen. *Also:* täglich wiegen.

Magengeschwüre: Eine Glucocorticoidtherapie beim *Magengesunden* erhöht die Wahrscheinlichkeit von Geschwüren *nicht.* Das Risiko bestehender Geschwüre (symptomlose Durchbrüche) mag ansteigen. Eine Prophylaxe mit Antacida oder H_2-Antihistaminica ist nicht angebracht. – Beim *manifesten* Geschwür ist das mögliche Risiko der Glucocorticoidtherapie gegen ihren Nutzen abzuwägen.

Osteoporose, Gelenkveränderungen, sogar Kompressionsfrakturen der Lumbalwirbel stellen ein hohes Risiko bei langfristiger Therapie (> 6 Monate) dar. Sie sind gehäuft bei rheumatoider Arthritis sowie bei Frauen > 50 Jahre. *Also:* Prophylaktisch (keinesfalls zuverlässig!) eiweißreiche Ernährung, Röntgen-Kontrolle. Für einen Nutzen von Anabolica besteht kein Anhalt.

Die *Wachstumshemmung* bei Kindern ist nur bei langfristiger Therapie bedeutsam. Sie wird nach Absetzen wieder eingeholt, weil die Epiphyse offen bleibt.

Die *Myopathie* beruht auf Einschmelzung der Muskulatur. Davon abzutrennen ist der *„Steroidrheumatismus"* der beim plötzlichen Entzug der Glucocorticoide auftreten kann. Myopathie und Steroidrheumatismus werden oft mit der rheumatischen Grundkrankheit verwechselt.
Also: Bei Myopathie Glucocorticoide absetzen!

Diabetes mellitus (gutartig)
Also: Vorbestehenden Diabetes neu einstellen; alle Patienten regelmäßig auf Blut- und Harnzucker prüfen.

Hypertonie (selten > 30 mm Hg).
Also: Antihypertensive Therapie neu einstellen.

Die *Thromboseneigung* ist erhöht.

Lokale Reaktionen
– Bei häufig wiederholter *intraarticulärer* Injektion s. S. 294.
– Bei Anwendung auf der *Haut* s. S. 79.
– Am *Auge* sind *Katarakte* und *Glaukom* möglich. Der Innendruck wird bei regelmäßiger lokaler Anwendung erhöht. *Also:* Regelmäßige Kontrolle, wenn Glucocorticoide länger als eine Woche benutzt werden.

Kontraindiziert ist die lokale oder langfristig systemische Anwendung von Glucocorticoiden bei Infektionen am Auge, z. B. Herpes corneae, Verletzungen und Ulceration der Hornhaut, weil dadurch die *Gefahr der Perforation steigt;* ferner bei allen Arten von Glaukom (s. S. 364).

d) *Zentrale Effekte*
Psychische Reaktionen bestehen in Unruhe, Getriebensein, selten Euphorie, Auslösung von Psychosen, Selbstmord.
Also: Vorsicht beim psychiatrischen Patienten, Fachmann beiziehen!

Erhöhter Hirndruck führt zum Pseudotumor cerebri bei Kindern und disponiert zur Epilepsie bei Erwachsenen. Beides wurde auch bei schneller Herabsetzung der Dosis beobachtet.

e) *Teratogene Effekte* (z. B. Gaumenspalten) sind nur im Tierversuch gesichert.
Also: Möglichst niedrige Dosis in der Schwangerschaft, möglichst nicht im 1. Trimenon anwenden.

> Die umfangreiche Liste der Risiken zeigt:
> Die Langzeittherapie mit Glucocorticoiden ist riskant. Sie ist nur gestattet, wenn
> – die Wirksamkeit bei der betreffenden Erkrankung gesichert ist (also: nicht „mal probieren"),
> – die zu erwartenden Nebenwirkungen zumutbar sind (Begleitkrankheiten bedenken!)
> – andere Mittel nicht ausreichen.

Die individuelle oder familiäre *„Disposition"* erlaubt oft eine Voraussage der wahrscheinlichsten Nebenwirkungen, z. B. von Diabetes, Psychosen, Hochdruck, Ulcus, Glaukom.

Typische Indikationen (s. einzelne Kapitel, auch bezüglich der Erweiterungen und Einschränkungen)
- Lunge: Schweres Asthma bronchiale, schwere chronische Bronchitis; Status asthmaticus, Pneumonie durch Reizgase oder Aspiration; Sarkoidose.
- Lymphatisches System und Knochenmark: Immunhämolytische Anämie; M. Werlhof; akute lymphatische Leukämie; Organtransplantation; schwere allergische Reaktionen aller Art; als Zusatz bei lymphoproliferativen Erkrankungen (Lymphogranulomatose, malignen Lymphomen).
- Dermatologie: Schwerer Pemphigus, Lupus erythematodes, Dermatitis exfoliativa.
- Gelenke: Rheumatisches Fieber; rheumatoide Arthritis.
- Darm: Colitis ulcerosa.
- Niere: Leichtes nephrotisches Syndrom des Erwachsenen, nephrotisches Syndrom des Jugendlichen.
- Hirn: Erhöhter Hirndruck (Dexamethason).
- Stoffwechsel: Substitution bei NNR-Unterfunktion, bei Mehrverbrauch in der thyreotoxischen Krise oder bei fulminanten Infektionen; bei Hypercalcämie zur Hemmung der enteralen Resorption.

Als *falsch* gilt die Gabe von Glucocorticoiden bei der unkomplizierten Hepatitis, bei Lebercirrhose mit Ascites, beim schweren nephrotischen Syndrom des Erwachsenen, bei der chronischen myeloischen Leukämie, im Endstadium der chronischen Polyarthritis, bei degenerativen Wirbelsäulen- und Gelenkleiden, bei stationärer multipler Sklerose.

Vergleich zwischen ACTH und exogenen Glucocorticoiden

- ACTH ist weniger spezifisch, weil es Cortisol (mit Glucocorticoid- + Mineralcorticoid-Eigenschaften) *und* Androgene (anabol; virilisierend) aus der Nebennierenrinde freisetzt.
- ACTH erzeugt Nebennieren-Hypertrophie, Glucocorticoid Nebennieren-Atrophie.
- Der maximale Effekt von ACTH liegt bei ca. der Vervierfachung der normalen Cortisolproduktion; bei Glucocorticoiden besteht keine Grenze nach oben. Dadurch ist die Intensität der Wirkung, aber auch der Nebenwirkungen von ACTH begrenzt.
- Allergische Reaktionen gegen ACTH kommen vor.
- ACTH wirkt nur parenteral.

Die bisherigen klinischen Berichte bezüglich Überlegenheit des ACTH sind meist impressionistisch.

Zusammenfassung: Ein Ersatz von Glucocorticoiden durch ACTH ist nur in Ausnahmefällen sinnvoll.

14.2 Nicht-steroidale Antiphlogistica

Die Gruppe umfaßt organische Säuren, welche die Prostaglandinsynthese hemmen. Dieser *Wirkungsmechanismus* erklärt
- die antiphlogistische, antipyretische und analgetische Wirkung,
- die Hemmung der Plättchenaggregation,
- die Schädigung der Magenschleimhaut
- die Bronchokonstriktion („Aspirinasthma") bei dazu Disponierten,

Ihre *chemische Struktur* macht die starke Proteinbindung verständlich.
Alle hierher gehörigen Verbindungen leiten sich pharmakologisch von der *Acetylsalicylsäure* ab (s. u., sowie S. 330); z. T. bestehen auch chemische Ähnlichkeiten. Verbreitung haben *Naproxen, Ibuprofen, Diclofenac, Tolmetin, Azapropazon, Sulindac, Piroxicam, Phenylbutazon* und *Indometacin* gewonnen.

Die neueren Verbindungen sind nicht wirksamer als Acetylsalicylsäure, wenn man letztere maximal dosiert; doch sind die therapeutisch benötigten Dosen und deren Nebenwirkungen geringer als beim Prototypen. Die Halbwertszeiten variieren zwischen wenigen Stunden und mehreren Tagen; auch bezüglich Proteinbindung und Beeinflussung des Fremdstoffwechsels bestehen erhebliche Unterschiede, was einige Differential-Indikationen gestattet.

Indikationen.

Nichtsteroidale Antiphlogistica werden zur Behandlung von *Entzündungen*, besonders rheumatischer Genese, eingesetzt. Bezüglich ihrer *analgetischen* Wirkungen s. S. 329.
Ihre *unerwünschten Wirkungen* sind größtenteils aus dem Wirkungsmechanismus (s. o.) ableitbar und daher auch bei neuen Verbindungen zu erwarten. Schwere und Häufigkeit der unerwünschten Wirkungen variieren mit der jeweiligen Substanz. Man rechne mit
- Magenbeschwerden, auch Mikroblutungen;

Mittel zur Behandlung von Entzündungen und Gelenkserkrankungen

- Hemmung der Plättchen-Aggregation, was auch therapeutisch genutzt wird (s. S. 171).
- Wechselnd starker Proteinbindung, was in der Spätschwangerschaft einen Kernikterus des Neugeborenen fördern kann (z. B. Acetylsalicylsäure).

Je nach Abbauweg können metabolische Wechselwirkungen mit anderen Pharmaka eintreten (s. Phenylbutazon).

Einzelne Substanzen

Acetylsalicylsäure

Acetylsalicylsäure ist ein kräftiges *Antiphlogisticum,* vor allem bei Entzündungen des rheumatischen Formenkreises. Beim *rheumatischen Fieber* stellte es früher die Standard-Therapie dar. Es mußte in subtoxischen Dosen gegeben werden. Glucocorticoide haben inzwischen den „Salicylatstoß" ersetzt (vgl. S. 291).
Bei der *Rheumatoiden Arthritis* ist Acetylsalicylsäure in vielen Ländern das Mittel zur medikamentösen Erstbehandlung. Man sucht die maximal tolerierte Dosis, die meist bei 4–6 g tgl. liegt.

Analgesie und *Antipyrese* sowie *unerwünschte Effekte* sind S. 330 abgehandelt, die *Hemmung der Thrombozytenaggregation* S. 171.

Phenylbutazon, ein Pyrazolidin-Derivat, *bindet* besonders stark *an Serumproteine,* bei niedriger Dosierung zu 98%.
Mit steigender Dosis tritt Sättigung ein, so daß die prozentuale Bindung sinkt. Sulfonamide, Tolbutamid und orale Antikoagulantien (s. S. 169) kompetieren in vitro um die Bindungsstellen, was aber in vivo gegenüber *Wechselwirkungen im* hepatischen *Arzneimittelabbau* zurücktritt (vgl. 1.8). *Bedenke Wirkungsverstärkungen dieser Arzneimittel durch Phenylbutazon!*
Die Halbwertszeit ($\sim$ 75 h) macht eine *Kumulation* bei wiederholter Dosierung wahrscheinlich.

Unerwünschte Wirkungen. Sie sind häufig und gefährlich, so daß die Indikation *strikt* gestellt werden muß:
Häufig wird über *Magenbeschwerden* und Nausea geklagt.
Seltener sind *Wasser-Retention* mit Ödemen, die eine Myokardinsuffizienz verschlimmern können. – Schwerwiegend sind die *Störungen der Knochenmarksfunktionen.* Todesfälle durch Anämie und Agranulozytose betreffen 3/100 000 Behandelte. – I. m. Injektion kann zu *Nekrosen* und Spritzenabcessen führen.

Das dem Phenylbutazon analoge *Sulfinpyrazon* dient zur Hemmung der Plättchenaggregation (s. S. 171) und wird auch zur Förderung der Harnsäure-Ausscheidung eingesetzt (s. S. 256).

Hierher zählen auch die *Pyrazolonderivate* (s. S. 331), deren antiphlogistische Wirkungen aber derzeit nicht genutzt werden, weil man Agranulozytosen fürchtet.

Indometacin ist ein vielverwendetes Antiphlogisticum, das bei Spondylitis ankylopoetica als Mittel erster Wahl gilt.
Seine unerwünschten Wirkungen sind
- Magenbeschwerden wie bei den anderen Salicylsäure-ähnlichen Verbindungen; dazu treten aber auch
- Kopfschmerz und Schwindel in ca. 20–40% der Fälle, die spontan bei Fortsetzung der Therapie verschwinden können. Also nicht bei Kraftfahrern, Gerüstarbeitern etc.

Anhang: Superoxid-Dismutase als lokales Antiphlogisticum

Wirkprinzip: Radikalischer Sauerstoff ist ein Mediator der Entzündung. Das Enzym Superoxid-Dismutase führt ihn in Wasserstoffperoxid über, das dann durch gewebseigene Peroxidasen und Katalasen zersetzt wird.

Anwendung: Das Enzym ist wegen seines hohen Molekulargewichts nur zur lokalen Anwendung geeignet. Erfolge bei entzündlichen und degenerativen Gelenkserkrankungen wurden berichtet, auch bei Strahlenschäden. Der Stellenwert des neuen Mittels ist noch zu bestimmen.

14.3 Specifica in der Arzneitherapie der rheumatoiden Arthritis

Gold, D-Penicillamin, Levamisol und (Hydroxy)chloroquin unterscheiden sich von den unter 14.1 und 14.2 genannten Antiphlogistica
- durch eine spezifische Wirkung bei der rheumatoiden Arthritis; sie sind nutzlos bei anderen Entzündungen.
- durch den sehr langsamen Eintritt der Wirkung; sie müssen also über längere Zeit gegeben werden.

Zusammen mit den Immunsuppressiva werden die genannten Mittel auch als „Basistherapeutica" bezeichnet, was in die Irre führt; denn die pathogenetische Basis der rheumatoiden Arthritis ist unbekannt. Auch sind die genannten Mittel nie die Basis der Therapie, sondern nur ein Zusatz.

Gold

Es ist nicht sicher, ob Gold den Ablauf der rheumatoiden Arthritis insgesamt bessert, aber 60% der Patienten erleben temporäre Remissionen. Ein Effekt ist erst mehrere Wochen nach Therapiebeginn zu erwarten.

Indikation

Wegen ihrer Risiken wird man die Goldtherapie erst bei voll entwickelter rheumatoider Arthritis einsetzen. Besonders profitieren die exsudativen Formen sowie Patienten, die Glucocorticoide nicht erhalten dürfen.

Dosierung und Präparate

Der Effekt ist der Goldmenge im Organismus etwa proportional. Ca. 1 mg Gold/Tag wird maximal ausgeschieden. Daraus ergibt sich folgendes *Vorgehen*
- Zum Ausschluß der Überempfindlichkeit einige mg injizieren; dann
- Aufsättigung: 25–100 mg Gold/Woche, bis 700–1000 mg; dann
- Dauerbehandlung: Monatlich 30 mg Gold, mindestens 6–12 Monate über das Abklingen der Symptome hinaus. Falsch wäre eine kurze „Goldkur".

Man gibt Goldkomplexe i. m. (Aurothioglucose etc.; keine prinzipiellen Unterschiede). Kolloidales Gold wäre unwirksam und toxisch! Achte darauf, ob Dosisangaben sich auf Gesamtsubstanz oder auf *Gold* beziehen.

Seit kurzem ist auch ein orales Goldpräparat verfügbar, mit dem aber noch wenig Erfahrungen vorliegen.

Unerwünschte Wirkungen sind häufig ($\sim 30\%$ der Patienten), besonders im Alter.
- Meist Dermatitis und Stomatitis (reversibel). Frühzeichen sind Jucken, Metallgeschmack und ein mildes Exanthem, das wieder verschwinden kann.
- Nierenschaden, evtl. schwer (membranöse Glomerulonephritis, Tubulusnekrose).
- Knochenmarks-Hemmung, evtl. schwer.

Vorsorglich kontrolliert man regelmäßig Blutbild und Harneiweiß. Bei eingetretener Vergiftung Gold sofort absetzen und Dimercaprol injizieren.

d-Penicillamin

Wirkprinzip: d-Penicillamin ist kein Analgeticum oder Antiphlogisticum! Es wirkt antirheumatisch, vermutlich indem es die Vernetzung von Kollagenketten hemmt.

Seine Fähigkeit zur Chelatbildung mit Cu^{2+} wird beim M. Wilson genutzt, seine Fähigkeit zur Dissoziation von Disulfidbrücken bei der Prophylaxe von Cystinsteinen (s. S. 249). Beides dürfte nichts mit der antirheumatischen Wirkung zu tun haben.

Dosierung: Man beginnt mit 150–300 mg tgl. und steigert allmählich auf 750 mg tgl. Da bei dieser vorsichtigen Anwendung der Effekt erst binnen Monaten deutlich wird, sollte die Behandlung mindestens 6 Monate fortgeführt werden.

Unerwünschte Wirkungen

- Geschmacksverlust durch Cu^{2+}-Verluste – evtl. substituieren.
- Knochenmarksschädigung bis Panmyelophthise – daher nicht bei bestehender Funktionsminderung.
- Magenbeschwerden (aber kein Ulcus!),
- Proteinurien (in 20%), selten nephrotische Syndrome – daher nicht bei bestehendem Nierenschaden.
- Polyneuropathien, myasthenische Symptome.
- Hautreaktionen, auch Lupus erythematodes.

Ob d-Penicillamin schon frühzeitig oder erst als ultima ratio eingesetzt werden soll, ist derzeit noch unklar. Nur dann darf es eingesetzt werden, wenn die Diagnose gesichert ist, keine Tendenz zu Spontanremissionen besteht und laufende Kontrollen von Blut, Harn und Nervensystem gewährleistet sind. Erfolge sind in ca. 60% der Fälle zu erwarten, ernsthafte Nebenwirkungen aber bei ca. 30%!

Levamisol

Levamisol wurde ursprünglich als Anthelminthicum entwickelt; es beeinflußt aber auch das Immunsystem. Damit mögen seine gesicherten antirheumatischen Wirkungen zusammenhängen.

Die weitaus wichtigste unerwünschte Wirkung ist die Agranulozytose, deren Häufigkeit oberhalb der therapeutischen Dosis (150 mg/Tag) ansteigt und Levamisol zu einem experimentellen Mittel macht.

(Hydroxy)chloroquin

Die antirheumatische Wirksamkeit hat wohl nichts mit der ursprünglichen Indikation dieser Antimalariamittel zu tun, sondern eher mit ihrer Einlagerung in Lysosomen. Ein Erfolg ist erst 2–3 Monate nach Therapiebeginn zu erwarten.
Tagesdosis: 250 mg Chloroquin; 250–600 mg Hydroxychloroquin.
Unerwünschte Wirkungen sind Retinopathie (manchmal irreversibel) und Trübungen der Cornea (reversibel);
daher sind die Patienten vor Beginn und alle drei Monate während der Therapie ophthalmologisch zu kontrollieren.

Sog. Immunsuppressiva

Sie werden bei therapieresistenten entzündlichen Erkrankungen versucht (z. B. rheumatoide Arthritis). Ihre Nutzen ist umstritten. Immunsuppressiva wirken auch direkt antiphlogistisch (s. S. 136).

14.4 Behandlung einiger Krankheiten des Bewegungsapparates

Rheumatisches Fieber

Ziele: Beseitigung der Streptokokken und Suppression der rheumatischen Reaktionen.

- Beseitigung der β-hämolysierenden Streptokokken

  Der *Patient* erhält 600 000 E Procain-Penicillin 1–2 mal tgl. i. m. für 10 Tage. Die Beseitigung der Streptokokken kann jedoch keine Heilung bewirken, weil das immunpathologisch entscheidende Geschehen längst abgelaufen ist.

Wichtiger ist die konsequente *Metaphylaxe* mit Benzathin-Penicillin (1,2 Mill. E alle vier Wochen). Sie ist möglichst lang durchzuhalten: Bei Kindern bis ins Erwachsenenalter, beim Erwachsenen mindestens 2 Jahre. Lokale Unverträglichkeit (10% der Patienten) zwingt zum Übergang entweder auf ein Oralpenicillin oder Sulfadiazin.

> Der Erfolg der oralen Metaphylaxe hängt weitgehend von der Zuverlässigkeit des Patienten ab.
> Jede Pharyngitis während der Metaphylaxe ist als „neuer Infekt" zu behandeln!
> Jeder Eingriff bei Patienten mit rheumatischer (oder congenitaler!) Herzerkrankung hat unter Penicillinschutz zu geschehen.

- *Glucocorticoide* unterdrücken die immunpathologische Reaktion.
  Wie die klassischen Mittel, z. B. Acetylsalicylsäure, wirken sie gut antirheumatisch, mindern aber nicht eindeutig die Zahl der Rückfälle oder der Herzkomplikationen. Glucocorticoide werden jedoch wegen ihrer stärkeren Wirksamkeit den nichtsteroidalen Mitteln vorgezogen.

  Dosierung: 30–60 mg Prednisolon tgl. für 2–3 Wochen, dann allmählich Abbau binnen 4 weiterer Wochen, evtl. unter Ersatz durch nichtsteroidale Antiphlogistica, z. B. Acetylsalicylsäure oder Phenylbutazon.

Chronische Erkrankungen

Die *nicht-medikamentöse Therapie* ist bei diesen Krankheitsbildern besonders wichtig. Man sorgt für
- Entlastung, z. B. von Übergewicht.
- Vermeidung von Zusatzschäden, z. B. durch körperliche Arbeit.
- vorsichtige Übungstherapie
- oder passive physikalische Therapie } durch den Spezialisten dem Krankheitsbild angepaßt.
- oder Ruhigstellung

Die *medikamentöse* Therapie kann nur unterstützen. Eine kausale Behandlung chronisch-rheumatischer oder degenerativer Erkrankungen gibt es nicht; man kann bisher nicht einmal den Krankheitsablauf entscheidend beeinflussen.

Rheumatoide Arthritis (vgl. Abb. 14.4-1)

Die *medikamentöse Therapie* sollte zurückhaltend eingesetzt werden, weil sie stets ein Risiko darstellt. Sie sollte auch zurückhaltend beurteilt werden, weil Spontanremissionen häufig sind.
- Bei *frisch diagnostizierter Rheumatoider Arthritis* genügen meist die nichtsteroidalen Antiphlogistica. Man sollte hinreichend wirksame oder maximal tolerier-

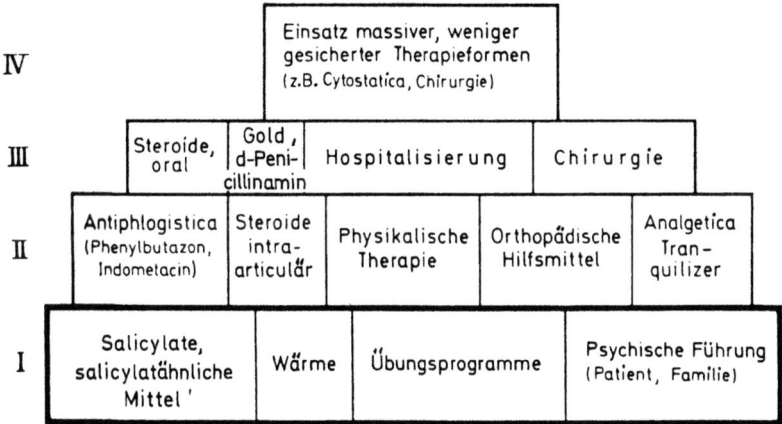

Abb. 14.4-1. Stufenplan der Behandlung der Rheumatoiden Arthritis. I = Grundprogramm, die Stufen II–IV werden dem Grundprogramm nach Bedarf zugefügt [modifiziert nach Smyth: Postgrad. Med. *51*, 31–39 (1972). Mit Genehmigung von McGraw-Hill Inc]

te Dosen anstreben. Die neueren Mittel (s. S. 287) sind nicht stärker wirksam als die klassische Acetylsalicylsäure, aber besser verträglich.

- Bei *vollentwickelter Rheumatoider Arthritis*, welche auf Salicylate und Verwandte nicht mehr hinreichend anspricht, stehen zur Auswahl

    a) *Unspezifisch* entzündungswidrige Substanzen wie Phenylbutazon, Indometacin. Glucocorticoide sind erst Mittel „vorletzter Wahl", z. B. bei Allgemeinsymptomen, malignem Verlauf oder drohender Invalidität. Aufklärung und Überwachung des Patienten ist zwingend. Die Symptome werden zwar gebessert, die Gelenkveränderungen können aber fortschreiten. 10 mg Prednisolon tgl. sollte nicht überschritten werden, weil die Risiken bei der Rheumatoiden Arthritis besonders hoch sind: Aseptische Nekrosen des Femur- und Humeruskopfes, Magengeschwür, Vasculitis.

    b) *Spezifisch* bei der Rheumatoiden Arthritis wirkende „Basistherapeutica", wie Gold und Penicillamin. Die nichtsteroidalen Antiphlogistica sollen auch neben Glucocorticoiden oder „Basistherapeutica" weiterlaufen.

- Bei *„malignen" und resistenten Formen* versucht man Immunsuppressiva (z. B. Azathioprin, Cyclophosphamid) und Penicillamin. Immunsuppressiva sind gleichzeitig Antiphlogistica! Ihre Anwendung ist Spezialisten vorbehalten.

Spondylitis ankylopoetica

- Physikalische Therapie und Bewegungstherapie, evtl. beides intensiv!
- Glucocorticoide gibt man nur bei akuten Schüben (Osteoporose ist hier besonders riskant!), sonst Phenylbutazon oder Indometacin. Salicylate und Verwandte enttäuschen.

Degenerative Erkrankungen der Gelenke und Weichteile

Hierher zählen die Arthrosis deformans großer Gelenke, degenerative Wirbelsäulenerkrankungen, Polyarthrosen, Periarthrosen, Tendinosen.
Im Vordergrund steht hier die physikalische Therapie, welche dem Krankheitsbild anzupassen ist.

Nichtsteroidale Antiphlogistica sind hilfreich bei entzündlichen Begleiterscheinungen. Glucocorticoide lokal sind meist recht wirksam, man sollte sie aber nicht regelmäßig anwenden, weil gelenknahe Knochennekrosen drohen. Keinesfalls Glucocorticoide systemisch! Ein Nutzen sogenannter Knorpelschutzpräparate ist nicht erwiesen.

15 Mittel zur Beeinflussung zentralnervöser Funktionen

Vorbemerkungen

Blinde oder isolierte Anwendung zentralnervös angreifender Pharmaka wäre unärztlich. Im Behandlungsplan stehen (je nach Krankheitsbild) in verschiedener Gewichtung und Wechselwirkung

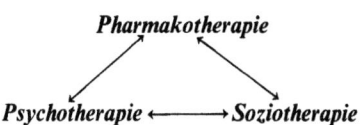

Wenn hier nur die Pharmakotherapie abgehandelt wird, so bedeutet dies keinesfalls, daß die anderen Therapieformen weniger wichtig wären.
Auffindung und Behandlung somatischer, sozialer und/oder psychischer Ursachen hilft also, die Indikationen für zentralnervös angreifende Mittel einzuschränken.

Beispiele
- Vermeide die arzneitherapeutische „Bestätigung" und damit Fixierung psychischer Fehlhaltungen.
- Vermeide *Fehldiagnosen* (z. B. Verwechslung von Antriebsarmut bei Frontalhirn-Tumoren mit depressiver Gehemmtheit).
- Normalisiere die *Kreislauffunktionen;* denn Depressionen oder Schlaflosigkeit bei über 50jährigen beruhen nicht selten auf einer Herzinsuffizienz.

Bei *jeder* Verordnung eines zentral wirksamen Mittels gilt

- *Vorsicht im Straßenverkehr und im Beruf!* Bei allen stärker wirkenden Mitteln Autofahren untersagen (S. 56)!
- *Wechselwirkungen* mit Schlafmitteln und Alkohol bedenken! Wir empfehlen eine harte Haltung: Jede Kombination von Psychopharmaka mit sedierenden Mitteln bedeutet Aufhebung der Verkehrssicherheit für 24 Std; Alkohol ist zu untersagen (Einzelheiten S. 25)!
- Zufuhr zeitlich befristen, falls eine *Gefahr der Bindung* besteht!
- Mit *kleinster Dosis* auszukommen suchen!
„Leichte" und „starke" Mittel (s. 1.9) angemessen einsetzen!
- Durchwegs ist eine kräftige Placebo-Komponente zu erwarten.

15.1 Psychopharmaka

Definition: Psychopharmaka dienen zur Veränderung von Erleben, Verhalten und/oder Befinden.

Viele Pharmaka besitzen eine psychopharmakologische Komponente, z. B. die starken Analgetica. Die Abgrenzung zwischen Neuroleptica, Thymoleptica, Tranquilizern, Sedativa, Hypnotica ist oft weniger scharf, als die Nomenklatur zugibt (Abb. 15.1-1). Man mißtraue der Werbung, welche jedem Psychopharmakon ein „eigenes Profil" zuschreiben möchte. Oft sind die Zielsymptome so ungenau definiert, daß sich der vorgebliche Nutzen nicht überprüfen läßt.

Für alle Psychopharmaka gelten drei Aussagen:

1. Psychopharmaka haben keine spezifische Wirkung im Sinne der Nosologie. Sie zielen vielmehr auf psychopathologisch gefaßte Symptomengruppen, die sogenannten *Leitsymptome* (Tabelle 15.1-1).
   Bei Anwendung von Psychopharmaka sind außerdem Ausgangslage, Schwere und Verlauf der Krankheit zu berücksichtigen. Die Therapie ist also einerseits symptomgerichtet, andererseits ist sie nosologisch einzuordnen („doppelte Buchführung").

2. Psychopharmaka *bessern die genannten Symptome* und *schaffen* dadurch *Voraussetzungen* für
   - eine Umstrukturierung krankhafter Fehlhaltungen, so daß reparative somatische und psychodynamische Prozesse (die sogenannten „Selbstheilungstendenzen") einsetzen können;
   - die Anwendung anderer Therapieformen, z. B. Psychotherapie, Verhaltenstherapie, Gruppentherapie, Arbeitstherapie, Gestaltungstherapie;
   - eine Verkürzung oder Vermeidung stationärer Aufenthalte und für ambulante Therapien.

Tabelle 15.1-1. Leitsymptome für die Anwendung von Psychopharmaka

Neuroleptica	Thymoleptica	Tranquilizer
– Psychotische Erlebnisproduktion (Störungen des Ich, des Denkens und des Wahrnehmens)	– Depression (melancholische Herabgestimmtheit, affektive Leere)	– Affektive Spannung
– Erregung, die sich „nach innen" oder „nach außen" manifestieren kann	– Hemmung (psychisch, psychomotorisch, vital), aber auch Steigerung des Antriebs (Agitiertheit)	– Ängstlichkeit, Unruhe, Schlafstörungen – Psychosomatische und psychovegetative Reaktionen

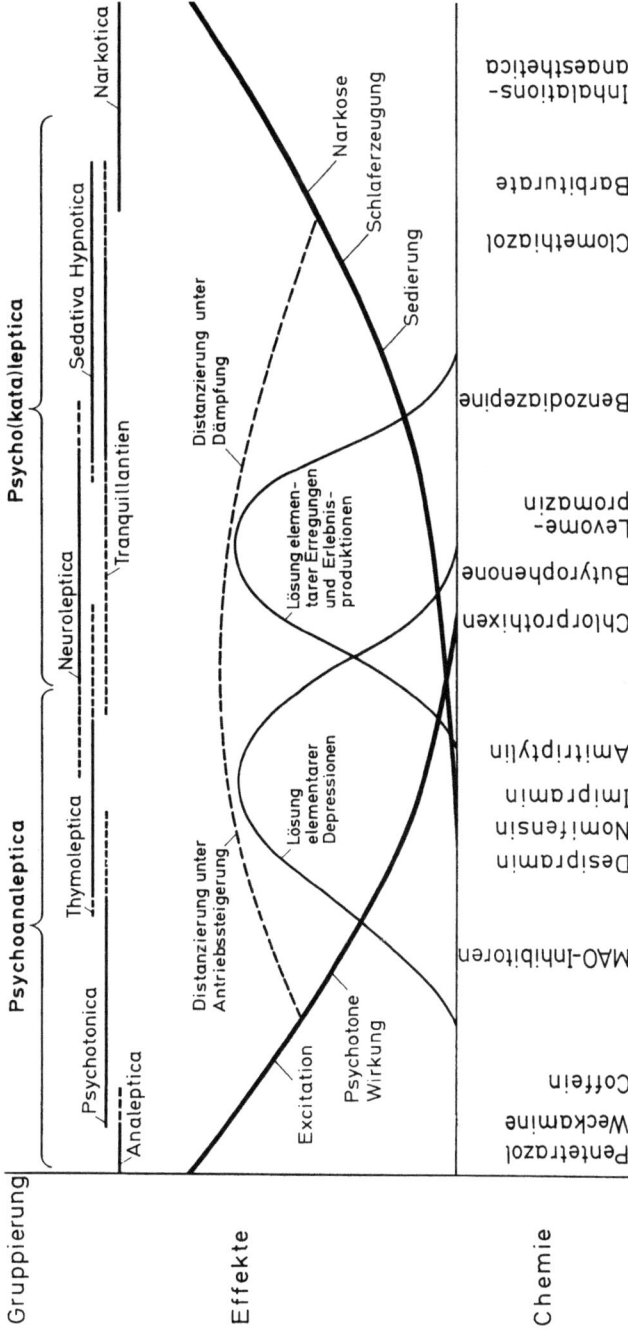

Abb. 15.1-1. Psychopharmaka: Benennung und Effekte. Beachte die fließenden Übergänge zwischen den einzelnen, scheinbar so gut definierten Gruppen

3. Man beschränke sich auf die Anwendung *weniger*, dem Arzt in ihrer Wirkungsweise gut bekannter *Medikamente*. Fixe Kombinationspräparate sind überflüssig. Die individuelle Kombination von reinen Präparaten kann unter strenger Berücksichtigung der Leitsymptome indiziert sein.

Habituation und Dependenz usw. (s. S. 314) sind nur bei den Tranquilizern bedeutsam.

Neuroleptica

Hypothese zur Wirkungsweise: Neuroleptica *blockieren cerebrale Dopamin-Receptoren* und erhöhen (dadurch?) den Umsatz von Dopamin. Die erwünschte *neuroleptische* Wirkung dürfte auf der Blockade im *limbischen System* beruhen, während die Blockade im *extrapyramidalen* System für den unerwünschten *Parkinsonismus* verantwortlich ist.

Substanzgruppen

– Phenothiazine und Verwandte. Prototyp: Chlorpromazin.
– Butyrophenone und Verwandte. Prototyp: Haloperidol.
– Reserpin wird wegen seiner peripheren Effekte kaum mehr als Neurolepticum verwendet.

Kardinale Wirkungen

- *Psychisch:* Das *neuroleptische Syndrom* besteht in einer Antriebs- und Affektverarmung (niedriges „psychisch-energetisches Niveau") ohne hypnotischen Effekt und ohne Beeinträchtigung der Kritikfähigkeit. Neuroleptica erleichtern die Distanzierung von psychotischen Erlebnisproduktionen und mindern ihren affektiven Erlebnisgehalt.

    Eine spezifische „antipsychotische" Wirkung ist jedoch nicht erwiesen. Die Verbesserung der Langzeitprognose, insbesondere von Schizophrenien, läßt sich nur zusammen mit psycho- und soziotherapeutischen Maßnahmen erreichen.

- *Somatisch*
    – Eine *extrapyramidale Antriebshemmung* (medikamentöses Parkinsonsyndrom) geht der therapeutischen Wirksamkeit gebräuchlicher Neuroleptica annähernd parallel. Eine feste Verbindung besteht jedoch nicht, wie das Beispiel des extrapyramidal unwirksamen Neurolepticums Clozapin[1] zeigt.
    – Die *sedierende* und auch die periphere Wirkung treten mit zunehmender neuroleptischer und extrapyramidaler Wirksamkeit eher zurück. Das gilt z. B. für die ansteigend neuroleptische Reihung der Phenothiazine nach ihrer Seitenkette: aliphatisch < mit Piperidinring < mit Piperazinring. Der Quotient zwischen neuroleptischer und sedierender Wirkung ist besonders hoch z. B. beim Haloperidol, besonders niedrig beim Promethazin.

---

[1] Die Dissoziation beruht wahrscheinlich auf einer atropinähnlichen Zusatzwirkung des Clozapin (vgl. S. 301). Clozapin erzeugt Agranulozytosen und ist daher nicht mehr im Handel

Klinische Erwägungen

Die *Dosierung* ist äußerst variabel, die *therapeutische Breite* erstaunlich groß.

Die *Applikationsart* ergibt sich aus der jeweiligen klinischen Akuität der Psychose. Will oder kann man nicht injizieren, so ist eine orale Therapie möglich. Faustregel hierfür: Dosis gegen parenterale Applikation verdoppeln.

- Höhere Dosen dienen zur Behandlung von *Psychosen*; dabei ist das Leitsymptom entscheidend, nicht die nosologische Einordnung (vgl. Tabelle 15.1-1).

Das Neurolepticum wählt man nach seinem Wirkungsspektrum (Tabelle 15.1-2) aus. So wird man *sedierende* Neuroleptica bei Erregungszuständen oder Suicidgefahr einsetzen. „Reine" Neuroleptica, wie Haloperidol, benutzt man bei besonneneren Psychosen, welche einer Sozio- oder Psychotherapie geöffnet werden sollen, mit dem Ziel einer psychodynamischen Aufarbeitung ihrer Halluzinationen und Wahnthematiken. Zur Akutbehandlung von Erregungszuständen ist Haloperidol den dämpfenden Neuroleptica vorzuziehen, wenn Kreislaufeffekte (s. S. 302) oder Atemdepression (s. S. 301) bedenklich wären, z. B. bei alten Patienten. Auch bei katatonem Stupor ist Haloperidol das Mittel der Wahl, am besten als Infusion (bis 100 mg tgl., evtl. mehrtägig).

Leitsätze

- Als Dosierungsrichtlinie gilt die beginnende psychomotorische Hemmung.
- „Antipsychotische" Effekte beruhen auf der Minderung der Leitsymptome und der Besserung der Verständigungsmöglichkeit. Dementsprechend ist eine Wirksamkeit vor allem bei produktiven Psychosen zu erwarten, weniger bei versandeten Formen. Neuroleptica beeinflussen vor allem die „Plus-Symptomatik".
- Die akute Dämpfung des psychotischen Bildes, z. B. durch eine parenterale Injektion, tritt zwar schnell ein; der Längsschnitt der Psychose hingegen bessert sich erst binnen Wochen.
- Die Therapie ist über die Symptomfreiheit hinaus fortzuführen. Wenn binnen 4 Wochen kein befriedigender Erfolg erreicht wird, versuche man ein anderes (meist ein stärkeres) Neurolepticum. Behandlungsfreie Perioden einschalten, um
  a) festzustellen, ob eine Dauertherapie weiterhin erforderlich ist,
  b) Spätdyskinesien (s. S. 301) rechtzeitig zu erkennen.

Tabelle 15.1-2. Gruppierung einiger Neuroleptica nach ihrer Wirk-Charakteristik

Neurolepsis	Sedation	Beispiel
Stark	Gering	Haloperidol
Mittel	Deutlich	Levomepromazin
Gering	Stark	Prothipendyl

- Falls Elektrokrämpfe bei katatonen Formen erforderlich sind, sollte man ein behandlungsfreies Intervall einschieben; denn Neuroleptica fördern die Krampfneigung.

- *Langzeittherapie* mit Neuroleptica mindert die Wahrscheinlichkeit der Rückfälle bei *Schizophrenie*. Risiko und Aufwand einer solchen Therapie bedingen, daß sie nur auf Patienten mit hoher Rezidivwahrscheinlichkeit angewandt wird. Viele Patiente müssen Neuroleptica über mehrere Jahre erhalten, was bei oraler Gabe auf Schwierigkeiten stößt. Sicherer sind *Depot-Präparate,* die im Abstand von 1–3 Wochen injiziert werden, z. B. Ester des Fluphenazin oder des Flupentixol. Die Dosierung ist dem Effekt anzupassen, sollte aber möglichst niedrig gehalten werden.
  Die Gefahr einer tardiven Dyskinesie (s. S. 301) macht die Zustimmung des Patienten oder der für ihn verantwortlichen Person bei jeder langfristigen (> 3 Monate) Neuroleptica-Behandlung nötig. Die tardive Dyskinesie bei Neuroleptica-bedürftiger chronischer Schizophrenie stellt ein therapeutisches Dilemma dar, das bisher nicht aufgelöst wurde.

- *Standardisierte Dosen* genügen bei *nicht-psychiatrischen* Indikationen, z. B.
  - zur Unterstützung der Effekte von Sedativa und Analgetica;
  - zur Hemmung des Erbrechens (s. S. 238);
  - bei schwerem Singultus;
  - bei Hyperthermie;
  - zur Juckreizstillung, bes. in der Dermatologie (weniger gut bei internistischen Erkrankungen), s. S. 87;
  - zur Behandlung von Schwindel;
  - zur Prämedikation bei zahlreichen Eingriffen, wobei Neurolepsis, zentrale und vegetative Dämpfung und Hemmung des Erbrechens erwünscht sind.
  - Die Neuroleptanalgesie beruht auf der Kombination zwischen einem „reinen" Neurolepticum (Droperidol) und einem kurzwirkenden Opiat (Fentanyl).

Neuroleptica soll man keinesfalls benutzen, wenn Tranquilizer ausreichen!
Grund: Die Wahrscheinlichkeit der Nebenwirkungen bei nicht-bestimmungsgemäßer Verwendung ist höher als bei den „echten" Tranquilizern.
Die einzige derzeit akzeptable Ausnahme von dieser Regel ist das Promethazin.

Unerwünschte Wirkungen

Zentral

- Neuroleptische und sedierende Effekte können bei anderen Indikationen stören. Paradoxe Excitation mit Desorientierung tritt besonders bei alten Leuten auf. Die dämpfende Wirkung anderer Pharmaka (Alkohol, Schlafmittel, Opiate, Scopolamin) wird verstärkt. Die Krampfbereitschaft steigt an, z. B. bei vorgeschädigtem Hirn oder gleichzeitiger Gabe von zentralen Analeptica.
- Pharmakogene psychotische Reaktionen sind selten. Depressive Syndrome sind bei langfristiger Behandlung gehäuft. Sie können Suicidgefahr bedingen!

- Eine Atemdepression ist bei chronisch erhöhtem pCO_2 riskant, sonst unbedeutend.
- **Extrapyramidale Reaktionen** (bes. bei Piperazin-substituierten Verbindungen) nehmen mit Dosis und Behandlungsdauer zu. Bei vorgeschädigtem ZNS (Alter, Hirnschäden) sind sie verstärkt. Manifestationen s. Tabelle 15.1-3. Mit Ausnahme der Spätformen lassen sie sich durch Gabe anticholinerger Mittel, z. B. Biperiden, beherrschen (Tabelle 15.1-3). Besser ist es jedoch, die Dosis der Neuroleptica herabzusetzen.

Tabelle 15.1-3. Manifestationsformen extrapyramidaler Reaktionen auf Neuroleptica [nach Berchtold et al.: Dtsch. med. Wschr. **99**, 420 (1974)]

Syndrom	Auftreten	Symptome	Differentialdiagnose	Therapie[a]
Akute Dystonie (= Frühdyskinesie)	Stunden bis Tage nach Therapiebeginn oder Dosiserhöhung	Bizarre Muskelspasmen (Opisthotonus, Torticollis, Zungen-, Augen- und Mundmuskelspasmen, Grimassieren)	Tetanie, Tetanus, Hysterie	Meist sofortiger Erfolg einer einmaligen Gabe eines Anticholinergicums. Das Neurolepticum kann weiter gegeben werden
Parkinsonismus	Frühestens nach 1–2 Wochen	Maskengesicht, Rigor, typischer Gang mit verminderten Armbewegungen und Propulsion; Schütteltremor	Andere Formen des Parkinsonismus (idiopatisch, cerebralsklerotisch, postinfektiös)	Dosis mindern, evtl. Anticholinerigicum
Akathisie	Meist erst nach längerer (> 2 Wochen) Therapie	Bewegungszwang (Unfähigkeit, still zu sitzen oder zu stehen; „restless legs")	Unruhige Psychose (cave Dosiserhöhung!)	Anticholinerge Antiparkinsonmittel reichen oft nicht aus; Dosis der Neuroleptica evtl. mindern
Tardive Dyskinesie	Monate bis Jahre nach Therapiebeginn; sie kann bestehen bleiben!	Stereotype, unwillkürliche Bewegungen von Wange, Lippe, Zunge (Saugen, Schmatzen); choreatische Körperbewegungen	Chorea-Syndrom, Stereotypie bei Schizophrenie, abnorme Bewegungen von Parkinson-Patienten unter Levodopa (s. S. 327)	Keine Therapie bekannt[b]. Anticholinergica können verschlimmern! Daher *Vorsicht bei Dauertherapie mit Neuroleptica; regelmäßig Auslaßversuch!*

[a] Ob durch regelmäßige Gabe von anticholinergen Antiparkinsonmitteln der therapeutische Effekt der Neuroleptica beeinträchtigt wird, ist umstritten. Anticholinerge Antiparkinsonmittel verdecken die Entwicklung einer tardiven Dyskinesie. Die Frage des längerfristigen Einsatzes von Anticholinergica muß für den Einzelfall beantwortet werden.

[b] Die Tardive Dyskinesie beruht wahrscheinlich auf einer Überempfindlichkeit der striären Dopamin-Receptoren *(„Denervations-Supersensitivität")*. Daraus lassen sich zwei entgegengesetzte therapeutische Konzepte ableiten: Entweder *erhöht* man die *Dosis*, oder man geht auf ein mehr *sedierendes*, aber *weniger neuroleptisches* Mittel über

Peripher

- *Hypotension* (durch zentrale und periphere antiadrenerge Wirkung); sie verschwindet nach einigen Tagen bei Fortsetzung der Therapie.
- die meisten Neuroleptica wirken nur leicht *anticholinerg*; gleichwohl sind Kontrollen bei Prostatahypertrophie und Glaukom angezeigt.
- Neuroleptica blockieren auch den hemmenden Einfluß von Dopamin auf die Prolactin-Freisetzung (s. S. 342); *endokrinologische* Veränderungen, wie Amenorrhoe, Ovulationshemmung, Gynäkomastie, Appetitsteigerung können daher erheblich stören.
- *Toxische Kardiomyopathie* kann bei langfristiger Verwendung auftreten. Dies gilt für *alle* tricyclischen Psychopharmaka, also auch für Antidepressiva.
- *Hautreaktionen* auf Phenothiazinderivate, wie Überempfindlichkeit, Photosensibilisierung, Pigmenteinlagerungen (dies nur bei mehrjähriger Therapie).
- *Auge*: Retinitis pigmentosa bei langfristiger Gabe bes. von Thioridazin.
- *Cholestatischer Ikerus* auf tricyclische Pharmaka erscheint gehäuft in der 2.–4. Behandlungswoche. In der Regel geht er nicht in hepatocellulären Ikterus über. Man wird auf ein Butyrophenon-Derivat umstellen.
- *Leukopenie* und Leukocytose sind häufig, Agranulocytose und Pancytopenie sehr selten. Die Leukocyten soll man schon *vor* Therapiebeginn zählen, weil eine geringe Knochenmarksreserve größere Empfindlichkeit bedeutet. Kritisch ist die 4.–10. Behandlungswoche.

Butyrophenone entsprechen in ihrem zentralnervösen Wirkungsbild etwa den piperazinsubstituierten Phenothiazinen. Sie haben kaum periphere Effekte. Beispiel: Haloperidol.

Thymoleptica = Antidepressiva

Hypothesen zur Wirkungsweise: Alle Antidepressiva hemmen die *Wiederaufnahme von Noradrenalin und/oder Serotonin in die Nervenendigungen*. Daneben wird die α-adrenerge Blockade und die Hemmung zentraler cholinerger Funktionen diskutiert, was aber nicht oder nur eingeschränkt für die neueren Antidepressiva gilt.

Substanzgruppen

- *Klassisch* sind die *tricyclischen*, den Phenothiazinen entfernt ähnlichen Verbindungen (Imipramin, Amitriptylin, Desipramin).

    Zur Bedeutung der *Pharmakokinetik*
    Obwohl Imipramin gut resorbiert wird, bestehen massive Unterschiede in der Plasmakonzentration. Sie beruhen zum großen Teil auf genetischen Unterschieden in der hepatischen Arzneimitteloxidation. Es wäre aber noch zu beweisen, daß das unterschiedliche Ansprechen Depressiver pharmakokinetisch bedingt ist.

- *Neu* sind u. a. ein *Isochinolinderivat (*Nomifensin), ferner *tetracyclische* Verbindungen (Mianserin, Maprotilin).

- *MAO-Hemmer* haben sich wegen Kreislaufwirkung, Leberschäden, Senkung der Krampfschwelle, Provokation von Unruhezuständen und Wechselwirkungen mit zahlreichen anderen Arzneimitteln nicht durchgesetzt.

Erwünschte Wirkungen

Die *thymoleptische* (= *antidepressive*) Wirkung wird an der Aufhellung der Stimmung erkannt. Der Antrieb kann gefördert *(psychotone Wirkung)* oder abgeschwächt werden, je nach Präparat, Dosis und Patient in verschiedenem Ausmaß und verschiedener Richtung. Je stärker die allgemein dämpfende Wirkung eines Antidepressivums ist, desto stärker ist seine *anxiolytische* Wirkung. Bei erregten Depressiven kann sogar auf Neuroleptica mit zunehmend sedierender Komponente übergegangen werden, zunächst auf Thioridazin und Chlorprothixen.
Entsprechend dem jeweiligen Gewicht der drei genannten Effekte lassen sich die Antidepressiva in drei Gruppen gliedern, den

- Desipramintyp mit stark antriebsfördernder Wirkung. *Beispiele:* Desipramin, Nortriptylin, Nomifensin.
- Imipramintyp mit leicht antriebsfördernder Wirkung. *Beispiele:* Imipramin, Dibenzepin.
- Amitriptylintyp mit stärker dämpfender und angstlösender Wirkung. *Beispiele:* Amitriptylin, Doxepin, Mianserin, Maprotilin.

Die Auswahl erfolgt also auch innerhalb der Gruppe der Antidepressiva entsprechend den Leitsymptomen; die nosologische Einordnung (psychoreaktive, neurotische, endogene, klimakterische, Alters-, Involutionsdepression) ist weniger wichtig für die Therapie mit Antidepressiva, aber wesentlich für weitere, eventuell kausal wirksame Maßnahmen.

Eine wichtige Zusatzindikation ist das *Narkoleptische Syndrom*. Hierbei gibt man Imipramin niedrig dosiert am Vormittag (nicht abends, weil ohnehin eine Schlafstörung vorliegt).

Unerwünschte Wirkungen

An der *Motorik*

- Unruhe oder Sedation, je nach Typ des Antidepressivums (s. o.). Diese Nebenwirkungen können erwünscht sein und sollten zur Therapie genutzt werden.
- Leichte extrapyramidale Symptome, vor allem choreatische Bewegungen, Myoklonus, fein- bis mittelschlägiger Tremor.
- Gelegenheitskrämpfe durch Senken der Krampfschwelle.

An *vegetativen* Organen

Wegen der zum Teil gegenläufigen zentralen und peripheren Effekte am Sympathicus und Parasympathicus sind eine Vielfalt von Manifestationen zu erwarten. Art und Ausmaß der vegetativen Effekte hängen stark davon ab, welche chemische Klasse der Antidepressiva benutzt wird.

- Alle Antidepressiva besitzen anticholinerge Effekte (Hypotonie, Mundtrockenheit, Schwitzen, Akkommodationsstörungen). Sie sind besonders unangenehm bei Glaukom, Prostatahypertrophie, Obstipation, Pylorusstenose. In diesen Fällen laufende Kontrollen durchführen! Nomifensin sowie die tetracyclischen Mittel (Maprotilin und Mianserin) scheinen besonders schwach anticholinerg zu wirken.
- Alle tricyclischen Antidepressiva sensibilisieren für Noradrenalin und Adrenalin; daher nur *geringe* Zusätze zu Lokalanaesthetica (Zahnarzt!) verwenden. Auch in dieser Hinsicht scheinen die neuen Antidepressiva schwächer zu wirken als die klassischen.
- Tricyclische Antidepressiva hemmen die Wirkung adrenerger Neuronenblocker, z. B. von Guanethidin, bei der Hypertonie, desgl. die zentrale antihypertensive Wirkung von Clonidin und α-Methyldopa.
- Tri- und tetracyclische Antidepressiva (nicht aber Nomifensin) wirken chinidinähnlich am Herzen, was bei vorgeschädigtem Herzen deutlich werden kann (dann strenge Kontrollen!).
- Nomifensin kann massiv die Temperatur steigern.

Die Symptome der *Überdosierung* tricyclischer Antidepressiva ähneln der Atropin-Vergiftung. Sie lassen sich dementsprechend durch Gabe des Cholinesterasehemmers Physostigmin bessern. Jedoch Vorsicht! Physostigmin wegen Gefahr von Krämpfen und Herzstillstand nur bei vitaler Indikation anwenden! Überdosierung unbedingt vermeiden!

Klinische Erwägungen

- *Nicht jede depressive Stimmungslage erfordert Medikamente.* Wenn kein Hinweis auf eine endogene Depression besteht, sollte man abwarten, ob die Depression trotz ärztlichen Gesprächs fortbesteht. Bei leichten (ambulanten) depressiven Zuständen genügen häufig Benzodiazepine.

- Je nach *Krankheitsbild* ein stärker sedierendes oder anregendes Antidepressivum auswählen. Auch eine individuelle Kombination mit Neuroleptica oder Tranquilizern ist gestattet, wenn es die Leitsymptome verlangen. Sedierende (und keinesfalls aktivierende!) Mittel verwenden, wenn eine Suicidgefahr besteht. Zeitabhängig und dosisabhängig kann dasselbe Antidepressivum sedieren oder aktivieren.

- Dosis binnen ca. 3 Wochen *langsam* steigern (sonst evtl. delirante Zustände) und *langsam* senken (sonst Absetzerscheinungen wie Unruhe, Erbrechen). Am Anfang der Behandlung kann sich die vitale Hemmung schneller bessern als der depressive Zustand, was zum Suicid beitragen kann. Solche Patienten sollte man mit einem Tranquilizer für die kritische Zeit abschirmen, oder stationär aufnehmen.

- Individuell dosieren, weil die *Patienten unterschiedlich ansprechen.* Weise den Patienten darauf hin, daß die Wirkung langsam (d. h. erst nach 1–2 Wochen einsetzt. Wahrscheinlich spricht nur ein Teil der Depressiven auf Antidepressiva an. Bei den übrigen Patienten funktionieren die Antidepressiva als „gefährliche Placebos".

- Therapie *über das Abklingen der akuten Symptome hinaus* fortsetzen. Die Phase (~ 6 Monate) der Depression bleibt unvermindert lang, verläuft aber milder. Bei niedriger Dosierung besteht die Gefahr der „Verschleppung" von Depressionen. Im Übergang zur Besserung besteht erhöhte Suicidgefahr, weil der Antrieb wiederkehren kann, ehe sich die Stimmung gebessert hat.

- Die *Dauertherapie* zur Verhütung weiterer cyclothymer Phasen wird *mit Lithiumsalzen* (s. S. 311) durchgeführt. Alsbald damit beginnen, weil Lithium erst binnen Monaten wirksam wird. Über den Erfolg einer Dauertherapie mit tricyclischen Antidepressiva liegen noch zu wenig Studien vor.

- *Wechselwirkungen* mit Psychotonica, Alkohol und Barbituraten bedenken! Alles untersagen. Benzodiazepine sind bei Bedarf gestattet. Andere Medikamente nicht wahllos zusammen mit tricyclischen Antidepressiva geben, weil zahlreiche Wechselwirkungen möglich sind. Ausnahmen sind z. B. depressive Schizophrenien oder agitierte Depressionen; beidemale kann die Kombination mit Neuroleptica erforderlich werden. Besonders riskant ist die Kombination mit den zentral dämpfenden Antihypertensiva Reserpin, Clonidin oder α-Methyldopa; denn sie können eine Depression verschlimmern.

- Vorsichtige Dosierung ist erforderlich
  - bei alten Patienten, weil Unruhezustände auftreten können,
  - bei Anfallspatienten, weil die Krampfneigung steigt (EEG-Kontrollen!),
  - bei Schizophrenen; denn Symptome der Schizophrenie können provoziert werden.

  Dynamik des Krankheitsverlaufs beachten; Depressionen können in Manie umschlagen.

- Die Gesamtmenge an Medikamenten, zu welcher der Patient Zugang hat, darf nicht zum Suicid ausreichen.

Die *Elektrokrampfbehandlung* wirkt im Vergleich zu den Antidepressiva gleich gut und obendrein schneller. Wegen der dabei unvermeidlichen, aber kalkulierbaren Parenchymverluste wird man diese Therapie erst dann einsetzen, wenn
- eine besonders schwere Depression vorliegt oder wenn
- eine 2–3 Monate lange Behandlung mit Antidepressiva nichts erbracht hat. Patienten unter starkem Leidensdruck, welche nicht ausreichend auf Arzneitherapie ansprechen, darf die Elektrokrampfbehandlung nicht vorenthalten werden.

Tranquilizer

Hypothese zur Wirkungsweise: *Benzodiazepine* fördern die Bindung und damit wahrscheinlich auch die Wirkung des inhibitorischen Transmitters γ-Aminobuttersäure. Die Hypothese schließt jedoch nicht die anderen Tranquilizer ein. Funktionelles Substrat ist das Limbische System.

Substanzgruppen

- Benzodiazepine, Prototyp: Diazepam. Sie sind die mit Abstand wichtigsten Vertreter.
- Carbaminsäure-Derivate, Prototyp: Meprobamat,
- Tri- und tetracyclische Tranquilizer, z. B. Benzoctamin und Opipramol.
- Antihistaminica mit sedierender Wirkung. Prototyp: Promethazin.

Der Übergang zu den Sedativa und Hypnotica ist fließend (s. S. 316).

Indikationen

- *Einfühlbare emotionale Störungen,* wie Angst, Spannung und damit verbundene psychosomatische Reaktionen; Erregungszustände nicht-psychotischer Genese. Bei ängstlich-agitierten psychotischen Depressionen dienen Tranquilizer (oder sedierende Neuroleptica) als Zusatz zur antidepressiven Basistherapie (s. Tabelle 15.1-1).
- *Allgemeine Sedation* („Induktion" des Schlafes). Diese tritt besonders dann hervor, wenn die vorgenannten Zielsymptome fehlen. Beispiele: Prämedikation in der Anaesthesiologie, Geburtshilfe, bei diagnostischen Eingriffen; beim Herzinfarkt.
- Spinale *Muskelrelaxation* (durch Benzodiazepine) ist nützlich bei Spastik nach Apoplex, bei Multipler Sklerose, Geburtshilfe, Tetanus.
- Die *antiepileptische Wirkung* wird besonders genutzt bei Diazepam und Clonazepam (s. S. 320).

Hingegen fehlen Wirkungen auf das vegetative Nervensystem oder das extrapyramidale System. Kein neuroleptischer Effekt; daher fehlt auch die „antipsychotische" Wirkung.

Klinische Erwägungen

Am besten reagieren Patienten mit starker Angst und nachgiebiger Persönlichkeit, und einem Arzt, der auf sie eingeht und an Medikamente glaubt. Tranquilizer werden zumeist auf pseudo-wissenschaftlicher Basis verabreicht. Sie dienen als (unzureichende) Prothesen für die personale Arzt-Patient-Beziehung. Die Grundsituation des Patienten wird nicht geändert; dieses verleitet zum Dauerkonsum, d. h. zur iatrogenen psychischen Schädigung. Daher ist die Gabe von Tranquilizern nur unter ständiger Kontrolle sinnvoll. Die unbestreitbare Wirksamkeit von Tranquilizern ist nur in bezug zur Psycho- und Soziotherapie (beides im weitesten Sinne) zu nutzen.

Pharmakotherapeutische Anmerkungen zum Syndrom „Angst". Es ist überaus häufig und vielgestaltig. Gründe und Manifestationen bestimmen auch die Wahl der Arzneitherapie.
- *Einfühlbare Angst* mit stark *psychischer* Komponente äußert sich z. B. in Nervosität, Konzentrationsschwäche, Abgeschlagenheit. Sie ist Substrat vor allem der *Tranquilizer*.
- *Einfühlbare Angst* mit stark *somatischer* Komponente tritt vor allem bei einmaliger Belastung auf, z. B. Sport, Examen, öffentliche Auftritte. Hier sind eher *β-Blocker* indiziert.

- Die *psychotische Angst* der Schizophrenen wird man in erster Linie mit *Neuroleptica*, die der Depressiven mit *Antidepressiva* angehen.

Unerwünschte Wirkungen: Sie ähneln denjenigen der Barbiturate, sind aber schwächer.

- „Hang over" und *Kumulation* beruhen auf der langsamen Elimination (s. S. 317). Bei Dauertherapie kann eine Kumulation erwünscht sein. Die zu erwartende Toleranzentwicklung wird dadurch verdeckt.
- *Müdigkeit* und Leistungsabfall können zur Verwendung anregender Mittel verführen. Zur Verkehrssicherheit s. S. 56.
- Paradoxe *Unruhe* beobachtet man vor allem bei cerebral abgebauten Patienten, paradoxe Aggression bei psychotischen oder frustrierten Patienten.
- *Suicid* nur mit Benzodiazepinen ist kaum möglich, wohl jedoch mit Meprobamat oder bei Kombination mit Hypnotica oder Alkohol.
- *Additive Effekte* sind zu erwarten mit zentral dämpfenden Mitteln, vor allem auch Alkohol. Patienten darauf hinweisen!
- *Dependenz* kann auftreten bei längerem Abusus; sie äußert sich in *Entziehungserscheinungen* bis zu Delir oder Krämpfen. Entzugserscheinungen sind, entsprechend den unterschiedlichen Halbwertszeiten, beim Meprobamat binnen 1–2 Tagen, bei Benzodiazepinen noch nach 1–2 Wochen zu erwarten. Schrittweise Reduktion der Dosis nach langfristigem Gebrauch, wie bei Barbituraten, hilft Entziehungserscheinungen verhüten.
- Speziell bei Benzodiazepinen und Meprobamat findet man Artikulationsstörungen, Hinstürzen durch Muskelrelaxation und Koordinationsstörungen; daher gilt *Myasthenie als Kontraindikation!*
- Atemdepression ist bes. bei chronischer respiratorischer Acidose zu befürchten.

> Das wichtigste Risiko der Tranquilizer besteht in nicht-indizierter Anwendung und daraus resultierender Gewohnheitsbildung.

Vorteile der Benzodiazepine

- Im Vergleich zu *Barbituraten* besteht ein geringeres Risiko bei Überdosierung, ein geringeres Risiko von Mißbrauch, Dependenz oder Entziehungserscheinungen und geringere Wechselwirkung mit anderen Arzneimitteln. Die Arbeitsfähigkeit bleibt erhalten.
- Im Vergleich zu *Meprobamat:* Selbstmordversuche mit Meprobamat enden häufiger letal. Dependenz nach Meprobamat ist häufiger. Meprobamat wirkt schnell und kurz, Benzodiazepine wirken langsam und langfristig.
- Im Vergleich zu *tricyclischen Antidepressiva* sind Benzodiazepine schneller wirksam.
- Rebound-Phänomene sind nur schwach ausgeprägt.

Eine besondere psychopharmakologische Indikation für einzelne Benzodiazepine wäre noch zu beweisen. Die Vielfalt der Einzelsubstanzen beruht wesentlich auf kommerziellen Erwägungen. Auch eine scharfe Grenze zwischen Tranquilizern und Sedativa wäre künstlich. Fixe Kombinationen zwischen Tranquilizern und anderen Pharmaka lassen keine Vorteile erkennen. Sie sind schon wegen der besonders langen Verweildauer der Benzodiazepine nicht sinnvoll.

Besondere *Hinweise zur parenteralen Injektion* von Benzodiazepinen
- Nicht i. m., weil unsichere, zu langsame Resorption.
- In *größere* Vene, weil die Gefahr einer Thrombophlebitis besteht. Intraarterielle Injektion sorgfältig vermeiden!
- Nicht mit anderen Arzneimitteln mischen, weil evtl. Präcipitation. Jedoch können Benzodiazepine bei alsbaldigem Gebrauch der Glucose- oder Kochsalzlösung zugegeben werden.
- Patienten einige Minuten beobachten wegen evtl. ausgeprägter Muskelrelaxation.

Zur *Pharmakokinetik* der Benzodiazepine s. S. 316.

Einige akute psychiatrische Syndrome

Psychopharmaka werden auch hierbei vor allem entsprechend den Leitsymptomen und erst in zweiter Linie entsprechend den Ursachen eingesetzt.

1. Delirien

Stets in die Klinik einweisen, weil eine umfangreiche Diagnostik erforderlich ist. Vor Einweisung evtl. Haloperidol injizieren (nicht mehr als 5 mg, weil Gefahr der Krampfauslösung). Dämpfende Pharmaka vermeiden!

Achtung! Eine Infusion von Clomethiazol (S. 318) muß ständig überwacht werden! Bewußtlosigkeit, Atemdepression, Kreislaufversagen kommt wie bei anderen Hypnotica vor. Todesfälle sind bekannt. In anderen Ländern bevorzugt man Benzodiazepine.

Falls möglich, sollten auch EEG-Kontrollen durchgeführt werden. Bei „Krampfpotentialen" vorsorglich anticonvulsiv behandeln mit Phenytoin oder Carbamazepin.

Tabelle 15.1-4. Übersicht der Behandlungsprinzipien deliranter Syndrome verschiedener Ursache (nach Benkert und Hippius)

Ursache	Behandlung
Alkohol, Weckmittel und Halluzinogene	Sofortiger Entzug; bei Bedarf medikamentöser Schutz mit Clomethiazol
Opiate	Sofortiger Entzug;
Hypnotica	Sukzessiver Entzug über ca. 10 Tage
Therapeutische Anwendung von zentralwirksamen Pharmaka (z. B. Antidepressiva, Neuroleptica, Anticholinergica)	Sofortiges Absetzen oder starke Reduktion der Pharmaka entsprechend dem Schweregrad des Delirs; evtl. zusätzlich Clomethiazol
Schwere Allgemeinkrankheiten (z. B. Infektionskrankheiten, Vergiftungen, Stoffwechselkrankheiten. Kreislaufstörungen, akute cerebrale Krankheiten)	Primäre Behandlung der Grundkrankheit; evtl. zusätzlich Clomethiazol

2. Psychomotorische Erregungszustände

		ED (mg)	TMD (mg)	weil
Nicht-psychotische, vor allem mit Angst verknüpfte Erregungen	Tranquilizer, z. B. Diazepam möglichst i. v.	10	40	Leitsymptom ängstliche Unruhe (s. Tabelle 15.1-1)
Erregungen bei Depression	Dämpfendes Antidepressivum, z. B. Amitriptylin i. m.	50	150	Wirkt in dieser Dosis antidepressiv *und* dämpfend; Störungen der Kreislaufregulation sind zu erwarten
Wenn die Erregung sehr stark ist, zusätzlich	Dämpfendes Neurolepticum, z. B. Levomepromazin i. m.	25–50	Keine strikte obere Grenze	Zugleich dämpfendes und aufhellendes Neurolepticum
Erregungen bei Schizophrenie oder Manien	Dämpfendes Neurolepticum, z. B. Levomepromazin i. m.	25–50	Keine strikte obere Grenze	Desgleichen
Erregungen bei Patienten, die psycho-organisch beeinträchtigt sind: – Rauschhafte Intoxikationen nach Alkohol, Schlafmitteln, Rauschdrogen. – Hirnerkrankungen (z. B. arteriosklerotisch, atrophisch bedingte, Alter). – Akute internistische oder neurologische Erkrankungen	Nicht-dämpfendes Neuroleptikum, z. B. Haloperidol i. m. oder i. v; später evtl. dämpfendes Neurolepticum nach Bedarf	5	Keine strikte obere Grenze	Starkes, schnellwirkendes Neurolepticum ohne sedierende oder direkt periphere, z. B. Kreislaufeffekte. *Achtung!* Keine stärker zentral dämpfenden Mittel (Clomethiazol, Barbiturate) bei rauschhaften Intoxikationen!

Bei Suicidgefahr gilt die Regel: Je höher das Risiko, desto stärkere Dämpfung durch sedierende Neuroleptica ist erforderlich. Vermeide die pharmakogene Suicidalität! Beispiele hierfür:

a) Behandlung mit Antidepressiva → Antriebssteigerung *vor* Stimmungsaufhellung → Suicid. Auswege: in leichteren Fällen ein dämpfendes Antidepressivum, z. B. Amitriptylin, in schweren Fällen ein dämpfendes Neurolepticum, z. B. Levomepromazin, einsetzen (s. S. 304).

b) Behandlung mit Neuroleptica → pharmakogene Depression → Suicid, Auswege: Neurolepticum reduzieren oder Antidepressivum zulegen. Auslaßversuch!

3. Arzneimittelbedingte Akutsituationen neurologisch-psychiatrischer Art

Sie treten vor allem bei älteren und hirngeschädigten Patienten auf, ferner bei (bewußten oder unbewußten) Kombinationen von Psychopharmaka untereinander oder mit anderen zentralwirksamen Pharmaka.

Beispiele

Extrapyramidale Reaktionen erwartet man nach allen Neuroleptica, auch Reserpin, ferner nach Metoclopramid, α-Methyldopa, seltener nach Antidepressiva.
Ausweg: Auslaßversuch; evtl. Anticholinergicum. s. auch S. 301.

Psychomotorische Erregungen entstehen durch Antidepressiva oder durch „reine" Neuroleptica, z. B. Haloperidol, in hohen Dosen.
Ausweg: Häufig ist ein Auslaßversuch sinnvoll. Evtl. ein stärker dämpfendes Neurolepticum einsetzen.

Pharmakogene Depression kann durch alle Neuroleptica bedingt sein, vielleicht auch durch Barbiturate sowie zentralwirkende Antihypertensiva.
Ausweg: Durch Auslaßversuch Ursache feststellen. Menge an Arzneimittel reduzieren, evtl. absetzen. Vorsichtige antidepressive Therapie. Eine endogene Depression in der Anamnese erhöht die Wahrscheinlichkeit einer arzneimittelbedingten Depression.

Pharmakogene Delirien: s. Tabelle 15.1-4

Psychostimulantien = Psychotonica (Weckamine und Appetitzügler)

Die zahlreichen *Vertreter* dieser Gruppe leiten sich vom Ephedrin bzw. Amphetamin ab. Methamphetamin und Methylphenidat unterliegen der BTMVV (s. S. 65).

Psychotonica gelten als „Nachschlüssel für Leistungsreserven". Sie vermitteln zwar das Gefühl erhöhter Spannkraft. Die objektiven Ergebnisse entsprechen jedoch nur z. T. dem subjektiven Eindruck. Die Leistungsgrenze wird schlechter erkannt. Eine begrenzte Spezifität ist gegeben, z. B. bezüglich Appetitminderung.

Indikationen bestehen nur ausnahmsweise, z. B. für Methylphenidat bei Narkolepsie oder hyperaktiven Kindern.

Gefahren: Gewohnheitsbildung → evtl. totale Erschöpfung.
- Schlaflosigkeit → Schlafmittelmißbrauch → vermehrter Mißbrauch von Psychotonica.
- Starke psychische, deutliche physische Dependenz.
- Einmündung in eine symptomatische Psychose.
- Depression beim Absetzen.

Beim Gesunden sind Psychotonica *nicht* indiziert; auch als Appetitzügler sind sie nicht zu verantworten, weil ihre Wirksamkeit nach einiger Zeit nachläßt und das Risiko der pulmonalen Hypertonie (s. S. 236) nicht auszuschließen ist.

15.2 Therapie der Cyclothymie mit Lithiumsalzen

Lithium erzeugt im Gegensatz zu den „typischen" Psychopharmaka kein spezifisches Verhaltensmuster. Jedoch setzt es dosisabhängig psychische Leistungen herab. Sein Wirkungsmechanismus ist unbekannt.

Seine *Indikation* beschränkt sich auf die Cyclothymie.

Lithiumsalze
- dämpfen leichte oder abklingende manische Phasen, nicht dagegen die schweren akuten manischen Symptome (hier wären zusätzlich Neuroleptica indiziert).
- verlängern die Intervalle zwischen einzelnen manischen und/oder depressiven Phasen der Cyclothymie. In günstigen Fällen verhindern sie das Auftreten von Phasen überhaupt. Sie glätten also den Verlauf der Cyclothymie.

Lithiumsalze wirken erst binnen Wochen, machen also die initiale Behandlung mit Psychopharmaka oder Elektroschock nicht überflüssig.

Dosierung: Dauertherapie ist erforderlich. Laborkontrollen stellt man anfangs wöchentlich, später monatlich an. Zur Prophylaxe oder Nachbehandlung ca. 0,8 mVal/l einstellen, zur Therapie 1–1,4 mVal/l. Die Empfindlichkeit ist jedoch individuell verschieden. Toleranzentwicklung oder Entzugserscheinungen sind nicht bekannt. Die Kombination mit Psychopharmaka bietet keine Probleme.

Kontraindikationen und Vorsichtsmaßnahmen ergeben sich aus der gemeinsamen Elimination von Li^+ und Na^+. Eine verminderte Ausscheidung ist also zu erwarten bei Na^+-armer Diät, Herz- und Niereninsuffizienz und allgemein bei alten und geschwächten Patienten. – Umgekehrt würde Na^+-Zufuhr die Ausscheidung von Li^+ steigern. – Beim M. Addison wäre Li^+ wegen der Elektrolytstörungen kontraindiziert. – Diuretica stören die Li^+-Elimination auf komplexe Weise; eine gemeinsame Gabe ist also nur bei strenger Kontrolle des Serum-Li^+ gestattet.

Unerwünschte Wirkungen

Schon bei *therapeutischen Dosen* erscheinen
- Tremor der Hände und perioral, Ataxie, Schwindel, Ohrensausen, Kopfschmerz, Schlaflosigkeit;

- Polyurie
- Erbrechen, Durchfall;
- Schilddrüsenvergrößerung, die euthyreot oder hypothyreot sein kann; denn Li^+ hemmt die Ausschüttung (nicht die Synthese) von Schilddrüsenhormon. Bei hypothyreoter Vergrößerung substituiert man wie üblich (s. S. 272). Diesen Nebenwirkungen begegnet man mit einer Reduktion der Dosis, nicht mit Absetzen! Der Tremor spricht auf β-Blocker an.
- Eine Leukocytose ist häufig und unbedenklich.

Bei *massiver Überdosierung* kommt es zu Koma, Hyperreflexie, Nystagmus, Muskelfasciculieren, Herzstillstand. Die *Therapie* besteht in forcierter Diurese mit viel Na^+.

> Der Patient ist über die Gefahren und Frühsymptome der Intoxikation regelmäßig aufzuklären (Merkblatt!).
> Nur erfahrene Ärzte sollten mit Lithium umgehen.

15.3 Mittel zur Förderung des Schlafes (Sedativa und Hypnotica)

Vorbedingungen der Arzneitherapie

Die Behandlung mit Sedativa und Hypnotica ist das klassische Beispiel einer *symptomatischen Therapie*. Voranzugehen hat eine – wenn auch zunächst nur orientierende – Analyse der Schlafstörung. Diese setzt das vertrauensvolle Gespräch voraus, welches die Vorgeschichte der Beschwerden, die biographische und soziale Situation, die Lebensführung und den Tagesablauf klären soll.

Man hat zu unterscheiden nach der Entstehung
- Körperlich begründete Schlafstörungen (meist *Durchschlaf*störungen):
  - bei Kreislaufstörungen und Infektionskrankheiten,
  - im Alter (u. a. durch gestörte Hirndurchblutung, weshalb Digitalis oder Coffein als „Schlafmittel" wirken können),
  - bei Schmerzen.
- Schlafstörungen bei endogenen und symptomatischen Psychosen als
  - Achsensymptom der endogenen Depression, oder
  - Schlaf-Wachumkehr beim amentiellen und deliranten Syndrom.
   Hier können auch Psychopharmaka als „Schlafmittel" wirken.
- Funktionelle Schlafstörungen (meist *Einschlaf*störungen):
  - exogen durch Umwelteinflüsse, Änderung von Schlafrhythmus oder Schlafgewohnheiten;
  - endogen durch Erwartung, Erschöpfung, Konflikte, neurotische Fehlhaltung.

Die funktionelle Schlafstörung wird *fixiert,* indem der Patient am Nicht-Schlafenkönnen leidet. Schließlich soll die Tablette das leisten, wozu er selbst nicht imstande ist. Kann der Patient sein Wachsein in Ordnung halten, so kann er auch schlafen. Therapie der ersten Wahl muß sein: Aufklärung über äußere oder/und biographisch situative Ursachen der Schlafstörung. Psychische Führung, unterstützt durch autogenes Training. Verhaltenstherapie, evtl. vorübergehend auch Tranquilizer zur Anxiolyse.

- Schlafstörungen durch Arznei- und Genußmittel (vermeiden!):
  - Alkohol, Coffein (beide können fördern *und* hemmen!),
  - indirekte Sympathomimetica (in Asthmamitteln, Appetitzüglern, Nasentropfen),
  - Absetzen von Schlafmitteln oder Toleranzentwicklung gegen sie (s. Abb. 15.3-1) stört den Schlaf durch Rebound-Phänomene. Das wäre also eine „Schlaflosigkeit durch Schlafmittel".

> Jede Schlafstörung sollte man an der „frühestmöglichen Stelle" angehen, also am besten durch Behandlung des Grundleidens!

Risiken der Sedativa und Hypnotica

Alle Mittel

- entwickeln eine starke *Placebo*-Komponente (ähnlich Laxantien); sie sind daher meist durch psychische Führung oder durch Gabe von „Beinahe-Placebos" (z. B. Präparate aus Hopfen oder Baldrian) ersetzbar;
- verstärken die Wirkungen von *Alkohol* und von dämpfenden Medikamenten; Alkoholiker mißbrauchen daher diese Mittel (vor allem Clomethiazol und Benzodiazepine) nicht selten als Ersatz oder zur Wirkungsverstärkung.
- vermindern die *Selbstkontrolle* besonders der Motorik (Ataxie! Straßenverkehr!);
- verursachen bzw. verstärken eine *Atemdepression;*
- sind potentielle *Suicid*-Mittel. Die Risiken sind geringer bei Mitteln mit flacher Dosis-Wirkungsbeziehung, wie Benzodiazepine, Antihistaminica;
- führen bei langfristiger Anwendung zu *psychischer Dependenz*. Stärker wirksame Vertreter können auch *physische Dependenz* sowie *chronische Intoxikation* (Antriebsstörung, Abstumpfung, verlangsamtes Denken) hervorrufen.

Toleranz ist synonym mit Gewöhnung. Man versteht darunter eine Abschwächung der Wirksamkeit bei wiederholter Gabe. Sie kann sich schon innerhalb 4 Tagen entwickeln. Bei Schlafmitteln mag sie psychologisch, durch Induktion des hepatischen Arzneimittelabbaus, oder durch vermindertes Ansprechen des ZNS bedingt sein (s. Abb. 15.3-1). Toleranz ist ein Ausdruck der Lernfähigkeit des Organismus, vor allem des ZNS. Sie ist auch gegenüber erregenden Mitteln zu erwarten, wenn sie nur lange genug angewandt werden.

Die Induktion des Arzneimittelabbaus, z. B. durch Barbiturate, erstreckt sich auch auf zahlreiche andere Pharmaka (s. S. 22).

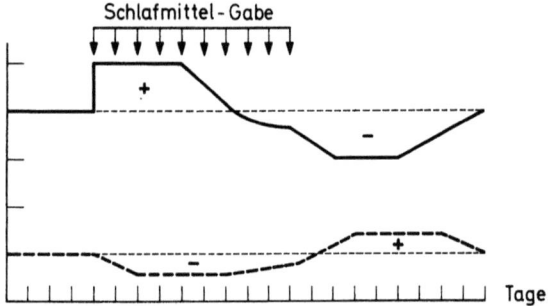

Abb. 15.3-1. Toleranzentwicklung und Rebound-Effekt bei wiederholter Schlafmittel-Gabe (schematisiert). ——— = Dauer des Schlafes; --- = Dauer des REM-Schlafes (Ordinate). Der Rebound-Effekt beim REM-Schlaf ist nicht völlig gesichert. Die Toleranzentwicklung bei wiederholter Gabe ist nach Benzodiazepinen nur wenig ausgeprägt

Abstinenzsyndrome sind Ausdruck der Dependenz. Sie treten häufig in milder Form als Unruhe, Schlaflosigkeit, unbestimmtes Mißbefinden auf. Schwere Formen entwickeln Krämpfe bei plötzlichem Entzug (Cave!).

Alkohol und manche Barbiturate werden schnell eliminiert, so daß sich auch das Abstinenzsyndrom schnell und unübersehbar einstellt. Benzodiazepine (s. S. 316) haben eine lange HWZ, so daß ihrem Entzug nur selten massive Erscheinungen folgen.

„Gewohnheitsbildung" ist gleichbedeutend mit Abusus bzw. Habituation und umschreibt eine gehäufte, nicht angebrachte Verwendung von Fremdstoffen. Das gibt es auch bei Mitteln, die keine „Sucht" erzeugen! Schlafmittel und Sedativa soll man grundsätzlich nur vorübergehend (zur „Einrenkung" des gestörten Schlafverhaltens) verschreiben, um beizeiten der Habituation entgegen zu wirken.

*Also durchwegs **Vorsicht** bei*
- alten Patienten (besondere Empfindlichkeit, paradoxe Reaktion);
- Leber- oder Niereninsuffizienz (Ausscheidungsstörungen);
- Hyperkapnie (Atemdepression);
- geschwächten Patienten (besondere Empfindlichkeit);
- psychisch abnormen Menschen (Mißbrauch, Suicid; beidem geht oft eine vom Arzt mitverschuldete Hortung von Schlafmitteln voraus!);
- „paradoxen" Reaktionen in der Anamnese;
- Kombination mit anderen zentral dämpfenden Mitteln (Alkohol (!!), Tranquilizern, Neuroleptica, Antihistaminica, Opiaten);
- Patienten im Straßenverkehr,
- Hangover, d. h. Überhang der Wirkung auf den nächsten Tag.

Der Patient ist aufzuklären, daß
- Schlafmittel nur vorübergehend eingenommen werden dürfen. Der Schlaf wird nur geborgt (s. Abb. 15.3-1). Auch ein Wechsel der Mittel ändert daran nichts;

Mittel zur Förderung des Schlafes (Sedativa und Hypnotica) 315

- die Verkehrstüchtigkeit noch am nächsten Tage vermindert sein kann;
- kein Alkohohl gleichzeitig getrunken werden darf;
- nur eine einzige Dosis kurz vor dem Zubettgehen zulässig ist.

Die pharmazeutische Industrie sollte

- angeben, nach welcher Zeit bei dem angebotenen Mittel Toleranz zu erwarten ist. Regelmäßige Einnahmen sollten auf diesen Zeitraum begrenzt werden;
- auf solche Werbung verzichten, welche die unterschiedliche Beeinflussung einzelner Schlafarten (z. B. REM-Schlaf) betont. Niemand kennt die biologische Rolle der einzelnen Schlafarten.

Schon das Wort „Hypnoticum" führt in die Irre; denn kein Schlafmittel wirkt selektiv. Stets muß eine unspezifische Dämpfung („Mini-Narkose") in Kauf genommen werden.

Prinzipien der Behandlung akuter Schlafmittelvergiftungen

- Eine *Magenspülung* erscheint bis zu 24 Std nach Vergiftung sinnvoll. Bei Komatösen nur nach Intubation spülen! Cave Aspiration, die sicher zur Pneumonie führt (s. S. 368).
- Eine *Forcierte Diurese* unter Bicarbonatgabe mindert die Rückresorption saurer Arzneimittel (s. S. 369). Cave Atemdepression durch Alkalose. Cave Lungenödem durch Hydratisierung. Dauerkatheter in die Harnblase legen!
- Intensivpflege, evtl. mit Beatmung.
- Analeptica nur zur Überbrückung, z. B. bei Transport ohne Beatmungsmöglichkeit einsetzen. Am ehesten wäre noch Bemegrid vertretbar.

Diese Prinzipien gelten für alle Substanzen, deren Überdosierung als „schlafmittelähnliche" Vergiftung imponiert. Die Chemie spielt nur insofern eine Rolle, als bei nicht-sauren Verbindungen das Bicarbonat entfällt.

Einzelsubstanzen

„Leichtere" Mittel (d. h. Mittel mit geringerem Risiko; S. 27)
Alle häufiger verwendeten Mittel dieser Reihe sind wegen der Gefahr von Gewohnheitsbildung und Suicid rezeptpflichtig. Neuen Mitteln bringe der Arzt das ihnen gebührende Mißtrauen entgegen.

● *Carbamide*

Bromhaltige Carbamide

Beispiele: Carbromal, Bromisoval.
Diese Mittel werden zur unrecht vielverwendet; denn sie haben zwei schwere substanzspezifische Nachteile:

- Das aus ihnen abgespaltene Bromid kumuliert (HWZ 1–2 Wochen!) und gibt Anlaß zum Bromismus.
- Größere Mengen, wie sie zum Suicid eingenommen werden, bilden im Magen große, als Depot wirkende Konkremente, welche eine langanhaltende Vergiftung bewirken.

Bei *Vergiftung* muß man röntgenologisch nach Carbromal-Konkrementen suchen und evtl. gastroskopisch zerkleinern. Sonst wie Schlafmittelvergiftung behandeln. Bromid im Plasma kann durch reichliche Gabe von Chlorid und kräftige Diurese gesenkt werden.

Bromfreie Carbamide

Beispiele: Diäthylpentenoylamid; auch Meprobamat kann nach Struktur und Wirkung dazugerechnet werden.

Diäthylpentenoylamid ist inzwischen an die Stelle der Bromcarbamide getreten, leider auch bezüglich Gewohnheitsbildung und Suicid.

- *Meprobamat* ist heute unbedeutend, weil es durch Benzodiazepine ersetzt wird. Es wirkt grundsätzlich diesen ähnlich, aber schwächer und kürzer. Psychische und physische Dependenz sowie Suicide sind bekannt (S. 307).
- *Diphenhydramin* wurde als Antihistaminicum eingeführt. Heute dient es wegen seiner sedierenden Wirkung (s. S. 139) auch als Ersatz für Carbamide.

- *Chloralhydrat* ist ein gutes Schlafmittel. 250–500 mg sedieren, 1–2 g erzeugen Schlaf. Als Flüssigkeit ist es aber unpraktisch in der Anwendung (Rectiole, Kapseln), es schmeckt scheußlich.

Vorsicht:
- nicht bei schwerer Herzinsuffizienz, weil Chloralhydrat für Adrenalin sensibilisiert und daher Extrasystolien fördern kann;
- nicht bei Leberinsuffizienz, weil die Substanz in der Leber metabolisiert wird;
- ein Abbauprodukt (Trichloräthanol) ergibt evtl. eine positive Zuckerreaktion im Harn.
- Chloralhydrat und Alkohol potenzieren sich gegenseitig durch gemeinsame Wirkungen und gemeinsame Abbauwege.

- *Benzodiazepine* (s. 306) sind heute die meistverwendeten Schlafmittel. Sie gelten als besonders günstig, weil
  - sie das normale Schlafverhalten wenig verändern. Der Ausdruck „Induktion des Schlafs" bleibt aber doch ein Werbeslogan. In geeigneter Dosierung kann z. B. mit Flunitrazepam ein Schlafzustand erzwungen werden;
  - sie wenig riskant bei Überdosierung sind (flache Dosis-Wirkungskurve);
  - Dependenz und Toleranzentwicklung wenig ausgeprägt sind;
  - die Enzyminduktion gering ist.

  Zusätzlich zur Schlafförderung bewirken sie
  - eine Dämpfung des limbischen Systems → Anxiolyse (s. S. 305).
  - eine Hemmung polysynaptischer Spinalreflexe → Muskelrelaxation.
  - eine Krampfhemmung (s. S. 319).

> *Alle Benzodiazepine wirken gleichartig.* Ob also eine Substanz als Schlafmittel oder als Tranquilizer vertrieben wird, hängt eher von der Marktlage ab als von der Pharmakologie.

Zur Pharmakokinetik:

Benzodiazepine können, wie die Barbiturate, derzeit *nur nach der Wirkungsdauer* geordnet werden. Am kürzesten (einige Std) ist die Halbwertszeit von Triazolam, Lormetazepam und Temazepam, was ihre Nutzung als *Ein- und Durchschlafmittel* nahelegt. Allerdings fördert das schnelle Einsetzen und Abklingen der Wirkung die Bindung an diese Mittel. – *Chronische Schlafstörungen* sind häufig psychisch bedingt bzw. überlagert (s. Tabelle 15.1-1). Zu ihrer Behandlung sind längerwirkende Benzodiazepine als Tagestranquilizer geeignet; denn ein ausgeglichener Tagesablauf fördert den Schlaf.

Die Halbwertszeit der meisten Benzodiazepine ist länger als der Nachtschlaf (beim Flurazepam z. B. > 100 Std). Z. T. entstehen aus ihnen auch aktive Metabolite (Diazepam → Oxazepam; Medazepam → Diazepam; Flurazepam → Desalkylflurazepam). Werden diese Mittel nur gelegentlich verwendet, so ist ihre Wirkungsdauer vorwiegend durch Umverteilung bestimmt, d. h. kürzer als die Eliminations-Halbwertszeit (s. auch Barbiturate). Bei wiederholter Anwendung reichern sie sich in tiefen Kompartimenten an. Daraus leitet sich die Kumulationsneigung bei regelmäßiger Einnahme ab. Toleranzentwicklung und Entziehungserscheinungen werden durch die Kumulation verdeckt.

„Starke" Mittel, d. h. Mittel mit höherem Risiko

Sie entwickeln
- stark dosisabhängige Wirkungen mit Gefahr der akuten Überdosierung (mit oder ohne Absicht);
- Verwirrtheit und Ataxie bei chronischem Mißbrauch;
- physische Dependenz und Entzugserscheinungen; daher *langsam* absetzen, sonst können epileptiforme Krämpfe auftreten;
- Euphorie und psychische Dependenz. Sie kommen bei allen, besonders den starkwirkenden und den schnell wirkenden Hypnotica vor. Aktuelle Beispiele sind: Cyclobarbital, Glutethimid, Methaqualon, Clomethiazol. Folgende Reihung des Mißbrauchs ist typisch: zuerst nächtliche Entspannung, dann Konfliktverdrängung, dann Dependenz vom „Tagestranquilizer".

Stark wirkende Schlafmittel sollten also möglichst garnicht, keinesfalls langfristig verwendet werden.

- *Barbiturate und Verwandte*

    Ausnahmslos zählen sie zu den „starken" Mitteln. Substanz- und dosisabhängig können sie Sedation, Schlaf oder Allgemeinanaesthesie erzeugen.
    Ihre *Gruppierung* erfolgt – wie diejenige der Benzodiazepine – nach der *Wirkungsdauer:*

- Zu den *lang* wirkenden Mitteln (HWZ ~ 60 h) zählt Phenobarbital, das auch als Langzeit-Sedativum mit 1/5–1/10 der schlafmachenden Dosis eingesetzt wird.
- *Mittellang wirkende Durchschlafmittel* (Wirkungsdauer 3–6 Std, HWZ 10–30 Std) werden repräsentiert durch Heptabarbital, Pentobarbital, und Cyclobarbital. Glutethimid ist zwar kein Barbiturat, aber im übrigen hier einzustufen.
- Ein *kurz wirkendes Einschlafmittel* (Wirkungsdauer 0,5–2 Std, HWZ ~ 5 Std) ist Hexobarbital.

Für die Beurteilung kommt es nicht darauf an, ob ein Schlafmittel chemisch ein Barbiturat ist, sondern ob es barbituratähnlich wirkt.

Hinweise zur *Pharmakokinetik*
- Alle Barbiturate werden in der *Leber abgebaut*. Je länger ihre HWZ, ein desto größerer Anteil wird renal ausgeschieden, und desto größer ist der Nutzen der forcierten Diurese bei der Vergiftung.
- Barbiturate *induzieren den Arzneimittelabbau* (s. S. 22). Dadurch kann die Wirksamkeit von Antiepileptica, oralen Antidiabetica, oralen Anticoagulantien und auch von hormonalen Contraceptiva abgeschwächt werden. Mitinduktion der Aminoävulinsäure-Synthetase kann eine bestehende Porphyrie verstärken (Kontraindikation!).
- Die Wirkungsdauer kurz- und mittellang wirkender Barbiturate wird mehr durch Umverteilung als durch Elimination bestimmt. Die gleichwohl langen HWZ (s. o.) machen den „hangover" verständlich.

- *Methaqualon* ist ein stark wirkendes Schlafmittel, das bezüglich seiner akuten und chronischen Effekte wie Barbiturate einzustufen ist. Dazu kommen zwei Besonderheiten:

  - Methaqualon hat eine *enthemmende* Wirkkomponente, was seinem Mißbrauch als „love drug" zugrunde liegen mag. Eine Überdosierung kann Hyperreflexie und sogar Krämpfe hervorrufen.
  - Es besteht der Verdacht, daß eine langfristige Verwendung eine *Polyneuropathie* auslösen kann; daher nicht mehr als 0,3 g tgl. für maximal 4 Wochen gestatten.

  Methaqualon ist ein *Betäubungsmittel* im Sinne der BTMVV (s. S. 65).

- *Clomethiazol* wird schnell resorbiert und schnell eliminiert, es ist daher gut steuerbar. Wegen seiner prompten Wirkung besteht aber auch die besondere Gefahr der Dependenz; daher ist es *nicht als Schlafmittel in den üblichen Indikationen* geeignet.
  Die Hauptindikation ist die Therapie des *Delirium tremens* alcoholicum, aber prinzipiell aller Delirien (s. S. 308). Clomethiazol ist kein Spezifikum; in anderen Ländern bevorzugt man Diazepam, evtl. in Kombination mit Haloperidol.

  Die Therapie beginnt meist mit einer Infusion (nur unter strikter Beobachtung, weil Gefahr von Atemdepression und Schock!) und wird dann oral für 1–2 Wochen weitergeführt. *Falsch wäre eine ambulante oder gar eine Dauertherapie von Alkoholikern mit Clomethiazol;* denn psychische und physische Dependenzen sind häufig. Entzug von Clomethiazol kann sich in Krämpfen (s. S. 314) oder deliranten Bildern (!) äußern. Die Substanz ist auch bei Leberkranken oder alten Menschen verwendbar. Gleichzeitige Gabe von Alkohol erhöht, wie bei allen dämpfenden Mitteln, die Toxizität.

> *Fixe Kombinationen von Schlafmitteln* untereinander oder mit anderen Medikamenten sollten vermieden werden; denn
> – mindestens eine Komponente wird *fehldosiert*.
> – Die Risiken der Arzneimittel-*Neben*wirkungen und der Arzneimittel-*Wechsel*wirkungen sind erhöht.

15.4 Mittel zur Behandlung von Anfallskrankheiten

Vorbemerkungen

Bedeutung: Nicht weniger als 1–2% der Bevölkerung leiden an Krampfanfällen. Idiopathische Anfälle beginnen meist schon in der Jugend oder in der Pubertät. Den Patienten drohen Verletzungen, Unfälle, Status epilepticus, hirnorganische Wesensänderung durch Hypoxie.

Ziel der Behandlung ist die langfristige Freiheit von Anfällen. Oft muß man sich mit der Minderung ihrer Häufigkeit begnügen. *Wege* hierzu sind
– die Vermeidung auslösender Faktoren, sowie
– die (meist lebenslange) Arzneitherapie. Antiepileptica wirken aber nur suppressiv, nie kausal!

Folgende Faktoren können die Wahrscheinlichkeit von Anfällen erhöhen und sind daher möglichst zu vermeiden bzw. zu behandeln:
– Metabolische Störungen, z. B. Hyperventilation, Störungen des Wasserhaushalts, Hypoglykämie, Fieber;
– Pharmaka, z. B. Penicilline (in hohen Dosen), Psychotonica, Neuroleptica, Antidepressiva, Alkohol, Glucocorticoide, Anthelminthica auf Piperazinbasis.
– Entzugssyndrome nach Alkohol, Opiaten, Schlafmitteln;
– starke rhythmische Reize; Störungen des Wach-Schlafrhythmus;
– Emotionen, z. B. nach Verkehrsunfall.

Zuordnung der Antiepileptica zu Manifestationsformen

Antiepileptica dienen der elektrischen Stabilisierung des zu synchronisierten Entladungen neigenden Gehirns. Ursachen und Manifestationsformen der Anfallkrankheiten sind überaus verschieden. Keine Theorie, sondern nur die klinische Erfahrung sagt aus, welches Mittel bei welcher Manifestationsform besonders aussichtsreich ist (vgl. Tabelle 15.4-1).

Die Kreuze in Tabelle 15.4-1 geben etwa die hierzulande üblichen Präferenzen wieder. Jedoch muß der Arzt je nach Schwere der Erkrankung, Verträglichkeit und Ansprechen das individuell geeignetste Mittel auswählen. Die Situation ist also komplizierter als bei den Empfindlichkeitsspektren der Antibiotica! Vergleichende Therapiestudien sind schwierig durchzuführen und liefern bisher keine zureichenden Entscheidungshilfen.

Tabelle 15.4-1. Art des Krampfleidens und Wahl des Medikaments

	(1) Benzodiazepine	(2) Succinimide	(3)[a] Barbiturate	(4) Phenytoin	(5) Carbamazepin	(6) Valproinat	(7) Dexamethason	Kombinationen (bei Versagen der Einzelsubstanzen)
Petit mal-Tetrade 1. BNS-Krämpfe der Säuglinge (Propulsiv-Petit mal)	+ +						+ +	
2. Myoklonisch-astatisches Petit mal der Kleinkinder	+ +	+ +				+ +	+	(1) mit (7)
3. Pyknolepsie der Schulkinder (Absencen; Retropulsiv-Petit mal)	+	+ +	+			+ +		(3) oder (6) mit (2)
4. Myoklonisches Petit mal der Jugendlichen (Impulsiv-Petit mal)	+	+	+ +	+		+ +		(3) mit (6)
Grand mal (typischer Anfall oder abortive Formen): Anfälle vorzugsweise im Schlaf beim Aufwachen gemischt			+ + + +	+ + + + +	+ + + + +	+ +		(3) oder (6) mit (4) (3) mit (4)
Focale (und psychomotorische) Anfälle			+	+ +	+ +			
Kombinations- oder gemischte Epilepsien	Kombination je nach Fall							

[a] Alternativ Primidon

In grober Annäherung ergibt sich eine empirische Gliederung:
1. Beim Grand mal benutzt man vor allem Phenytoin und Barbiturate, wobei Carbamazepin bei milderen Formen als Substitut für Phenytoin dienen kann.
2. Beim Petit mal sind Benzodiazepine, Succinimide und Valproinat besonders wirksam:
   – im frühen Lebensalter in Verbindung mit Dexamethason;
   – im Schulalter meist zusammen mit Primidon.

Unerwünschte Wirkungen und Pharmakokinetik

Unabhängig vom verwendeten Arzneimittel sind folgende unerwünschte Wirkungen zu erwarten:
- Leistungseinschränkung mit daraus folgender Gereiztheit;
- cerebelläre Symptome, wie Nystagmus, Dysarthrie, Ataxie;
- Leukopenien (außer bei Barbituraten und Benzodiazepinen); daher regelmäßige Kontrollen!
- Unvorhersagbare Wechselwirkungen mit Alkohol.

Wenn der therapeutische Effekt ausbleibt oder ungewöhnlich starke Nebenwirkungen auftreten, sollte möglichst die Plasmakonzentration gemessen werden. Die Beziehungen zwischen Plasmakonzentration und Anfallsfrequenz sind jedoch stark vom Patienten abhängig!

Phenobarbital, Phenytoin, Primidon, Carbamazepin und Valproinat induzieren und belasten sämtlich den Arzneimittelstoffwechsel. Daher sind stets pharmakokinetische Interaktionen (s. S. 22) zu erwarten, auch solche zwischen den genannten Antiepileptica. Die Induktion des Arzneimittelabbaus durch Phenytoin oder Barbiturate mindert die Zuverlässigkeit hormonaler Contraceptiva!

Einzelne Mittel

Phenytoin

Phenytoin sediert kaum. Diesem wichtigen Vorteil stehen jedoch zahlreiche unerwünschte Wirkungen gegenüber:
- Zahnfleisch-Hyperplasien, Hypertrichose, Exantheme;
- Ataxien. Hohe Dosen über lange Zeit können das Kleinhirn anatomisch schädigen; daher bei Kleinkindern nur unter Blutspiegelkontrolle geben. Hyperkinesien sind vor allem bei Patienten mit vorgeschädigten Basalganglien zu erwarten;
- Osteomalacie durch Störung des Vit. D-Stoffwechsels (s. S. 277);
- Megaloblasten-Anämie durch Störung des Folat-Metabolismus;
- Verdacht auf Teratogenität, Phenytoin soll das Risiko stärker erhöhen als die Grundkrankheit dies tut. Auch andere Antiepileptica werden angeschuldigt. Phenytoin mit Kontrazeption kombinieren, wenn kein dringlicher Kinderwunsch besteht.

Vielleicht beruht die vermutete Teratogenität auf der Störung des Vitamin D- und Folatstoffwechsels. Daher bei epileptischen Schwangeren besonders auf Substitution von Vit. D, Ca^{2+} und Folat achten!

Die therapeutische Plasmakonzentration liegt bei 10–20 µg/ml. Die Halbwertszeit beträgt ca. 12 Std. Bei hoher Dosierung ist sie jedoch erheblich länger, weil die Kapazität des abbauenden Systems dann nicht ausreicht. Die beträchtlichen individuellen Variationen der Plasmakonzentration sind z. T. erblich, z. T. durch Induktion oder Hemmung des Arzneimittelabbaus bedingt.

Das Tuberculostaticum Isoniazid hemmt den Abbau, so daß langsame Acetylierer (s. S. 57) vergiftet werden können.
Phenytoin nicht i. m. geben, weil die ursprünglich alkalische Lösung dort präcipitiert und daher der Plasmaspiegel niedriger als nach oraler Gabe liegt.

Phenobarbital (s. S. 318).

Phenobarbital wirkt lange (HWZ ca. 60 Std). Es induziert den Arzneimittelabbau, was aber gegenüber den anderen Variablen der antiepileptischen Therapie weniger bedeutend sein dürfte. Die therapeutische Plasmakonzentration liegt bei 10–20 µg/ml. – *Methylphenobarbital* geht im Organismus in Phenobarbital über und bietet wohl keine Vorteile.

Primidon

Unerwünschte Wirkungen:
- Störung des Folatmetabolismus führt zur Megaloblasten-Anämie; in solchen Fällen Folat geben;
- Wie Barbiturate macht Primidon müde. Kinder zeigen daher unkonzentriertes Verhalten, Unruhe, Leistungsschwäche, Nachlassen in der Schule; durch Einschleichen und niedrige Dosierung (Kombinationen!) ist dies meist vermeidbar.

Die Halbwertszeit beträgt ca. 12 Std. Die effektive Plasmakonzentration liegt bei 10–20 µg/ml. Zum größeren Teil geht Primidon im Organismus in Phenobarbital über, das eine längere Halbwertszeit (ca. 60 Std) besitzt. Es liegt also eine „Kombinationstherapie durch Arzneimittelmetabolismus" vor.

Succinimide (vor allem als Ethosuximid verwendet)

Unerwünschte Wirkungen:
- Müdigkeit, in späteren Stadien auch Schlaflosigkeit;
- Provokation großer Anfälle wird vermutet; daher mit Primidon oder Phenytoin (niedrig dosiert) kombinieren.

Halbwertszeit ca. 60 Std.

Carbamazepin

Die therapeutische Plasmakonzentration liegt bei 6–8 µg/ml. Die Elimination ist schnell; daher sind 3–4 Dosen/Tag erforderlich. Vielleicht über einen Metaboliten (Epoxid) wirkend.

Valproinat

Seine unerwünschten Wirkungen äußern sich meist nur in Erbrechen oder Durchfall. Sehr selten wird jedoch eine evtl. schwere Hepatotoxizität beobachtet, so daß das Mittel bei vermutetem Leberschaden nicht gegeben werden darf.
Seine Halbwertszeit liegt bei ca. 15 Std. Trotz starker Proteinbindung ist mit erheblichen

Mittel zur Behandlung von Anfallskrankheiten

Schwankungen der Plasmakonzentration zu rechnen. Pharmakokinetische Wechselwirkungen (Induktion; Hemmung) bestehen mit zahlreichen anderen Antiepileptica.

Wegen ihrer besonders bedenklichen unerwünschten Wirkungen sind Bromid enthaltende Mittel möglichst zu vermeiden, desgleichen Oxazolidine und Phenacemid. Unter den Hydantoinen ist Phenytoin zu bevorzugen, unter den Succinimiden Ethosuximid.

Anmerkung: Die Antiepileptica *Carbamazepin* und (geringer) *Phenytoin* gelten als **Specifica bei Trigeminusneuralgie.** Sie sind aber keine Analgetica im üblichen Sinn. Ihr Nutzen beschränkt sich auf episodische zentrale Schmerzen. Bei ihrem Versagen oder zu starken unerwünschten Wirkungen wird das spinale Muskelrelaxans Baclofen versucht, ehe man chirurgisch eingreift.

Einige praktische Hinweise für die antiepileptische Therapie

Beginn der Arzneitherapie

Hirnorganische Anfälle sind nur ein Symptom! Erstmalig, vereinzelt oder selten auftretende Anfälle noch unbekannter Ursache führt man möglichst unbehandelt unverzüglich der nervenärztlichen Abklärung zu. Nur bei vitaler Gefährdung (s. Status epilepticus, S. 324) beginnt man die anticonvulsive Behandlung sofort und weist dann zur stationären Diagnostik und Therapie ein. Gehäufte Anfälle und Anfälle bei cerebraler Vorschädigung wirken sich deletär aus.
Die Behandlung beginnt in der Regel mit einem einzigen Medikament. Bei gemischten Anfallsformen sollte dasjenige Medikament zuerst gegeben werden, das auf die klinisch den Patienten am meisten beeinträchtigende Anfallsform wirkt. Die Auswahl der Medikamente beruht auf Empirie (s. Tabelle 15.4-1). Erst wenn eine Monotherapie in voller Dosierung nicht ausreicht, legt man ein zweites Mittel zu. Erst wenn man den Nutzen beider Mittel kennt, darf man sie als fixe Kombination verschreiben.
Stets einschleichend behandeln, da sich der Patient an die Nebenwirkungen der Medikamente gewöhnen muß. Meist ist die maximal tolerierte Dosis erforderlich; sie liegt individuell verschieden. Bei Medikamentenwechsel niemals abrupt absetzen, da sonst ein Status epilepticus droht. Eine überlappende Gabe ist besser!

Durchführung der Arzneitherapie

Die Therapie soll unter laufender ärztlicher Kontrolle stehen. Die Dosierung richtet sich nach Anfallsfreiheit, EEG-Befund und Nebenwirkungen, evtl. auch nach der Plasmakonzentration. Antiepileptica gibt man in Streßsituationen weiter, z. B. vor, während und nach Operationen, Infekten usw. Bei Klinikeinweisung von Epileptikern mache man die behandelnden Ärzte aufmerksam! Bei bewußtlosen Epileptikern führt man Antiepileptica parenteral oder durch Sonde zu.
Patient und Angehörige sind über Anfallsleiden, Notwendigkeit einer regelmäßigen Medikamenteneinnahme und Wirkungsweise der Medikamente sowie Nebenwirkungen aufzuklären. Notwendigkeit des „Probierens" erklären! Epileptiker

sind oft nur schwer zu einer konsequenten langfristigen Therapie zu bewegen; viele Versager beruhen hierauf. Die Aufklärung der Angehörigen ist besonders wichtig bei epileptisch wesensgeänderten oder intellektuell eingeschränkten Patienten. Vertrauensperson suchen! Unbedingt Anfallskalender führen lassen! Schriftliche Anweisungen geben.

Nach etwa 3jähriger Anfallsfreiheit versucht man die antiepileptischen Medikamente über Monate hin ausschleichend abzusetzen. Bei sehr seltenen Anfällen wäge man ab, ob Medikamente auf die Dauer sinnvoll sind.

Begleitende Maßnahmen

Soziale Betreuung nicht vergessen. Ein Anfallskranker ist in der heutigen Arbeitswelt in der Regel benachteiligt. Seine Behandlung ist langfristig. Nur der sozial engagierte Arzt sollte sich ihr zuwenden. Zeit und Erfahrung sind erforderlich zur Lösung schulischer, berufsberatender, beruflicher, ehelicher Probleme. Keine Arbeiten an offen laufenden Maschinen, Feuerstellen, auf Gerüsten. Kein Führerschein!

Zur individuellen Vorsorge gehören vor allem: Regelmäßige Lebensweise; ausreichender und regelmäßiger Schlaf; strenge Vermeidung von Alkohol; bei Frauen Contraception nahelegen. Über alle zusätzlich genommenen Arzneimittel muß der Arzt Bescheid wissen. Man vermeide zentrale Analeptica, Anthelminthica auf Piperazinbasis, Glucocorticoide, sehr hoch dosierte Penicilline und Cephalosporine.

Versager der antiepileptischen Therapie beruhen oft auf
– fehlender Compliance
– zu niedriger Dosierung
– anfallsfördernder Lebensweise
– unzureichender Diagnostik (Hirntumor!)

Status epilepticus

Definition: Man versteht hierunter Serien epileptischer Anfälle, die nicht durch geordnete, bewußte Geistestätigkeit unterbrochen sind.

Alle Formen der Epilepsie können statusartig auftreten. Man spricht vom Grand mal-Status, Petit mal-Status, Status psychomotorischer oder focaler Anfälle.

Stets besteht Lebensgefahr! Daher:
– Sofortiger Versuch der Unterbrechung des Status;
– anschließend unverzügliche stationäre Einweisung.

Medikamentöse Behandlung

● Beim Petit mal-Status (in allen Lebensaltern) sind Benzodiazepine die Mittel erster Wahl:

- In der *Praxis* gibt man Diazepam, 1 Ampulle à 10 mg, langsam i.v., bei Bedarf nach 15–30 min nochmals. Kontrolle der Atmung! Ohne Beatmungsmöglichkeit keine häufigere Wiederholung wegen Kumulation! Analog wird Clonazepam eingesetzt (0,5–2 mg).
- In der *Klinik* kann man unter Vitalwertbeobachtung und evtl. Beatmungsmöglichkeit bei Bedarf höher dosieren:

  Infusionsflasche mit 500 ml physiol. NaCl oder Ringerlösung + 60 mg Diazepam, langsam nach Bedarf in 8–16 Stunden einlaufen lassen. Wiederholung ist möglich. Achte auf Atmung und Kreislauf.

- Grand mal-Status und Status focaler und psychomotorischer Anfälle:
  - In der *Praxis* versucht man zunächst Diazepam oder Clonazepam (s. o.). Wenn dies nicht ausreicht, gibt man bis zu 0,2 g Phenobarbital oder bis zu 0,5 g Phenytoin langsam (nicht mehr als 50 mg/min) i. v.

    Pharmakokinetische Anmerkung: Phenytoin i. v. wirkt binnen Minuten; Phenobarbital entwickelt auch nach i. v. Injektion eine Latenz von ca. 20 min wegen langsamer Passage ins Gehirn (geringere Lipophilie!). Benzodiazepine i. v. wirken zwar binnen Minuten; ihr Effekt hält aber wegen Umverteilung nur ca. 15–60 min an. Die wiederholte Gabe erhöht das Risiko der Atemdepression.

  - In der *Klinik* besteht die zusätzliche Möglichkeit der Infusion von Diazepam, Phenytoin oder Clomethiazol (dieses vor allem bei Alkoholdelir mit Anfallsserien).

    Besondere Risiken (daher Intensivüberwachung) liegen beim Diazepam in der Atemdepression und dem Blutdruckabfall, beim Phenytoin in der Störung von Reizbildung und Reizleitung im Herzen, beim Clomethiazol in der Atemdepression.

    Risiken abwägen und das geeignetste Mittel aussuchen! Achte auf EKG, EEG, Puls, Blutdruck.

    Unterstützende Maßnahmen entsprechen dem allgemeinen Vorgehen der Notfallmedizin:
    Hirnödembehandlung mit Furosemid;
    Freihalten der Atemwege: Absaugen;
    Venöse Zufuhr offen halten;
    Evtl. Sauerstoffkatheter.

- Gelingt die Statusunterbrechung nicht, so können Muskelrelaxantien, Intubation, assistierte oder kontrollierte Beatmung erforderlich werden.

Opiate, Neuroleptica, O_2-Überdruck, Hyperventilation sind zu vermeiden, weil dadurch die Krampfbereitschaft steigt.

Bei Anfallskrankheit in der Anamnese muß man nach verschlimmernden Faktoren suchen, z. B. Hypocalcämie, Hypoglykämie, Alkoholentzug, Weglassen der Antiepileptica (!). Letzteres läßt sich objektivieren durch Messung der Plasmakonzentration.
Bei „leerer" Anamnese unverzüglich mit der Diagnostik beginnen!

15.5 Mittel zur Therapie des Parkinsonismus

Vorbemerkungen

Dem Parkinsonsyndrom fast jeder Genese liegt eine Unterfunktion der dopaminergen Verbindung zwischen Substantia nigra und Striatum zugrunde. So entsteht ein funktionelles Ungleichgewicht zwischen Dopamin und Acetylcholin im Striatum. Daraus resultieren die „Plus"-Symptome: Rigor, Tremor und die „Minus"-Symptome Hypokinese, Bradyphrenie.
Das Grundleiden ist nicht beeinflußbar. Es schreitet trotz Therapie fort. Man versucht, die Symptome durch hemmende oder substituierende Pharmaka zu unterdrücken.

Zwei medikamentöse Wege sind möglich:
1. Hemmung des cholinergen Systems durch Anticholinergica;
2. Stützung des dopaminergen Systems durch Gabe
   - des Dopamin-Präcursors Levodopa
   - eines Dopamin-Agonisten, z. B. Bromocriptin
   - von Amantadin
   - eines Hemmers des Dopamin-Abbaus (Deprenyl; noch in der Erprobung); er hemmt spezifisch Monoaminoxidase B.

In der Regel beginnt man die Arzneitherapie mit einem Anticholinergicum oder Amantadin. Reicht dies nicht aus, versucht man Levodopa.

Die Dosis wird langsam gesteigert, bis ein Effekt erzielt oder die Toleranzgrenze erreicht ist.

Abrupte Änderungen der Dosierung oder plötzliche Übergänge zwischen den medikamentösen Behandlungsprinzipien vermeide man. Der Erfolg läßt sich erst nach ca. dreimonatiger Therapie beurteilen.

Generell gilt für die Arzneitherapie des Parkinsonismus: *Hohe* Dosen benötigt man bei postencephalitischem M. Parkinson, *mittlere* Dosen bei hereditären Prozessen (atrophisierenden cerebralen Prozessen), *niedrige* Dosen bei cerebralarteriosklerotisch verursachtem M. Parkinson. Besonders die letzte Gruppe entwickelt häufig sog. symptomatische Psychosen im Involutionsalter mit deliranten Bildern. Behandlung einer Herzinsuffizienz und Blutdruck-Regulierung nicht vergessen!
Die alleinige medikamentöse Behandlung ist jedoch unzulänglich. *Unterstützende Maßnahmen* bestehen in psychagogischer Führung; denn Parkinsonkranke sind fast immer depressiv gestimmt, und in krankengymnastischer Übungsbehandlung.
In *schweren* Fällen ist ein *stereotaktischer Eingriff* zu erwägen.

1. Hemmung des cholinergen Systems

Sie bessert vor allem die „*Plus*"-Symptome Rigor und (weniger) Tremor, kaum die Hypokinese. Sie ist die Therapie der Wahl u. a. bei arzneimittelbedingtem

Parkinsonismus nach Neuroleptica. Dieser spricht nicht auf Levodopa an, weil Neuroleptica die dopaminergen Receptoren blockieren (s. S. 301).

Substanzen: Biperiden, Trihexyphenidyl, Metixen.

Unerwünschte Wirkungen äußern sich, wie bei anderen Anticholinergica, als

- Verwirrtheitszustände, welche der Grundkrankheit zur Last gelegt werden, sich aber beim Weglassen des Anticholinergicums bessern,
- Trockener Mund (saure Drops empfehlen),
- Glaukomgefahr bei engem Kammerwinkel,
- Erschwertes Harnlassen, vor allem bei Prostata-Hyperplasie,
- Tachycardie; daher Vorsicht bei Myocard- und Coronarinsuffizienz.

2. Stützung des dopaminergen Systems

Sie bessert vor allem die „*Minus*"-Symptome Hypokinese und Bradyphrenie, weniger den Rigor, kaum den Tremor.

Als *Vorläufer der Wirksubstanz* wird **Levodopa** verabreicht, aus dem in zahlreichen peripheren Organen und auch im Gehirn der eigentliche Wirkstoff Dopamin entsteht. Levodopa dringt im Gegensatz zu Dopamin ins Hirn ein.

Die *Dosierung* variiert zwischen 0,5 und 6 g täglich. Der Bedarf wird durch langsam steigende Dosierung austitriert. Der Grenzwert ist erreicht bei allgemeiner Unruhe oder ausfahrenden, unfreiwilligen Bewegungen. Das nicht seltene Erbrechen läßt sich durch Antiemetica dämpfen. Gleichzeitige Gabe von Anticholinergica (s. o.) oder Amantadin (s. u.) ist möglich.

Die *Decarboxylase-Hemmer* Benserazid und Carbidopa dringen kaum ins Gehirn ein; sie hemmen die Dopaminbildung nur peripher. Eine Kombination zwischen Levodopa und Hemmstoff führt also zu geringerem Bedarf an Levodopa (ca. $^1/_5$) und zu geringeren peripheren Nebenwirkungen (s. u.).
Das verbessert den therapeutischen Quotienten.

Pyridoxin (Vitamin B_6), ein Inhaltsstoff mancher „Geriatrica", ist Coenzym der Dopa-Decarboxylase. Bei alleiniger Gabe von Levodopa würde es stören, nicht dagegen bei gleichzeitiger Gabe eines Hemmers der Dopa-Decarboxylase.

Unerwünschte Wirkungen und Vorsichtsmaßnahmen

- Am häufigsten sind *extrapyramidal-motorische* Symptome (Myoklonien, Dyskinesien), die oft in tageszeitlichem, gelegentlich in abruptem (on-off) Wechsel auftreten.
- *Zentrale Erregung* kann sich in Unruhe, Schlaflosigkeit, erhöhter sexueller Aktivität, manisch-depressiver Verstimmung äußern.
- *Vegetative Zeichen* sind orthostatisches Syndrom, Tachycardie, Erbrechen.
- **Vorsicht** bei allen Patienten, die Sympathomimetica erhalten (z. B. wegen

Asthma bronchiale) oder voraussichtlich schlecht vertragen würden (z. B. bei Hyperthyreose, Hypertonie, Herzrhythmusstörungen, Halothan-Narkose, Glaukom). Dopamin ist auch ein Sympathomimeticum! Bei eventueller Lokalanaesthesie unter Levodopa-Therapie kein Sympathomimeticum zusetzen. MAO-Inhibitoren vermeiden!

Als Dopamin-Agonist dient **Bromocriptin,** ein Derivat der Mutterkorn-Alkaloide. Bromocriptin wird vor allem dann eingesetzt, wenn die Levodopa-Therapie nicht ausreicht. Seine Dosierung wird durch Dyskinesien begrenzt.

Zu seiner Verwendung als Hemmer der Prolactin-Freisetzung s. S. 342.

Amantadin fördert die Freisetzung von Dopamin; daher entsprechen seine Zielsymptome etwa denen des Levodopa. Bei vorherrschender Hypokinesie wird es oft als erstes Mittel eingesetzt. Es wirkt schwächer als eine Hemmung des cholinergen Systems (s. S. 326) oder eine Substitution am dopaminergen System (s. oben), weshalb es oft mit diesen Verfahren kombiniert wird.

Amantadin wird auch als Infusion bei akuter Verschlechterung des M. Parkinson eingesetzt.

Unerwünschte Wirkungen

- Hypotension, Schlaflosigkeit, Unruhe;
- Kombination von Amantadin mit anderen Antiparkinson-Mitteln führt zur Verstärkung der jeweiligen unerwünschten Wirkungen.

15.6 Analgetica

Vorbemerkungen

Der Schmerz greift wie keine andere Sinnesqualität in die Persönlichkeit des Patienten ein. Er wird verarbeitet und gewinnt dadurch individuelle Züge. Zu den im Tierversuch nachvollziehbaren Schmerzreaktionen und der Schmerzwahrnehmung (*naturwissenschaftliche* Komponente) treten Ergebnisse der Schmerzverarbeitung, wie das Gefühl des Unangenehmen, des Krankseins, häufig auch Angst und sogar die Abschaltung anderer Erlebnisse und Aktivitäten (*personale* Komponente). Wegen der starken subjektiven Faktoren sind Placebo-Effekte an der Wirkung aller, auch der stärksten Analgetica beim Menschen beteiligt. Suggestive Maßnahmen können das Analgeticum nicht selten ersetzen.

Die Unterscheidung von naturwissenschaftlicher und personaler Komponente gestattet eine einfache Gliederung der Schmerzmittel:

- *Analgetica, welche nur die Wahrnehmung des Schmerzes mindern,* sind unter den BTM-freien Präparaten zusammengefaßt. Sie sind brauchbar vor allem für nicht-intestinale Schmerzen, wie Kopfschmerz, Zahnschmerz, Schmerzen seitens des Bewegungsapparates.

Sie greifen vorwiegend *peripher* an durch Hemmung der Prostaglandin-Synthese.

– *Analgetica, die auch die Schmerzverarbeitung beeinflussen,* sind wesentlich stärker wirksam; sie mindern auch solche Unlustgefühle, die aus der Verarbeitung anderer Impulse stammen. Viel stärker als die erste Gruppe verführen sie zum Mißbrauch und sind daher zumeist Betäubungsmittel im Sinne des Gesetzes.

Sie wirken analgetisch über *centrale Opiatreceptoren.*

Aus der Vielschichtigkeit des Schmerzes ergeben sich einige für die Therapie wichtige Regeln:

- Analgetica können häufig eingespart werden, indem man eine spezifische Therapie an möglichst früher Stelle ansetzt, z. B. Nitroglycerin bei Angina pectoris, Antacida bei Ulcus duodeni verwendet.
- Ein starker Suggestiv-Faktor wohnt allen Schmerzmitteln inne. Der Arzt sollte ihn fördern und ausnutzen!
- Analgetica niemals routinemäßig geben; denn der Bedarf ist von Patient zu Patient äußerst verschieden.
- Gewohnheitsbildung vermeiden; also möglichst keine längere Anwendung. Besondere Vorsicht bei Patienten, die zur Dependenz neigen.
- Herkunft, Dauer, Schwere des Schmerzes bei der Wahl der Schmerzmittel berücksichtigen. Stets das risikoärmste, eben noch wirksame Mittel anwenden. Es gilt also die Reihung:

    1. Analgetica – Antipyretica > 2. Mittel an der Grenze zu den Betäubungsmitteln > 3. Betäubungsmittel.
- Betäubungsmittelgesetzgebung beachten (s. S. 65)!

Betäubungsmittelfreie Präparate (Analgetica – Antipyretica)

Alle Mittel dieser Gruppe hemmen, allerdings in unterschiedlichem Maße, die Prostaglandinsynthese. Darauf führt man ihre analgetischen, antipyretischen und, soweit vorhanden, antiphlogistischen Effekte zurück.

- *Phenacetin* und *Paracetamol*

    Sie sind relativ leichte Analgetica; Dauer und Menge der Einnahme sind dennoch zu beschränken (Gefahr des Abusus!).
    Als Antiphlogistica sind sie nicht brauchbar.

    Elimination: Aus Phenacetin entsteht im Organismus vor allem Paracetamol, in kleinen Mengen aber auch der Met-Hb-Bildner p-Phenetidin. Bei Phenacetindosen > 1 g tgl. nimmt die Phenetidin-Bildung überproportional zu. Daher niedrig dosieren! Niedrige Phenacetindosen (< 250 mg) gehen bei einer erstmaligen Leberpassage praktisch vollständig in Paracetamol über.

Unerwünschte Wirkungen

- *Methämoglobin*-Bildung durch Phenacetin. Der Säugling ist gegen Met-Hb-Bildner empfindlicher als der Erwachsene und erhält daher kein Phenacetin. Phenacetin und Paracetamol ferner vermeiden bei Glucose-6-Phosphat-Dehydrogenase-Mangel (→ Hämolyse; s. S. 58).

- *Nierenschäden,* die sich als interstitielle und/oder Pyelonephritis manifestieren. Die Anamnese weist hierbei auf mehrjährigen Mißbrauch (kg-Dosen) hin. Bestehende Nierenschäden sind Kontraindikationen für Phenacetin und Paracetamol.

Einstweilen ist ungewiß, ob Phenacetin selbst oder ein Metabolit für die Analgetica-Nephropathie verantwortlich ist. Eine Mitwirkung anderer Inhaltsstoffe analgetischer Kombinationen ist nicht ausgeschlossen. Daher *jeden* Mißbrauch von Analgetica vermeiden!

- Die *Leber* wird bei akuter Überdosierung (ab etwa 10 g) von Paracetamol toxisch geschädigt.

Ein Metabolit scheint zunächst das Glutathion, dann Makromoleküle der Leber zu arylieren. Als Antidote dienen SH-Donatoren, die im Gegensatz zu Glutathion lebergängig sein müssen, z. B. N-Acetylcystein i. v. Die Therapie verspricht nur innerhalb des ersten Tages Erfolg.

- *Acetylsalicylsäure*

Acetylsalicylsäure ist das meistgebrauchte Analgeticum-Antipyreticum. Zusätzlich wirkt sie antiphlogistisch (s. S. 288) und hemmt die Plättchenaggregation (s. S. 171).

Zur Pharmakokinetik

Acetylsalicylsäure wird im Organismus schnell zu Salicylat gespalten, das entweder als solches oder nach Konjugation mit Glycin ausgeschieden wird. Die HWZ von Salicylat (normal ca. 3 Std) wird stark verlängert (bis 20 Std!) durch

- Erniedrigung des Harn-pH's, was die Rückresorption begünstigt, oder
- Erhöhung der Dosis, wodurch das konjugierende System gesättigt wird.

Unerwünschte Wirkungen

- *Schleimhautschäden* im Magen-Darmtrakt führen *sehr häufig* zu klinisch unauffälligen Mikroblutungen. Nicht bei Magenpatienten verwenden (s. S. 244). Antacida schützen nicht ausreichend. Überdies senken sie die Plasmakonzentration von Salicylat durch Beschleunigung der renalen Elimination. Tabletten sollte man mit viel Wasser oder mit den Mahlzeiten einnehmen, nicht im Ganzen schlucken.

- Die tubuläre Sekretion von Harnsäure wird kompetitiv gehemmt (s. S. 258); daher Acetylsalicylsäure bei Gicht vermeiden!
- 5 g und darüber hemmen die *Prothrombinsynthese*. Derartige Dosen *nicht* mit oralen Anticoagulantien kombinieren.
- Schon 0,5–1,5 g tgl. hemmt die *Thrombocytenaggregation* (s. S. 171). Daher keine Acetylsalicylsäure 36 Std vor einer Blutspende oder bei einer hämorrhagischen Diathese! Größte Vorsicht bei gleichzeitiger Anticoagulantien-Therapie!
- Mögliche *Asthma-Auslösung* bedenken! Daher keine Asthmapulver verschreiben, die Acetylsalicylsäure enthalten.

Das ,,Aspirin-Asthma" beruht wahrscheinlich auf der Hemmung der Synthese von bronchialerweiternden Prostaglandinen, hat also nichts mit ,,Allergie" zu tun.
- *Hepatotoxizität?* Es ist fraglich, ob dieser Begriff durch die gelegentliche Erhöhung der Transaminasen gerechtfertigt ist.

Salicylatvergiftung

Schon beim ,,Salicylatstoß" (ca. 10 g/Tag), der früher zur Behandlung des rheumatischen Fiebers diente, kam es zu Schwindel, Ohrensausen, Benommenheit, Höhere Dosen erzeugen
- zunächst rauschartigen, dann komatösen Zustand;
- Hyperthermie und Hyperexcitation, bes. bei Kindern;
- Atemstörungen (Hyperpnoe, Dyspnoe) durch gleichzeitige periphere metabolische Acidose (Salicylat + saure Stoffwechselprodukte) und zentral ausgelöste respiratorische Alkalose. Evtl. Tod durch Atemlähmung.

Therapie
- Magenspülung, Tierkohle;
- Bicarbonat und reichlich Flüssigkeit infundieren zur besseren renalen Ausscheidung. Dabei streng achten auf Atmung (bei starker respiratorischer Alkalose evtl. CO_2 zulegen), Plasma-pH, Plasma-K^+. K^+-Verluste infolge Alkalose evtl. ausgleichen (vgl. S. 154).

● *Pyrazolon-Derivate*

Substanzen: Nach dem Verbot des Aminophenazons steht nur noch Metamizol (auch Dipyron oder Novaminsulfon genannt) als Reinsubstanz zur *oralen* Anwendung zur Verfügung; in Kombinationspräparaten ist häufig Propyphenazon enthalten. Zur *parenteralen Anwendung* ist Metamizol als Einzel- oder Kombinationspräparat verfügbar.

Indikationen: Als *leichte* Analgetica und Antipyretica sind Pyrazolonderivate entbehrlich, wie das Beispiel der USA zeigt. Bei *Spezialindikationen* sind sie wertvoll, z. B.
- zur Injektion bei starken Schmerzen (Gallenkoliken, Ureterkoliken, Unfallschock). Sie sind den Opiaten möglichst vorzuziehen, weil sie keine Betäubungsmittel sind und das Krankheitsbild weniger verdunkeln;
- zur Fiebersenkung, wenn andere Mittel versagt haben.

Unerwünschte Wirkungen

- Die *allergische Agranulocytose* ist bei Behandlung mit den heute noch zugelassenen Pyrazolon-Derivaten sehr selten (ca. 1 : 100 000).
- Schockzustände, auch tödliche, treten (sehr selten) nach i. v. Gabe von Metamizol auf.
- *Cutane Überempfindlichkeitsreaktionen* äußern sich als generalisierte oder fixe Arzneimittelexantheme.
- Bei *fiebernden Patienten* kann die regulatorische Erweiterung der Hautgefäße einen Blutdruckabfall herbeiführen.

• *Neuere Hemmer der Prostaglandinsynthese.*

Grundsätzlich sind alle derartigen Substanzen (s. S. 287) analgetisch wirksam. Ob der Effekt genutzt wird, hängt von den unerwünschten Wirkungen ab. Phenylbutazon und Indometazin sind daher nicht als „einfache" Analgetica geeignet.

Sonderfall: Migräne-Mittel

Der Migräne liegt eine *anfallsweise Störung der Durchblutung* im Carotisgebiet zugrunde, die mit neurologischen Ausfällen und typischen Kopfschmerzen einhergeht. Man vermutet, daß die initiale, constriktorische Phase der Migräne auf einer Serotoninfreisetzung beruht, die anschließende Phase der Vasodilatation auf Verarmung der Gefäße an Serotonin. Die Serotoninhypothese macht verständlich, weshalb zahlreiche Migräne-Mittel Amin-Antagonisten sind.

Die Bewertung der Migräne-Mittel wird dadurch erschwert, daß zahlreiche Patienten bereits auf Placebos ansprechen.

Man unterscheidet Mittel zur Behandlung des *Anfalls* von solchen zur *Dauerbehandlung*.

Im *Anfall* strebt man die Vasoconstriction der erweiterten Cerebralgefäße an.
- *Ergotamin* und sein Dihydro-Derivat wirken spezifisch bei migränebedingtem Kopfschmerz. Ergotamin kumuliert und ist daher nicht als Prophylakticum, sondern nur während der Prodrome oder im Anfall anzuwenden. ~ 90% der Patienten sprechen an. – Unerwünschte Wirkungen bestehen in Nausea (häufig) sowie Zeichen des Ergotismus, z. B. Kribbeln, Muskelschmerzen. Der sog. Ergotamin-Kopfschmerz wird als Rebound-Phänomen gedeutet.

Die unerwünschten Wirkungen sind erheblich und treten regelmäßig ein. Daher versucht man mit der niedrigsten Dosis auszukommen, was eine fraktionierte Verabreichung nahelegt. Die Applikationsform hängt von der Schwere des Anfalls ab. I. v. gibt man 0,5 mg bis 1 mg Dihydroergotamin. S. c. oder i. m benötigt man 0,5–1 mg Ergotamin. Praktisch und erfolgreich ist auch dessen Anwendung als Dosier-Aerosol.
Die orale oder sublinguale Anwendung (3–4 mg initial, bis 10 mg tgl) wirkt weniger zuverlässig und langsamer. Patienten, welche auf Ergotamin oral erbrechen, können

Suppositorien versuchen. Bei häufigen Anfällen besteht die Gefahr der Kumulation. Der Ergotamin-Kopfschmerz verführt zu vermehrter Einnahme (→ Circulus vitiosus). Daher verwendet man bei häufigen Anfällen nur noch die Intervall-Mittel (s. u.).

- *Coffein* wirkt ähnlich dem Ergotamin, aber schwächer. Meist wird es in Kombination verwendet.

Im **Intervall** benutzt man die verschiedensten Amin-Antagonisten. Ihr Wirkungsmechanismus bei Migräne ist unklar. Sie sind, mit Ausnahme der auch vasoconstrictorisch wirksamen Mutterkornalkaloide, nur zur Prophylaxe geeignet. Eine Beschwerdefreiheit wird nur ausnahmsweise erreicht, eine Besserung in etwa der Hälfte der Fälle; daher muß probiert werden. Die Schutzwirkung beginnt einige Tage nach dem Therapiebeginn. Beim Absetzen besteht die Gefahr des „Rebound"; daher stets langsam absetzen.

- *Hydrierte Mutterkornalkaloide* (Dihydroergotamin, Dihydroergocornin etc.) sind α-Sympatholytica und außerdem direkt gefäßwirksam (s. o.).

- *Methysergid* ist ein Serotonin-Antagonist. Wegen ihrer vielfältigen Nebenwirkungen ist die Substanz für schwere Migräneformen vorbehalten. Initial ruft sie häufig Nausea, Schwindel, Zeichen des Ergotismus hervor, daher einschleichend behandeln. Später besteht das Risiko der sehr seltenen, aber gefürchteten Fibrosen (Lunge, Endokard, Retroperitonealraum); daher stets auf gastrointestinale oder Kreislaufstörungen achten! Nicht länger als 6 Monate geben!

- *Cyproheptadin* und *Pizotifen* werden ähnlich dem Methysergid eingesetzt. Sie sind polyvalente Amin-Antagonisten.
  Unerwünschte Wirkungen äußern sich als Schläfrigkeit und Gewichtszunahme.

  Die *Appetitsteigerung,* welche der Gewichtszunahme zugrunde liegt, ist gelegentlich das eigentliche therapeutische Ziel. Zur Indikation „Gewichtssteigerung" werden beide Mittel unter besonderen Namen angeboten.

- Das *β-Sympatholyticum* Propranolol (s. S. 205) setzt bei einem Teil der Patienten die Zahl der Anfälle herab. Das mag auf der Verhütung der β-adrenergen Vasodilatation beruhen.
- *Clonidin* (s. S. 215) ist gleichfalls wirksam.

Keine Indikation besteht für Tranquilizer oder Neuroleptica. Antidepressiva sind nur indiziert, wenn die Kopfschmerzen depressiv mitbedingt sind.

Zur Problematik der Kombinationspräparate

Analgetica untereinander?

Ziel dieser Kombination ist es, eine überadditive Wirksamkeit oder wenigstens eine Addition der analgetischen Wirkung zu erzielen. Eine Wirkungszunahme wurde bisher nur bei Kombinationen zwischen peripher und zentral angreifenden Analgetica wahrscheinlich gemacht, so zwischen Acetylsalicylsäure und Codein, oder zwischen Paracetamol und Pentazocin.

Jedoch: Kombinationen sind grundsätzlich riskant, weil die Zahl der möglichen Nebenwirkungen dadurch vermehrt wird. Manche Nebenwirkungen sind relativ wenig dosisabhängig (z. B. Pyrazolon-Agranulocytose), andere werden möglicherweise durch Kombination von Analgetica gefördert (z. B. „Phenacetin"-Niere).

Analgetica + Schlafmittel?

Ziel dieser Kombination ist die Unterbrechung des Circulus vitiosus:
Schmerz ↔ Schlaflosigkeit.
Jedoch: Schlafmittel haben keine direkte analgetische Wirkung; es wird sogar eine antianalgetische Wirkung behauptet! Besser gibt man die beiden Komponenten nach Bedarf getrennt, weil die Gefahr der Überdosierung der Schlafmittel mit dem Bedarf an Analgetica wächst. Pharmakokinetisch ungeschickt wäre auch die Kombination eines langwirkenden Barbiturats (z. B. Phenobarbital) mit einem kurz wirkenden Analgeticum.

Analgetica + Neuroleptica?

Ziel ist die Unterbrechung des Circulus vitiosus:
Schmerz ↔ Emotion.
Neuroleptica mindern zwar den Bedarf an Analgetica, jedoch ist es fraglich, ob die Dosierung der Neuroleptica in den Kombinationspräparaten hierzu ausreicht. Bei Bedarf einzeln verschreiben.

Analgetica + Coffein?

Bei dieser Kombination herrscht wohl eine psychopharmakologische Wirkung vor, die sich auf die Verarbeitung des Schmerzes bezieht. Dazu tritt eine Constriction der Cerebralgefäße. Sie ist interessant bei Migräne (s. S. 332).
Jedoch: Coffein + Acetylsalicylsäure ist bei chronischen, peripher bedingten Schmerzen nicht wirksamer als Acetylsalicylsäure allein.

Kopfschmerz bei Coffeinentzug wird ebenfalls durch Coffein gebessert! Dadurch wird die Bindung an das Analgeticum verstärkt.

Zusammenfassung: Trotz ihrer gewaltigen Verbreitung bieten die analgetischen Kombinationspräparate keine nennenswerten Vorteile, sondern zusätzliche Risiken. Analgetica sollten also möglichst als Reinpräparate und nur für eine begrenzte Zeit verschrieben werden. Falls nach einigen Wochen noch ein Analgetica-Bedarf besteht, wechsle man das Präparat.
Kein Analgeticum-Antipyreticum ist ideal bezüglich Wirksamkeit, Toxizität und Akzeptanz. Unter Berücksichtigung aller Umstände wird man beim Erwachsenen am ehesten Acetylsalicylsäure, beim Kleinkind Paracetamol bevorzugen.

Mittel an der Grenze zu den Betäubungsmitteln

Sie gehören bereits zu den Opioiden, der zweiten Gruppe unserer Gliederung (s. S. 329). Psychische und physische Dependenz sind für diese Mittel bekannt. Die Entziehungserscheinungen sind aber milder als bei den starken Analgetica. Daher unterliegen die Vertreter dieser Reihe nicht oder nur eingeschränkt der BTMVV (s. S. 65).

- *Codein*

  wirkt grundsätzlich ähnlich dem Morphin, aber allgemein schwächer. Die Wirksamkeit des Morphins bezüglich Analgesie oder Hustenstillung wird selbst bei massiver Dosissteigerung nicht erreicht.

- *Dextropropoxyphen* und *Tilidin*

  besitzen eine methadonähnliche Struktur.
  Dextropropoxyphen wirkt etwas schwächer analgetisch als Codein, und Tilidin verhält sich wie ein mildes Pethidin. Mit beiden Mitteln wird erheblicher Abusus getrieben. Man könnte auf sie verzichten. Dextropropoxyphen-haltige Präparate werden zunehmend zum Suicid benutzt. Therapie: Naloxon. – Tilidin ist ein Betäubungsmittel im Sinne der BTMVV, außer es ist mit dem Opiat-Antagonisten Naloxon „vergällt".
  Für beide Substanzen gilt: Vorsicht bei Berufstätigen. Kein Kfz. steuern. Kein Alkohol. Bei Schwindel hinlegen. Keinesfalls gehören sie in die Hände von Personen, die zur Sucht neigen.

- *Partialagonisten,* wie Pentazocin und Buprenorphin, besitzen neben den opiatähnlichen auch opiatantagonistische Eigenschaften (s. Abb. 15.6-1). Gleichwohl sind sie kräftige Analgetica. Parenteral entsprechen 30 mg Pentazocin oder 0,3 mg Buprenorphin etwa 10 mg Morphin. Oral wirkt Pentazocin erheblich schwächer und länger als parenteral.

Unerwünschte Wirkungen

Die opiatähnliche Komponente äußert sich in Atemdepression, ist aber weniger schwer als bei den „reinen" Opiaten. – Schon in therapeutischen Dosen tritt Übelkeit und Erbrechen auf.

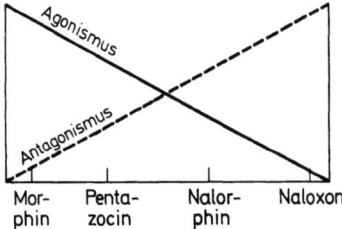

Abb. 15.6-1. Beziehung zwischen Agonismus und Antagonismus in der Opiat- (bzw. Opioid-) Reihe

Pentazocin und Buprenorphin sind partielle Opiat-Antagonisten, daher gibt man sie nicht bei Patienten, die Opiate erhalten oder abhängig sind. Sie sind auch nicht zur Substitution bei Opiat-Abusus geeignet. Diese Mittel sind also Analgetica mit eingebauter Bremse, die allerdings nicht immer greift: physische und psychische Dependenz kommen manchmal vor. Mit Zurückhaltung verschreiben.

Soll ein Patient der Neuroleptanalgesie unterzogen werden, so darf man ihm zuvor keinen Partialagonisten verabreichen, weil er die Wirksamkeit des Opioids Fentanyl (s. S. 339) beeinträchtigen würde.

Eine *Überdosierung* wird *nicht* mit dem (ebenfalls partialantagonistischen) Nalorphin behandelt. Die Pentazocin-Vergiftung spricht auf den reinen Antagonisten Naloxon an; für Buprenorphin gibt es kein spezifisches Antidot.

Opioide Substanzen werden auch gebraucht zur Hustenstillung (s. 228) und zur Ruhigstellung des Darmes, z. B. Loperamid (s. 242).

Starke Analgetica (Betäubungsmittel)

Sie gehören sämtlich zu den Opiaten bzw. Opioiden und unterliegen der BTMVV (s. S. 65).
Die kardinalen Effekte und ihre Konsequenzen für die therapeutische Nutzung sind in Tabelle 15.6-1 zusammengestellt.

Tabelle 15.6-1. Kardinale Effekte von starken Analgetica und ihre Bedeutung für die Therapie

Effekt	Konsequenz
Analgetisch und distanzierend	Wirksam auch bei schweren Schmerzen
Atemdepression	Wirksam auch bei schwerem Husten und schwerer Atemnot, z. B. Lungenödem; Gefahr bei chronischer respiratorischer Insuffizienz
	Todesursache bei Vergiftung (s. S. 337)
Minderung der circulierenden Blutmenge	Teilkomponente der Wirkung beim kardialen Lungenödem (s. S. 191).
Sedation und Schlaf (nicht in therapeutischen Dosen!)	Koma bei Überdosierung
Förderung der Krampfneigung	Bei Krampfkrankheiten vermeiden
Emetische Wirkung	Nur beim liegenden Patienten anwenden
Toleranzentwicklung besonders gegen die zentralen Effekte	Tendenz zur Dosissteigerung
Psychische Umstellung, Euphorie	Gefahr des Mißbrauchs
Miosis	Wichtiger Hinweis auf Opiat, z. B. bei Vergiftung
Tonisierung der glatten Muskulatur	Nützlich bei schweren Diarrhoen (s. S. 242); unerwünscht bei der Behandlung von Koliken (s. S. 248).

Analgetica

Regeln für die Anwendung

- Erschwere Dir und andern nicht die *Diagnose* bei vermutetem „akutem Abdomen" oder vermuteten Kopfverletzungen! In diesen Fällen besser ein Pyrazolon-Derivat injizieren!
- Vermeide *Toleranz* und *Dependenz!* Sie sind die wichtigsten unerwünschten Effekte bei *chronischer* Anwendung.

Also nur bei Bedarf geben; möglichst nicht länger als einige Tage (außer bei terminalen Zuständen). Besondere Vorsicht ist bei den ersten Anzeichen von Euphorie geboten. Die iatrogene Dependenz ist jedoch unbedeutend und meist reversibel. Sogenanntes „Postoperatives Mißbefinden" kann Äquivalent eines Entzugssyndroms sein. Mit dem mildesten Mittel auszukommen suchen entsprechend der Reihe Codein > Pentazocin > Morphin. Möglichst oral anwenden, weil die Dependenz durch Injektion stärker gefördert wird.

Scheue Dich aber nicht, Opiate bei Bedarf *ausreichend* zu dosieren! Der Patient kann auch deshalb mehr Opiat wünschen, weil er noch Schmerzen leidet! Entgegen einer weitverbreiteten Ansicht dürfen Kinder jenseits des Säuglingsalters die nämliche Dosis/kg erhalten wie Erwachsene; man sollte sie also nicht unnötig leiden lassen!

Patienten mit schweren chronischen Schmerzen sollten *vorsorglich das benötigte Analgeticum* erhalten, damit ihnen die Belastung in den arzneimittelfreien Intervallen erspart bleibt.

- Bewahre den Patienten vor der *Atemdepression;* sie ist der wichtigste unerwünschte Effekt bei *akuter* Anwendung.

Schon in therapeutischen Dosen mindern Opiate die Atemtiefe, in höheren Dosen auch die Frequenz. Dadurch fördern sie die Ausbildung postoperativer Atelektasen.

Bronchospasmus ist möglich. Deshalb und wegen der Eindickung des Bronchialsekrets möglichst nicht bei Asthmatikern verwenden!

Vorsicht bei respiratorischer Acidose, z. B. chronisch-pulmonaler Obstruktion, weil die Reaktion auf CO_2 weiter vermindert wird.

Vorsicht bei der Zufuhr von konz. O_2, weil durch die Beseitigung der Hypoxie ein Atemantrieb entfällt.

Vorsicht bei Hirnverletzten: Die Atemdepression führt zu cerebraler Vasodilatation, diese zu erhöhtem Liquordruck.

Vorteile von Kombinationen zwischen starken Analgetica und Morphinantagonisten sind für die Klinik nicht gesichert. Der Quotient $\frac{\text{Atemdepression}}{\text{Analgesie}}$ wird dadurch gekürzt, aber nicht verbessert.

- Der *Tonus glattmuskulärer Organe steigt* unter Opiaten an. Es gibt kein spasmolytisches Opiat! Daher bei spastischen Schmerzen oder Neigung hierzu mit Spasmolyticum oder Atropin (s. S. 248) kombinieren, oder ein weniger stark

spasmogenes Mittel wählen, z. B. Pethidin. – Da die Toleranzentwicklung gegen die intestinale Spastik geringer ist als gegen die ZNS-Symptome, kann die Obstipation bei längerer Anwendung von Opiaten sehr stören. Bei langfristiger Gabe für weichen Stuhl sorgen!
Vorsicht bei Miktionsschwierigkeiten, etwa Prostatahypertrophie, weil die Harnverhaltung zunehmen kann. Vorsicht bei Pankreatitis wegen Spasmen des Sphincter Oddi!
Die Defäkation kann unter Opiaten „vergessen" werden.

- Das häufige *Erbrechen* kann vermieden werden durch Gabe einer kleinen Vordosis oder von Atropin.
  Beim liegenden Patienten ist das Erbrechen seltener als beim ambulanten.

- Die Minderung der Kreislaufreflexe äußert sich in *orthostatischer Hypotonie*, die beim cardialen Lungenödem das Herz entlasten hilft. Bei bestehendem Schock wäre die Hypotonie unerwünscht, weshalb man z. B. nach Blutverlusten mit Opiaten und Opioiden vorsichtig ist.

- *Verstärkte Wirksamkeit* ist zu erwarten
  - bei allen geschwächten, unterernährten, alten Patienten,
  - bei erniedrigtem Grundumsatz (Hypothyreose, M. Addison); ein unbehandeltes Myxödem ist eine glatte Kontraindikation!
  - bei Gabe von anderen zentral dämpfenden Mitteln,
  - wenn Morphin im Schock mehrfach s. c. gegeben wurde und sich später die Durchblutung bessert; beim Schock soll man die Arzneimittel besser i. m. oder (am besten) i. v. verabreichen!

- *Sedation und Neurolepsis sind Neben-Effekte*, die nicht primär angestrebt werden dürfen! Keinesfalls zur Krampfstillung einsetzen!

Einzelsubstanzen

Tabelle 15.6-2. Vergleich einiger starker Analgetica

	Eignung zur oralen Gabe	Antitussive und obstipierende Wirkung	Erzeugung von Spastik	Eignung zur Analgesie in der Geburtshilfe	Suchterzeugung	Schwere der Dependenz	Wirkungsdauer
Morphin	gering[a]	gut	stark	weniger günstig	ja	hoch	4–6 Std
Pethidin	gut	unbedeutend	geringer	ja[b]	ja	erheblich	2–3 Std
Levomethadon	gut	gut	geringer	nein	ja, aber langsamer	erheblich	5–8 Std

[a] Morphin wird in Darmschleimhaut und Leber rasch konjugiert (First-pass-Effekt, s. S. 37).
[b] Weil am kürzesten wirkend

Zwischen den einzelnen Substanzen bestehen keine wesentlichen Unterschiede, wenn äquianalgetische Dosen benutzt werden, außer bezüglich

- oraler Resorbierbarkeit ⎫ beidemale ist Levomethadon dem Morphin
- Schwere des Entzugssyndroms ⎭ vorzuziehen (vgl. Tabelle 15.6–2).
- Wirkungsdauer: Fentanyl wirkt nur kurz, weil es im Organismus schnell umverteilt wird (~ Thiobarbiturate); daraus ergibt sich ein hohes Suchtpotential. Fentanyl ist nur für die Neuroleptanalgesie zugelassen (s. S. 66).

Der Quotient $\dfrac{\text{Atemdepression}}{\text{Analgesie}}$ ist für die einzelnen Präparate annähernd konstant. Cave Werbung!

Zum *Zufuhrweg:* Die *orale* Zufuhr mancher Opiate und Opioide (z. B. Levomethadon) reicht aus, sofern man ihre Bioverfügbarkeit in Rechnung stellt. – Bei *parenteraler* Zufuhr sollte der Patient einige Zeit liegen, damit er weniger leicht erbricht. Intravenös dürfen Opiate nur sehr langsam injiziert werden, weil nicht nur die Schmerzen, sondern auch die Atmung und die Kreislaufreflexe schnell und stark gedämpft werden.

Behandlung der akuten Opiatvergiftung

Drei Leitsymptome erwecken Verdacht: Atemdepression – Koma – Miosis.

Außerhalb der Klinik sofort einen Opiat-Antagonisten, z. B. Naloxon injizieren. Der Effekt ist an der Besserung der Atmung am ehesten zu erkennen. Andernfalls ist die Diagnose zu bezweifeln. Dosis nach ~ 30 min wiederholen, weil die Antagonisten im allgemeinen kürzer wirken als die Opiate. Bei Pentazocinvergiftung ist nur der reine Antagonist Naloxon sinnvoll.

In der Klinik, d. h. wenn intubiert und beatmet werden kann, darf man ohne Antagonisten zuwarten. Sofern die Umstände auf hochgradige Opiat-Toleranz schließen lassen, sind Opiat-Antagonisten zu vermeiden. Sie könnten akute Lebensgefahr hervorrufen! Hilfsmaßnahmen folgen den Regeln der Intensivmedizin, also

- Beatmung, falls erforderlich.
- Katheterisierung wegen opiatbedingter Harnverhaltung.
- Salinisches Abführmittel wegen opiatbedingter Stuhlverhaltung.
- Schocktherapie mit reichlich Infusion.
- Keinesfalls ein Atemanalepticum verabreichen, weil es die Krampfneigung verstärken würde.

16 Arzneimittel zur Beeinflussung der Sexualfunktionen

16.1 Mittel zur Modulation des Sexualtriebes

Zahlreiche Mittel werden *fälschlich* zur spezifischen Förderung oder Hemmung des Sexualverhaltens angepriesen. Meist handelt es sich um Placebos; manchmal werden zentralnervös wirksame Substanzen versucht. Sedativa, Tranquilizer, Alkohol, Schlafmittel, Antiparkinsonmittel (s. S. 327), Halluzinogene können störende Hemmungen abbauen; dämpfende Mittel können aber auch die Potentia coeundi mindern. *Psycho- und Soziotherapie sind entscheidend.*

Männliche oder weibliche Sexualhormone, exogen zugeführt, modulieren den Sexualtrieb nur

- in der Pubertät oder
- wenn im reproduktionsfähigen Alter zu wenig endogenes Testosteron oder Estradiol vorliegt (Kastration) oder
- wenn durch massive Gaben eines Hormons der Sexualstatus insgesamt verschoben werden soll.

Beispiele: Behandlung bestimmter Formen der Intersexualität; Nebenwirkung bei gegengeschlechtlicher Behandlung von Mamma- oder Prostatacarcinom.

16.2 Arzneimittel, welche die Sexualfunktion des Mannes beeinflussen

Gonadorelin (Gn-RH)

Mittels pulsatiler Abgabe von Gn-RH steuert der Organismus die sexuelle Reifung zum Mann bzw. zur Frau. Das läßt sich arzneitherapeutisch in doppelter Weise nutzen.
Rhythmische Zufuhr kleiner Mengen wirkt fördernd, z. B. bei verzögerter Reifung. Gleichmäßige Zufuhr größerer Mengen hemmt (durch Rezeptor-Desensibilisierung?), was bei Pubertas praecox wichtig ist.

Testosteron und seine Derivate (Androgene) werden eingesetzt
- selten als Sexualhormone im eigentlichen Sinne,
- meist als Anabolica.

Direkte Effekte als Sexualhormone

Androgene virilisieren durch bevorzugten Angriff an maskulinen Zielorganen. Sie fördern die Spermiogenese und stimulieren die accessorischen Geschlechtsdrüsen.

In vertretbaren Dosen beeinflussen Androgene weder die Libido noch die Fertilität des endokrinologisch gesunden Mannes.

Indirekte Effekte als Sexualhormone

Testosteron und seine Derivate vermindern
- die ICSH (LH)-Freisetzung und dadurch die Hormonproduktion der Leydigschen Zellen,
- die FSH-Freisetzung und dadurch die Spermiogenese. Nach Beendigung der Hormonzufuhr folgt gelegentlich eine überschießende Produktion von Spermatozoen, die therapeutisch bei Oligozoospermie genutzt wird.

Androgene als Anabolica

Prinzip

Männliche Sexualhormone fördern den Eiweißansatz, bes. der Muskulatur. Der Effekt ist unabhängig von der Ursache der Katabolie und hält nur für die Dauer der Zufuhr an. Chemische Änderungen des Testosterons können die Relation zwischen anaboler und virilisierender Wirkung erhöhen, nicht aber die virilisierende Wirkung beseitigen.

Indikationen sind nur solche Zustände mit relativem oder absolutem Eiweißmangel, *die nicht durch Diät allein zu bessern sind!* Die Erfolgsnachweise befriedigen nicht.

Man versucht Anabolica z. B. bei chronischen Infekten, Tumoren, Röntgenkater, Glucocorticoidtherapie, Osteoporosen, vorübergehend auch bei Hyperthyreose.
Nicht bei dystrophen Kindern! Dort genügt eiweißreiche Ernährung allein.

Die Trainingsergebnisse von Sportlern (und Sportlerinnen!) lassen sich wahrscheinlich durch Anabolica verbessern. Der Wettkampf der Sportler wird zum Wettkampf der Sportärzte. Da diese Art von Doping bei rechtzeitigem Absetzen des Anabolicums nicht nachgewiesen werden kann, ist der Anreiz zu Verstößen groß.

Unerwünschte Wirkungen

- Übelkeit, Brechreiz, Kopfschmerzen, Hitzegefühl;
- Virilisierung (Akne, Hirsutismus, tiefe Stimme; Vorsicht bei Sängerinnen etc.!!); diese kann bleiben, auch wenn das Medikament sofort abgesetzt wird;
- vorzeitiger Epiphysenschluß bei Kindern, fetale Wachstumsstörungen;
- Ikterus infolge intrahepatischer Cholestase.

Kontraindikationen

- Prostata-Ca (würde stärker wachsen!),
- Gravidität (s. o.),
- Leberschäden (s. o.),
- akute Krankheitsbilder (z. B. akute Phase von Verbrennungen).

Estrogene wirken ebenfalls anabol; jedoch tritt in nutzbaren Dosen ihr Effekt auf den Elektrolythaushalt stärker hervor. Die einzige Nutzung liegt im Versuch mit Estrogenen bei klimakterischer Osteoporose. – Estrogen-Gestagen-Kombinationen, vor allem solche mit androgenen Gestagenen (s. unten), könnten auch zur Leistungssteigerung bei Sportlerinnen eingesetzt werden.

Antiandrogene

Cyproteronacetat ist ein kompetitiv wirkendes *Anti-Androgen*. Zugleich ist es ein *Gestagen* und kann dadurch die LH-Freisetzung hemmen.

Es wird genutzt
– beim *Mann* gegen Hypersexualität oder andere Sexualdeviationen,
– bei der *Frau* zur Unterdrückung von Virilisierungserscheinungen (Hirsutismus), aber auch bei Akne und Seborrhoe,
– bei *Pubertas praecox* zur Verhinderung des vorzeitigen Epiphysenschlusses, dadurch Verhütung des sekundären Minderwuchses.

Zur Behandlung leichter Vermännlichung bei *Frauen* dient eine Kombination von Cyproteronacetat (2 mg tgl.) mit Ethinylestradiol (0,05 mg tgl.); damit wird zugleich eine hormonale Kontrazeption erzielt. Man darf sie nicht in der Schwangerschaft anwenden, weil männliche Feten verweiblicht würden. Ausgeprägte Fälle mit Hirsutismus erfordern hochdosiert (100 mg) Cyproteronacetat vom 5.–14. Zyklustag in Verbindung mit 0,05 mg Ethinylestradiol vom 5.–25. Zyklustag (umgekehrte Sequenz). Ein Wirkungseintritt ist nach 6–9 Behandlungsmonaten zu erwarten.

Auch das in Kontrazeptiva vorhandene Gestagen Chlormadinonacetat wirkt zusätzlich leicht antiandrogen.

Prolactin

Prolactin wird hier nicht als Arzneimittel, sondern wegen unerwünschter Wirkungen genannt. Sein Anstieg im Plasma führt *beim Mann* nicht nur zu Gynäkomastie, sondern auch zu verminderter Funktion der Leydig'schen Zellen. Dopamin hemmt die Prolactin-Ausschüttung. Substanzen, welche das dopaminerge System direkt (z. B. Neuroleptica) oder indirekt (z. B. Opioide) bremsen, dämpfen auch die Libido. Die genannten Substanzen wirken wohl nicht nur über Prolactin.
Eine Hyperprolactimänie *bei der Frau* stört den Zyklus und spielt vor allem bei Amenorrhoen eine erhebliche Rolle. Dopamin-Agonisten, wie Bromocriptin und Lisurid supprimieren die Hyperprolactinämie und sind daher bei diesen Amenorrhoen (s. S. 347), aber auch zum Abstillen (S. 356) nützlich.

16.3 Arzneimittel, welche die Sexualfunktion der Frau beeinflussen

Verwendete Substanzen

Gonadorelin (Gn-RH)

Eine chronisch pulsatile intravenöse Gabe von kleinen Gn-RH-Dosen kann die hypophysäre FSH- und LH-Sekretion dergestalt stimulieren, daß der Follikel reift und die Ovulation eintritt.

Gonadotropine

a) Humanes Menopausen-Gonadotropin (HMG) hat vorwiegend FSH-Aktivität; es wird zur Follikelstimulation eingesetzt.
b) Humanes Chorion-Gonadotropin (HCG) hat LH-Aktivität. In hinreichender Dosis intramuskulär injiziert, löst es die Ovulation des unter HMG gereiften Follikels aus. Wiederholte Gaben stimulieren das Corpus luteum.

Antiestrogene

Clomifen kompetiert mit körpereigenem Estrogen an dessen hypothalamischen und hypophysären Rezeptoren, und unterbricht dadurch die negative Rückkopplung. Gn-RH wird daraufhin vermehrt produziert und aktiviert die FSH- und LH-Sekretion der Hypophyse, was wiederum die Follikelreifung im Ovar fördert. – *Tamoxifen* wird zur palliativen Behandlung von Mammacarcinomen in der Postmenopause eingesetzt.

Estrogene

Oral angewendet werden
- synthetische Estrogene, wie Ethinylestradiol und Mestranol
- natürliche Estrogene, wie konjugierte Estrogene, mikronisiertes Estradiol und Estriol. Auch Estradiolvalerat wird hierher gerechnet.

Parenteral nutzt man vor allem Estradiolester (Benzoat, Valerat).

Lokal sind Estrogene als Haut- und Vaginalsalben sowie Vaginalsuppositoren nützlich. Dabei ist ihre hohe Resorptionsrate zu bedenken.

Während der Schwangerschaft sind Estrogene kontraindiziert; denn sie können die Verweiblichung männlicher Feten fördern und beim weiblichen Nachwuchs die Entstehung von Vulvacarcinomen begünstigen (S. 44).

Gestagene

Genuines Progesteron ist oral nur schwach wirksam. Als *parenterales Depot* dient Hydroxyprogesteroncapronat. Die *oral* wirksamen Derivate teilt man am besten nach ihren Zusatzeffekten ein:

- *Ohne androgene Zusatzwirkung* sind die Derivate des 17-Hydroxyprogesterons: Medroxyprogesteronacetat, Chlormadinonacetat, Cyproteronacetat, Retroprogesteron.

Chlormadinonacetat hat eine milde, Cyproteronacetat eine ausgeprägte (S. 342), Retroprogesteron keine antiandrogene Wirkung.

- *Androgene*, z. T. auch *estrogene* bzw. *antiestrogene Zusatzeffekte* sind bei den Derivaten des 19-Nortestosterons zu erwarten:
Levonorgestrel, Lynestrenol, Norethisteron, Etynodioldiazetat.

Synthetische Gestagene sind in der Schwangerschaft kontraindiziert; denn Gestagene mit antiandrogener Wirkung können eine Verweiblichung des männlichen Feten bewirken, während die Nortestosteronderivate eine Virilisierung weiblicher Feten hervorrufen könnten.

Grundlagen der Anwendung von Estrogenen und Gestagenen

Man unterscheidet periphere Effekte an den Erfolgsorganen und *zentrale* Effekte an Hypophyse und Hypothalamus. Die *peripheren* Effekte sind in Tabelle 16.3-1 aufgeführt.

Die *zentralen* Effekte äußern sich in Modulationen des Zyklus. Der **Menstruationszyklus** wird als Regelkreis (Abb. 16.3-1) mit negativen und positiven Rückkopplungen beschrieben.

In der *Follikelphase* steigt die Estradiolsekretion des Ovars durch reifende Follikel, was zunächst die Freisetzung von Gn-RH und FSH hemmt (*negative* Rückkopplung). Nur der dominante Follikel mit den meisten FSH-Rezeptoren wächst weiter.

In der *Ovulationsphase* steigt Estradiol präovulatorisch stark an. Es ruft vermehrte Gn-RH-Pulse hervor und sensibilisiert die Hypophyse gegenüber Gn-RH. Das führt zu einer plötzlichen, kurzen Freisetzung von LH und FSH (*positive* Rückkopplung). 16 bis 20 Stunden später folgt die Ovulation.

Tabelle 16.3-1. Biologische Wirkungen von Estrogenen und Gestagenen – *periphere Manifestationen*

	Estrogene	Gestagene
Allgemein	Wachstum des Zielorgans	Differenzierung nach permissiver Estrogenwirkung
Uterusschleimhaut	Proliferation	Sekretorische Transformation
Uterusmuskulatur	Wachstum und Motilität gefördert	Tonus vermindert
Cervix-Schleim	Vermehrt, klar, spinnbar	Spärlich, trüb, viscös
Mammae	Epithelproliferation der Milchgänge	Proliferation und Sekretionsbereitschaft der Alveolen
Gewichtszunahme	Rasch, durch Wasserretention	Langsam, unter Appetitsteigerung
Körpertemperatur	Normal	Erhöht

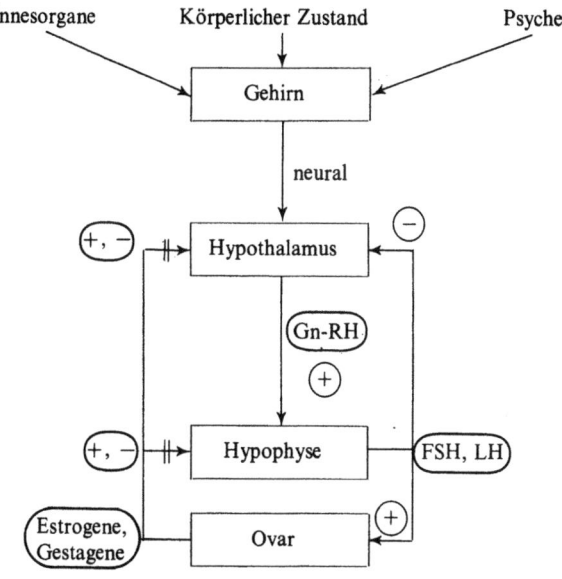

Abb. 16.3-1. Hormonale Regelmechanismen im Zyklus. Erklärung der Zeichen: (+) = fördernd; (−) = hemmend; (+, −) = situations- und dosisabhängig fördernd oder hemmend (s. S. 344); || = Angriff des Clomifen.

Lutealphase: Das Progesteron aus dem Corpus-luteum bewirkt zusammen mit dem weiterhin hohen Estradiolspiegel eine kräftige *negative* Rückkopplung, was eine zusätzliche Ovulation verhindert.

Die therapeutische Nutzung von Sexualhormonen läßt sich aus den physiologischen peripheren und zentralen Effekten ableiten:

1. *Substitution* – bei Fehlen, Unterfunktion oder Dysfunktion des Ovars oder der Hypophyse.

   Beispiele: s. Abschnitt über dysfunktionelle Blutungen (S. 346); Klimakterium (S. 350).

2. *Stimulation* – der körpereigenen Hormonproduktion und -sekretion bei Kinderwunsch.

   Beispiele: Clomiphen durchbricht die negative Rückkopplung an Hypothalamus und Hypophyse → vermehrtes Gn-RH und Gonadotropine. – Stimulation der Hypophyse durch Gn-RH; Stimulation des Ovars durch Gonadotropine.

3. *Hemmung* – durch negative Rückkopplung auf das übergeordnete Zentrum, oder durch Gabe gegengeschlechtlicher Hormone.

   Beispiele: Hemmung der Gonadotropin-Sekretion mit Estrogen/Gestagen, oder Gestagen. Hemmung der Ovulation durch hormonale Kontrazeptiva. – Estrogenbehandlung des Prostata-Carcinoms.

16.4 Hormonale Behandlung der gestörten Ovarialfunktion

Pathogenetische Kette: gestörte Ovarialfunktion → gestörter Aufbau des Endometriums → *dysfunktionelle Blutungen*.

> Vor dieser Diagnose sind *organische Blutungsursachen* stets *auszuschließen* (Polyp, Myom, Carcinom), besonders bei präklimakterischen Blutungen!

Dysfunktionelle Blutungen können sich äußern in Anomalien des Blutungsrhythmus oder Anomalien des Blutungstypus.

1. Anomalien des Blutungsrhythmus

Polymenorrhoe

Der Menstruationszyklus ist kürzer als 25 Tage. Mögliche Ursachen sind
- verkürzte Corpus-luteum-Phase
- verkürzte Follikelreifungsphase mit Ovulation
- Follikelreifungsstörung ohne Ovulation

> Eine gestörte Follikelreifung ist meist gefolgt von einer Corpus-luteum-Insuffizienz. Daher muß bei Kinderwunsch primär die Follikelreifungsstörung behandelt werden!

Therapie: Bei *Kinderwunsch* stimuliert man mit Clomiphen oder Clomiphen + HCG. Hyperprolactinämien dämpft man mit Bromocriptin. Eine Corpus-luteum-Insuffizienz substituiert man mit Gestagen, oder man stimuliert das Corpus luteum nach erfolgter Ovulation mit niedrig dosiertem HCG. Besteht *kein Kinderwunsch,* so wird der Zyklus bei Bedarf (Anämie, beeinträchtigtes Wohlbefinden) mit Estrogen-Gestagen-Kombinationen reguliert.

Oligomenorrhoe

Der Menstruationszyklus ist länger als 35 Tage. Mögliche Ursachen sind
- Follikelreifungsstörung (lange Follikelphase) *mit* Ovulation; sie ist physiologisch in der Adoleszenz
- Follikelreifungsstörung *ohne* Ovulation; sie ist typisch in der Prämenopause.

Therapie: Bei *Kinderwunsch* stimuliert man die Hormonsekretion mit Clomiphen oder Gonadotropinen. Eine evtl. Hyperprolactinämie behandelt man mit Bromocriptin. Besteht *kein Kinderwunsch* und wird eine rhythmische Blutung gewünscht, genügt ein hormonales Kontrazeptivum, oder in der Prämenopause ein regulierendes Zweiphasenpräparat.

Amenorrhoe

Bei *primärer Amenorrhoe* ist die Menstruation bis zur Vollendung des 15. Lebensjahres noch nicht eingetreten.
Bei *sekundärer Amenorrhoe* bleibt die Menstruation länger als 3 Monate aus.

Die *Ursachen* liegen
- zentral (hypothalamisch-hypophysär)
- im Ovar (Hypoplasie, polycystische Ovarien, Ovarialtumoren)
- im Uterus (Aplasie, Endometriumverlust, distale Gynatresien)

Vor Beginn der Therapie steht also die Abklärung der Ursache. Hierzu dienen Schwangerschaftstests (!), Funktionstests, Hormonanalyse, bei primärer Amenorrhoe auch Chromosomenanalyse.

> Mißbildungen durch Anwendung weiblicher Sexualhormone in der Frühschwangerschaft werden diskutiert. Daher soll eine sekundäre Amenorrhoe erst dann mit Estrogenen und/oder Gestagenen behandelt werden, wenn eine Schwangerschaft sicher ausgeschlossen ist.

Der Ausfall der genannten Tests bestimmt das *therapeutische Vorgehen*. Die Reihenfolge (a–c) ist einzuhalten!

a) *Prolactinbestimmung:* Bei Hyperprolactinämie muß zunächst ein Tumor der Hypophyse, eine Funktionsstörung der Schilddrüse sowie die Einnahme bestimmter Medikamente (s. S. 342) ausgeschlossen werden; ansonsten mindert man die Hyperprolactinämie mit Bromocriptin, was zu spontanen Ovulationen führt.

b) *Gestagentest:* Man gibt für 10 Tage je 10 mg eines Gestagens oral. Wenn die Frau danach blutet, hatte sie ein proliferiertes Endometrium und daher auch eine basale Estrogensekretion des Ovars.

Bei Kinderwunsch stimuliert man die Ovulation mit Clomiphen und/oder Gonadotropinen. Bei *fehlendem Kinderwunsch* löst man rhythmische Blutungen durch Estrogen-Gestagen-Präparate aus; denn es bestehen Hinweise darauf, daß Frauen ohne rhythmische Blutungen später mehr zu Endometriumkarzinomen neigen.

c) *Estrogen-Gestagen-Test* (nach zuvor negativem Gestagentest und normalem Prolactin). Man gibt eine Estrogen-Gestagen-Kombination über 10 Tage. Eine anschließende Blutung beweist ein funktionsfähiges Endometrium bei unzureichender endogener Estrogensekretion. – Für das weitere therapeutische Vorgehen muß man die *Gonadotropinkonzentration* kennen. Ist sie erniedrigt, d. h. die Hypophyse insuffizient, so kann bei Kinderwunsch mit Gonadotropinen die Ovulation stimuliert werden. Bei hypergonadotroper Ovarialinsuffizienz, oder bei hypogonadotroper Ovarialinsuffizienz ohne Kinderwunsch bleibt die Einstellung des Blutungsrhythmus durch eine Estrogen-Gestagenkombination.

Bei *negativem* Ausfall des Estrogen-Gestagen-Tests liegt eine uterine Amenorrhoe vor. Eine Substitution ist aber nur bei mangelhafter Ovarialfunktion sinnvoll.

Ovulationsblutung

Sie beruht darauf, daß die Progesteronsekretion des Gelbkörpers dem ovulationsbedingten Estrogenabfall zu langsam folgt. Also substituiert man mit kleinen Estrogendosen (20–40 µg Ethinylestradiol/die) oral vom 10. bis 16. Zyklustag.

Prämenstruelle Vorblutung

Die leichte Schmierblutung über 2–3 Tage vor Einsetzen der eigentlichen Menstruation beruht häufig auf einer Corpus-luteum-Insuffizienz. Daher substituiert man vom 17.–26. Zyklustag mit je 10 mg eines Gestagens oral oder mit einer Estrogen-Gestagen-Kombination.

Postmenstruelle Nachblutung

Diese Schmierblutung tritt im Anschluß an die Menstruation, oder nach einem blutungsfreien Intervall von einigen Tagen auf. Häufig liegt ihr eine verzögerte Estrogensekretion des Follikels zugrunde, welche eine verzögerte Regeneration des Endometriums nach sich zieht. Therapie: Nach Ausschluß organischer Ursachen (!) substituiert man ab 2. Tag der Menstruation 7 Tage lang mit Ethinylestradiol (20–40 µg) oral.

Anomalien des Blutungstypus

Hypomenorrhoe

Die Blutung ist nur schwach und kurz. Sie kann Ausdruck einer Corpus-luteum-Insuffizienz sein. Als einziges Symptom wäre sie nicht behandlungsbedürftig.

Hypermenorrhoe

Die Blutung ist verstärkt und (bei Menorrhagie) auch verlängert. Zunächst müssen die häufigen organischen Ursachen (Myome, Polypen, Adenomyosis, Endometritis) und auch Gerinnungsstörungen ausgeschlossen werden. Dann kann ein gestagenbetontes orales Kontrazeptivum, evtl. in Kombination mit Secaletropfen (nur während der Blutung), versucht werden.

Metrorrhagie

Bei diesen zyklusunabhängigen Blutungen sind zunächst organische Ursachen (Carcinome, Myome, Polypen) auszuschließen. Als häufigste endokrinologische Ursache findet man eine Follikelreifungsstörung ohne Ovulation mit Durchbruchsblutung; hierbei regelt man den Zyklus mittels Estrogen-Gestagen-Kombination.

16.5 Hormonale Behandlung geschlechtsspezifischer Beschwerden

Dysmenorrhoe

Die *primäre* Dysmenorrhoe beginnt von der Menarche an. Ihre Ursachen können organisch (z. B. Fehlbildungen oder Hypoplasie des Uterus) oder psychisch sein.

Sekundäre Dysmenorrhoen treten später auf. Auch hier sind organische und psychische, insbesondere psychosexuelle Ursachen zu unterscheiden. Als organische Ursachen kommen vor allem Endometriose, Myome und chronische Adnexentzündungen in Frage.

Therapie (nach Ausschluß von organischen Ursachen):

a) offenbar psychische Ursachen erfordern ein ärztliches Gespräch
b) bei geringeren Beschwerden sind Analgetica-Antiphlogistica (z. B. Mefenaminsäure) recht wirksam.
c) Ovulationshemmer sind bei starken Beschwerden sinnvoll, weil Dysmenorrhoen ganz überwiegend bei ovulatorischen Zyklen auftreten.
d) bei einer Endometriose gibt man kontinuierlich Gestagen zur Verhinderung der Proliferation.

Prämenstruelles Syndrom

Es ist weit verbreitet, zeigt eine vielfältige Symptomatik und besitzt unterschiedliche Ursachen. Häufig tritt es im Präklimakterium auf.
Symptome sind Reizbarkeit, Depression, Migräne, Kreislauflabilität, Spannungen der Brüste und Gewichtszunahme durch Ödembildung.

Therapie: Man verabreicht ein *Gestagen* vor Beginn der Beschwerden; *Psychopharmaka* und *Diuretika* nach Bedarf.
Die *Dopamin-Agonisten* Bromocriptin und Lisurid vermindern die Spannung der Brüste (Mastodynie).

Menstruationsverschiebung

Eine *Vorverlegung* ist oft günstiger, da die Leistungsfähigkeit (psychisch und physisch) im Postmenstruum allgemein höher ist. Man erzeugt also einen kurzen anovulatorischen Zyklus, indem man wie üblich mit einem Ovulationshemmer (Kombinationspräparat) beginnt, aber 3 Tage vor gewünschtem Blutungsbeginn absetzt. Nicht mehr als $^1/_3$ der Tabletten einer Monatspackung weglassen!
Die Menstruation läßt sich *hinausschieben,* indem man 7 Tage bis spätestens 3 Tage vor der zu erwartenden Blutung mit der Einnahme eines reinen Gestagens oder (wirksamer) einer Gestagen/Estrogen-Kombination beginnt. Drei Tage vor erwünschtem Blutungstermin setzt man diese Behandlung ab. – Oft werden

ohnehin Ovulationshemmer eingenommen. Dann führt man Kombinationspräparate bis zu 7 Tagen weiter; Zweiphasenpräparate führt man mit Tabletten der Schlußphase fort. Wollte man die Periode um mehr als 7–10 Tage verlängern, so wären Schmierblutungen zu erwarten.

Klimakterische Beschwerden

Das Klimakterium ist charakterisiert durch
- funktionelle Beschwerden, die sich vegetativ und/oder psychisch manifestieren;
- organische Veränderungen, wie Osteoporose, Haut- und Schleimhautatrophien (Craurosis vulvae, atrophische Kolpitiden).

Pathogenetische Kette: Involution des Ovars → Nachlassen der Steroidproduktion → zentrale Enthemmung → gesteigerte Gonadotropin-Produktion.

- *In der Prämenopause* steht die mangelhafte *Progesteron*-Produktion (Corpus-luteum-Insuffizienz, s. o.) im Vordergrund, die zu dysfunktionellen Blutungen führt. Die übrigen Ausfallerscheinungen sind in dieser Phase seltener und leichter. Cyclusgerechte *Gestagen*-Substitution ist effektiv. In Kombination mit „milden" Estrogenen wird auch eine Besserung der vegetativ-psychischen Beschwerden bei geregelten Blutungen erreicht. Ist eine Kontrazeption erwünscht, gibt man Sequentialpräparate oder die „Minipille".

- *In der Postmenopause* bessern alle *Estrogene* die funktionellen und zum Teil auch die organisch bedingten klimakterischen Beschwerden. Wichtigste Zielsymptome sind vasomotorische Regulationsstörungen, Atrophie von Vagina und Vulva sowie Erschlaffung im Urethralbereich.

- Der therapeutische Nutzen einer regelmäßigen Gabe im *Senium* ist nicht erwiesen, etwa gegen eine bestehende Osteoporose, Arteriosklerose, Erschlaffung der Haut. Hingegen halten Estrogene, prophylaktisch gegeben, die Entwicklung einer klimakterischen Osteoporose hintan.

Präparate

Es gibt kein ideales Estrogen für klimakterische Beschwerden. Oft werden natürliche oder synthetische Estrogen-Ester („konjugierte Estrogene") benutzt, weil sie schwächer wirken und daher seltener zu uterinen Blutungen führen.

Bei vorwiegend lokalen Beschwerden an Vagina und Vulva genügt oft die lokale Anwendung milder Estrogenzubereitungen.

Die Dosierung ist so zu wählen, daß
- die vegetativen Beschwerden aufhören, aber
- eine uterine Blutung bei reiner Estrogentherapie vermieden wird.

Stets möglichst niedrig und individuell dosieren! Bei reiner Estrogentherapie soll man behandlungsfreie Intervalle einschieben, z. B. 3 Wochen Therapie – 1 Woche Pause! In der Prämenopause sind zyklisch anzuwendende Estrogen-

Gestagen-Kombinationen zu bevorzugen. Halbjährliche gynäkologische Kontrollen! Man prüfe den Bedarf durch einen Auslaßversuch nach 1 Jahr, wenn wegen vasomotorischer Störungen behandelt wurde.

Risiken und *Kontraindikationen* entsprechen den bei den hormonalen Contraceptiva aufgeführten (s. S. 354). Sie sind gegen den prophylaktischen bzw. therapeutischen Nutzen abzuwägen.

Als wichtigste unerwünschte Wirkungen treten hervor:
- Uterine Blutungen. Sie sind auch durch niedrige und intermittierende Dosierung nicht völlig vermeidbar (bis zu 2%) und machen dann eine diagnostische Abrasio (Ausschluß eines Carcinoms) erforderlich.
- Corpuscarcinome sind wahrscheinlich gehäuft. Das Risiko scheint mit der Dosis und der Dauer der Behandlung zu steigen. Daher keine generelle Estrogenprophylaxe in der Postmenopause, sondern klare Indikationsstellung!

Estrogene sind nicht direkt carcinogen; weil sie aber ihre Zielorgane stimulieren, könnten sie als Promoter wirken. Da man den Gestagenen eine protektive Wirkung zubilligt, erscheint eine sequentielle Behandlung auch im Klimakterium sinnvoll.

16.6 Hormonale Kontrazeption

Verwendet werden

- *Estrogen* + *Gestagen* als orale Einphasen- oder Mehrphasenpräparate,
- *nur Gestagen* als Depotinjektion oder als Minipille,
- *nur Estrogen* hochdosiert als Postcoitalpille (morning after pill).

Estrogen + Gestagen

Der Estrogenanteil besteht meist aus Ethinylestradiol oder Mestranol.
Als Gestagenanteil findet man
- seltener Derivate des 17-Hydroxyprogesteron („reine" Gestagene z. T. mit antiandrogener Wirkung); auch das stark antiandrogene (s. S. 342) Cyproteronacetat steht in kontrazeptiver Kombination zur Verfügung.
- häufiger Derivate des 19-Nortestosterons (zusätzlich geringe estrogene, antiestrogene bzw. androgene Wirkung).

Die einzelnen Wirkstoffe sind in Kap. 16.3 besprochen. Typische Spezialitäten sind in der Sondertabelle S. 378 zusammengestellt.

Wirkungsmechanismen

- Die Basissekretion von LH und FSH wird erniedrigt, der präovulatorische LH-Gipfel bleibt aus → Hemmung der Ovulation;
- Das Ovar wird durch direkte und indirekte Hemmung ruhiggestellt;

- Der viscöse, Gestagen-typische Cervixschleim hemmt die Ascension der Spermien;
- Der qualitativ und quantitativ veränderte Aufbau des Endometriums stört die Nidation;
- Die Tubenmotilität wird verändert.

Nur Gestagen

● *Depotinjektion*

Man gibt einmalig eine hohe Gestagen-Dosis mit protrahierter Wirkung (90 Tage, sog. 3 Monats-Spritze). Ihre Injektion ergibt anfangs so hohe Gestagen-Konzentrationen im Blut, daß die Ovulation unterdrückt wird. Später treten die bei der „Mini-Pille" angeführten Mechanismen in den Vordergrund.
Nachteile sind Blutungsstörungen, langdauernde Amenorrhoen (auch nach Absetzen), sowie nachlassende Sicherheit am Ende der Depotwirkung.
Bei Verdacht auf Schwangerschaft sind Depot-Gestagene zu vermeiden, weil eine Schädigung des Foeten nicht auszuschließen ist.

● *Minipille*

Es wird eine „Mini-Dosis" an Gestagen verabreicht, die nicht sicher zur Ovulationshemmung reicht.
Wirkungsmechanismus:
- Der gestagen-typische Cervixschleim hemmt die Spermien-Ascension;
- Veränderungen des Endometriums und des Tubenfaktors sind in Diskussion.

Tabelle 16.6-1. Vergleich contraceptiver Präparate

	Einphasen-Präparate[a]	Mehrphasen-Präparate[b]
Zusammensetzung	Gleichbleibende Mischung von Estrogen + Gestagen für 21 Tage	Bei Zweiphasenpräparaten ist die erste Phase (7 oder 11 Tage) estrogen-betont; die zweite Phase gestagen-betont. Bei Dreiphasenpräparaten ist die erste Phase nochmals unterteilt.
Vorteil	Hohe Sicherheit, sicherste der reversiblen Methoden	Der Aufbau des Endometriums ist „physiologischer"; daher weniger Blutungsstörungen
Bevorzugte Indikation	1. Frauen mit stabilem Zyklus 2. Endometriose 3. Dysmenorrhoe	1. Jugendliche mit instabilem Zyklus 2. Zyklusstörungen 3. Hypoplastisches Genitale

[a] auch als Kombinationspräparate bezeichnet
[b] auch (z. T. fälschlich) als Sequentialpräparate bezeichnet

Vorteile:
- Geringe Steroidbelastung;
- estrogenfrei; daher sind die Kreislauf-Risiken geringer (s. S. 354)

Nachteile:
- Häufig Blutungsstörungen; Amenorrhoe (6–7%).
- geringere Sicherheit. Stundengenaue Einnahme ist erforderlich.

Nur Estrogen

Hohe Estrogen-Dosen (5 mg Ethinylestradiol tgl. über 5 Tage) verhindern oder stören offensichtlich die Nidation. Die Einnahme soll innerhalb von 24–48 Std post coitum beginnen. Ausgeprägte Nebenwirkungen wie Nausea und Emesis machen das Verfahren wenig akzeptabel. Bei Mißlingen ist eine Schädigung des Foeten nicht auszuschließen.

Alternativ hierzu wird auch die Einnahme von 4 × 0,5 mg Norgestrel mit je 50 µg Ethinylestradiol (z. B. Eugynon®) binnen 24 Std empfohlen.

Nebenwirkungen hormonaler Contraceptiva

Sie sind zwar zahlreich und vielfältig. Sie sollten aber auch unter dem Aspekt der Risiken von Schwangerschaft, Geburt oder Abtreibung bewertet werden.

- *Erwünschte Wirkungen* sind auch
  - Zyklusregulation (s. S. 346).
  - Besserung der Dysmenorrhoe (s. S. 349).
  - Besserung der Acne vulgaris (s. S. 88).

- Häufige, eher *subjektiv störende Nebenwirkungen* sind bei

Estrogenen	Gestagenen
Übelkeit	Müdigkeit
Erbrechen	Depressionen
Wasser- und Na-Retention	Libidoverminderung
Mastodynie	Amenorrhoe
Kopfschmerzen	Hypomenorrhoe
Hypermenorrhoe	

- *Risiken und Kontraindikationen*

  Sie sind meist Estrogen-bedingt, daher soll man
  - grundsätzlich estrogenarme ($\leq$ 50 µg tgl.) Präparate bevorzugen;
  - gegebenenfalls völlig auf Estrogen verzichten und auf die Minipille oder auf mechanische Verfahren ausweichen.

1. Gynäkologische Risiken
   - Zyklusstörungen:
     Schmierblutungen, meist als Zwischenblutungen auftretend, sind Durchbruchsblutungen (spottings) und ohne Bedeutung.
     Amenorrhoen sind selten und die Folge einer Atrophie des Endometriums (silent menstruation). Nach 7tägiger Pause setzt man die hormonale Kontrazeption fort, sofern keine Schwangerschaft vorliegt. Bei wiederholter Amenorrhoe wechselt man auf ein Estrogen-betontes Präparat.
   - *Sterilität* nach Beendigung der hormonalen Kontrazeption: Die erste Regelblutung tritt häufig verspätet (bis zu 10 Tage) nach einem (nicht selten monophasischen) Zyklus ein. Bei Kinderwunsch ist nach Ablauf von 3 Monaten in mehr als 50%, nach 6 Monaten in etwa 80% der Fälle mit einer Konzeption zu rechnen.

   Eine Amenorrhoe (oversuppression-Syndrom) bleibt sehr selten länger bestehen (etwa bei 1% länger als 6 Monate). Die Amenorrhoe kann aber auch die Folge einer estrogenstimulierten Hyperprolactinämie sein (vgl. S. 347). Stimulation mit Clomifen oder Gonadotropinen oder die Anwendung von Bromocriptin (s. S. 342), löst dann meist eine Ovulation aus.

   - *Störung des Scheidenmilieus* führt zu gehäuften Kolpitiden mit Soor oder Trichomonaden. Man wechselt auf ein Mehrphasenpräparat und behandelt zusätzlich lokal.
   - Für *Psyche* und *Sexualverhalten* wurden sehr unterschiedliche Reaktionen beschrieben. Die Libido kann vermehrt oder vermindert sein; Depressionen kommen vor.
   - Der Konzeptionsschutz kann durch *beschleunigten Abbau der Steroide* in der Leber eingeschränkt werden. Beispiele: Induktion des Arzneimittelabbaus durch Barbiturate, Antiepileptica, Rifampicin.
   - Eine *Schwangerschaft* ist eine absolute Kontraindikation, weil vielleicht ein erhöhtes Risiko für den Feten besteht, z. B. durch virilisierende Gestagene; Extremitätenfehlbildungen?

   - Ein *cancerogener Effekt* ist bisher nicht bewiesen. Gestagene wirken antiestrogen, mitosehemmend und antiproliferativ, was sogar schützen könnte. Bei bestehenden Hormon-abhängigen Tumoren (Uterus, Ovar, Mamma) *keine* hormonalen Contraceptiva anwenden.

2. Risiken von seiten des Kreislaufs
   Sie nehmen jenseits des 40. Lebensjahres so stark zu, daß estrogenhaltige Kontrazeptiva nur von jüngeren Frauen benutzt werden sollten. Rauchen ist ein starker zusätzlicher Risikofaktor, so daß rauchenden Frauen zumindest mit Eintritt in das 40. Lebensjahr von einer hormonalen Kontrazeption abzuraten ist, es sei denn sie geben das Rauchen völlig auf und es fehlen weitere prädisponierende Faktoren (s. S. 201).
   - Eine *Thromboembolie* mit Manifestationen am Gehirn (Ischämien), am Herzen (Myokardinfarkt) und auch in der Peripherie zählt zu den schweren Risiken. Offensichtlich besteht eine positive Korrelation zwischen dem Embolierisiko und der Estrogen-Dosis, u. a. durch Einwirkun-

gen auf das Gerinnungssystem. Daher: keine hormonale Kontrazeption bei vorangegangener Thrombose oder Embolie! Absetzen bei Migräne und Sehstörungen! Vorsicht bei Varicosis oder ungeklärten Schmerzen in den Beinen.
- Eine langfristige hormonale Kontrazeption kann zur *Blutdruckerhöhung* führen. Andererseits bewirkt eine hormonale Kontrazeption nicht immer Blutdruckanstieg bei bereits bestehender Hypertonie. Daher: regelmäßige Blutdruck-Kontrollen. Absetzen der hormonalen Kontrazeption bei Blutdruckanstieg. Eine bestehende Hypertonie stellt je nach Schweregrad und Ansprechen auf die Therapie eine relative oder absolute Kontraindikation dar.

3. Risiken von seiten des Stoffwechsels und der Leber
- Eine Tendenz zur *Senkung der Glucosetoleranz* besteht besonders bei Mestranol und Nortestosteron-Derivaten (bei Diabetes meiden!). Diabetes mellitus eventuell neu einstellen.
- Tendenz zur *Hyperlipidämie*. Angeborene oder bestehende Fettstoffwechselstörungen sind Kontraindikationen.
- *Leberfunktionsstörungen*. Gelegentlich finden sich positive Funktionsteste, selten ein cholestatischer Ikterus. Hormonale Kontrazeption vorsorglich vermeiden bei akuten oder chronischen Leberkrankheiten, vor allem bei Schwangerschaftsikterus oder Schwangerschaftspruritus in der Anamnese.
- *Hepatome* sind unter hormonaler Kontrazeption gehäuft, bleiben aber insgesamt sehr selten.

4. Risiken bei Erkrankungen, die sich bei Schwangerschaften, also auch bei der schwangerschaftsähnlichen hormonalen Kontrazeption verschlimmern. Sie stellen absolute (a) bzw. relative (r) Kontraindikationen dar.
   - Enzymopathien (Rotor-Syndrom, Dubin-Johnson-Syndrom) (a),
   - Porphyrie-Syndrom (a),
   - Sichelzellanämie (a),
   - früherer Schwangerschafts-Ikterus oder -Pruritus (a),
   - multiple Sklerose (r),
   - Niereninsuffizienz (r).

Folgende *ärztliche Maßnahmen* gehören zur hormonalen Kontrazeption

1. Erstuntersuchung
   - Sorgfältige gynäkologische und allgemeine Anamnese;
   - Gynäkologische Untersuchung einschließlich der Mammae;
   - Blutdruckkontrolle, Urinuntersuchung;
   - cytologische Untersuchung (Abstrich von der Cervix uteri).
2. Erstverordnung nur für 3 Monate, später für 6 Monate.
3. Kontrolluntersuchung – erstmals nach 3 Monaten, dann nach 6 Monaten, Untersuchung wie unter 1. aufgeführt.

Bei Erstverordnung bevorzugt man niedrig dosierte Präparate. Die auf S. 353 aufgeführten häufigen, eher subjektiven Nebenwirkungen gestatten Rückschlüsse, ob Estrogene oder Gestagene überwiegend verantwortlich sind. Dementsprechend wechselt man auf ein geeigneteres Präparat. Man bemüht sich also um gezielten Einsatz der hormonalen Kontrazeption. *Eine „Pille nach Maß" gibt es jedoch nicht!*

> Die Risiken einer hormonalen Kontrazeption über das gesamte gebärfähige Alter hinweg müssen auch mit einer Gefährdung der Frau durch Schwangerschaft, Geburt und Abtreibung verglichen werden. So gesehen, erscheint das Risiko auch einer langfristigen hormonalen Kontrazeption vertretbar. Dennoch sollte der Arzt darauf hinwirken, daß jenseits des 35. Lebensjahres andere kontrazeptive Maßnahmen zumindest erwogen werden. So erscheint die Empfehlung angemessen, bei jungen Frauen hormonale Kontrazeptiva anzuwenden, in der Mitte der Reproduktionsphase Intrauterin-Pessaren den Vorzug zu geben und später die Sterilisation anzustreben.

16.7 Sonstige Anwendung der Sexualhormone

Drohender Abort in der Frühschwangerschaft

Ab dem 40. bis 48. Tage nach der Ovulation führt eine beidseitige Ovariektomie oder Lutektomie selten zu einem Abort. Die Gestagentherapie zur Verhinderng eines Frühabortes auf Grund einer Corpus-luteum-Insuffizienz ist somit nur bis 9./10. Schwangerschaftswoche (post menstruationem) sinnvoll und muß möglichst früh beginnen. Das Risiko von fetalen Mißbildungen ist in Rechnung zu stellen (s. S. 344). – Grundsätzlich sollte man während der gesamten Schwangerschaft keine Estrogene verwenden, weil Mißbildungen drohen.

Zusatztherapie bei malignen Tumoren

Prinzip: Die Proliferation verläuft in „ungünstigem" hormonalem Milieu langsamer. Anwendungsbeispiele:
- Progressives, nicht estrogenabhängiges Mammacarcinom.
  Modulatoren: Estrogene, Gestagene, Androgene und Glucocorticoide, teils kombiniert und in hohen Dosen.
- Corpuscarcinom des Uterus.
  Modulator: Gestagen in hohen Dosen.
- Prostata-Carcinom.
  Modulator: Estrogen.

Laktations-Hemmung

Während der Schwangerschaft steigt das Prolactin im Serum unter zunehmendem Estrogeneinfluß etwa um das 10fache an. Nach der Geburt wird die Laktation durch den abrupten Abfall der Steroidhormonkonzentration und die ungehemmte Einwirkung des Prolactins auf die Brust in Gang gesetzt.

Primäres, d. h. sofortiges Abstillen noch vor dem Milcheinschuß ist also möglich

1. über eine Hemmung der Prolactinsekretion. Hierzu gibt man den Dopamin-Agonisten Bromocriptin (2 × 2,5 mg tgl.) über 14 Tage.
2. durch hormonale Hemmung der Prolactinwirkung am Drüsengewebe, z. B. durch
   – Estrogen oral, hochdosiert (4 mg Quinestrol) einmalig, unmittelbar post partum, oder
   – einmalige Injektion eines Depotpräparates, meist einer Kombination aus Estradiol, Gestagenen und Androgenen.

Auch das *sekundäre* Abstillen, d. h. zu einem beliebigen Zeitpunkt nach Einsetzen der Laktation, gelingt mittels Bromocriptin. Die Milchproduktion sistiert meist schon nach 48 Stunden. Man kommt ohne die bisher üblichen Maßnahmen wie Hochbinden der Brust, Einschränken der Flüssigkeitszufuhr und Gabe von Analgetica aus.

17 Mittel zur Behandlung von Augenkrankheiten

17.1 Zur Pharmakokinetik am Auge

1. Systemische Applikation

Die Penetration systemisch eingesetzter Medikamente in die Gewebe des Auges wird durch die „Blut-Kammerwasser-Schranke", die „Blut-Retina-Schranke" und die „Blut-Glaskörper-Schranke" eingeschränkt. Die Blut-Retina-Schranke resp. die Blut-Glaskörper-Schranke verhindern bei systemischer Therapie, z. B. mit Antibiotika und Glucocorticoiden, die Entstehung hinreichender Gewebsspiegel in der Netzhaut und im Glaskörper. Entzündungen der Netzhaut und Uvea, aber auch Traumen, öffnen die Schranken und begünstigen den Aufbau wirksamer Gewebskonzentrationen.

2. Lokale Applikation

Erkrankungen an Geweben des Vorderen Augenabschnittes sind zu einem Großteil der lokalen Behandlung zugänglich. Unter dem Vorderen Augenabschnitt verstehen wir die Conjunctiva, die Hornhaut und die prääquatoriale Sklera, die Iris, die intermediären Anteile der Uvea und die Augenkammern mit der Linse. Physikochemisch entsprechen die Epithelien sowie das Endothel einer Lipidphase, wohingegen das Stroma der Hornhaut hydrophil ist. Daher lassen die Epithelien und das Endothel Elektrolyte nur schlecht, fettlösliche Substanzen aber gut passieren. Das Stroma der Hornhaut ist gut permeabel für wasserlösliche Substanzen, stellt aber für fettlösliche Medikamente eine fast undurchdringliche Barriere dar. Medikament mit lipophilen **und** hydrophilen Eigenschaften, etwa in Abhängigkeit vom Dissoziationsgrad, penetrieren also die Hornhaut am besten. Die Durchlässigkeit steigt bei Schädigung des Epithels.
Die in den Bindehautsack applizierten Medikamente können durch die Conjunctiva in den großen Kreislauf gelangen und Allgemeinreaktionen auslösen. Dies ist wichtig bei Atropin, Catecholaminen und β-Rezeptorenblockern.
Eine Lokaltherapie ist einfach und kann hohe Gewebsspiegel am gewünschten Ort erzeugen. Diese sind jedoch örtlich und zeitlich höchst variabel. Zudem wird das instillierte Mittel durch Lidschlag und Tränenfluß schnell verdünnt, was die Resorption beeinträchtigt. Daher sind häufige Einzelapplikationen notwendig.

Vehikel und Applikationsformen am Vorderen Augenabschnitt

Augentropfen

Augentropfen sind das wesentliche Vehikel für lokal anzuwendende Medikamente. Wie in der Dermatologie müssen pH, Tonizität, Elektrolytgehalt und

Befeuchtungsvermögen dem Arzneimittel angepaßt sein. Visköse Tropfen, die Methylcellulose und Polyvinyl-Alkohol enthalten, befeuchten besser als Salzlösungen und verhindern einen zu schnellen Abtransport der Augentropfen durch Tränenfluß und Lidschlag. Sie verlängern also die Verweildauer der Wirkstoffe. – Auch ölige Augentropfen wirken als Arzneimittel-Depot.

Augensalben

Die lange Kontaktzeit der Salben begünstigt die Resorption inkorporierter Wirkstoffe, sofern sie hinreichend aus der Salbe abgegeben werden. Als Salbengrundlagen dienen Vaseline, Lanolin und Erdnußöl.

Bindehaut-Inserte

sind wenige Millimeter große, glattrandige, flache Medikamententräger, deren Wandung aus einer permeablen Membran besteht. Die Inserte werden als Depots in den Conjunctivalsack für eine Woche eingelegt. Sie geben ihren Inhalt gleichmäßig schnell ab.

Dauerirrigation

Große, flexibel ausgeführte Kontakt-Schalen, die über ein Schlauchsystem mit einer Infusionsflasche verbunden sind, führen einen dosierbaren Flüssigkeitsstrom durch den Bindehautraum. Bei der Soforttherapie von alkalischen Verätzungen werden Puffersubstanzen der Spüllösung beigesetzt, bei Verletzungen Antibiotica.

Lokale Injektionstherapie

Subconjunctivale Einspritzungen und Injektionen in die Tenonsche Kapsel, etwa mit Antibiotica oder Glucocorticoiden, gewährleisten einen hohen Wirkstoffspiegel im Kammerwasser und in den Geweben des Vorderen Augenabschnittes. Der Wert der Injektionstherapie in der vorderen Augenregion sollte nicht überschätzt werden, da auch bei entsprechend häufiger Tropfenanwendung ein hoher Wirkstoffspiegel in diesem Gewebe erzielt werden kann. **Retrobulbäre** Injektionen liefern einen hohen Wirkstoffspiegel in hinteren Bulbusanteilen, im Opticus und den hinteren Orbitastrukturen. Derartige Injektionen werden in der Regel nur dann angewandt, wenn man schnell hohe Wirkstoffkonzentrationen benötigt. Mit **Intraokular-Injektion** bringt man bei schweren, anders nicht beherrschbaren Krankheitsbildern Antibiotica bzw. Glucocorticoide in den Glaskörperraum. Bei den Antibiotica ist deren intraokulare Toxizität zu beachten.

17.2 Antimikrobielle und antiphlogistische Mittel

Nicht wenige Krankheitsbilder sind so charakteristisch, daß sie ätiologische Rückschlüsse gestatten. Zur Einleitung der Therapie benötigt man zunächst weder mikrobiologische noch serologische Daten. Es handelt sich dabei vorwiegend um entzündliche Erkrankungen des vorderen Augenabschnittes, in Einzelfällen auch der Netzhaut und der Aderhaut (s. Tabelle).

Krankheitsbild	Schwerpunkt der Therapie
a) Akute bakterielle Conjunctivitis, Staphylokokken-Blepharo-Keratitis, Ulcus corneae	antibiotisch
b) Herpes simplex-Virus (HSV)-Keratitis, Adenovirus-Keratoconjunctivitis, Einschlußkörperchen-Keratoconjunctivitis, Molluscum contagiosum, Cytomegalie-Retinitis	antiviral
c) Mykotische Canaliculitis, Mykotisches Ulcus corneae, Mykotische Endophthalmitis	fungistatisch
d) Disciforme Keratitis, Episkleritis und Skleritis, Akute exsudative Iritis (endogene vordere Uveitis), Endogene intermediäre Uveitis, Endogene hintere Uveitis, ferner Sympathische Ophthalmie, Behcet'sche Krankheit	Steroidale Antiphlogistica, evtl. Immunsuppressiva
e) Toxoplasmose-Retinouveitis	Toxoplasmose-Therapie (S. 128)

Im folgenden sind die zu a)–e) gehörigen Arzneimittelgruppen besprochen.

a) Antibiotica

Für die lokale Behandlung bakterieller Erkrankungen am vorderen Augenabschnitt nutzt man

– die bactericiden Aminoglykoside Neomycin und Gentamicin,

- die bactericiden Peptide Bacitracin und Polymyxin B,
- als bacteriostatische Breitband-Antibiotica die Tetracycline und Cloramphenicol.

Kombinationen von Neomycin und Bacitracin oder von Tetracyclinen und Polymyxin B decken auch den gramnegativen Bereich. Aminoglykoside und Peptide durchdringen jedoch das conjunctivale und corneale Epithel praktisch nicht. Sie eignen sich daher nur für die Behandlung oberflächlicher infektiöser Prozesse, vorwiegend der akuten bakteriellen Conjunctivitis. Tetracycline penetrieren etwas besser, Chloramphenicol sogar ausgezeichnet in tiefere Hornhautschichten. Mit diesen Substanzen kann man daher tiefere entzündliche Läsionen, so das Ulcus corneae, behandeln. Die Medikamente werden vorwiegend in Tropfenform, zur Anwendung über Nacht auch in verschiedenen Salbengrundlagen angewendet.

b) Virustatica

Für die klinisch wichtigste Virus-Infektionskrankheit am Auge, die HSV-Keratitis, stehen hinreichend wirksame Virustatika zur Verfügung, nämlich Idoxuridin, Trifluorthymidin, Vidarabin und Aciclovir.
Wirkungsmechanismus: Idoxuridin und Trifluorthymidin werden in Desoxyribonucleinsäure eingebaut. Vidarabin blockiert den Nucleotid-Stoffwechsel. Trifluorthymidin ist besser löslich, weniger toxisch und wirksamer als das ältere Idoxuridin und hat dieses praktisch verdrängt. Die virustatische Behandlung soll wegen eines möglichen „rebound"-Effektes mindestens 8–10 Tage lang ohne Unterbrechung erfolgen.
Andere durch Viren ausgelöste entzündliche Erkrankungen am vorderen Augenabschnitt, so die epidemische Keratoconjunctivits, die Zoster-Keratoconjunctivitis und das Molluscum contagiosum sprechen auf die vorhandenen Virustatika nicht befriedigend an.

c) Antimykotica

Die antimykotischen Substanzen (s. S. 129) wirken breit gegen Histoplasma-, Cryptococcus-, Blastomyces- und Candida-Infektionen. Zur Lokalbehandlung dienen Amphotericin B, Nystatin und Pimaricin. Sie sind schlecht wasserlöslich und werden als Suspension in Augentropfen eingesetzt. Die parenterale Therapie ist so riskant, daß sie nur bei einer das zentrale Sehvermögen gefährdenden, sicher mykotischen Uveitis gerechtfertigt ist.

d) Mittel bei immunpathologisch bedingten entzündlichen Erkrankungen

Glucocorticoide

Die *systemisch* genutzten Mittel sind in Kapitel 14.1 dargestellt. Zur *Lokaltherapie am Auge* dienen Medryson, Prednisolon, Fluormetholon und Dexamethason.
Pharmakodynamisch unterscheiden sie sich nur quantitativ. Für den lokalen Einsatz am Auge ist jedoch die sehr unterschiedliche lokale Pharmakokinetik wesentlich. So penetriert Medryson praktisch nicht, Prednisolon langsam, Fluormetholon gut und Dexamethason ausgezeichnet in die Vorderkammer des Auges. Entsprechend ist Medryson nur bei oberflächlichen (epithelialen) Prozessen der Bindehaut und Hornhaut wirksam, wohingegen Prednisolon auch bei Entzündungen tieferer Hornhautschichten eingesetzt werden kann. Fluormetholon und Dexamethason wirken am tiefsten und zeigen daher einen guten Effekt bei Iritis und Cyclitis, aber lassen auch besonders starke lokale Glucocorticoidschäden (s. S. 285) befürchten.
Also wäre es falsch, eine allergische Bindehautentzündung mit Dexamethason zu behandeln; hier würde das oberflächlich gut wirksame weniger riskante Medryson genügen. Umgekehrt wäre es nicht sinnvoll eine Iritis mit Medryson zu behandeln, das die Epithelien der Hornhaut nicht durchdringt.
Entzündungen des *Hinteren Augenabschnittes* werden durch Sub-Tenon-Injektion oder Retrobulbärinjektion, oder systemisch mit Glucocorticoiden erreicht.

Immunsuppressiva

Immunsuppressiv wirksame Medikamente werden systemisch bei schweren immunpathologischen Erkrankungen der Uvea und Netzhaut eingesetzt, wenn Glucocorticoide nicht ausreichten oder wegen Nebenwirkungen abgesetzt wurden. Man benutzt Azathioprin, Chlorambucil und Cyclophosphamid. Eine Kombination mit lokalen oder systemischen Glucocorticoiden ist manchmal sinnvoll, z. B. bei sympathischer Ophthalmie, verschlechtert aber gelegentlich auch den Krankheitsverlauf, z. B. beim M. Behcet.

17.3 Arzneitherapie des Glaukoms

Zur Pathogenese und Diagnostik

Das Glaukom ist eine fortschreitende Erkrankung, die sich vorwiegend am Sehnervenkopf (Papille), aber auch an fast allen anderen inneren Strukturen des Auges manifestiert. Es schädigt die Axone und Gliastrukturen der Papille sowie des retrobulbären Tractus opticus, was bei der Augenspiegelung als Excavation erkennbar wird. Die Funktionsstörungen lassen sich in Frühstadien nur mit der Perimetrie (parazentrale Skotome, bogenförmige Ausfälle) und in Spätphasen durch den Nachweis einer Visusminderung diagnostizieren. Die

Arzneitherapie des Glaukoms

Funktionsstörungen machen in Verbindung mit den morphologisch erkennbaren Veränderungen den „Glaukomschaden" aus. Der Glaukomschaden ist immer Folge eines für das erkrankte Auge zu hohen Augendruckes. Dabei ist der statistisch ermittelbare „Normalwert" für den individuellen Patienten ohne Bedeutung. Das Druckniveau muß durch Messungen zu verschiedenen Tageszeiten ermittelt werden. Es ist immer dann zu hoch, wenn es einen Glaukomschaden auslöst.

Ziel der Behandlung ist stets die Senkung des intraocularen Drucks durch
- Verbesserung des Abflusses von Kammerwasser,
- Verminderung der Produktion von Kammerwasser,
- Dehydrierung des Glaskörpers.

Dem dienen lokale und systemische Mittel.

a) Lokaltherapie

Miotika sind immer Parasympathomimetika. Sie bringen die Muskeln von Ziliarkörper und Iris zur Kontraktion. Dadurch verlagern sich der Ziliarkörper, die Iriswurzel und der Schlemmsche Kanal, was den Abfluß des Kammerwassers verbessert. Häufig verwendete Substanzen sind
- *direkte* Parasympathomimetica, wie Pilocarpin und Carbachol
- *indirekte* Parasympathomimetica, welche die Acetylcholinesterase hemmen, wie das kurzwirkende Physostigmin und die langwirkenden Alkylphosphate (Demecarium, Ecothiopat).

α-*Sympathomimetica* erleichtern wahrscheinlich ebenfalls den Abfluß und drosseln zusätzlich die Kammerwasserproduktion. Häufig verwendet werden Adrenalin, Phenylephrin, Clonidin, Naphazolin.

β-Rezeptorenblocker senken den Druck besonders nachhaltig. Ihr Effekt beruht fast ausschließlich auf einem Block der Produktion des Kammerwassers, die offenbar β-adrenerg gesteuert ist. Geläufig ist vor allem das Timolol.

b) Systemische Mittel

Carboanhydratase-Hemmer hemmen die zur Kammerwasserbildung notwendige Bereitstellung von HCO_3-Ionen und vermindern daher die Sekretion.

Hyperosmolare Infusionen entwässern den Glaskörper; hierbei wird die beschränkte Permeabilität der Blut-Glaskörper-Schranke für den therapeutischen Effekt genutzt.

17.4 Unerwünschte Arzneimittelwirkungen am Auge

Folgen einer Lokaltherapie

Die am Auge *lokal angewendeten* Medikamente lösen meist *lokal*, aber gelegentlich auch *systemisch* unerwünschte Wirkungen aus. Diese Wirkungen sind bei indizierter Therapie nur ausnahmsweise bedrohlich. Sie häufen sich bei einer Langzeitanwendung. Man beobachtet

a) bei *antibiotischer* Therapie:
   Allergische Conjunctivitis;
   Kontaktdermatitis der Lider;
   Lokale Resistenzentwicklung pathogener Keime;
   Pilzinfektionen;

b) bei *antiviraler* Therapie:
   Allergische Conjunctivitis;
   Chronische Blepharitis mit Obliteration der Tränenpünktchen;
   Epithelschädigung der Conjunctiva und der Hornhaut;

c) bei *antimykotischer* Therapie:
   Allergien;
   Epithelschädigungen;

d) bei *Glucocorticoid*-Therapie:
   Schnelle Progression bestehender viraler (HSV), bakterieller (z. B. Pneumokokken) und Pilzinfektionen;
   Schwund des Kollagens bei erosiven Hornhautprozessen;
   Anstieg des intraokularen Druckes („Glucocorticoid-Glaukom");
   Linsentrübung („Glucocorticoid-Cataract");

e) bei Glaukom-Therapie:

Miotika	Miosis und Akkommodationsspasmus
	Netzhautrisse
	Linsentrübungen
Sympatho-mimetika	Mydriasis mit möglichem Winkelblock
	Blutdruckkrisen bei Hypertonikern und bei Kindern
β-Rezeptorenblocker	Lokalanästhesie der Hornhaut;
	Epitheliopathie der Hornhaut;
	Reduktion der Tränensekretion;
	möglicherweise Cataract;
	Bradycardie, evtl. auch AV-Block;
	Blutdruckabfall;
	Herzinsuffizienz;
	Auslösung eines Asthma-Anfalls

Folgen einer systemischen Therapie

Eine vom **Augenarzt** eingeleitete systemische Therapie kann lokale Nebenwirkungen am Auge auslösen.
Die Behandlung mit Carboanhydratasehemmern kann eine Myopie verursachen. Bezüglich der Störungen des allgemeinen Elektrolytstoffwechsels s. S. 164.
Eine Glucocorticoid-Therapie kann eine bestehende HSV-Infektion verschlimmern (strikte Kontraindikation!), den intraokularen Druck (meist reversibel) erhöhen und die Linse trüben. Gelegentlich deckt sie eine hereditäre Glaukomneigung auf.
Manche Medikamente, die aus **nicht-ophthalmologischer** Indikation verordnet werden, können ebenfalls am Auge unerwünschte Wirkungen auslösen. Sie sind zum Teil schwerwiegend und können, vor allem bei Langzeittherapie, irreversible Sehschäden zur Folge haben.

Glucocorticoide (s. o.) sind besonders häufige und bedenkliche Risikofaktoren.

Chloroquin (s. S. 291): bei langzeitiger Anwendung in der Rheuma- und Malariatherapie (> 1g/Woche) kann es sich in die Hornhaut einlagern. Selten ist eine charakteristische Retinopathie mit irreversibler Schädigung des foveolaren und perifoveolaren Pigmentepithels unter dem Bild der sogen. „bull's eye"-Retinopathie. – Grundsätzlich ähnlich verhält sich Indometacin.

Phenothiazine, vor allem Chlorpromazin können bei Langzeittherapie subcapsuläre Trübungen der Linsenrinde und retinale Pigmentierungen erzeugen, die aber meist den Visus nicht mindern.

Unter *Ethambutol* (s. S. 123) entstehen bei etwa 3% der Behandelten vorwiegend axiale Schäden der Sehnervenaxone mit Grünskotomen und fortschreitender Visusminderung, gelegentlich auch mit peripheren Gesichtsfeldeinschränkungen.

Herzglykoside führen bei Überdosierung zu Gelbsehen (s. S. 184).

Chinolinderivate, die früher als Darm-Antiseptica benutzt wurden (s. S. 242), haben zur subakuten Myelo-Optico-Neuropathie geführt (SMON). Sie sind daher z. T. aus dem Handel gezogen worden.

18 Allgemeine Maßnahmen bei akuten Vergiftungen

Klassifikation von Vergiftungen

Vergiftungen sind überaus häufig. Zahlenangaben wären jedoch willkürlich, denn die Grenze zur Norm ist fließend. Man bedenke die Belastungen mit der Luft oder der Nahrung, oder durch Genußmittel wie Alkoholika oder Tabakwaren. Chronische Vergiftungen sind Sache des Spezialisten und sollen hier nicht besprochen werden. Chronische und auch akute Vergiftungen mit Arzneimitteln sind bei den einzelnen Kapiteln abgehandelt. **Ziel dieses Abschnittes** ist die Unterrichtung über die Erstbehandlung akuter Vergiftungen.

Allgemeine Prophylaxe oraler Vergiftungen

Die meisten akuten Vergiftungen kommen *oral* zustande. Wir gliedern sie aus der Sicht der Prophylaxe.

1. Akzidentelle Vergiftungen beim *Erwachsenen*.
   - Alle Stoffe und Zubereitungen in Originalgefäßen aufbewahren!
   - Nie neben Nahrungsmitteln aufbewahren!

2. Vergiftungen bei *Kindern*
   - in der Wohnung: Arzneimittel, Waschmittel, Gewürze, Alkoholika, Tabakwaren
   - im Bad: Kosmetika, Fleckenentferner, Porzellanreiniger
   - im Schuppen: Pflanzenschutz- und Düngemittel, Polituren, Farben, Öl
   - draußen: giftige Pflanzenarten wie Herbstzeitlose, Fingerhut, Seidelbast, Goldregen, Eibe.

   Akzidentelle Vergiftungen bei Kindern stellen das Gros der Anfragen der Vergiftungsberatung dar!

3. *Suicidale* Vergiftungen
   - Möglichst wenige Arzneimittel verschreiben, und deren Hortung unterbinden.
   - Immer das risikoärmere Arzneimittel verschreiben (z. B. Benzodiazepine statt Barbiturate).

Zur Diagnostik

Häufig wird der Arzt *telefonisch* unterrichtet. Er kann geeignete Maßnahmen veranlassen, aber auch tätige Unwissenheit abstellen, indem er vier Gruppen von Fragen stellt:

1) Telefon-Nr.; Adresse; Lebensalter?
2) Was? Wann? Wieviel? Wie?
3) Wie steht es mit den Vitalfunktionen (Bewußtsein, Puls, Atmung)?
4) Ist eine Laienhilfe bereits erfolgt?

Zur *weiteren Abklärung* braucht er
- ein „vorgelesenes" Nachschlagewerk über Vergiftungen.
- eine Adresse zum Bezug weiterer Gift-Informationen (siehe Rote Liste),
- eine Adresse des nächstgelegenen, entsprechend eingerichteten Krankenhauses,
- manchmal auch die Adresse eines Fachmanns für Zierpflanzen.

Zur *endgültigen Diagnose* zieht er heran
- die Umstände der Vergiftung. Verdächtige Behältnisse und andere Reste suchen und sicherstellen!
- die Symptome (s. S. 370)
- die Laborbefunde. Hierzu muß Mageninhalt und Harn bei oralen Vergiftungen sichergestellt werden.

Zur Therapie

Sie hat drei Ziele:

1. ***Atmung und Kreislauf aufrecht erhalten.*** Notfallmedizinische Maßnahmen haben Priorität!

2. ***Weitere Giftaufnahme abstellen.***
   Wie dies geschieht, hängt von Art und Schwere der Exposition ab.
   - Luftwege: Patienten an die frische Luft bringen, evtl. beatmen.
   - Haut: Gifthaltige Kleidung entfernen. Die Haut zunächst mechanisch, dann mit Wasser, dann mit Wasser und Seife reinigen.
   - Auge: Sofort mit reichlich Wasser ohne Zusatz spülen. Eventuelle Partikel mechanisch entfernen. *Sofort* den Ophthalmologen einschalten!
   - Mund: Reichlich mit Wasser spülen. Keinesfalls auf „Neutralisationsmittel" warten. Bei Verdacht auf Verschlucken ätzender Mittel reichlich Wasser trinken lassen.
   - Ingestion: 1. Verdünnen mit Wasser bei ätzenden Mitteln.
     2. Den Magen entleeren. Der Nutzen hängt davon ab, wie lange die Vergiftung zurückliegt. Zentral dämpfende Gifte verlängern allerdings die Verweildauer des Mageninhalts, so daß eine Entleerung noch nach 12 Std. sinnvoll erscheint. Eine ***Magenspülung*** leistet mehr als ***Erbrechen.***

Eine Magenspülung vor Ort durch Ungeübte kostet wertvolle Zeit. Wenn Art oder Schwere der Vergiftung dies geraten erscheinen lassen, weist man schnellstmöglich ein. Bis zur Krankenhausaufnahme ist jedoch der erstbehandelnde Arzt für den Patienten verantwortlich.

Magenspülung

Technik: Nie in Rückenlage; am besten im Sitzen; möglichst dicker Schlauch, angefeuchtet. Bei komatösen Patienten nur nach Intubation! Viel Spülflüssigkeit in kleinen Portionen verwenden; beim Erwachsenen nicht mehr als 200 ml, beim Kleinkind ca. 50 ml pro Portion; sonst drückt man den Mageninhalt in den Darm. Einige praktisch wichtige inaktivierende Zusätze sind in Tabelle 18.1 aufgeführt.

Nach Abschluß der Spülung gibt man reichlich *medizinische Kohle* durch den noch liegenden Schlauch. Kohle verkürzt auch die Halbwertszeit bereits resorbierter Fremdstoffe, falls diese einen enterohepatischen Kreislauf durchlaufen. Bei lipiden Substanzen verabreicht man jedoch *Paraffinöl*. — Stets *Natriumsulfat* zur Beschleunigung der Darmpassage zusetzen. Ricinusöl ist zu vermeiden, weil es die Resorption fördern kann. Spezifische enterale Entgifter sind Berliner Blau beim Thallium und Colestyramin bei Vergiftung mit Herzglykosiden, Vitamin D oder oralen Antikoagulantien; sie wirken aber nur langsam.

Die *Gegenindikationen* (s. u.) sind stoffbestimmt und sämtlich relativ. Als Kompromiß bietet sich das Absaugen mit dünnem Schlauch an.

- Öle, Halogen-Kohlenwasserstoffe, Benzin – weil eine besondere Gefahr der Aspirationspneumonie besteht. Man instilliert 200 ml Paraffinöl, welches die organischen Lösungsmittel aufnimmt. Abführmittel nicht vergessen! Sind aber die Kohlenwasserstoffe erheblich toxisch oder dienen sie als Lösungsmittel für Gifte (z. B. Insektizide), so überwiegen die Vorteile einer Magenspülung, die man allerdings möglichst unter Intubation vornehmen sollte.
- Waschmittel – weil Schaum zu schwerer Aspirationspneumonie führen würde. Todesfälle oder bleibende Schäden durch anionische Waschmittel sind nicht bekannt. Daher empfiehlt sich Zurückhaltung in der Therapie. Silikonentschäumer können als erste Hilfe verabreicht werden.
- Säuren und Laugen, manche Schwermetallsalze ($HgCl_2$, $FeSO_4$), Phenol – weil Perforationsgefahr besteht. Als erste Hilfe verabreicht man reichlich Wasser; dies verdünnt das Ätzmittel. Milch wäre bei Schwermetallen noch günstiger, weil sie bindet; doch ist sie meist nicht sofort verfügbar.

Tabelle 18.1. Zusätze zur enteralen Entgiftung

Zusatz zur Magenspülung	bei
$KMnO_4$, 0,1%	vielen Alkaloiden, ZnP, Cyanide, Glykole
Ca-Gluconat, 5%	Fluorid, Oxalat
Na-Thiosulfat, 2%	Jod
Na_2SO_4, 2%	Ba^{2+}, Pb^{2+}
Deferoxamin	Fe^{2+}

Erbrechen lassen

Erbrechen entleert den Magen schnell, aber unvollständig. Der Patient muß bei Bewußtsein sein, weil er sonst aspirieren würde. Es bestehen die nämlichen Gegenindikationen wie bei der Magenspülung (s. o.).

Technik:

- Die *mechanische* Auslösung ist am erfolgreichsten, wenn der Magen mäßig gefüllt ist. Man läßt daher einen Erwachsenen zuvor um 300 ml, Kinder bis zu 200 ml Wasser trinken. Anschließend reizt man die Hinterwand des Rachens.
- *Radix Ipecacuanhae* erzeugt bei 9 von 10 Personen Erbrechen binnen 30 min. Wasser verabreicht man erst *nach* dem Emeticum. Tierkohle gibt man erst nach dem Erbrechen, weil sie das Emetin binden würde. Bleibt der Erfolg aus, so kann man die Dosis nach 30 min einmal wiederholen; sonst den Magen spülen.
- *Apomorphin* fördert das Erbrechen durch zentralen Angriff; es senkt allerdings auch den Blutdruck.

Elimination bzw. Inaktivierung des resorbierten Giftes

Hierzu dient vor allem a) die Elimination durch Förderung bzw. Ersatz der Nierenfunktion, und b) die Gabe von Antidoten.

a) Die *glomeruläre Filtration* wird gefördert durch die sog. forcierte Diurese. Sie ist nur dann sinnvoll, wenn etwa das Volumen des extracellulären Raumes, d. h. ca. 20 l, als Endharn erscheint. Hierzu ist die Gabe von Furosemid (s. S. 161) und Elektrolytlösung erforderlich. Die Rückresorption wird bei schwachen Basen durch Ansäuern, bei schwachen Säuren durch Alkalisieren eingeschränkt (vgl. S. 23). Auch Methanol und Ethylenglykol werden zu Säuren (Ameisensäure bzw. Oxalsäure) verstoffwechselt!

Die forcierte Diurese setzt voraus, daß extrarenale Eliminationswege (z. B. der hepatische) zu vernachlässigen sind, eine erhebliche Proteinbindung ihr nicht entgegensteht und das Verteilungsvolumen nicht zu groß ist (vgl. hierzu S. 185).

Die gleichen Voraussetzungen gelten für die *Hämodialyse*. Sie ist auch dann der forcierten Diurese vorzuziehen, wenn eine schnellere Entgiftung not tut, z. B. bei Lebergiften wie Paracetamol, Tetrachlorkohlenstoff, Amanitin.

Für Arzneimittel, die renal nur schlecht eliminierbar sind, bietet sich die *Hämoperfusion* durch ein Adsorbens an (Beispiele: Digitoxin; Amanitin). Bei hochmolekularen Substanzen kommt die *Plasmapherese* in Frage, z. B. bei Autoantikörpern. Sind die Erythrozyten betroffen, z. B. bei Methämoglobinämie oder Chloratvergiftung, so können sie durch eine *Austauschtransfusion* ersetzt werden.

b) Spezifische Antidote

Vergiftung durch	Antidot
Schwermetalle, z. B.	Chelatbildner, z. B
Fe	Deferoxamin
Pb, Cd, Fe	DTPA oder EDTA als Ca^{2+} Salze
Hg, Au	Dimercaprol
Cu, Pb, Hg, Au, Co, Zn	d-Penicillamin
Tl	Berliner Blau (nur im Darmlumen wirkend)
Metalloide	
As, Sb, Bi	Dimercaprol
Fluorid, Oxalat	Calcium
Cyanide	Methämoglobin-Bildner, z. B. Dimethylaminophenol
	Cobalt-Verbindungen, z. B. Hydroxocobalamin
	Thiosulfat
Alkylphosphate	Atropin; Oxime (z. B. Obidoxim)
Methämoglobin-Bildner	Toluidinblau
Paracetamol	N-Acetylcystein
Opiate, Opioide	Opiat-Antagonisten
Orale Antikoagulantien	Prothrombin-Komplex, evtl. Phytomenadion
Trizyklische Antidepressiva	Physostigmin (mit Vorsicht! s. S. 304).
Protein- u. Peptidtoxine, Herzglykoside	Antisera
Methanol, Ethylenglykol	$NaHCO_3$, Ethanol

Symptome, die auf bestimmte Vergiftungen hinweisen

Eine Vergiftung durch	verursacht bevorzugt
alle zentralnervös dämpfenden Mittel wie Alkohol (Geruch!), Schlafmittel, Tranquilizer, Opiate	Koma, Atemdepression; zuvor oft Unruhe
Weckamine; Nachtschatten-Alkaloide; Strychnin	Unruhe bis zu Krämpfen; Verwirrtheit
Insulin; orale Antidiabetica	hypoglykämische Zustände
Blausäure	Plötzliche Bewußtlosigkeit
Methämoglobinbildner, z. B. Chlorat, Derivate von Anillin und Nitrobenzol	Zyanose
Herzglykoside; Halogenkohlenwasserstoffe	Störungen des Herzrhythmus
Phosphorsäureester, Opiate	Miosis
Nachtschatten-Alkaloide	Mydriasis
Säuren, Laugen, Schwermetallsalze, Phenole	Verätzungen perioral

Achtung: Die Zeichen eines schweren Schocks können alles andere überlagern; z. B. kann dann die Miosis in eine Mydriasis übergehen.
Hepatotoxische Stoffe s. S. 55
Nephrotoxische Stoffe s. S. 53

Pharmakaverzeichnis

Die Arzneimittelgruppen (z. B. Aminoglykosid-Antibiotika) findet man im Sachverzeichnis, beginnend mit S. 379, während ihre in diesem Buch genannten Vertreter (z. B. Gentamicin) hier erscheinen. Angeführt ist ein gebräuchlicher, nicht geschützter Name, der meist, aber nicht immer identisch mit dem von der WHO vorgeschlagenen „International nonproprietary name" (INN) ist. Ihm wird jeweils nur eine einzige warenzeichengeschützte Zubereitung zugeordnet. Nicht selten existieren mehrere Spezialitäten vergleichbarer Zusammensetzung; der Arzt sollte dann das preiswürdigste Mittel auswählen, was nicht immer gleich dem hier genannten ist. Zur umfassenden Information bediene man sich der „Roten Liste" des Bundesverbandes der Pharmazeutischen Industrie sowie der *Preisvergleichsliste* für die kassenärztliche Versorgung. – Auch gebräuchliche DAB-Zubereitungen sind aufgeführt.

Acetazolamid – Diamox® 160
N-Acetylcystein – Mucolyticum „Lappe"® 228, 370
α-Acetyldigoxin – Lanadigin® 185
β-Acetyldigoxin – Novodigal® (orale Formen) 185
Acetylsalicylsäure – Aspirin®; mikroverkapselte Zubereitung: Colfarit® 171, 231, 244, 258, *288, 330*
Adrenalin = Epinephrin – Suprarenin® 138
Adrenocorticotropes Hormon s. Corticotrophin
ätherische Öle im Ozothin® 228
Äthyl – s. Ethyl
Agar-agar – im Agarol® 241
Ajmalin – Gilurytmal® 195
Albumin – Humanalbumin „Behringwerke" 178
Allopurinol – Zyloric® 258
Aluminiumhydroxid – Aludrox® 246
Amantadin – Symmetrel® 328
Ambroxol – Mucosolvan® 228
Amikacin – Biklin® 92, 110
Amilorid – Arumil® 162
Aminophyllin – Euphyllin® 231
Aminorex (außer Handel) 236
p-Aminosalicylsäure – PAS-Fatol® 123
Amiodaron – Cordarex® 197
Amitriptylin – Saroten® 303
Ammoniumchlorid – Ammonchlor Südmedica® 160, 229
Amoxicillin – Amoxypen® 100, 103
Amphetamin (nicht im Handel) 65
Amphotericin B – Amphotericin B „Squibb"® (zur Infusion); AmphoMoronal® (lokal) 78, 88, *129*

Ampicillin – Binotal® 100, 103
Ancrod – Arwin® 223
Apomorphin – Apomorphin Woelm® 369
Aprotinin – Trasylol® 172
Arning'sche Lösung DRF 82
Asparaginase – Crasnitin® 131
Atenolol – Tenormin® 205
Atropin – Atropinum sulfuricum Comprette®, Amphiole® 200, 247, 248
Aurothioglucose – Aureotan® 290
Azapropazon – Prolixan® 287
Azathioprin – Imurek® 130, 136
Azlocillin – Securopen® 100, 103

Bacampicillin – Penglobe® 103
Baclofen – Lioresal® 323
Beclomethason-Ester – Viarox® 232
Bemegrid – Eukraton® 315
Benserazid (+ Levodopa) – im Madopar® 327
Benzathin-Penicillin® – Tardocillin® 100, 292
Benzbromaron – Uricovac® 257
Benzoctamin – Tacitin® 182, 306
Berliner Blau – Antidotum Thallii „Heyl"® 370
Betamethason – Betnesol® 283
Betain HCl – in Pepsin-Salzsäure Dragees® 250
Bezafibrat – Cedur® 252
Biperiden – Akineton® 239, 301, 327
Bisacodyl – Dulcolax® 241
Bleomycin – Bleomycinum „Mack"® 131, 236
Bromhexin – Bisolvon® 228

Bromisoval – im Valocordin® 315
Bromocriptin – Pravidel® 328, 342, 357
Bromsalicylchloranilid – im Multifungin® Puder 87
Buprenorphin – Temgesic® 335
Busulfan – Myleran® 130
N-Butylscopolamin – Buscopan® 248

Calcitonin – Calcitonin Sandoz® 276, 279
Calcitriol – Rocaltrol® 276
Calciumcarbonat – im Stomigen® 245
Calciumsalze, parenteral – Calcium-Sandoz® 140
Capreomycin – Ogostal® 123
Captopril – Lopirin® 190
Carbachol – Isopto-Carbachol® Augentr. 363
Carbamazepin – Tegretal® 321
Carbenicillin – Anabactyl® 103
Carbenoxolon – Biogastrone® 246
Carbidopa (+ Levodopa) – im Nacom® 327
Carbimazol – Neo-Thyreostat® 271
Carbromal – Mirfudorm® 315
Carmustin – Carmubris® 131
Castellani-Lösung DRF 82
Cefacetril – Celospor® 105
Cefalexin – Oracef® 105
Cefalotin – Cephalotin® 105
Cefamandol – Mandokef® 104
Cefazolin – Gramaxin® 105
Cefoperazon – Cefobis® 105
Cefotaxim – Claforan® 105
Cefoxitin – Mefoxitin® 104
Cefradoxil – Bidocef® 105
Cefsulodin-Pseudomonil 105
Cefuroxim – Zinacef® 104
Cetobemidon – Cliradon® 66
Chenodesoxycholsäure – Chenofalk® 249
Chinin – Compretten® Chininum hydrochloricum 126
Chinidin – Chinidin-Duriles® 195
Chloralhydrat –Chloralhydrat Rectiole® 316
Chlorambucil – Leukeran® 130
Chloramphenicol – Paraxin® 47, 107, 118
Chlormadinonacetat – Gestafortin® 343
Chloroquin – Resochin® 126, 291, 365
Chlorpromazin –Megaphen® 239, 298

Chlorprothixen – Truxal® 302
Chlorthalidon – Hygroton® 160
Chole – s. Cole –
Choriongonadotrophin – Primogonyl® 343
Ciclosporin – Sandimmun® 136
Cignolin s. Dihydroxyanthranol
Cimetidin – Tagamet® 247
Cisplatin – Platinex® 131
Citronensäure – im Citro-Pepsin® 250
Clemastin – Tavegil® 139
Clemizol-Penicillin G – Megacillin® 100
Clenbuterol – Spiropent® 229
Clindamycin – Sobelin® 109
Clioquinol – Entero-Vioform® 128
Clofibrat – Clofibrat „Stada"® 252
Clomethiazol – Distraneurin® 308, 318
Clomifen – Dyneric® 343
Clonazepam – Rivotril® 325
Clonidin – Catapresan® 215, 333
 – Isoglaucon® Augentr. 363
Clotrimazol – Canesten® 78, 129
Cocain – Cocainhydrochlorid DAB 7 66
Codein – Codeinum phosphoricum Compretten® 65, 228, 335
Colecalciferol – D_3-Vicotrat® 276
Colestipol – Colestid® 254
Colestyramin – Quantalan® 20, 185, *254*
Colchicin – Colchicum-Dispert® 255
Corticotrophin – ACTH „Schering"® 232, 287
Cortisol s. Hydrocortison
Cotrimoxazol – Bactrim® *113*, 127, 242
Cyanocobalamin – Cytobion® 144
Cyclobarbital – Phanodorm® 317, 318
Cyclophosphamid – Endoxan® 130
Cycloserin – Cycloserin KABI® 123
Cyproheptadin – Periactinol® 333
Cyproteronacetat – Androcur® 342, 343
Cytarabin – Alexan® 130

Dacarbazin – DTIC® 131
Dactinomycin – Lyovac-Cosmegen® 131
Daunorubicin – Daunoblastin® 131
Deferoxamin – Desferal® *143*, 368, 370
Deprenyl (noch nicht im Handel) 326
Desipramin – Pertofran® 303
Desoxycorticosteron s. Desoxycorton
Desoxycorton – Cortiron® 283

Dexamethason – Millicorten® 153, *283*, 320
Dextran 1 – Promit® 177
Dextran 40 – Rheomacrodex® 177, 223, 224
Dextran 60; 75 – Macrodex® 177
Dextromoramid – Jetrium® 66
Dextropropoxyphen – Develin® 66, 335
Dextrothyroxin-Natrium – Dynothel® 254
Diäthylpentenoylamid – im Betadorm N® 316
Diazepam – Valium® *306*, 309, 317, 325
Diazoxid – Hypertonalum® 220
Dibenzepin – Noveril® 303
Diclofenac – Voltaren® 287
Dicycloverin – Atumin® 238
Digitoxin – Digimerck® 185
Digoxin – Lanicor® 185
Dihydralazin – Nepresol® 190, 212
Dihydroergocornin, -kryptin, -cristin – Hydergin® 333
Dihydroergotamin –Dihydergot® 52, 221, 332, 333
Dihydrotachysterol – AT 10® 276
Dihydroxyanthranol 78, 84, *86*
Diltiazem – Dilzem® 197
Dimenhydrinat – Vomex A® 238
Dimercaprol – Sulfactin® 370
Dimethylaminophenol 370
Dinatrium-Cromoglicat – Intal® 232, 237
Dioctylnatriumsulfosuccinat (= Docusat); in zahlreichen Abführmitteln 241
Diphenhydramin – Sekundal®-D 139, 316
Diphenoxylat – mit Atropin im Reasec® 65
Dipyridamol – Persantin® 171
Disopyramid – Rythmodul® 195
Dobutamin – Dobutrex® 179, 190
Domperidon – Motilium® 239
L-Dopa s. Levodopa
Dopamin – Dopamin-Giulini® 179, 190, 208
Doxepin – Aponal® 303
Doxorubicin – Adriblastin® 131
Doxycyclin – Vibramycin® 106, 242
DPTA = Calcium-Trinatrium-pentetat-Ditripentat „Heyl"® 370
Droperidol – Dehydrobenzperidol® 300

Econazol – Epi-Pevaryl® 78, 129
Ecothiopat – Phospholiniodid® Augentr. 363
EDTA = Edetinsäure – Calciumedetat, „Heyl"® 370
Eisen(III)gluconat – Ferrlecit®-Amp. 143
Eisen(III)sorbitol-Citrat – Jectofer® 143
Eisen(II)sulfat – Ferro 66® 142
Eisen(II)sulfat + Vitamin C – Eryfer® 142
Emetin (nicht im Handel) 128
Ephedrin – Ephedrin „Knoll"® 230
Ergotamin – Gynergen® 332
Erythromycin – Erycinum® 45, 109
Estradiolvalerat – Progynova® 343
Estriol – Ovestin® 343
Estrogene, konjugierte – Presomen spezial® 343
Etacrynsäure – Hydromedin® 161
Ethambutol – Myambutol® 123, 365
Ethilmorphin – im Dinacode® 65
Ethinilestradiol – Progynon® 343
Ethosuximid– Suxinutin® 322
Etidronsäure – Diphos® 280
Etoposid – Vepesid® 131
Etretinat – Tigason® 43, 86
Etynodioldiacetat – im Ovulen® 344

Faktor VIII – Faktor VIII Konzentrat® Immuno 173
Faktor IX – Faktor IX Konzentrat® Immuno 173
Fenoterol – Berotec® 229
Fentanyl – Fentanyl Janssen® 66, *300*, 339
Flecainid – Tambocor® 196
Flucloxacillin – Staphylex® 100
Flucytosin – Fluorcytosin „Roche"® 129
Fludrocortison – Astonin H® 222, 283
Flunitrazepam – Rohypnol® 316
Fluocortolon – Ultralan® 283
Fluorid – Natriumfluorid Drobena® 279
Fluorometholon – Effumides Liquifilm® 362
Fluorouracil – Efudix® 130
Flupentixol – Fluanxol® 300
Fluphenazin – Lyogen® 239, 300
Flurazepam – Dalmadorm® 317
Folinsäure – Leucovorin® 130
Folsäure – Cytofol® 144
Fominoben – Noleptan® 228

Fructose 24, 150
Furosemid – Lasix® 152, *161*, 190, 278

Gelatine-Derivat – Haemaccel® 177
Gentamicin – Refobacin® 110
Glibenclamid – Euglucon® 261
Glucocorticoid-Rectalinstillation – s. Betamethason 242
Glutethimid – Doriden® 317, 318
Goldkomplexe – Auro-Detoxin® 290
Gonadrorelin – GnRH Serono® 340, 343
Gonadotropine 343; s. Chorion-, Uro-
Griseofulvin – Likuden® 25, 78, 87, *129*
Guaiakol – Anastil® 229
Guanethidin – Ismelin® 215

Haloperidol – Haldol Janssen® 239, *298* 299, 308
Halothan – Halothan Hoechst® 55
Heparin-Na – Liquemin® 167, 203
Heptabarb(ital) – Medomin® 318
Hexobarbital – Evipan® 318
Hydrochlorothiazid – Esidrix® 160
Hydrocodon – Dicodid® 66
Hydrocortison – Hydrocortison Hoechst® 283
Hydromorphon – Dilaudid® 66
Hydroxocobalamin – Aquo-Cytobion® 144, 370
Hydroxycarbamid – Litalir® 131
Hydroxychloroquin – Quensyl® 291
Hydroxyethylstärke – Plasmasteril® 178
8-Hydroxychinolin im Mexaform S® 242
Hydroxyprogesteroncaproat – Proluton Depot® 343

Ibuprofen – Brufen® 287
Ifosfamid – Holoxan® 130
Imipramin – Tofranil® 303
Indometacin – Amuno® 255, 289
Insulin – ca. 30 Präparate, die sich durch Herkunft (Mensch, Schwein, Rind) und Verzögerungszusätze unterscheiden 263, 264
Ipratropiumbromid – Atrovent® 198, 229'
Isoconazol – Travogen® 78
Isoniazid – Neoteben® 57, 123, 146
Isoproterenol – Aludrin® 229

Isosorbid-Dinitrat – Isoket® 203
Isosorbid-5-nitrat – Elantant® 203
Iodiertes Speisesalz – Gelbes Bayerisches Vollsalz® 270

Kaliumchlorid – Kalinor® 156
Kaliumiodid – Kalium iodatum Compretten® 229
Kaliumpermanganat – Kaliumpermanganat DAB 7 78, 368
Kationen-Austauscher, Na$^+$-Salz – Resonium A 156
–, Ca$^+$-Salz – Calcium Resonium 156
Ketoconazol – Nizoral® 78
Ketotifen – Zaditen® 233
Kohle, medizinische – Kohle Compretten® 368

Labetalol – Trandate® 205
Lactulose – Bifiteral® 241
Latamoxef – Moxalactam® 109
Levamisol 291
Levodopa – Laradopa® 327
Levomepromazin – Neurocil® 299
Levomethadon – L-Polamidon® 66, 338
Levonorgestrel – im Duoluton® 344
Levorphanol – Dromoran® 66
Levothyroxin – L-Thyroxin „Henning"® 267
Lidocain – Xylocain® 185, *195*, 207
Lincomycin – Albiotic® 109
Lindan – Jacutin® 78
Liothyronin – Thybon® 267
Lisurid – Dopergin® 342
Lithiumsulfat – Lithium-Duriles® 311
Loperamid – Imodium® 242
Lormetazepam – Noctamid® 317
Lynestrenol – Orgametril® 344

Magnesium-Aluminium-Silikat – Gelusil® 245
Magnesiumsulfat DAB 7 240
Mannit 163
Maprotilin – Ludiomil® 303
Mebendazol – Vermox® 125
Mebhydrolin – Omeril® 139
Meclozin – Bonamine® 139, 238
Medazepam – Nobrium® 317

Medroxyprogesteron – Clinovir® 343
Medryson – Ophtocortin® 362
Mefenaminsäure – Parkemed® 349
Mefloquin (nicht im Handel) 126
Melphalan – Alkeran® 130
Menopausen-Gonadotropin
  s. Urogonadotropin
Meprobamat – Cyrpon® 306, 316
Meproscillarin – Clift® 186
Mercaptopurin – Puri-Nethol® 130
Mestranol – in Ortho-Novum® $\frac{1}{50}$, $\frac{1}{80}$ 343
Metamizol – Novalgin® 248, 331
Metformin – Glucophage retard® 262
Methadon s. Levomethadon
Methamphetamin – Pervitin® 65
Methaqualon – Revonal® 65, 317, *318*
Methotrexat – Methotrexat „Lederle"® 86, 130
Methoxypsoralen – Meladinine® 86
α-Methyldopa – Presinol® 214
Methylphenidat – Ritalin® 65, 310
Methylphenobarbital – im Comital® 322
Methylprednisolon – Urbason® 283
Methysergid – Deseril® 236, 333
Metildigoxin – Lanitop® 185
Metixen – Tremarit® 327
Metoclopramid – Paspertin® 239
Metoprolol – Beloc® 205
Metronidazol – Clont® 23, *128*, 242
Mexiletin – Mexitil® 196
Mezlocillin – Baypen® 100, 103
Mianserin – Tolvin® 303
Miconazol – Daktar® 78, 87, *129*
Minocyclin – Klinomycin® 105
Minoxidil – Lonolox® 213
Mithramycin – Mithramycin Pfizer® 279, 280
Mitomycin C – nicht im Handel 131
Morphin – Amphiole® Morphinum hydrochloricum 66, 338

Nalidixinsäure – Nogram® 117
Nalorphin – Lethidrone® 336
Naloxon – Narcanti® 336, 339
Naphazolin – Privin® 47
 – Vasocon® Augentr. 363
Naproxen – Proxen® 287
Natamycin – Pimaricin® 129
Natrium bicarbonicum 157, 245

Natriumcitrat – Uralyt U® 256
Natriumfluorid – Natriumfluorid Chemipharm® 279
Natriumsulfat DAB 7 240
Neomycin – Bykomycin® 110
Netilmicin – Certomycin® 110
Niclosamid – Yomesan® 125
Nicotinsäure – Niconacid® 223, 252
Nifedipin – Adalat® 190, *206, 213*
Nifuratel – inimur® 113
Nitrofural – Furacin® 113
Nitrofurantoin – Furadantin® 113, 236
Nitroglycerin – Nitrolingual® 191, *203*, 248
Nitroprussidnatrium – Nipride® 190, 220
Nomifensin – Alival® 303
Norethisteron – Micronovum® 344
Normethadon – im Ticarda® 66
Nortriptylin – Nortrilen® 303
Noscapin – Capval® 228
Nystatin – Moronal® 78, 88, *129*

Obidoxim – Toxogonin® 370
Oestro – s. Estro-
Opipramol – Insidon® 306
Opium – als Konzentrat im Pantopon® 66
Orciprenalin – Alupent® 196, 229
Ornidazol – Tiberal® 128
Oxacillin – Stapenor® 100
Oxazepam – Adumbran® 317
Oxycodon – Eukodal® 66
Oxytetracyclin – Terravenös 106

Paracetamol – Ben-u-ron® 329
Paraffinöl – Paraffinum subliquidum DAB 7; in zahlreichen Zubereitungen 241, 368
Pasten lt. DAB 82
Paramethason – Monocortin® 283
Peciloin – Supral® 129
Penicillin G – Penicillin (mit Firmennamen®) 100, 102
Penicillin V (= Phenoxymethyl-Penicillin) – Beromycin® 100
d-Penicillamin – Trovolol® 290, 370
Pentazocin – Fortral® 335
Pentobarbital – Nembutal® 318
Perchlorat-Na – Irenat® 271

Pethidin – Dolantin® 66, 228, 248, *338*
Phenacetin – nur in Kombinationen 329
Pheneticillin – Pen 200® 100
Phenmetrazin – nicht im Handel 65
Phenobarbital – Luminal® 25, *318*, 322, 325
Phenolphthalein – Darmol® 241
Phenprocoumon – Marcumar® 168
Phentolamin – Regitin® 221
Phenylbutazon – Butazolidin® 25, 255, 288
Phenylephrin – Neosynephrine® Augentr. 363
Phenytoin – Phenhydan® 43, 57, 185, 196, *321*, 325
Physostigmin – Anticholium® 304, – Augentr. 363
Pilocarpin – Pilomann® Augentr. 363
Phytomenadion – Konakion® 169, 370
Pindolol – Visken® 205
Piperacillin – Pipril® 100, 103
Piracetam – Nootrop® 52
Pirenzepin – Gastrozepin® 247
Piritramid – Dipidolor® 66
Piroxicam – Felden® 287
Pizotifen – Sandomigran® 333
Plasmin – Fibrinolysin (Human) Lyovac® 171
Prajmalium Bitartrat – Neo-Gilurytmal® 195
Prazosin – Minipress® 190, 216
Prednisolon – Scherisolon® 232, 283
Prednison – Prednison Ferring® 283
Primaquin – Primaquin „Bayer"® 126
Primidon – Liskantin® 320, 322
Probenecid – Benemid® 23, 25, 256
Procain-Penicillin G – im Aquacillin® 100
Procainamid – Novocamid® 195
Procarbazin – Natulan® 131
Progesteron – Proluton® 343
Promethazin – Atosil® 139, 236, 238, *298*
Propafenon – Rytmonorm® 195
Propanthelin 20
Propicillin – Oricillin® 100
Propranolol – Dociton® 205, 333
Propyphenazon – im Irgapyrin® 331
Protamin – Protaminsulfat „Novo"® 168
Prothionamid – Ektebin® 123
Prothipendyl – Dominal® 299

Pyrazinamid – Pyrafat® 123
Pyridoxin – Benadon® 145, 327
Pyrimethamin – Daraprim® 126
Pyrimethamin mit Sulfadoxin – Fansidar® 126, 128
Pyritinol – Encephabol® 52
Pyrrolidinomethyl-Tetracyclin s. Rolitetracyclin
Pyrvinium – Molevac® 125

Quinestrol – Estrovis® 357

Radix Ipecacuanhae – Ipecacuanha-Tinktur oder Sirup DAB 7 229, 369
Ranitidin – Sostril® 247
Reserpin – Serpasil® 213
Ricinusöl – Ricinuskapseln „Pohl"® 240, 368
Rifampicin – Rimactan® 123
Rolitetracyclin – Reverin® 106

Salazosulfapyridin – Azulfidine® 112, 242
Salbutamol – Sultanol® 229
Salicylsäure 79
Schlangengiftenzym, antikoagulierendes – Arwin® 165
Scopolamin – Scopolaminum hydrobromicum „Eifelfango"® 238
Sekretin – Sekretin Kabi® 248
Sennes – Zubereitungen in zahlreichen Abführmitteln 241
Silbernitrat – Argentum nitricum DAB 7 78
Sisomycin – Extramycin® 110
Sitosterin – Sitosterin Delalande® 254
Somatostatin – Stilamin® 248
Sorbit 163, 240
Spectinomycin – Stanilo® 110
Spironolacton – Aldactone® 162
Streptokinase – Streptase® 171
Streptomycin – Streptomycin-Heyl® 110, 123
g-Strophanthin – g-Strophanthin Drobena® 185
Sucralfat – Ulcogant® 246
Sulfadiazin – Sulfadiazin-Heyl® 112
Sulfamethoxazol – im Cotrimoxazol 113
Sulfamethoxydiazin – Durenat® 112

Sulfinpyrazon – Anturano® 171, 257
Sulfisoxazol – Gantrisin® 112
Sulindac – Imbaral® 287
Superoxid - Dismutase 289
Suxamethonium – Lysthenon 57

Tamoxifen – Nolvadex® 131, 343
Temazepam – Planum® 317
Teniposid – VM 26 Bristol 131
Terbutalin – Bricanyl® 229
Testosteron – Testoviron® 340
Tetracyclin – Hostacyclin® 88, 97, 105
Thebacon – Acedicon® 66
Theophyllin-Äthylendiamin s. Aminophyllin
Thiamazol – Favistan® 271
Thiethylperazin – Torecan®
Thioridazin – Melleril® 302
D-Thyroxin s. Dextrothyroxin
L-Thyroxin (T_4) s. Levothyroxin
Tiabendazol – Minzolum® 125
Ticarcillin – Aerugipen® 100, 103
Tierkohle – Kohle Compretten® 370
Tilidin – im Valoron N® 65, 335
Timolol – Temserin® 363
Tinidazol – Simplotan® 128
Tioguanin – Tioguanin-Wellcome® 130
Tioxolon – Stepin® 86
Tobramycin – Gernebcin® 110
Tolbutamid – Rastinon® 25, 261
Tolmetin – Tolectin® 287
Tolnaftat – Tonoftal® 78

Triamcinolon – Volon® 283
Triamteren – Jatropur® 162
Triazolam – Halcion® 317
Triflupromazin – Psyquil® 239
Trihexyphenidyl – Artane® 327
Trijodthyronin (T_3) s. Liothyronin
Trimethroprim – Trimanyl® 113

Undecylensäure – in Benzoderm® Seife 87
Unguenta lt. DAB 82
Urogonadotrophin – Humegon® 343
Urokinase – Urokinase Abbott/Winthrop® 171
Ursodesoxycholsäure – Ursochol® 249

Valproinsäure – Ergenyl® 43, 321
Verapamil – Isoptin® 197, 206, 213
Vinblastin – Velbe® 131
Vincristin – Vincristin Lilly® 131
Vindesin – Eldisine® 131
Vitamin A-Säure – Airol® 88
Vitamin D s. Colecalciferol
Vitamin K s. Phytomenadion

Wilkinson Salbe 84

Xylometazolin – Otriven® 237

Hormonale Contraceptiva

	Estrogen (mg)	Gestagen (mg)		WZ® (Beispiel)
Orale Einphasen- oder Kombinationspräparate				
– Estrogenanteil niedrig: < 0,05 mg	Ethinylestradiol 0,03 Ethinylestradiol 0,035 Ethinylestradiol 0,04	Levonorgestrel Norethisteron Lynestrenol	0,15 0,5 2	Microgynon Ovysmen Yermonil
– Estrogenanteil höher: 0,05 mg	Ethinylestradiol 0,05 Ethinylestradiol 0,05 Ethinylestradiol 0,05 Mestranol 0,05	Lynestrenol Levonorgestrel Cyproteronacetat Norethisteron	1 0,25 2 1	Anacyclin Neogynon Diane Ortho-Novum 1/50
Orale Sequentialpräparate				
– Zweiphasig	1. Mestranol 0,1 2. Mestranol 0,1	– Chlormadinonacetat	2	} Eunomin
	1. Ethinylestradiol 0,05 2. Ethinylestradiol 0,05	– Lynestrenol	2,5	} Ovanon
	1. Ethinylestradiol 0,05 2. Ethinylestradiol 0,05	Levonorgestrel Levonorgestrel	0,05 0,125	} Sequilar
– Dreiphasig	1. Ethinylestradiol 0,03 2. Ethinylestradiol 0,04 3. Ethinylestradiol 0,03	Levonorgestrel Levonorgestrel Levonorgestrel	0,05 0,075 0,125	} Triquilar
„Minipille"	– – –	Lynestrenol Norethisteron Levonorgestrel	0,5 0,35 0,03	Exlutona Micronovum Microlut
„Dreimonatsspritze"	–	Medroxyprogesteronacetat	150	Depo-Clinovir 150
„Morning-after pill"	Ethinylestradiol 1 (× 5)	–		Lynoral

Arsen 135
Arteriosklerose 251
Arthrosis deformans 294
Arzneibuch 59
Arzneimittel
– Benennung 5
– Definition 3
–, Entwicklung 4
–, Gesellschaftliche Aspekte 2
–, Information 13
–, Prüfung 4, 5
–, Sicherheit 9
–, Stoffwechsel 22
–, Thesen zum Umgang 16
–, Verbrauch 12, 63
–, Vergleichslisten 63
–, Zulassung 10
Arzneimittelabbau 22
Arzneimittelexantheme 30, 89
Arzneimittelfieber 30
Arzneimittelgesetz 10
Arzneimittelkommission 10
Arzneimittelwirkungen, unerwünschte 26
Asbest 135
Ascaris lumbricoides 125
Ascites 152
Asthma bronchiale 205, 226
„Asthmapulver" 231
Atemdepression durch Arzneimittel 235, 337
Atemwegerkrankungen, obstruktive 226
Atrioventrikulärer Block 200
Auge 358
– Antimikrobielle Mittel am 360
– Nebenwirkungen am 364
– Pharmakokinetik am 358
– Vehikel am 358
Austauschtransfusion 369

bactericide Mittel 93
bacteriostatische Mittel 93
Badezusätze 77
Bakteriurie 116
Bandwurm 125
Barbiturate 317, 320
Bateman-Funktion 38
Beinleiden 85
Benzodiazepine 305, 316, 321
Benzol 135
Betäubungsmittel, analgetische 335
–, Höchstmengen 66

–, Verschreibung 65
Bewegungskrankheiten 238
Biguanide 262
Bioverfügbarkeit 37
Blutgerinnung 165
Blutschäden, arzneimittelbedingte 146
Blutungen
– bei Antikoagulation 165
– cerebrale 224
– gynäkologische s. Regelstörungen
– beim peptischen Ulcus 248
Borsäure 78
Bromid 316
Bronchialerweiterung 229
Bronchitis 115, 226
Butyrophenone 239, 298

Calcinose-Effect 277
Calcium-Antagonisten 193, 197, 206, 213
Calciumstoffwechsel 275
Calorienbedarf, Substitution 149
Candidiasis 88
Carbamide 315
Carboanhydrase 163, 363
Carcinogene 135
Cephalosporine 104
Chemoprophylaxe der Tuberkulose 124
Chemotherapeutica 90
Cholesterinsenkende Mittel 251
Cholelitholyse 249
Cholinesterase 57
Clavulansäure 102
Clearance 37, 53
Clofibrinsäure, Verwandte 252
Colitis ulcerosa 242
Colitis pseudomembranacea 94, 109
Compliance 17
Cor pulmonale 234
Coronarinsuffizienz, Risikofaktoren 201
Corpus luteum, Insuffizienz 346
Cremes 74
Cushing-Syndrom 281
Cyclothymie 311
Cyanid-Vergiftung 221, 370
Cytostatica 130, 136, 356
–, adjuvante Therapie 134
–, in der Dermatologie 86
–, Lungenfibrosen 236
–, Mißbildungen 43
–, beim M. Crohn 243

Sachverzeichnis

– bei Psoriasis 86
cytotoxische Reaktion 136

Darmbakterien und Arzneimittel 20
Darminfektionen 118, 242
Defibrillation 192
Delirien 308, 318
Dependenz 313
Depression 304
Dermatophyten 78, 87, 129
Dermatotherapie 71
Diabetes 258
Diät bei Diabetes 259
– bei Gicht 256
– bei Hypertonie 211
–, lipidsenkende 252
– beim peptischen Ulcus 244
Diarrhoen 241
Digitalis, s. Herzglykoside
Diphtherie 115
Diuretica 156, 159
– bei Hypertonie 211
– Kaliumsparende 162
– osmotische 163
– Schleifen- 161
–, Synopsis 163
Dosisfindung 40
Dosis-Wirkungsbeziehungen 5

Eisenmangel 141
Eisenvergiftung 143
Ekzem, Behandlung 71, 87
Elektrokonversion 192
Elektrokrampf 305
Elektrolyte 147
Elektrolytstoffwechsel bei Leberschäden 55
Elektrostimulation 192
Elimination 36
Endokarditis, – bakterielle 118
– rheumatische 291
Entamoeba histolytica 128
Enterobacter, Empfindlichkeit 117
Enterobius vermicularis 125
Enterokokken 117, 119
Epilepsien 319
Erbrechen 238, 368
Ernährung, parenterale 149
Erysipel 115
Erythrozyten, Enzymdefekte 58
Escherichia coli, Empfindlichkeit 117

Estrogene 343
– und hormonale Kontrazeption 351
– und Hypertonie 355
– und Thromboembolie 354
Exantheme, arzneimittelbedingte 30, 89
Expectorantien 228
Externa, antimikrobielle 78
–, antimykotische 78
–, antipsoriatische 78
–, insecticide 78
–, keratolytische 79
–, Multikombinationen 81
–, Sensibilisierungen 80
externe Therapie 71
Extracellularflüssigkeit 150
extrapyramidale Effekte von Arzneimitteln *301,* 310, *326*
Extrasystolen 200

feuchte Verbände 73, 82
Fibrinolyse 171, 208, 223
First-pass-Effekt 37
Fließgleichgewicht 38
Follikelreifung, gestörte 346
Folsäure 144
– Antagonisten 113, 144
forcierte Diurese 369

Galenica, Rezeptur 69
Galle und Resorption 55
Gallenkolik 249
Gallensäurecyclus 20
Gallensäuren als Laxantien 241
Gastroenteritis 118
Gele 75
Geriatrica 52
Gerinnungsfaktoren, Substitution 173
gerinnungswirksame Mittel 165
Geschichte 1
Gestagene 342
Gestose 218
Gewöhnung 313
Gewohnheitsbildung 314
Gicht 254
Gift-Elimination 369
Glaukom 58, 362
Glucocorticoide 281
– bei Immunreaktionen 136, 179
– und Asthma 232
– am Auge 362, 364

– am Bewegungsapparat 285, 292
–, Depots 282
–, externe 79, 89
– bei Hypercalcämie 279
–, Indikationsliste 286
–, Risiken 284
– beim Schock 180
Goldverbindungen 289
Gonadotropine 343
Grand mal 320
Grau-Syndrom 47, 107

Habituation 314
hämatologische Reaktionen, arzneimittelbedingte 31, 146
Hämodialyse 369
Hämoperfusion 369
Hämophilie 173
Hafnia, Empfindlichkeit 117
Hakenwurm 125
Halbwertszeit 36
Harnsäure 256
Harnsteine 249
Harntrakt, Infektionen 116
Hautmykosen, Mittel 87
Hautveränderungen durch Arzneimittel 30, 89
hepatotoxische Substanzen 56, 122
Herzglykoside 183, 198
– bei Angina pectoris 206
– beim Myokardinfarkt 207
–, Pharmakokinetik 185
–, Plasmakonzentrationen 186
–, Toxizität 184
Herzinsuffizienz 181; s. auch Myokardinsuffizienz
Hirndurchblutung 223
historische Entwicklung 1
Höchstmenge 66
homöopathische Mittel 1, 10
Hospitalismus, bakterieller 94
Hustenstillung 227
Hyperbilirubinämie, genetische 58
Hypercalcämie 278
Hyperglykämie, s. a. Diabetes 161
Hyperkaliämie 156, 162
Hyperlipidämien 251
– und Coronarien 201
Hypernatriämie 153
Hyperparathyreoidismus 278
Hyperprolactinämie 342

hypertensive Krise 218
Hyperthyreoidismus 273
Hypertonie 209
Hyperuricämie 161, 255
Hypnotica 312
Hypocalcaemie 278
Hypoglykämie 261
Hypokaliämie 154
Hyponatriämie 153
Hypoparathyreoidismus 278
Hypothyreoidismus 272
Hypotonie, orthostatische 221
Hypovolämie 150, 175

Idiosynkrasie 56
Immunkomplex-Reaktionen 136
Immunsuppression 135, 243, 291
– am Auge 362
Induktion 22
Infektionskrankheiten, Behandlung 90
Informationsquellen 13
Informed consent 7
Infusionen, Risiken 150
Initialdosis 40
Inkompatibilitäten 19, 81
Inotrope Substanzen
– Herzglykoside 183
– Katecholamine 190
Insulin 262
Intrinsic factor 144
Invasion 37
Iodid 229, 269
Iodmangel-Prophylaxe 269
Irritables Colon 243
Ischämien, cerebrale 49, 209, 223
Ischämien der Extremitäten 223
ischämische Herzerkrankungen 201

Juckreizstillung 79

Kalium 149, 154, 198, 239
– bei Digitalisvergiftung 185
Kammertachycardien 200
Kapseln 70
Kardioversion 192
Kernikterus 107
Ketoacidose 266
Keuchhusten 115
Kind, Dosierung 48

–, Pharmakokinetik 46
Kindesalter, Arzneimittel 46
klimakterische Beschwerden 350
klinische Prüfung 4
Knochenmarksschäden durch Chloramphenicol 107
Kohlenhydrate, Substitution 149
Koliken 248
Kolloidhaltige Lösungen 176
Koma, hyperosmolares 266
–, hypoglykämisches 265
–, ketoacidotisches 266
–, lactatacidotisches 267
Kombinationen, analgetische 333
– zwischen Antihypertensiva 218
–, antimikrobielle 92
–, Arzneimittel- 25
–, Cytostatica- 133
Kombinationspräparate, kontrazeptive
 (s. Sondertabelle S. 378)
Kompartimente 34
Kontaktekzem, arzneimittelbedingtes
 30, 87
Kontrazeption, hormonale 43, 351
– mit Gestagen 352
– mit Estrogen 353
– mit Estrogen und Gestagen 351
– Spezialitäten 378
Kontrollierte Studien 8
Kontrollierte Freigabe 4
Kopfwäschen 77
Kreatininclearance 53
Kreislaufversagen, akutes 175
Kumulation 38

Lactat-Acidose 158, 262
Lactation 45
Laktations-Hemmung 356
Lamblia intestinalis 128
Laxantien 239
Leber, Arzneimittel und 55, 330
–, Tuberkulostatica 122
Leukämien 132
Leukopenie 30, 146
Lipoproteine 251
Lithiumsalze 272, 311
Lösungen 70, 73
Lotionen 73, 83
Luftwege, Infektionen 114
Lungenembolie 172
Lungenfibrosen, fremdstoffbedingte 236

Lungenödem, 152, 190
–, kardiales 190
–, toxisches 191
Lupus erythematodes 146, 212

Magensekret, Substitution 250
Magenspülung 368
Magie 1
Makrolid-Antibiotica 108
Malaria 126
maligne Erkrankungen 130
Manie 311
Megaloblasten-Anämien 144
Meningitis, bakterielle 119
Menopause 350
Menstruation,
– Verschiebung 349
– Zyklus 344
Metabolismus von Arzneimitteln 22
Methämoglobin nach Phenacetin 330
– beim Säugling 47
Migräne-Mittel 332
Mikroorganismen, Diagnostik 91,
 99, 114–124
–, Oekologie 91, 94
Milchsekretion 45, 356
„Minipille" 352
Miotica 363
Mißbildungen 43
Morbus Basedow 273
Morbus Crohn 242
Morbus Paget 279
„Morning-after pill" 353
Mucolytica 228
Myelo-Optico-Neuropathie 365
Mykosen 87, 129
Myokardinfarkt 206
Myokardinsuffizienz 181
– Kardiodepressorische Pharmaka 182, 205
Mutterkornalkaloide, hydrierte 50, *332*, 333

Natrium 149, 150, 156, *159*, 210, 222
Natrium-Antagonisten 193
Nebennierenrindeninsuffizienz 284
Nebenwirkungen 26
Nephrolithiasis 249, 256
Nephropathie nach Analgetica 330

nephrotoxische Substanzen 54
Neuroleptanalgesie 300
Neuroleptica 296, 298
Niere, Arzneimittel 53
Niereninsuffizienz, Antihypertensiva 54
–, antimikrobielle Mittel 54
–, Diuretica 54
Nierenkolik 249
Nierenversagen 152
– beim Schock 180
„Nitrate" bei Angina pectoris 202
Nitrofurane 113
Nootropica 52

Obstipation 239
Ödeme 152
Öle 74, 83
Okklusionsverbände 71
Oligo-Anurie 152
Ophthalmopathie, endokrine 273
Opiate als Analgetica 336
– als Antitussiva 228
– als Betäubungsmittel 65
– beim Säugling 47
Opiatvergiftung, akute 339
Opioide s. Opiate
Oralpenicilline 100, 102
Orthostase 221
Osmotische Diuretica 163, 363
Osteodystrophia deformans 279
Osteomalacie 277, 278
Osteoporose 279
Otitis 115
Ototoxicität bei Aminoglykosiden 111
Oudenotherapie 1
Ovarialfunktion, gestörte 346
Ovulationshemmer, Nebenwirkungen 346
Oxyuren 125

Parasympatholytica 230, 238, 247, 248, 326
Parasympathomimetica am Auge 363
Parathormon 276
Paratyphus 118
Parkinsonismus 301, 326
paroxysmale Tachycardie 199
Pasten 75, 83
Peitschenwurm 125
Penicilline 100
–, Acylureido- 100

–, penicillinasefeste 100
–, Pseudomonas- 103
perinatale Periode und Arzneimittel 45
Petit mal 320
Pflaster 77
Phäochromozytom 221
Pharmakogenetik 56
Pharmakokinetik, Grundlagen 33
– bei Niereninsuffizienz 52
Pharmakopoen 59
Phasendreieck der Externa 71
Phenothiazine 239, *298*, 365
Photodermatosen 30
Photochemotherapie 86
Pillen 70
Pilzinfektionen s. Mykosen
Placebos 16
Placenta und Pharmakokinetik 43
Plasmaeiweißbindung s. Proteinbindung
„Plasmaexpander" 177
Plasmapherese 369
Plasmodien 127
Pleurafibrosen 236
Pneumonien 115
Polyen-Antibiotica 88, 129
Postcoital-Pille 353
praemenstruelles Syndrom 349
Prolactin 342, 347
prospektive Studien 8
Proteinbindung 21, 34
– beim Säugling 47
Proteinmangel, Substitution 178, 222
Proteus, Empfindlichkeit 117
Protozoen 126
Pseudomonas-Infektionen 99, 103
Psoriasis 86
psychomotorische Erregung 308
Psychopharmaka 296
Psychostimulantien 311
Psychotonica 310
Pubertas praecos 340
Puder 76, 82
Pulver 69
Pyelonephritis 117
Pyrazolonderivate 248, 331

Rachitis 277
Radio-Iod 270
Rauchen und Gefäße 201, 210, 222
– und Lipide 251
– und Bronchialtumoren 135

Sachverzeichnis

- und chronisch-pulmonale Obstruktion 226
- und Schwangerschaft 45
- und Hormonale Kontrazeption 354
- und Ulcus pepticum 244
Regelstörungen 346
- Polymenorrhoe 346
- Oligomenorrhoe 346
- Amenorrhoe 347
- Dysmenorrhoe 349
Reisediarrhoe 242
Releasing-Hormon für Gonadotropine 340
Renin-Angiotensin-System 148, 217
Resistenzentwicklung 94
Resorption, Definition 37
-, enterale 19, 37
-, parenterale 21
Retard-Präparate 40
retrolentale Fibroplasie 47
retrospektive Studien 8
Rezept 60
-, Abkürzungen 64
-, Dosisangaben 61
-, Formalitäten 50
-, Kosten 63
β-Rezeptorenblocker 193, 197, *204*, 216, 306
- am Auge 363, 364
rheumatisches Fieber 291
rheumatoide Arthritis 289
Rhinitis, allergische 237
Rhythmusstörungen, bradykarde 198
-, tachycarde 199

Säugling, Pharmakodynamik 47
-, Pharmakokinetik 46
säuernde Substanzen 159
Säure-Basen-Haushalt 157
Salben 74, 83
Salicylate 288, 330
-, Gerinnungswirksamkeit 169, 171
Salicylatvergiftung 331
Salicylsäure 79
salinische Abführmittel 240
Salmonellen 118
Saluretica 159
Sauerstoffzufuhr 175, 235
Scharlach 115
Schilddrüsenerkrankungen 267, 312
Schlafmittel 312, 315

Schlafmittelvergiftung, akute 315
-, chronische 314
Schmerzbekämpfung 328
Schock 175
-, anaphylaktischer 180
-, hypovolämischer 175
-, kardiogene Formen 207
Schrittmacher 192
Schüttelmixture 73, 83
Schwangerschaft, antibakterielle Mittel 44
-, Anämie in der 144
-, Antikoagulantien 44
-, Arzneimittel 41
-, hormonale Mittel 44
-, Pharmakokinetik 44
-, Substitution 45
Schwindel 238
Screening 3
Sedativa 312
Sekretverflüssigung 228
Sennes, Zubereitungen in zahlreichen Abführmitteln 241
Sepsis 120
Sequentialpräparate, kontrazeptive (s. Sondertabelle S. 378) 352
Serumkrankheit 30
Sexualfunktionen 340
Sexualhormone 340
Sexualtrieb 340
Shigellen 118
Signaturen 1
Sinusbradykardie 199
Sinusitis 115
Sinustachycardie 199
Somogyi-Phänomen 263
Spättyp, allergische Reaktion 136
Spezialitäten, Rezeptur 68
Sprays 76
Spondylitis ancylopoetica 293
Spulwurm 125
Statistik 8
Status asthmaticus 235
Status epilepticus 324
„Steal"-Effekte 202, 222
Steinleiden 249
Sterilität 347
Stickstoffbedarf, Substitution 150
Stimulationstests, gynäkologische 347
Stoffwechselkrankheiten 251
Stomachica 250
Straßenverkehr, Arzneimittel 56

Streptococcus viridans 118
Struma 272
Succinimide 320, 322
Suicidgefahr 308
Sulfonamide 111, 126, 128
Sulfonylharnstoffe 260
Superinfektion 94
Suppositorien 70
β-Sympatholytica s. β-Rezeptorenblocker
Sympathomimetica
- bei Immunreaktionen 138, 180
- am Auge 363
- bei chronisch-pulmonaler Obstruktion 229
- bei Orthostase 222
- beim Schock 179

Tachycardie 199
Taenia saginata 125
Tardive Dyskinesie 301
Teere 79
Tetracycline 105
Thalidomid 43
Therapeutischer Versuch 6
Thiaminmangel und Myokard 182
Thiazid-Diuretica 160, 258
Thiocyanat aus Nitroprussid-Na 221
Thioharnstoff-Derivate 270
Thrombozyten, Substitution 173
Thrombocytopenie 31, 137
Thrombolyse 171
Thymoleptica 296, 302
Thyreostatica 270
thyreotoxische Krise 275
Tierversuch 6
Tinkturen 73, 82
Toleranz 313
Toxoplasma gondii 128
Tranquilizer 296, 305
Trichinen 125
Trichjuris trichiura 125
Trichomonas vaginalis 128
Trigeminusneuralgie 323
Tropfen 70
Tuberkulose 120
Tumoren 130
Tumorhäufung durch Fremdstoffe 135
Typhus 118

Ulcerogene Fremdstoffe 244
Ulcus cruris 85

Ulcus pepticum 244
Unbedenklichkeit 9
unerwünschte Wirkungen 26
Unguenta 74, 83
Untersuchungen am Menschen 7
- am Tier 6
Uricosurica 256
Urticaria, arzneimittelbedingte 30, 136

Varicen 85
Vasodilatantien *190,* 208, 223
Vehikel, dermatologische 71
Verbrennungen, Substitution 181
Verdauungsenzyme, Substitution 250
Vergiftungen, allgemeine Therapie der 366
- erste Hilfe bei 367
- typische Symptome bei 370
Verödungsmittel 86
Verschreibungspflicht 10
Verteilungskoeffizient 35
Verteilungsvolumen 21, 35, 147
Verwirrtheitszustände im Alter 51
Vinylchlorid 135
Virilisierung 341
Vitamin B_{12} 144
Vitamin D_3 275
Vitamin K und Antikoagulantien 169
Vitaminsynthese, Antibiotica 95
Vollblut, Substitution 178
volumenwirksame Zubereitungen 177
Vorhofarrhythmien 199

Wasser 149, 150
Wechselwirkungen zwischen Arzneimitteln 18
-, multiple 23
-, pharmakodynamische 24
-, pharmakokinetische 19
-, pharmazeutische 19
Weckamine 310
Werbung 11
Wirkstoffe, externe 78
Wurmkrankheiten 125

Xanthinderivate 160, 231
Xanthinoxidase-Hemmer 258

zentralnervös angreifende Mittel 295

Streptococcus viridans 118
Struma 272
Succinimide 320, 322
Suicidgefahr 308
Sulfonamide 111, 126, 128
Sulfonylharnstoffe 260
Superinfektion 94
Suppositorien 70
β-Sympatholytica s. β-Rezeptorenblocker
Sympathomimetica
– bei Immunreaktionen 138, 180
– am Auge 363
– bei chronisch-pulmonaler Obstruktion 229
– bei Orthostase 222
– beim Schock 179

Tachycardie 199
Taenia saginata 125
Tardive Dyskinesie 301
Teere 79
Tetracycline 105
Thalidomid 43
Therapeutischer Versuch 6
Thiaminmangel und Myokard 182
Thiazid-Diuretica 160, 258
Thiocyanat aus Nitroprussid-Na 221
Thioharnstoff-Derivate 270
Thrombozyten, Substitution 173
Thrombocytopenie 31, 137
Thrombolyse 171
Thymoleptica 296, 302
Thyreostatica 270
thyreotoxische Krise 275
Tierversuch 6
Tinkturen 73, 82
Toleranz 313
Toxoplasma gondii 128
Tranquilizer 296, 305
Trichinen 125
Trichjuris trichiura 125
Trichomonas vaginalis 128
Trigeminusneuralgie 323
Tropfen 70
Tuberkulose 120
Tumoren 130
Tumorhäufung durch Fremdstoffe 135
Typhus 118

Ulcerogene Fremdstoffe 244
Ulcus cruris 85

Ulcus pepticum 244
Unbedenklichkeit 9
unerwünschte Wirkungen 26
Unguenta 74, 83
Untersuchungen am Menschen 7
– am Tier 6
Uricosurica 256
Urticaria, arzneimittelbedingte 30, 136

Varicen 85
Vasodilatantien *190,* 208, 223
Vehikel, dermatologische 71
Verbrennungen, Substitution 181
Verdauungsenzyme, Substitution 250
Vergiftungen, allgemeine Therapie der 366
– erste Hilfe bei 367
– typische Symptome bei 370
Verödungsmittel 86
Verschreibungspflicht 10
Verteilungskoeffizient 35
Verteilungsvolumen 21, 35, 147
Verwirrtheitszustände im Alter 51
Vinylchlorid 135
Virilisierung 341
Vitamin B_{12} 144
Vitamin D_3 275
Vitamin K und Antikoagulantien 169
Vitaminsynthese, Antibiotica 95
Vollblut, Substitution 178
volumenwirksame Zubereitungen 177
Vorhofarrhythmien 199

Wasser 149, 150
Wechselwirkungen zwischen Arzneimitteln 18
–, multiple 23
–, pharmakodynamische 24
–, pharmakokinetische 19
–, pharmazeutische 19
Weckamine 310
Werbung 11
Wirkstoffe, externe 78
Wurmkrankheiten 125

Xanthinderivate 160, 231
Xanthinoxidase-Hemmer 258

zentralnervös angreifende Mittel 295

U. Gundert-Remy, O. Schmidlin, H. Schroeder

Einführung in die Klinische Pharmakologie

zum besseren Verständnis der Arzneimitteltherapie

1983. 22 Abbildungen. X, 100 Seiten
DM 22,-
ISBN 3-540-12382-2

Inhaltsübersicht: Einleitung. – Allgemeine und weiterführende Literatur. – Vom Arzneimittel zur Arzneistoffwirkung. – Der Weg eines Arzneimittels im Organismus. – Wechselbeziehungen von Arzneistoff und Rezeptor. – Unterteilung der Arzneimittel nach Wirkungsart. – Der Placeboeffekt – Geheimnis der Pharmakotherapie. – Kontrollierte klinische Prüfung von Arzneimitteln. – Arzneimittelnebenwirkungen und -interaktionen. – Einfluß physiologischer Größen auf Pharmakokinetik und Pharmakodynamik. – Einfluß pathologischer Veränderungen auf Pharmakokinetik und Pharmakodynamik. – Fragen, die der Arzt vor Neueinführung eines Präparates stellen sollte. – Literaturverzeichnis. – Anhang: Schweizer Warenzeichen. – Sachverzeichnis.

Dieses Taschenbuch vermittelt dem praktisch tätigen Arzt und dem Medizinstudenten in verständlicher Form das Wechselspiel zwischen einem Arzneimittel und seiner Wirkung im Organismus: Aufnahme im Körper, Verteilung und Deponierung sowie ihre metabolische und exkretorische Elimination. Schlagwortartige Definitionen der klinischpharmakologischen Grundlagenbegriffe ermöglichen dem Benutzer eine rasche Orientierung.
Damit erhält der Arzt die Grundlagen für eine rationale Arzneimitteltherapie, die ihn in die Lage versetzt, beim Umgang mit Arzneistoffen sich selbst und den Kollegen, die z. B. für die Neueinführung eines Arzneimittels in der Industrie verantwortlich sind, die richtigen Fragen zu stellen.

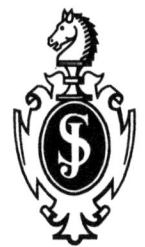

Springer-Verlag
Berlin
Heidelberg
New York
Tokyo

F. Anschütz
Indikation zum ärztlichen Handeln
Lehre – Diagnostik – Therapie – Ethik
1982. 15 Abbildungen, 25 Tabellen. IX, 236 Seiten.
(Heidelberger Taschenbücher, Band 218)
DM 32,–. ISBN 3-540-11437-8

M. Kochen, H. Kewitz, G. Härter
Arzneimittel in der allgemeinärztlichen Praxis
Tabellen, Preise, Begründungen
1982. 42 Tabellen. IX, 160 Seiten
DM 20,–. ISBN 3-540-11859-4

P. W. Lücker
Angewandte klinische Pharmakologie
Phase-I-Prüfungen
Mit Beiträgen von W. Rindt, M. Eldon
1982. 19 Abbildungen. X, 148 Seiten
(Heidelberger Taschenbücher, Band 214)
DM 19,80. ISBN 3-540-11353-3

W. Piper
Innere Medizin
(Basistext Medizin)
Unveränderter Nachdruck. 1982. 61 Abbildungen.
XX, 536 Seiten. (Heidelberger Taschenbücher, Band 122)
DM 27,–. ISBN 3-540-06207-6

P. G. Scheurlen
Systematische Differentialdiagnose innerer Krankheiten
Unter Berücksichtigung des Gegenstandskataloges
2., neubearbeitete Auflage. 1982. XVII, 341 Seiten.
(Heidelberger Taschenbücher, Band 188)
DM 26,80. ISBN 3-540-11233-2

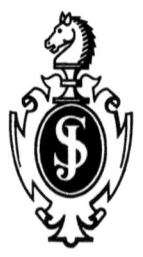

Springer-Verlag
Berlin
Heidelberg
New York
Tokyo

H.-H. Wellhöner
Allgemeine und systematische Pharmakologie und Toxikologie
Begleittext zum Gegenstandskatalog
(Basistext Medizin) 3., völlig neubearbeitete Auflage. 1982.
43 Abbildungen, 35 Tabellen. XIV, 471 Seiten
(Heidelberger Taschenbücher, Band 169)
DM 29,80. ISBN 3-540-11360-6

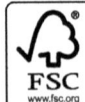

MIX
Papier aus verantwortungsvollen Quellen
Paper from responsible sources
FSC® C105338

If you have any concerns about our products,
you can contact us on
ProductSafety@springernature.com

In case Publisher is established outside the EU,
the EU authorized representative is:
**Springer Nature Customer Service Center GmbH
Europaplatz 3, 69115 Heidelberg, Germany**

Printed by Libri Plureos GmbH
in Hamburg, Germany